Manual de
GINECOLOGIA
da SOGESP

Manual de GINECOLOGIA da SOGESP

Manoel João Batista Castello Girão
Rogério Bonassi Machado
Luciano de Melo Pompei

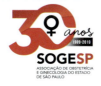

Manual de Ginecologia da Sogesp

Produção editorial: Triall Editorial Ltda.

Revisão: Tânia Cotrim

Diagramação: Triall Editorial Ltda.

Capa: Triall Editorial Ltda.

© 2019 Editora dos Editores

Todos os direitos reservados. Nenhuma parte deste livro poderá ser reproduzida, sejam quais forem os meios empregados, sem a permissão, por escrito, das editoras. Aos infratores aplicam-se as sanções previstas nos artigos 102, 104, 106 e 107 da Lei nº 9.610, de 19 de fevereiro de 1998.

ISBN 978-85-85162-31-3

Editora dos Editores

São Paulo: Rua Marquês de Itu, 408 - sala 104 – Centro.
(11) 2538-3117

Rio de Janeiro: Rua Visconde de Pirajá, 547 - sala 1121 – Ipanema.

www.editoradoseditores.com.br

Impresso no Brasil
Printed in Brazil
1ª impressão – 2019

Este livro foi criteriosamente selecionado e aprovado por um Editor científico da área em que se inclui. A Editora dos Editores assume o compromisso de delegar a decisão da publicação de seus livros a professores e formadores de opinião com notório saber em suas respectivas áreas de atuação profissional e acadêmica, sem a interferência de seus controladores e gestores, cujo objetivo é lhe entregar o melhor conteúdo para sua formação e atualização profissional.
Desejamos-lhe uma boa leitura!

Dados Internacionais de Catalogação na Publicação (CIP)
(Câmara Brasileira do Livro, SP, Brasil)

Manual de Ginecologia da SOGESP / editado por Manoel João Batista Castello Girão, Rogério Bonassi Machado, Luciano de Melo Pompei. -- São Paulo : Editora dos Editores, 2019.
544 p. : il., color.

Vários autores
Bibliografia
ISBN 978-85-85162-31-3

1. Ginecologia 2. Obstetrícia I. Girão, Manoel João Batista Castello II. Machado, Rogério Bonassi III. Pompei, Luciano de Melo

19-1704   CDD 618.1

Índices para catálogo sistemático:
1. Ginecologia

Sobre os Editores

Manoel João Batista Castello Girão

- Professor Titular do Departamento de Ginecologia da Escola Paulista de Medicina da Universidade Federal de São Paulo (Unifesp). Diretor Científico da Associação de Obstetrícia e Ginecologia de São Paulo (SOGESP).

Rogério Bonassi Machado

- Professor-Associado Livre-docente do Departamento de Tocoginecologia da Faculdade de Medicina de Jundiaí (FMJ). Coordenador Científico de Associação de Obstetrícia e Ginecologia de São Paulo (SOGESP).

Luciano de Melo Pompei

- Professor da Disciplina de Ginecologia da Faculdade de Medicina do ABC (FMABC). Livre-docente pela Faculdade de Medicina da Universidade de São Paulo (FMUSP).

Sobre os Colaboradores

Adriana Bittencourt Campaner

Mestre e Doutora em Tocoginecologia pela Faculdade de Ciências Médica da Santa Casa de São Paulo (FCMSCSP). Professora Adjunta da FCMSCSP. Médica Chefe da Clínica de Patologia do Trato Genital Inferior e Colposcopia/Infecções Genitais do Departamento de Obstetrícia e Ginecologia da FCMSCSP. Diretora Científica da Associação Brasileira de Patologia do Trato Genital Inferior e Colposcopia (ABPTGIC).

Alexandre Lobel

Médico Colaborador do Setor de Reprodução Humana da Clínica Ginecológica do Hospital das Clínicas da Faculdade de Medicina da Universidade de São Paulo (FMUSP).

Alexandre Vicente de Andrade

Docente da Disciplina de Ginecologia do Departamento de Cirurgia da Faculdade de Ciências Médicas e da Saúde de Sorocaba da Pontifícia Universidade Católica de São Paulo (PUC/SP).

Alfredo Carlos S. D. Barros

Professor Livre-docente de Ginecologia da Faculdade de Medicina da Universidade de São Paulo (FMUSP).

Ana Carolina Gandolpho

Mestre pela Faculdade de Medicina de Jundiai (FMJ).

Ana Gabriela Pontes Santos

Graduada em Medicina pela Faculdade de Medicina de Botucatu (Unesp). Residência Médica em Ginecologia e Obstetrícia pela Unesp. Mestrado e Doutorado em Ginecologia Endócrina pelo Programa de Pós-graduação em Ginecologia, Obstetrícia e Mastologia da Unesp. Médica Responsável do Setor de Ginecologia Endócrina e Reprodução Humana do Hospital das Clínicas da Faculdade de Medicina de Botucatu (HU-Unesp).

Ana Maria Homem Torres de Melo Bianchi Ferraro

Pós-doutoranda do Departamento de Ginecologia da Escola Paulista de Medicina da Universidade Federal de São Paulo (Unifesp).

Anaglória Pontes

Graduada em Medicina pela Universidade Federal da Paraíba (UFP). Residência Médica em Ginecologia e Obstetrícia pela Universidade Federal do Rio Grande do Norte (UFRN). Mestrado e Doutorado em Tocoginecologia pela Faculdade de Medicina de Ribeirão Preto (FMRP-USP). Livre-docente pela Universidade Estadual Paulista "Júlio de Mesquita Filho" (Unesp). Professora Adjunta Nível III da Unesp. Foi responsável pelo Setor de Ginecologia Endócrina e Reprodução Humana do Hospital das Clínicas da Faculdade de Medicina de Botucatu (HCFMB/Unesp). Orientadora no Programa de Pós-graduação em Ginecologia, Obstetrícia e Mastologia da FMB/Unesp, na área de Ginecologia Endócrina e Reprodução Humana.

André Luis Ferreira Santos

Mestre e Doutor pela Universidade Estadual de Campinas (Unicamp). Professor Responsável pela Disciplina de Ginecologia e Serviço de Colposcopia da Universidade de Taubaté (Unitau). Médico Responsável pelo atendimento ginecológico no Centro de Referência em DST/AIDS da Prefeitura de Taubaté e Região. Membro da Diretoria da Associação Brasileira de Patologia do Trato Genital Inferior e Colposcopia (ABPTGIC) – Capítulo São Paulo.

Antonio Pedro F. Auge

Professor Adjunto da Faculdade de Ciências Médicas da Santa Casa de São Paulo (FCMSCSP). Professor Chefe de Clínica Adjunto na Irmandade da Santa Casa de Misericórdia de São Paulo (SCMSP). Graduado em Medicina pela FCMSCSP. Mestrado e Doutorado em Medicina, Área de concentração em Tocoginecologia pela FCMSCSP.

Artur Dzik

Especialista em Reprodução Assistida pela Federação Brasileira da Sociedade de Ginecologia e Obstetrícia (Febrasgo). Mestre e Doutor em Ginecologia pela Faculdade de Medicina da Universidade de São Paulo (FMUSP). Diretor do Serviço de Esterilidade Conjugal do CRM (Hospital Pérola Byington).

Benedito de Sousa Almeida Filho

Médico Colaborador do Centro de Avaliação em Mastologia "Prof. Emértio Laurival Antônio De Luca" (CAM) do Hospital das Clínicas da Faculdade de Medicina de Botucatu (HCFMB).

Caio Parente Barbosa

Doutor em Ginecologia pela Universidade Federal de São Paulo (Unifesp). Professor Titular da Disciplina de Saúde Sexual, Reprodutiva e Genética Populacional da Faculdade de Medicina do ABC (FMABC). Coordenador do Programa de Pós-graduação, Pesquisa e Inovação da FMABC. Fundador e Presidente do Instituto Ideia Fértil.

Camila Barião da Fonseca Miyahara

Médica do Setor de Laparoscopia da Disciplina de Ginecologia do Hospital das Clínicas da Faculdade de Medicina do ABC (HC-FMUSP). Residência Médica em Ginecologia e Obstetrícia pelo HC-FMUSP. Certificado de Atuação em Endoscopia Ginecológica pela Federação Brasileira da Sociedade de Ginecologia e Obstetrícia (Febrasgo).

Cecília Maria Roteli Martins

Mestre e Doutora pela Universidade Estadual de Campinas (Unicamp-SP). Vice-Presidente da Comissão Nacional de Vacinas da Federação Brasileira da Sociedade de Ginecologia e Obstetrícia (Febrasgo). Membro da Diretoria da Associação Brasileira de Patologia do Trato Genital Inferior e Colposcopia (ABPTGI) – Capítulo São Paulo.

César Eduardo Fernandes

Professor Titular da Disciplina de Ginecologia da Faculdade de Medicina do ABC (FMABC).

Cristiano Eduardo Busso

Especialista em Reprodução Humana Assistida pela Federação Brasileira da Sociedade de Ginecologia e Obstetrícia (Febrasgo). Doutor em Ciências pela Universidade de Valência, Espanha.

Cristina Aparecida Falbo Guazzelli

Professora-Associada, Livre-docente em Obstetrícia pela Escola Paulista de Medicina (EPM). Responsável pelo Setor de Planejamento Familiar na Escola Paulista Medicina da Universidade Federal de São Paulo (Unifesp). Membro da Comissão Nacional Contracepção da Federação Brasileira da Sociedade de Ginecologia e Obstetrícia (Febrasgo).

Daniel Bier Caraça

Graduação e Residência pela Faculdade de Medicina da Universidade de São Paulo (FMUSP). Médico do Hospital Israelita Albert Einstein (HIAE).

Daniel Guimarães Tiezzi

Professor-Associado, Livre-docente do Departamento de Ginecologia e Obstetrícia da Faculdade de Medicina de Ribeirão Preto (FMRP/USP).

Daniel Ninello Polesel
Departamento de Ginecologia da Universidade Federal de São Paulo (Unifesp).

Edmund Chada Baracat
Professor Titular da Disciplina de Ginecologia do Departamento de Obstetrícia e Ginecologia da Universidade de São Paulo (USP).

Eduardo Borges Coscia
Docente da Disciplina de Ginecologia do Departamento de Cirurgia da Faculdade de Ciências Médicas e da Saúde de Sorocaba da Pontifícia Universidade Católica de São Paulo (PUC/SP).

Eliana Aguiar Petri Nahas
Professora Livre-docente e Chefe da Disciplina de Ginecologia do Departamento de Ginecologia e Obstetrícia da Faculdade de Medicina de Botucatu (FMB/Unesp). Responsável pelo Setor de Climatério e Menopausa do Hospital das Clínicas da Faculdade de Medicina de Botucatu (HC/FMB). Membro/Secretária da Comissão Nacional de Climatério da Federação Brasileira da Associação de Ginecologia e Obstetrícia (Febrasgo).

Elizabeth Jehá Nasser
Ginecologista e Obstetra. Mestre em Ciências da Saúde pela Faculdade de Medicina do ABC (FMABC). Professora da Disciplina de Ginecologia da FMABC

Emerson Barchi Cordts
Mestre em Reprodução Humana pela Faculdade de Medicina do ABC (FMABC). Doutorando em Reprodução Humana pela FMABC. Professor da Disciplina de Saúde Sexual, Reprodutiva e Genética Populacional da FMABC. Diretor Clínico e Coordenador Geral dos Ambulatórios do Instituto Ideia Fértil.

Fábio Fernando Araújo
Professor Aposentado do Departamento de Ginecologia da Escola Paulista de Medicina da Univesidade Federal de São Paulo (EPM/Unifesp).

Fabrício Palermo Brenelli
Professor Doutor, Assistente da Divisão de Oncologia Mamária da Universidade Estadual de Campinas (Unicamp). Coordenador da Divisão de Mastologia do Departamento de Cirurgia Oncológica da Beneficência Portuguesa de São Paulo e Instituto de Mama, de Campinas (IMAMA).

Fabrício da Silva Costa
Professor Doutor do Departamento de Ginecologia e Obstetrícia da Faculdade de Medicina de Ribeirão Preto (FMRP/USP). Visiting Professor Monash University.

Fernanda V L Arcoverde

Médica Ginecologista pela Universidade Federal de São Paulo (Unifesp). Especialização em Endoscopia Ginecológica e Endometriose pelo Hospital Pérola Byington, SP.

Fernando Passador Valério

Título de Mestre pela Faculdade de Medicina de Ribeirão Preto (FMRP/USP). Médico Assistente do Setor de Uroginecologia e Cirurgia Ginecológica do Departamento de Ginecologia e Obstetrícia do Hospital das Clínicas de Ribeirão Preto (HCRP/USP). Professor Docente do Curso de Medicina da Universidade Estácio de Ribeirão Preto.

Francisco Eduardo Prota

Professor Adjunto do Departamento de Ginecologia e Obstetrícia da Pontifícia Universidade Católica de Campinas (PUC-CAMP).

Giovana De Nardo Maffazioli

Disciplina de Ginecologia da Faculdade de Medicina da Universidade de São Paulo (FMUSP).

Guilherme Novitta Garcia

Mastologista do Grupo Américas Serviços Médicos, São Paulo – SP. *Fellow* do Instituto Europeu de Oncologia, Milão – Itália. Mestre pela Faculdade de Medicina da Universidade de São Paulo (FMUSP).

Gustavo Anderman Silva Barison

Pós-graduando do Setor de Mioma Uterino do Departamento de Ginecologia da Escola Paulista de Medicina da Universidade Federal de São Paulo (EPM/Unifesp).

Gustavo Arantes Rosa Maciel

Disciplina de Ginecologia da Faculdade de Medicina da Universidade de São Paulo (FMUSP).

Heitor Leandro Paiva Rodrigues

Médico Assistente do Setor de Uroginecologia e Cirurgia Ginecológica do Departamento de Ginecologia e Obstetrícia do Hospital das Clínicas de Ribeirão Preto (HCRP/USP).

Helena Hachul

Professora de Saúde da Mulher da Faculdade Israelita de Ciências da Saúde Albert Einstein (FICSAE). Preceptora dos Residentes de Ginecologia Endócrina da Casa de Saúde Santa Marcelina. Professora Afiliada pela Univerisdade Federal de São Paulo (Unifesp). Responsável pelo Setor Sono na Mulher da Escola Paulista de Medicina da Universidade Federal de São Paulo (EPM/Unifesp).

Hélio Humberto Angotti Carrara

Professor Doutor do Departamento de Ginecologia e Obstetrícia da Faculdade de Medicina de Ribeirão Preto (FMRP/USP).

Heloisa Maria De Luca Vespoli

Professora Assistente Doutora do Departamento de Ginecologia e Obstetrícia da Faculdade de Medicina de Botucatu (FMB-Unesp). Chefe do Centro de Avaliação em Mastologia "Prof. Emértio Laurival Antônio De Luca" (CAM) do Hospital das Clínicas da Faculdade de Medicina de Botucatu (HCFMB).

Isabel Cristina Esposito Sorpreso

Residência Médica e Título de Especialista em Ginecologia e Obstetrícia. Doutorado em Medicina pela Universidade Federal de São Paulo (Unifesp).

Professora Doutora pela Disciplina de Ginecologia do Departamento de Obstetrícia e Ginecologia da Faculdade de Medicina da Universidade de São Paulo (FMUSP). Professora Assistente da Disciplina de Ginecologia do Hospital das Clínicas da Faculdade de Medicina da Universidade de São Paulo (HC-FMUSP).

Ivaldo Silva

Doutorado pela Universidade Federal de São Paulo (Unifesp). Pós-doutorado pela Universidade de Yale/Unifesp. Professor Adjunto Livre-docente do Departamento de Ginecologia da Unifesp. Chefe da Disciplina de Endocrinologia Ginecológica da Unifesp.

Jarbas Magalhães

Doutor em Medicina pela Universidade Estadual de Campinas (Unicamp).

João Bosco Ramos Borges

Professor Titular de Ginecologia da Faculdade de Medicina de Jundiaí (FMJ). Presidente da Sociedade Brasileira de Mastologia (SBM), Regional SP. Presidente da Sociedade Brasileira de Obstetricia e Ginecologia da Infância e Adolescência (SOGIA).

Jordana Engl Racy

Médica Preceptora da Disciplina de Obstetrícia e Ginecologia da Universidade de São Paulo (USP).

Jorge Nahas Neto

Professor Livre-docente do Departamento de Ginecologia e Obstetrícia da Faculdade de Medicina de Botucatu (FMB/Unesp). Membro da Diretoria/ Segundo-tesoureiro da Associação de Obstetrícia e Ginecologia do Estado de São Paulo (Sogesp). Membro da Comissão Nacional de Osteoporose da Federação Brasileira das Associações de Ginecologia e Obstetrícia (Febrasgo).

José Maria Soares Júnior
Professor-Associado da Disciplina de Ginecologia e Chefe do Departamento de Obstetrícia e Ginecologia da Universidade de São Paulo (USP).

Júlio César Rosa e Silva
Professor-Associado do Departamento de Ginecologia e Obstetrícia da Faculdade de Medicina de Ribeirão Preto (FMRP/USP). Visiting Professor Yale School of Medicine.

Kyvia Bezerra Mota
Doutora em Inovação Tecnológica em Saúde pela UFRN/UFC/UFRPE, Médica do Setor de Reprodução Assistida da Universidade Federal de São Paulo (Unifesp) e do Setor de Ginecologia Endócrina e Climatério da Unfesp.

Leopoldo de Oliveira Tso
Especialista em Reprodução Humana Assistida pela Federação Brasileira da Sociedade de Ginecologia e Obstetrícia (Febrasgo). Médico Assistente da Clínica de Reprodução Humana do Departamento de Ginecologia e Obstetrícia da Santa Casa de Misericórdia de São Paulo (SCMSP). Mestre em Ciências pelo Departamento de Ginecologia da Universidade Federal de São Paulo (Unifesp).

Lívia Oliveira Munhoz Soares
Médica Especialista em Reprodução Assistida do Grupo Huntington de Medicina Reprodutiva.

Luciano Gibran
Doutor em Ginecologia pela Universidade de São Paulo (USP). Diretor no Núcleo de Endoscopia Ginecológica e Endometriose do Hospital Pérola Byington, SP.

Luís Felipe Barreiras Carbone
Mestrado pela Escola Paulista Medicina da Universidade Federal de São Paulo (Unifesp).

Luiz Cavalcanti de Albuquerque Neto
Professor Adjunto do Departamento de Ginecologia da Escola Paulista de Medicina da Universidade Federal de São Paulo (EPM/Unifesp). Chefe do Setor de Histeroscopia da Unifesp.

Luiz Francisco Cintra Baccaro
Professor Doutor do Departamento de Tocoginecologia da Universidade Estadual de Campinas (Unicamp). Diretor da Divisão de Apoio à Assistência e à Pesquisa do Hospital da Mulher da Unicamp. Vice-Diretor Clínico do Hospital da Mulher da Unicamp. Membro da CNE Climatério da Federação Brasileira da Sociedade de Ginecologia e Obstetrícia (Febrasgo). Membro do Conselho de Ética e Conduta da Associação de Obstetrícia e Ginecologia de São Paulo (Sogesp).

Manoel Jacobsen Teixeira

Professor Titular do Departamento de Neurocirurgia do Hospital das Clínicas da Faculdade de Medicina da Universidade de São Paulo (HC-FMUSP).

Marair Gracio Ferreira Sartori

Professora-Associada Livre-docente e Chefe do Departamento de Ginecologia da Escola Paulista de Medicina da Universidade Federal de São Paulo (EPM/Unifesp).

Marcia Fuzaro Terra Cardial

Professora Assistente da Disciplina de Ginecologia da Faculdade de Medicina do ABC (FMABC). Doutora em Ginecologia pela Faculdade de Ciências Médicas da Santa Casa de Misericórida São Paulo (FCM/SCMSP).

Marcia Gaspar Nunes

Doutora em Ciências da Saúde pela Universidade Federal de são Paulo (Unifesp). Preceptora da Ginecologia Endócrina da Unifesp. Coordenadora do Ambulatório de Ginecologia da Infância e Adolescência da Unifesp.

Marco Rocha

Médico Dermatologista e PhD em Medicina pela Escola Paulista de Medicina da Universidade Federal de São Paulo (EPM/Unifesp).

Marcos de Lorenzo Messina

Médico Assistente da Clínica Ginecológica do Hospital das Clínicas da Faculdade de Medicina da Universidade de São Paulo (HC-FMUSP). Doutor em Medicina pela FMUSP.

Marcos Felipe Silva de Sá

Professor Titular do Departamento de Ginecologia e Obstetrícia da Faculdade de Medicina de Ribeirão Preto (FMRP/USP).

Maria Cândida Pinheiro Baracat

Assistente-Doutor da Disciplina de Ginecologia do Departamento de Obstetrícia e Ginecologia da Universidade de São Paulo (USP).

Maria Teresa Bechere Fernandes

Professora Doutora do Departamento de Pediatria da Universidade de São Paulo (USP).

Mariana da Cunha Vieira

Médica do Setor de Histeroscopia do Departamento de Ginecologia da Universidade Federal de São Paulo (Unifesp). Médica do Setor de Endometriose do Departamento de Ginecologia e Obstetrícia do Hospital das Clínicas da Faculdade de Medicina da Universidade de São Paulo (HC-FMUSP). *Fellow* em Histeroscopia pela Università degli Studi di Napoli "Federico II".

Mariano Tamura Vieira Gomes

Responsável pelo Setor de Mioma Uterino do Departamento de Ginecologia da Escola Paulista de Medicina da Universidade Federal de São Paulo (EPM/Unifesp).

Maurício Barbour Chehin

Doutorado em Ginecologia com Ênfase em Reprodução Humana pela Universidade Federal de São Paulo (Unifesp). Coordenador Científico e Responsável pelo Programa de Oncofertilidade do Grupo Huntington de Medicina Reprodutiva. Membro Fundador da Rede Brasileira de Oncofertilidade, filiada ao Oncofertility Consortium da Northwestern University, Chicago, EUA.

Narayana Ravásio F. de Sant'Ana

Mestre pela Faculdade de Medicina de Jundiai (FMJ).

Natalie Rios Almeida

Mastologista do Hospital Beneficência Portuguesa de São Paulo e Instituto de Mama de Campinas (IMAMA). Mestranda em Tocoginecologia pela Universidade Estadual de Campinas (Unicamp). Mastologista pela Unicamp.

Neila Maria de Góis Speck

Professora Adjunta do Departamento de Ginecologia da Escola Paulista de Medicina da Universidade Federal de São Paulo (EPM/UNIFESP). Coordenadora do Núcleo de Prevenção em Doenças Ginecológicas do Departamento de Ginecologia da EPM/Unifesp. Membro da Diretoria da Associação Brasileira de Patologia do Trato Genital Inferior e Colposcopia (ABPTGIC). Presidente da Comissão Nacional Especializada do Trato Genital Inferior da Federação Brasileira da Sociedade de Ginecologia e Obstetrícia (Febrasgo).

Nicoli Serquiz de Azevedo

Professora do Departamento de Tocoginecologia da Universidade Federal do Rio Grande do Norte (UFRN). Mestra pela Faculdade de Ciências Médicas-FCM-UNICAMP. Mastologista pela Universidade Estadual de Campinas-UNICAMP.

Nilka Fernandes Donadio

Presidente da Sociedade Brasileira de Reprodução Humana. Doutora em Reprodução Humana pela Santa Casa de Misericórdia de São Paulo. Diretora do Laboratório de Reprodução Assistida do Hospital Pérola Byington. Diretora da Clínica CETIPI.

Nilo Bozzini

Professor Livre-docente da Disciplina de Obstetrícia e Ginecologia da Faculdade de Medicina da Universidade de São Paulo (USP).

Nilson Roberto de Melo

Professor-Associado e Livre-docente em Ginecologia do Departamento de Obstetrícia e Ginecologia da Faculdade de Medicina da Universidade de São Paulo (FMUSP). Membro do Executive Board da International Society Gynecological Endocrinology.

Patrícia Gonçalves de Almeida

Médica Ginecologista e Obstetra. Mestre em Ginecologia e Obstetrícia pela Faculdade de Medicina da Universidade de São Paulo (FMUSP). Médica Assistente da Disciplina de Ginecologia do Departamento de Obstetrícia e Ginecologia da FMUSP.

Paula Deckers

Médica Preceptora da Disciplina de Obstetrícia e Ginecologia da Universidade de São Paulo (USP).

Pedro Sérgio Magnani

Título de Doutor pela Faculdade de Medicina de Ribeirão Preto (FMRP/USP). Médico Assistente do Setor de Uroginecologia e Cirurgia Ginecológica do Departamento de Ginecologia e Obstetrícia do Hospital das Clínicas de Ribeirão Preto (HCRP/USP).

Rafael Portela

Embriologista Sênior do Laboratório de Reprodução Assistida do Hospital Pérola Byington. Coordenador do Laboratório Genics Medicina Reprodutiva. Diretor e Coordenador de Embriologia da Sociedade Brasileira de Reprodução Humana (SBRH).

Reginaldo Guedes Coelho Lopes

Doutor em Ginecologia pela Escola Paulista de Medicina da Universidade Federal de São Paulo (EPM/Unifesp). Diretor do Serviço de Ginecologia e Obstetrícia do Hospital do Servidor Público Estadual de São Paulo.

Renata Robial

Mestre em Medicina pela Faculdade de Medicina da Universidade de São Paulo (FMUSP). Médica do Hospital das Clínicas da Faculdade de Medicina da Universidade de São Paulo (HC-FMUSP). Médica do Hospital Maternidade Leonor Mendes de Barros – Secretaria da Saúde do Estado de São Paulo.

Renato de Oliveira

Graduação e Residência Médica em Ginecologia e Obstetrícia pela Universidade Estadi de Campinas (Unicamp). Especialização em Reprodução Humana e Doutorado pela Faculdade de Medicina do ABC (FMABC). Coordenador da Disciplina de Saúde Sexual, Reprodutiva e Genética Populacional da Faculdade de FMABC.

Renato Sugahara Hosoume

Médico Assistente do Grupo de Cirurgia Ginecológica Geral e Uroginecologia do Centro de Referência em Saúde da Mulher de Ribeirão Preto. Pós-graduando pela disciplina de Ginecologia do Departamento de Obstetrícia e Ginecologia da Faculdade de Medicina da Universidade de São Paulo (FMUSP).

Roberta Ávila

Médica Assistente do Departamento de Ginecologia do Centro de Atenção Integral à Saúde da Mulher (CAISM) da Universidade Estadual de Campinas (Unicamp) e do Núcleo de Endoscopia Ginecológica e Endometriose do Hospital Pérola Byington, SP.

Roberto Cesar Nogueira Júnior

Doutor em Ginecologia pela Escola Paulista de Medicina da Universidade Federal de São Paulo (EPM/Unifesp). Professor de Ginecologia da Faculdade de Ciências Médicas de Santos/Centro Universitário Lusíadas (FCMS/Unilus).

Rodrigo Hudari Garci

Residência Médica em Ginecologia e Obstetrícia e Especialização em Endoscopia Ginecológica pela Faculdade de Medicina de Ribeirão Preto (FMRP/USP). Médico Assistente do Centro de Referência da Saúde da Mulher de Ribeirão Preto (CRSMRP MATER) e do Serviço de Ginecologia do Hospital Estadual de Américo Brasiliense (HEAB).

Rosana Maria dos Reis

Professora-Associada do Departamento de Ginecologia e Obstetrícia da Faculdade de Medicina de Ribeirão Preto (FMRP/USP). Coordenadora do Ambulatório de Ginecologia Infanto-Puberal do Hospital das Clínicas da FMRP-USP.

Sergio Edgar Camões Conti Ribeiro

Professor Doutor em Ginecologia pela Faculdade de Medicina da Universidade de São Paulo (FMUSP). Chefe do Setor de Laparoscopia Ginecológica do Hospital das Clínicas da Faculdade de Medicina da Universidade de São Paulo (HC-FMUSP). Responsável pela Pós-graduação em Cirurgia Minimamente Invasiva e Oncologia do Hospital Sírio Libanês.

Sergio Podgaec

Professor Livre-docente pela Disciplina de Obstetrícia e Ginecologia da Faculdade de Medicina da Universidade de São Paulo (FMUSP).

Silvia da Silva Carramão

Professora Chefe do Setor de Uroginecologia e Cirurgia Vaginal na Irmandade da Santa Casa de Misericórdia de São Paulo (SCMSP). Professora Instrutora da Faculdade de Ciências Médicas da Santa Casa de São Paulo (FCMSCSP). Graduada em Medicina pela Faculdade de Medicina da Universidade de São Paulo (FMUSP). Mestrado em Saúde Materno Infantil pela Universidade de Santo Amaro (Unisa). Doutorado em Medicina, Área de Concentração em Tocoginecologia pela FCMSCSP.

Sonia Tamanaha

Professora Doutora. Assistente do Departamento de Ginecologia da Santa Casa de Misericórida de São Paulo (SCMSP).

Susane Mei Hwang

Médica do Setor de Uroginecologia e Cirurgia Vaginal na Irmandade da Santa Casa de Misericórdia de São Paulo (SCMSP). Mestrado em Medicina (Cirurgia) pela Faculdade de Ciências Médicas da Santa Casa de São Paulo (FCMSCSP). Médica Tocoginecologista e Uroginecologista da Maternidade Escola de Vila Nova Cachoeirinha, Brasil.

Sylvia Asaka Yamashita Hayashida

Doutorado pela Faculdade de Medicina da Universidade de São Paulo (FMUSP). Assistente da Clínica Ginecológica do Hospital das Clínicas da Faculdade de Medicina da Universidade de São Paulo (HC-FMUSP).

Telma Regina Mariotto Zakka

Doutora em Ciências pelo Departamento de Neurologia da Universidade de São Paulo (USP). Colaboradora, Pesquisadora e Coordenadora do Núcleo de Estudos em Dor Pelve-Perineal do Centro Interdisciplinar de Dor da Clínica Neurológica do Hospital das Clínicas da Faculdade de Medicina da Universidade de São Paulo (HC-FMUSP). Presidente do Departamento de Dor da Asociação Paulista de Medicina (APM). Membro da Sociedade Brasileira para o Estudo da Dor (SBED).

Thais Villela Peterson

Médica Assistente do Setor de Uroginecologia da Disciplina de Ginecologia do Departamento de Obstetrícia e Ginecologia da Faculdade de Medicina da Universidade de São Paulo. Doutora em Ciências da Saúde pela Disciplina de Ginecologia do Departamento de Obstetrícia e Ginecologia da Faculdade de Medicina da Universidade de São Paulo. *Fellowship* em Uroginecologia pela Cleveland Clinic da Flórida.

Thiago Falbo Guazzelli

Médico do Setor de Histeroscopia da Escola Paulista de Medicina da Universidade Federal de São Paulo (EPM/Unifesp). Médico do Setor de Endoscopia Ginecológica do Hospital Municipal e Maternidade-Escola Vila Nova Cachoeirinha (HMEC). Responsável pelo Serviço de Planejamento Familiar do Hospital Maternidade Escola Dr. Mário de Moraes Altenfelder Silva – Vila Nova Cachoeirinha. Coordenador do Centro Avançado de Treinamento em

Histeroscopia (CATHIS).

Thomas Gabriel Miklos

Especialista em Reprodução Assistida pela Federação Brasileira da Sociedade de Ginecologia e Obstetrícia (Febrasgo). Mestre e Doutor em Ginecologia pela Faculdade de Ciências Médicas da Santa Casa de Misericórdia de São Paulo (FCMSCSP). Professor Instrutor da Faculdade de Medicina da Santa Casa de Misricórida de São Paulo (FMSCMSP) e Médico Assistente do Setor de Infertilidade e Reprodução Assistida da SCMSP.

Vanessa Heinrich-Oliveira

Disciplina de Ginecologia da Faculdade de Medicina da Universidade de São Paulo (FMUSP).

Vanessa Rodrigues Alves

Embriologista Sênior e Especialista pelo Hospital Pérola Byington. Sócia-proprietária de EmbrioLógica e Diretora as Divisão de Ensino, e Membro do Comitê de Embriologia da Sociedade Brasileira de Reprodução Humana (SBRH).

Vicente Renato Bagnoli

Livre-docente Professor-Associado do Departamento de Obstetrícia e Ginecologia da Faculdade de Medicina da Universidade de São Paulo (FMUSP).

Zsuzsanna Ilona Katalin de Jármy Di Bella

Professora Adjunta Livre-docente e Chefe da Disciplina de Ginecologia Geral do Departamento de Ginecologia da Escola Paulista de Medicina da Univerisdade Federal de São Paulo (Unifesp).

Prefácio

É com grande expectativa que apresentamos este livro para a comunidade de tocoginecologistas. Esta obra foi idealizada para potencializar a atualização dos profissionais que se dedicam aos vários aspectos da saúde da mulher.

Os capítulos correspondem às aulas dos principais temas do Congresso da SOGESP. Tivemos como objetivo transportar o conteúdo das aulas para os capítulos de um livro, perenizando, desta forma, o conteúdo científico do evento, além de facilitar o acesso às informações apresentadas em seções simultâneas.

Uma vez desenhado o projeto, restava o imenso desafio de implementá-lo, pois o período de tempo entre a elaboração do Programa Científico, convite dos professores e a realização do Congresso é extremamente exíguo. As dificuldades só foram vencidas graças à dedicação e ao trabalho conjunto da Diretoria e das funcionárias da SOGESP, dos Professores Convidados e da Editora dos Editores, que não olvidaram esforços para a conclusão do livro em tempo hábil.

Saliente-se que o conteúdo dos capítulos corresponde às aulas e, portanto, associa-se à opinião dos professores e não obrigatoriamente da SOGESP.

MANOEL JOÃO BATISTA CASTELLO GIRÃO
Professor Titular do Departamento de Ginecologia da Escola Paulista de Medicina da Universidade Federal de São Paulo (EPM/Unifesp)

Sumário

Seção 1

ABORDAGEM DO MIOMA DO ÚTERO   1
▸ Francisco Eduardo Prota

Capítulo 1 **Miomectomia Histeroscópica** 3
▸ Luiz Cavalcanti de Albuquerque Neto ▸ Mariana da Cunha Vieira
▸ Thiago Falbo Guazzelli

Capítulo 2 **Miomectomia Laparoscópica** 15
▸ Sergio Edgar Camões Conti Ribeiro ▸ Camila Barião da Fonseca Miyahara

Capítulo 3 **Miomectomia Laparotônica** 21
▸ Nilo Bozzini ▸ Jordana Engl Racy ▸ Paula Deckers

Capítulo 4 **Tratamento Clínico do Mioma Uterino** 33
▸ Mariano Tamura Vieira Gomes
▸ Gustavo Anderman Silva Barison

Capítulo 5 **Embolização** 39
▸ Marcos de Lorenzo Messina

Seção 2

DESAFIOS DA TERAPÊUTICA HORMONAL DA MENOPAUSA NA PRÁTICA CLÍNICA 49
▸ Marcos Felipe Silva de Sá

Capítulo 6 **Risco Cardiovascular e Síndrome Metabólica** 51
▸ Eliana Aguiar Petri Nahas ▸ Jorge Nahas Neto

Capítulo 7 **Risco de Câncer de Mama** 61
▸ Luciano de Melo Pompei ▸ César Eduardo Fernandes
▸ Nilson Roberto de Melo

Capítulo 8 **Terapêutica Androgênica: Quando e Como?** 73
▸ Nilson Roberto de Melo

Manual de GINECOLOGIA da SOGESP

Capítulo 9 A Contracepção Hormonal Pode se Estender Como TH? 79
▶ Rogério Bonassi Machado

Capítulo 10 Entendendo a TH Acima de 60 anos: Para Quem e Como? 85
▶ Luiz Francisco Cintra Baccaro

Seção 3

ATUALIZAÇÃO NO DIAGNÓSTICO E TRATAMENTO DA ENDOMETRIOSE   93
▶ Reginaldo Guedes Coelho Lopes

Capítulo 11 Utilização da Propedêutica Clínica no Diagnóstico dos Diferentes Tipos de Endometriose 97
▶ Luciano Gibran ▶ Fernanda V L Arcoverde ▶ Roberta Ávila

Capítulo 12 Quando Solicitar Exame de Imagem Especializado: Qual o Impacto na Conduta 109
▶ Rodrigo Hudari Garcia ▶ Fabrício da Silva Costa ▶ Júlio César Rosa e Silva

Capítulo 13 Quando Indicar o Tratamento Farmacológico na Mulher com Dor Pélvica.. 119
▶ Telma Regina Mariotto Zakka ▶ Manoel Jacobsen Teixeira

Capítulo 14 Resultados da Cirurgia para Endometriose................................. 127
▶ Sergio Podgaec ▶ Daniel Bier Caraça ▶ Alexandre Lobel

Seção 4

GINECOLOGIA ENDÓCRINA DE CONSULTÓRIO   137
▶ Edmund Chada Baracat

Capítulo 15 Anovulação Crônica: Como Avaliar?.. 139
▶ José Maria Soares Júnior ▶ Maria Cândida Pinheiro Baracat
▶ Edmund Chada Baracat

Capítulo 16 Reserva Ovariana: O Que Solicitar? 147
▶ Gustavo Arantes Rosa Maciel ▶ Vanessa Heinrich-Oliveira
▶ Giovana De Nardo Maffazioli

Capítulo 17 Uso de Análogo de GNRH 155
▶ Marcia Gaspar Nunes ▶ Kyvia Bezerra Mota ▶ Ivaldo Silva

Capítulo 18 Deficiência Enzimática das Suprarrenais: O Que Investigar?............. 163
▶ Sylvia Asaka Yamashita Hayashida ▶ José Maria Soares Júnior
▶ Gustavo Arantes Rosa Maciel

Capítulo 19 Sobrepeso e Obesidade: O Que Orientar?... 177

  ▶ Helena Hachul ▶ Daniel Ninello Polesel ▶ Maria Teresa Bechere Fernandes

Seção 5

DISTÚRBIOS NA ADOLESCÊNCIA   195

  ▶ Vicente Renato Bagnoli

Capítulo 20 Puberdade Precoce: Quando Tratar?.. 197

  ▶ Rosana Maria dos Reis

Capítulo 21 Puberdade Atrasada. Até Quando Aguardar?... 207

  ▶ Ana Gabriela Pontes Santos ▶ Anaglória Pontes

Capítulo 22 Desvios Estéticos na Adolescente. Quando Tratar? 217

  ▶ Marco Rocha

Capítulo 23 Distúrbios na Adolescência.
          Como Abordar a Irregularidade Menstrual?.. 223

  ▶ Roberto Cesar Nogueira Júnior

Capítulo 24 Dismenorreia: Como Tratar?.. 231

  ▶ Isabel Cristina Esposito Sorpreso ▶ Patrícia Gonçalves de Almeida
  ▶ José Maria Soares Júnior

Seção 6

DÚVIDAS COMUNS EM CONSULTÓRIO NO USO DE MÉTODOS CONTRACEPTIVOS HORMONAIS   237

  ▶ Elizabeth Jehá Nasser

Capítulo 25 Quando Devo Suspender o Anticonceptivo Hormonal? 239

  ▶ Sonia Tamanaha

Capítulo 26 Sangramento Desfavorável com Contraceptivos Combinados............ 245

  ▶ Ana Carolina Gandolpho ▶ Narayana Ravásio F. de Sant'Ana
  ▶ Rogério Bonassi Machado

Capítulo 27 Cefaleia e Enxaqueca na Contracepção Hormonal.............................. 253

  ▶ Zsuzsanna Ilona Katalin de Jármy Di Bella ▶ Jarbas Magalhães
  ▶ Fábio Fernando Araújo

XXV

Manual de GINECOLOGIA da SOGESP

Capítulo 28 Sintomas Tpm-"Like" na Pausa dos Contraceptivos Combinados...... 263

▸ Narayana Ravásio F. de Sant'Ana ▸ Rogério Bonassi Machado
▸ Ana Carolina Gandolpho

Capítulo 29 Quando o Regime Contínuo Pode Fazer a Diferença? 275

▸ Cristina Aparecida Falbo Guazzelli ▸ Luís Felipe Barreiras Carbone
▸ Thiago Falbo Guazzelli

Seção 7

PREVENÇÃO SECUNDÁRIA EM PATOLOGIA DO TRATO GENITAL INFERIOR   281

▸ Marcia Fuzaro Terra Cardial

Capítulo 30 Citologia Oncótica X Teste de DNA-HPV: Qual o Melhor? 285

▸ Neila Maria de Góis Speck ▸ Adriana Bittencourt Campaner

Capítulo 31.1 Atipias Citológicas Escamosas na Colpocitologia Oncológica: Como abordar?.. 293

▸ Cecília Maria Roteli Martins ▸ Renata Robial

Capítulo 31.2 Atipias Citológicas Glandulares na Colpocitologia Oncológica: Como Abordar? 300

▸ Cecília Maria Roteli Martins ▸ Renata Robial

Capítulo 32 Neoplasia Intraepitelial Cervical Grau 1: Tratamento Sempre Conservador?... 307

▸ André Luis Ferreira Santos

Capítulo 33 Neoplasia Intraepitelial Cervical (NIC) Tipo 2: Quando Observar?..... 315

▸ Eduardo Borges Coscia ▸ Alexandre Vicente de Andrade

Capítulo 34 Neoplasia Intraepitelial Vaginal: Como Abordar?............................... 323

▸ Adriana Bittencourt Campaner ▸ Neila Maria de Góis Speck

Seção 8

INCONTINÊNCIA URINÁRIA DE ESFORÇO: ESTADO DA ARTE   337

▸ Manoel João Batista Castello Girão

Capítulo 35 Como Diferenciar a Incontinência Urinária: Baseado na Anamnese e Exame Físico?.. 339

▸ Pedro Sérgio Magnani ▸ Heitor Leandro Paiva Rodrigues
▸ Fernando Passador Valério

Sumário

Capítulo 36 O Estudo Urodinâmico Sem Mistério 351

▸ Silvia da Silva Carramão ▸ Susane Mei Hwang ▸ Antonio Pedro F. Auge

Capítulo 37 Laser e Radiofrequência para Incontinência Urinária:
Há Evidências?.. 363

▸ Zsuzsanna Ilona Katalin de Jármy Di Bella ▸ Marair Gracio Ferreira Sartori
▸ Ana Maria Homem Torres de Melo Bianchi Ferraro

Capítulo 38 Fita Vaginal sem Tensão (TVT) e Fita Transobturatória (TOT) 373

▸ Marair Gracio Ferreira Sartori ▸ Zsuzsanna Ilona Katalin de Jármy Di Bella

Capítulo 39 Complicações dos *Slings* 379

▸ Thais Villela Peterson ▸ Renato Sugahara Hosoume

Seção 9

"UPDATE" INFERTILIDADE CONJUGAL   395

▸ Artur Dzik

Capítulo 40 Infertilidade Conjugal: Análise Crítica da Reserva Ovariana.............. 397

▸ Artur Dzik ▸ Thomas Gabriel Miklos

Capítulo 41 Estímulo da Ovulação no Consultório 405

▸ Emerson Barchi Cordts ▸ Renato de Oliveira ▸ Caio Parente Barbosa

Capítulo 42 Síndrome de Ovários Policísticos: Novas Abordagens Terapêuticas .. 413

▸ Leopoldo de Oliveira Tso ▸ Cristiano Eduardo Busso

Capítulo 43 Avanços nas Técnicas Laboratoriais em Reprodução Assistida 425

▸ Nilka Fernandes Donadio ▸ Rafael Portela ▸ Vanessa Rodrigues Alves

Capítulo 44 Reativação do Tecido Ovariano na Falência Ovariana Precoce 439

▸ Maurício Barbour Chehin ▸ Lívia Oliveira Munhoz Soares

Seção 10

ESTADO DA ARTE NA ORIENTAÇÃO DAS DOENÇAS BENIGNAS DAS MAMAS   447

▸ João Bosco Ramos Borges

Capítulo 45 Minha Mastalgia Não Melhora. O Que Devo Fazer? 449

▸ Heloisa Maria De Luca Vespoli ▸ Benedito de Sousa Almeida Filho

Capítulo 46 Quando Valorizar e Como Conduzir o Fluxo Papilar? 461

▸ Daniel Guimarães Tiezzi ▸ Hélio Humberto Angotti Carrara

XXVII

Capítulo 47   **Tumores Fibroepiteliais e Cistos: Cirurgia ou Seguimento?**............... 469

▸ Fabrício Palermo Brenelli   ▸ Natalie Rios Almeida
▸ Nicoli Serquiz de Azevedo

Capítulo 48   **Os Diferentes Tipos de Mastite e Seu Tratamento** 483

▸ Guilherme Novita Garcia

Capítulo 49   **Lesões Precursoras do Câncer de Mama: Como Conduzir?**............... 493

▸ Alfredo Carlos S. D. Barros

Índice Remissivo... 507

Seção **1**

ABORDAGEM DO MIOMA UTERINO

1	Miomectomia Histeroscópica	3
2	Miomectomia Laparoscópica	15
3	Miomectomia por Laparotomia	21
4	Tratamento Clínico do Mioma Uterino	33
5	Embolização	39

ABORDAGEM DO MIOMA UTERINO

▶ Francisco Eduardo Prota

O mioma uterino corresponde ao tumor ginecológico mais frequente, que ocorre em 20% a 40% das mulheres em idade reprodutiva Independentemente das queixas associadas, os miomas podem ser detectados em 10% da população geral que realiza ultrassonografia, e em 77% dos estudos anatomopatológicos oriundos de histerectomias.

A sintomatologia do mioma uterino é variável, relacionando-se ao volume, quantidade e localização. Dessa forma, podem ser assintomáticos ou determinar sangramento uterino anormal (SUA), dor pélvica e infertilidade. Queixas relacionadas ao SUA, com aumento do fluxo menstrual, dor e sintomas compressivos podem variar de 10% a 40%.

A grande variabilidade das manifestações clínicas associadas ao mioma do útero propicia também várias opções terapêuticas. Tradicionalmente, a cirurgia pode ser realizada por diferentes vias e técnicas, na dependência da localização e sintomatologia. Por outro lado, alternativas não cirúrgicas podem ser empregadas no tratamento do sangramento associado ao mioma uterino, a exemplo dos agonistas do GnRH, progestagênios, moduladores seletivos do receptor estrogênico (SERMs), RU486, danazol, gestrinona ou mesmo anticoncepcionais orais combinados. Nos últimos anos, a utilização do Sistema Intrauterino de Levonorgestrel (SIU-LNG) também vem sendo proposta no tratamento do mioma uterino sintomático.

capítulo 1

Miomectomia Histeroscópica

▶ Luiz Cavalcanti de Albuquerque Neto
▶ Mariana da Cunha Vieira
▶ Thiago Falbo Guazzelli

DESTAQUES

■ Os miomas são os tumores benignos mais frequentes do aparelho genital feminino. Dentre os tipos de miomas, os submucosos se destacam por serem aqueles que apresentam maior sintomatologia, como sangramento uterino anormal
e infertilidade.

■ A avaliação minuciosa com exames de imagem é fundamental para o planejamento pré-operatório. A ultrassonografia transvaginal fornece informações essenciais,
como número de miomas, dimensão e margem miometrial livre. Já a histeroscopia
diagnóstica acrescenta dados como vascularização, consistência e grau de invasão
miometrial. Essa análise pré-operatória permite classificar o mioma e, com isso,
é possível estimar a complexidade do procedimento, o risco de complicações e a
chance de sucesso da exérese completa do mioma em um único tempo cirúrgico.

■ A miomectomia histeroscópica é indicada principalmente em pacientes com sangramento uterino anormal, infertilidade, aborto de repetição e em candidatas ao uso
de terapia hormonal. O uso de terapias medicamentosas pré e intraoperatórias tem
o objetivo de evitar um novo procedimento e reduzir complicações, mas deve ser
feita apenas em casos selecionados. Ao se realizar o planejamento pré-operatório, é
fundamental considerar o tipo de mioma, a experiência e treinamento do cirurgião,
além do material disponível para decidir a técnica utilizada. Pode-se utilizar a energia monopolar, bipolar, laser e mecânica. No entanto, deve-se priorizar os materiais
mais resolutivos, rápidos e seguros, e o uso de energias que possam ser aplicadas
no soro fisiológico. As principais complicações da miomectomia histeroscópica são
a síndrome de "overload", lacerações uterinas, falsos trajetos, perfurações uterinas
e, em casos mais raros, a embolia gasosa. Em determinados casos, o seguimento
pós-operatório com histeroscopia ambulatorial é recomendado com o objetivo de
diagnóstico e tratamento de possíveis sinéquias intrauterinas.

Abordagem do Mioma Uterino

MIOMA SUBMUCOSOS: INTRODUÇÃO

DEFINIÇÃO E INCIDÊNCIA

Os miomas uterinos são os tumores pélvicos benignos mais comuns do trato genital feminino. Em geral possuem uma incidência em torno de 25% a 30%. Dependendo da sua localização no útero, podem ser classificados como subserosos, intramurais e submucosos. Estes constituem 5,5% a 10% de todos os leiomiomas uterinos. São considerados a causa de consulta ginecológica em 3% a 5% dos casos.[1,2]

DIAGNÓSTICO

Quadro Clínico

Os miomas submucosos podem estar associados com sangramento uterino anormal, metrorragia e infertilidade.[1,2,3]

Van Dongen *et al.* demonstraram que os miomas podem ser identificados em 23,4% das pacientes com sangramento uterino anormal, principalmente em pacientes na pré-menopausa. A presença do mioma uterino está associada com o aumento da superfície endometrial, acentuação da vascularização uterina e alterações na contratilidade uterina, o que favorece o aumento do sangramento vaginal.[3,4]

Os miomas submucosos são encontrados em 5% a 10% das mulheres com infertilidade e em 1% a 2,4% dos casos como o único achado anormal em pacientes com dificuldade de engravidar. Os leiomiomas podem afetar negativamente a implantação embrionária através de diversos mecanismos. Estudos demonstraram que a presença do mioma pode estar associada a uma contratilidade uterina anormalmente aumentada, além de estar vinculada a uma vascularização alterada na região do mioma e entorno, o que pode prejudicar uma nidação adequada. Acredita-se também

que a presença do mioma pode gerar distúrbios na expressão de citocinas endometriais e, com isso, uma inflamação endometrial crônica. Esse processo está associado à alteração do microambiente endometrial, o que leva a um prejuízo da receptividade endometrial nessas pacientes.[1,3]

Diagnóstico por Imagem

Algumas vezes a miomectomia histeroscópica pode ser um procedimento complexo, por isso a cuidadosa avaliação pré-operatória permite estimar a probabilidade de uma ressecção completa e potenciais complicações intraoperatórias.[1,3,4]

O ultrassom transvaginal é fundamental na programação cirúrgica, uma vez que permite avaliar não só o número e tamanho dos miomas, mas também a margem miometrial livre, que é a espessura entre o polo mais profundo do mioma e o perimétrio (margem externa). A fim de prevenir complicações, como perfuração uterina e lesões de órgãos adjacentes, estudos sugerem uma margem miometrial livre de pelo menos 1 cm de espessura ou até 4 a 5 mm para cirurgiões mais experientes.[2,4]

A histerossonografia, apesar de pouco usada no Brasil, permite avaliar a relação entre o mioma e a cavidade uterina, assim como sua extensão de projeção no miométrio.[1,3,4]

A ressonância magnética pode ser usada quando o ultrassom não for suficiente para caracterizar adequadamente o mioma, principalmente em casos de miomas múltiplos, de grandes volumes e pacientes obesas.[3,4]

Histeroscopia Diagnóstica

A histeroscopia diagnóstica para avaliação dos miomas submucosos é de fundamental importância para a classificação pré-operatória e planejamento cirúrgico. É essencial a avaliação de diversos fatores, como:

- **Localização:** miomas em regiões cornuais e ístmicas requerem uma técnica cirúrgica mais acurada.[1,2]
- **Dimensão:** pode ser avaliada de forma subjetiva ou usando-se a pinça *grasping*, que com as mandíbulas abertas apresenta a medida de 6 mm.[3,4]
- **Vascularização:** miomas submucosos geralmente apresentam vasos de grande calibre e muitas vezes superficiais, que contribuem para o sangramento uterino na presença dessa patologia.[4,5]
- **Consistência:** com a palpação da lesão através da ponta do histeroscópio, é possível determinar se a consistência é mais endurecida, característica de miomas, ou se apresenta uma consistência mais amolecida, tendo como principais diagnósticos diferenciais os pó-

lipos, degenerações miomatosas, como leiomiolipomas e leiomiossarcomas.[3,4,5]

- **Grau de invasão miometrial:** avaliado a partir do ângulo formado entre o mioma e o endométrio. Ângulos mais fechados estão associados com miomas mais intracavitários e ângulos mais abertos estão relacionados com miomas com maior componente miometrial.[3,4,5]

Além disso, atualmente, com o desenvolvimento de instrumentos miniaturizados, em casos selecionados, como miomas pequenos e intracavitários, é possível realizar a técnica *"see and treat"*. Nesse contexto, o diagnóstico e tratamento ocorrem de forma concomitante, sendo uma técnica considerada eficaz, resolutiva e associada ao alto nível de satisfação pela paciente.[3,4]

Classificações dos Miomas Submucosos

Uma das classificações mais utilizadas atualmente é a da *Sociedade Europeia de Endoscopia Ginecológica* (ESGE), que avalia o mioma de acordo com seu comprometimento intramural:

- **Grau 0 (G0)**
  - Leiomioma com total desenvolvimento intracavitário, pediculado ou com limitada base de implantações.[4,5,6]
- **Grau 1 (G1)**
  - Leiomioma com desenvolvimento parcial intramural. O componente intracavitário supera os 50%. O ângulo de incidência do leiomioma com a parede uterina é menor do que 90 graus (agudo).[4,5,6]

▪ Grau 2 (G2)

- Prevalece o desenvolvimento intramural. O componente intracavitário é inferior a 50%. O ângulo de incidência do leiomioma com a parede uterina é maior que 90 graus (obtuso).[4,5,6]

Em 2005, Lasmar *et al.* desenvolveram uma nova classificação, denominada STEPW, que avalia cinco parâmetros: tamanho, topografia, extensão, penetração e parede lateral. A partir da análise dessas variáveis, calcula-se um escore, que estima o grau de complexidade do procedimento e a via preferencial de abordagem. Um estudo multicêntrico realizado em 2011 comparou a classificação da ESGE com a STEPW e concluiu que a classificação desenvolvida por Lasmar permite uma maior correlação com a remoção incompleta ou completa do mioma por miomectomia histeroscópica em comparação à classificação da ESGE (Tabela 1.1).[4,5,6]

A classificação proposta pela Federação Internacional de Ginecologia e Obstetrícia (FIGO) avalia miomas intramurais, subserosos e submucosos. Para melhor caracterização dos miomas, há uma subdivisão dos miomas híbridos, em que dois números são separados por um hífen. Por convenção, o primeiro significa a relação com endométrio e o segundo a associação com a serosa. Por exemplo, um mioma classificado como 2 a 5, apresenta-se como um mioma submucoso e subseroso, com menos da metade do diâmetro do mioma atingindo o endométrio e a cavidade peritoneal, respectivamente (Figura 1.2).[4]

Tabela 1.1 Critérios empregados para a classificação de cada mioma.

	Penetração (Figura 1.1a)	Tamanho	Base (Figura 1.1b)	Terço (Figura 1.1c)	Parede lateral
0	0	= 2 cm	= 1/3	inferior	+1
1	= 50%	> 2-5 cm	>1/3-2/3	médio	+1
2	> 50%	> 5 cm	> 2/3	superior	+1
Escore	+	+	+	+	=

Escore	Grupo	Conduta sugerida
0-4	I	Miomectomia histeroscópica com baixa complexidade
5-6	II	Miomectomia complexa, pensar em preparo com análogo do GnRH e/ou cirurgia em 2 tempos
7-9	III	Indicar outra técnica não histeroscópica

Capítulo 1 — Miomectomia Histeroscópica

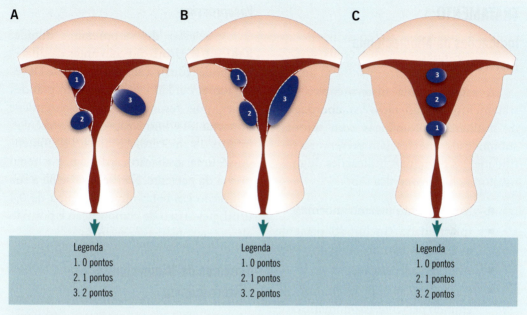

■ **FIGURA 1.1** (**A**) Grau de penetração dos miomas. (**B**) Extensão da base do nódulo em relação à parede do útero. (**C**) Topografia (se o nódulo estiver na parede lateral, acrescenta-se 1 ponto).

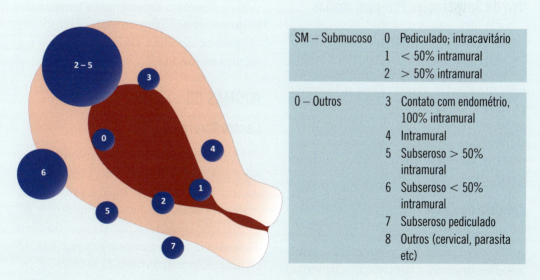

■ **FIGURA 1.2** Imagem esquemática da classificação proposta pela Federação Internacional de Ginecologia e Obstetrícia (FIGO).

TRATAMENTO

Indicações da Miomectomia Histeroscópica

A miomectomia histeroscópica é o tratamento padrão ouro na abordagem de mulheres sintomáticas com miomas submucosos, que desejam preservar a fertilidade. As principais indicações de miomectomia histeroscópica são:

- Sangramento uterino anormal;
- Infertilidade (incluindo paciente assintomática);
- Aborto de repetição;
- Candidatas à terapia hormonal (incluindo paciente assintomática).

A presença de mioma em pacientes assintomáticas, exceto nos casos acima, não é indicação para tratamento cirúrgico.[4,7]

Uso de Substâncias Pré-operatórias

A miomectomia histeroscópica pode, em diversas situações, ser um procedimento difícil e necessitar de mais tempos operatórios. De acordo com o tamanho, posição e comprometimento miometrial, pode-se avaliar o uso de terapias medicamentosas pré e intraoperatórias com o objetivo de evitar um novo procedimento e reduzir complicações.[3,4]

Agonista de GnRH

O uso do agonista de GnRH pode resultar em redução importante do tamanho dos tumores e controle dos sintomas, como menorragia e sangramento uterino anormal. A terapia pode ser feita com uso do análogo GnRH por 3 a 5 meses.[3,4,7]

Vasopressina

A injeção de vasopressina diluída, 8 mL a 0,05U/mL, no colo antes da dilatação, pode reduzir a absorção hídrica. Deve-se tomar cuidado com o uso em grandes doses, pois resulta em efeitos sistêmicos importantes como colapso cardiovascular, infarto do miocárdio e morte. Recomenda-se uma avaliação cardiológica e renal prévia da paciente. Não se aconselha a sua utilização em concentrações acima de 0,4 u/mL pelo risco de complicação e por não alterar seu objetivo operatório.[2,4]

Técnicas de Miomectomia Histeroscópica

A decisão para se realizar a miomectomia por via histeroscópica depende de diversos fatores, como dimensão, número, localização dos miomas e a margem miometrial livre. É fundamental considerar o tipo de mioma, a experiência e treinamento do cirurgião, além do material disponível para se decidir a via de abordagem e a técnica utilizada.[1,3]

MIOMAS G0

Centro Cirúrgico

Existem diversos equipamentos disponíveis para o tratamento cirúrgico do mioma submucoso. O ideal é priorizar os materiais mais resolutivos, rápidos e seguros, que podem variar de acordo com a classificação do tumor e experiência do cirurgião com determinada técnica.[3,4]

Pode-se utilizar a energia monopolar, bipolar, laser e mecânica. Deve-se priorizar o uso de energias que possam ser aplicadas no soro fisiológico como meio de distensão.[7]

Miomectomia Ressectoscópica – Técnica de Slicing ou Fatiamento

Essa é a técnica mais utilizada para em miomas do tipo G0. A ressecção é realizada colocando-se a alça elétrica atrás do mioma a ser ressecado e retraindo a alça no sentido da porção distal do histeroscópio. Recomenda-se realizar a ressecção sempre das partes mais periféricas e distantes do pedículo ou base do tumor, de forma sistemática, até que esses sejam alcançados. Deve-se evitar atingir o miométrio, onde vasos mais calibrosos estão localizados, porque se lesados, aumentam o sangramento e a absorção do meio de distensão. Os fragmentos dos miomas podem ser removidos da cavidade uterina através da captação pela alça de corte e posterior retração de todo o histeroscópio ou com retração de apenas o elemento de trabalho e camisa interna, sem a retirada da camisa externa.[7]

Miomectomia por Morcelamento

Os morceladores histeroscópicos trouxeram segurança, agilidade e resolutividade para este procedimento. Utilizando-se dos morceladores, cirurgiões menos experientes podem realizar procedimentos mais complexos com êxito.[4,7]

O morcelador utiliza energia mecânica, assim, pode-se utilizar qualquer meio de distensão. Uma vez que utiliza energia mecânica e sucção a vácuo para remover fragmentos de tecido da cavidade uterina, o risco de lesão térmica é eliminado, um campo operatório claro é mantido e a necessidade de remoção manual repetida é excluída. Esses aspectos reduzem os riscos de perfuração, criação de uma falsa passagem e trauma endometrial e miometrial. Portanto, os morceladores mecânicos são seguros, eficazes, fáceis de usar, reduzem o tempo operatório e o déficit hídrico. Dessa forma, aumenta-se a chance de sucesso no tratamento cirúrgico de grandes tumores em apenas um procedimento.[3,7]

Ambulatorial

Nos últimos anos, o intenso desenvolvimento técnico e tecnológico, e a miniaturização dos instrumentos histeroscópicos, permitiu a disseminação do moderno conceito "See and treat". Tal abordagem baseia-se na realização da histeroscopia diagnóstica e tratamento concomitante em ambiente ambulatorial. A viabilidade desse procedimento é possível em função da anatomia da inervação uterina. Sabe-se que o miométrio apresenta grande quantidade de inervações sensíveis, enquanto que o endométrio e tecidos fibróticos não são sensíveis. Dessa forma, procedimentos ambulatoriais são factíveis de serem realizados sem anestesia, com boa tolerância e satisfação da paciente.[3,8]

Nesse contexto, a miomectomia ambulatorial pode ser realizada, desde que devidamente selecionada. Miomas do tipo G0, menores que 1,5 cm apresentam maior taxa de sucesso. Dependendo do tipo de experiência do cirurgião e material utilizado, é possível realizar procedimentos mais avançados.[4,8]

Grasping ou Tesoura

É possível a remoção de pequenos miomas em ambiente ambulatorial com o uso apenas de *grasping* e tesoura, que podem ser inseridos no canal operatório do histeroscópio. Com o uso da tesoura, secciona-se inicialmente o endométrio que circunda o mioma, e posteriormente o seu pedículo. Já com a utilização da *grasping*, pode-se apreender o pedículo e tracionar todo o histeroscópico na parede oposta, criando um movimento de tração e contratração, que causa o desprendimento do mioma em relação ao endométrio adjacente.[8]

Eletrodo bipolar 5F-Fr

O uso de eletrodos bipolares, que podem ser acoplados no canal operatório dos histeroscópios, permite a secção e extração de miomas, além da coagulação de vasos, se necessário. Se o mioma apresenta um tamanho maior que o orifício do colo uterino, é necessário dividi-lo em diversas partes para posterior retirada dos fragmentos. Dessa forma, de acordo com Bettocchi, miomas acima de 20 mm favorecem um maior tempo cirúrgico, o que reduz o sucesso do procedimento.[3,4,8]

Morcelador 5 mm

A introdução de morceladores intrauterinos em ambiente ambulatorial facilitou a chance de sucesso de miomectomias, mesmo quando realizadas por cirurgiões menos experientes. É um instrumento com corte e sucção efetivos, fácil de usar e com a execução de movimentos menos complicados. Além disso, evita a necessidade de múltiplas entradas na cavidade uterina para a remoção de fragmentos, o que reduz o tempo cirúrgico e o desconforto da paciente.[3,4]

Minirressectoscópio 16-Fr

Nos últimos anos foram desenvolvidos os minirressectoscópios 16-Fr, que combinam a boa ergonomia de um ressectoscópio usado em centro cirúrgico com o padrão reduzido dos histeroscópios ambulatoriais. Apresentam a facilidade de secção de miomas maiores de forma mais rápida e a retirada de tecidos mais extensos, o que reduz a necessidade de múltiplas reinserções e repetidas manobras para agarrar os fragmentos dos miomas. Dessa forma, o minirressectoscópio proporcionou a agilidade da cirurgia ressectoscópica, mas sem a necessidade de anestesia e dilatação cervical, e com a possibilidade de realizar o procedimento em ambiente ambulatorial.[4,8]

MIOMAS G1-G2

A abordagem de miomas que penetram na camada miometrial é mais complexa e com maior risco de complicações em relação aos miomas totalmente intracavitários. Dessa forma, dividimos o procedimento em 3 etapas:

- Excisão do Componente Intracavitário do Mioma
  - A ressecção da porção intracavitária do mioma pode ser realizada pela técnica de *slicing* (fatiamento). Com a alça de corte posicionada atrás do mioma, esta deve ser retraída de forma suave sobre a superfície do mioma, com o intuito de realizar cortes uniformes, a fim de se evitar desníveis. Essa primeira etapa do procedimento termina a partir do momento em que se alcança a superfície do endométrio.[3,9]

- Enucleação do componente intramural do mioma
  - A ressecção da porção intramural deve ser preferencialmente realizada sem o uso da energia elétrica, a fim de evitar o risco de lesão térmica iatrogênica no miométrio saudável adjacente. Dessa forma, em 1995, Mazzon *et al.* propuseram uma técnica histeroscópica utilizando alças mecânicas (frias). A alça fria deve ser inserida no plano de clivagem entre o mioma e o miométrio adjacente. Posteriormente, aplica-se uma tração contrária à superfície do mioma, de forma repetitiva, com o intuito de desfazer as fibras conectivas que ancoram o mioma ao miométrio. Essa dissecção romba minimiza o dano das fibras miometriais ao redor do mioma e poupa os feixes musculares do miométrio adjacente ao dano térmico do corte elétrico. Esse procedimento pode ser realizado usando a alça de Mazzon ou a de Collins, que são alças mais resistentes.[3,9]
- Ressecção do componente intramural do mioma
  - Após o descolamento da porção intramural do mioma, esta torna-se uma formação intracavitária. Dessa forma, com o uso da alça de corte elétrico, procede-se para a técnica de *slicing* do mioma (fatiamento), para posterior retirada da peça.[3,9]

Outras técnicas histeroscópicas podem ser aplicadas nesse tipo de mioma:

- Técnica de hidromassagem
  - Essa técnica consiste na mudança abrupta da pressão intrauterina, através da abertura e fechamento da entrada de meio de solução. Essa manobra estimula a contração miometrial, favorecendo que a porção intramural do mioma se aproxime da cavidade uterina.[4,9]

Técnica de Litta

Litta *et al.* desenvolveram uma técnica de miomectomia histeroscópica denominada enucleação "in toto", que consiste na utilização do ressectoscópio com o eletrodo de Collins. Realiza-se uma incisão elíptica da mucosa endometrial que recobre o mioma no nível de sua reflexão sobre a parede uterina até alcançar a zona de clivagem. As pontes de conexão entre o mioma e as fibras musculares circundantes são ressecadas, o que permite uma protrusão quase completa do mioma na cavidade uterina. A partir desse ponto, utiliza-se a técnica de *slicing* previamente descrita.[3,4]

Balanço Hídrico

A infusão do meio líquido pode ser feita por gravidade, pressão ou bomba de irrigação, sendo o ideal esta última, que controla automaticamente a pressão intrauterina e o fluxo. O cuidado na escolha do meio de distensão, na maneira como este é infundido e no controle rigoroso da sua entrada e saída (balanço hídrico), deve-se ao risco de complicações importantes causadas pelo seu uso descontrolado.[9]

O uso da corrente monopolar na histeroscopia requer meios de diluição não eletrolíticos, como a glicina, sorbitol e manitol. Por serem soluções hipotônicas, o seu uso em excesso está associado com um risco aumentado de hiponatemia, Já a corrente bipolar permite o uso de meios de distensão isotônicos, que contêm eletrólitos, como o soro fisiológico. Apesar de todos os tipos de meios de distensão poderem potencialmente causar complicações, estas são mais comuns quando se utiliza soluções hipotônicas, pois apresentam maior potencial de desequilíbrio osmótico entre o meio extracelular e o intracelular.[4,10]

Além disso, o uso de pressão intrauterina elevada, o maior grau de penetração miometrial, o aumento da duração do procedimento, a ocorrência de traumatismo uterino e maior transecção de vasos, são fatores associados com um maior risco de sobrecarga hídrica.[9,10]

De acordo com a Sociedade Europeia de Endoscopia Ginecológica (ESGE), estabeleceu-se um déficit máximo de fluido de 1.000 mL ao utilizar o meio hipotônico e 2.500 mL ao usar o meio isotônico. Ao se atingir esse balanço hídrico, orienta-se cessar imediatamente o procedimento. Em pacientes idosas e com comorbidades cardiovasculares e renais, esses limiares são menores.[10]

Complicações

As principais complicações relacionadas com a miomectomia histeroscópica são:

- **Síndrome de "overload":** gerada pela passagem excessiva do meio de distensão para o intravascular, o que pode causar edema agudo de pulmão. Por isso, é fundamental o controle do balanço hídrico, a fim de não ultrapassar o déficit máximo de fluido de 1.000 mL ao utilizar o meio hipotônico e 2.500 mL ao usar o meio isotônico.[4,10]

- **Laceração cervical:** pode ocorrer principalmente durante a dilatação uterina com as velas de Hegar ou na introdução e retirada do ressectoscópio, em que se traciona o colo uterino com o Pozzi. Muitas vezes, o tamponamento já cessa o sangramento, mas em alguns casos é necessária a cauterização e sutura da laceração a fim de se evitar sangramentos em grandes quantidades.[1,3]

- **Falso trajeto:** é mais comum em pacientes que apresentam estenose cervical, istmoceles importantes, lesões no canal cervical e em úteros com anteversão ou retroversão acentuada. Na identificação do falso trajeto, pode-se tentar uma nova introdução, o que muitas vezes pode ser dificultada, optando-se por repetir o exame em um outro momento.[4,7]

- **Perfuração uterina:** ocorre principalmente em miomas com grandes componentes intramurais, que apresentam reduzidas margens miometriais livres. Quando realizada na ausência do uso de energia, deve-se cessar o procedimento e manter a paciente sob observação. No entanto, quando a perfuração uterina ocorre durante o uso de instrumentos eletrocirúrgicos, pode ocorrer a lesão térmica de estruturas adjacentes, como lesões intestinais, vesicais e de grandes vasos. Dessa forma, é imprescindível a realização da laparoscopia a fim de excluir esse tipo de lesão.[1,2]

- **Embolia gasosa:** atualmente, com o desuso do gás carbônico como meio de distensão, essa complicação se tornou cada vez mais rara. No entanto, é importante lembrar que as bolhas produzidas pela ativação da alça diatérmica do ressectoscópio contêm gases altamente solúveis no sangue (CO_2, CO, H_2), que podem ser absorvidos pela paciente.[3,4]

Cuidados Pós-operatório

A paciente pode receber alta hospitalar após liberação do anestesista, cerca de 6 horas após o início do procedimento.

Casos que precisem 24 horas de observação antes da alta hospitalar são extremamente raros e em geral devidos à hemorragia intra ou pós-operatória.[1,2]

O seguimento com histeroscopia ambulatorial é recomendado 60 a 90 dias após a miomectomia, com o objetivo de diagnóstico e tratamento de possíveis sinéquias intrauterinas. O uso de dispositivos ou sistemas intrauterinos após a cirurgia não apresenta melhora na prevenção desta patologia.[3,4,7]

- Os miomas uterinos são os tumores pélvicos benignos mais comuns do trato genital feminino.

PONTOS-CHAVE

- Os miomas submucosos são os mais sintomáticos e podem estar associados com sangramento uterino anormal, metrorragia e infertilidade.
- A avaliação pré-operatória com ultrassonografia transvaginal, histeroscopia diagnóstica e eventual ressonância magnética pélvica é fundamental para o adequado planejamento cirúrgico.
- A classificação dos miomas permite estimar a probabilidade de uma ressecção completa e potenciais complicações intraoperatórias.
- As principais indicações de miomectomia histeroscópica são principalmente pacientes sintomáticas, com infertilidade e aborto de repetição.
- A miomectomia histeroscópica pode ser realizada em ambiente ambulatorial ou em centro cirúrgico com analgesia, a depender da dimensão e localização dos miomas.
- A experiência do cirurgião e o uso de equipamentos adequados estão associados a uma maior chance de êxito do procedimento em apenas uma etapa.
- É preferível o uso de meios de distensão isotônicos, como o soro fisiológico, a fim de evitar a passagem excessiva do líquido para o intravascular.
- As principais complicações associadas à miomectomia histeroscópica são a síndrome de "overload", lacerações no colo uterino, falso trajeto e perfuração uterina.

REFERÊNCIAS BIBLIOGRÁFICAS

1. Mencaglia L, Albuquerque Neto LC. Histeroscopia Diagnóstica. Editora Medsi. 2002.
2. Mencaglia L, Albuquerque Neto LC. Histeroscopia Cirúrgica. Editora Medsi. 2004.
3. Nappi C, Di Spiezio Sardo A. State-of--the-art hysteroscopic approach to the pathologies of the genital tract. Germany: EndoPress. 2014.
4. Tinelli A, Pacheco LA, Haimovich S. Hysteroscopy. Spinger. 2018.
5. Lasmar RB, Barrozo PR, Dias R, Oliveira MA. Submucous myomas: a new presurgical classification to evaluate the viability of hysteroscopic surgical treatment-preliminary report. J Minim Invasive Gynecol. 2005; 12:308-311.
6. Lasmar RB, Xinmei Z, Indman P, Keller R, Di Spiezio Sardo A. Feasibility of a new system classification of submucous mioma: a multicenter study. Fertility and Sterility. 2011; 95(6):2073-7.
7. Di Spiezio Sardo A, Bramante S, Mazzon I, Bettocchi S, Bifulco G, Guida M, et al. Hysteroscopic myomectomy: a comprehensive review of surgical techniques. Hum Reprod Update. 2008 Mar-Apr; 14(2):101-19.
8. Bettocchi S, Ceci O, Nappi L, Di Venere R, Masciopinto V, Pansini V, et al. Operative office hysteroscopy without anesthesia: analysis of 4863 cases performed with mechanical instruments. J Am Assoc Gynecol Laparosc. 2004; 11(1):59-61.
9. Di Spiezio A, Mazzon I, Bramante S, Bettocchi S, Bifulco G, Guida M, Nappi C. Hysteroscopic myomectomy: a comprehensive review of surgical techniques. Hum Reprod Update. 2008; 14(2):101-19.
10. BSGE/ESGE guideline on management of fluid distension media in operative hysteroscopy. Gynecol Surg. 2016; 13(4):289-303.

capítulo 2

Miomectomia Laparoscópica

▶ Sergio Edgar Camões Conti Ribeiro
▶ Camila Barião da Fonseca Miyahara

INTRODUÇÃO

Os leiomiomas são tumores benignos monoclonais originados das células musculares lisas do miométrio. Contêm grande quantidade de matriz extracelular (colágeno, proteoglicano, fibronectina) e são envoltos por fina pseudocápsula de tecido areolar e fibras musculares.[1] Constituem a neoplasia benigna mais frequente do aparelho genital feminino e classificam-se, de acordo com a localização no útero, em subserosos, intramurais ou submucosos.[2] Apresentam maior incidência entre os 20 e 40 anos de idade, podendo acometer 25% das mulheres no menacme. É duas a três vezes mais frequente em mulheres da raça negra em relação às caucasianas.[2]

História familiar e situações de hiperestrogenismo relativo, como nuliparidade, obesidade e menarca precoce são fatores de risco para o surgimento dos miomas.[2] Entretanto, é importante ressaltar que há participação tanto do estrogênio quanto da progesterona na promoção e desenvolvimento dos miomas, além de fatores de crescimento produzidos pelas células musculares lisas e fibroblastos.[2] Clinicamente, podem ser assintomáticos em 30% dos casos ou apresentarem sintomas como sangramento uterino anormal, dor pélvica crônica, dismenorreia, sensação de peso na região pélvica, alterações reprodutivas ou alterações urinárias e intestinais.[2]

DIAGNÓSTICO

O diagnóstico clínico, baseado na história e no achado de útero aumentado de volume, móvel, de consistência firme e contornos irregulares, é altamente presuntivo. A utilização dos métodos de imagem deve ser individualizada para cada paciente e inclui ultrassonografia, histerossonografia, histeroscopia e ressonância nuclear magnética (RNM).[2]

A ultrassonografia pélvica e transvaginal é amplamente disponível, apresenta excelente custo-benefício e pode ser útil para diferenciar os miomas de outras doenças pélvicas. A apresentação dos miomas ao ultrassom é variável, mas frequentemente eles manifestam-se como massas bem definidas, hipoecoicas e heterogêneas. Já a RNM pélvica permite a avaliação de miomas submucosos, intramurais e subserosos, auxilia na programação cirúrgica e pode ajudar o cirurgião a evitar a não retirada de alguns miomas durante a cirurgia; entretanto, a sua indicação deve ser individualizada devido ao alto custo do exame.[3,4]

TRATAMENTO

O tratamento de mulheres portadoras de miomas depende de vários fatores, entre eles, a presença e a severidade dos sintomas, o tamanho e a localização dos miomas, a idade da paciente, o desejo reprodutivo, a história obstétrica, a fase do ciclo reprodutivo em que se encontra, além das expectativas pessoais de cada paciente.[2]

Em mulheres portadoras de miomas sintomáticos que manifestam o desejo atual ou futuro de gestação, ou simplesmente desejam a preservação do útero, a miomectomia deve ser considerada. Além disso, pacientes assintomáticas portadoras de miomas com diâmetro maior que 5 ou 6 cm, são eventuais candidatas à miomectomia. A miólise e a embolização das artérias uterinas são outras alternativas de tratamento conservador dos miomas.[5]

MIOMECTOMIA LAPAROSCÓPICA

A miomectomia laparoscópica, comparada à laparotomia, oferece inúmeros benefícios para a paciente, destacando-se menor trauma cirúrgico, menor formação de aderências, menor tempo de internação e retorno precoce às atividades habituais. As potencialidades desta via para a miomectomia aumentaram significativamente ao longo do tempo graças à evolução das técnicas e dos instrumentais laparoscópicos; entretanto, ainda é desafiadora do ponto de vista técnico e exige grande experiência do cirurgião em técnicas de sutura laparoscópica.[6,7] A via robótica pode também ser utilizada, com resultados semelhantes à via laparoscópica, oferecendo maior facilidade ao cirurgião na sutura do miométrio, porém com maior tempo cirúrgico e custos mais elevados.[7]

Os resultados em longo prazo, as taxas de fertilidade, as complicações maiores, bem como os índices de rotura uterina em gestação posterior, são semelhantes entre as duas técnicas. Hoje a recomendação é de que, na disponibilidade de equipe cirúrgica habilitada e instrumental adequado, a miomectomia por via laparoscópica constitui uma melhor opção para a paciente.[7,8] Entretanto, não há consenso na literatura sobre os limites da miomectomia laparoscópica, em relação ao tamanho e quantidade dos miomas. Habitualmente, equipes bem treinadas com acesso aos equipamentos adequados, recomendam o acesso laparoscópico para pacientes com até 10 ou 12 miomas, com diâmetros não superiores a 10 cm. Evidente que miomas subserosos, mesmo com diâmetros maiores, podem ser abordados por via laparoscópica. Assim como miomas intramurais localizados na parede posterior do útero, ou próximos ao cérvix, exigem maior destreza cirúrgica para serem removidos por laparoscopia.[6,7]

USO DE MEDICAÇÕES ANTES DA CIRURGIA

A utilização de análogos do GnRh no preparo pré-operatório de pacientes candidatas à miomectomia foi recomendação rotineira na última década do século passado. O argumento utilizado era a redução volumétrica dos miomas. Importante analisarmos este dado de forma mais detalhada. O volume dos miomas pode ser estimado através de várias formas. Como os miomas geometricamente se assemelham a uma esfera, podemos utilizar a fórmula $\Pi.r^3$, onde temos a constante "Pi" e "r" representa o raio do mioma. Assim, um mioma que diminui de 10 para 8 cm tem uma redução volumétrica de cerca de 50%. Do ponto de vista cirúrgico essa diminuição não se traduz em facilidade operatória. Ao contrário, a ação dos análogos do GnRh leva à perda do plano de clivagem e dificulta a enucleação dos miomas intramurais durante a cirurgia. Por esta razão, reservamos tal medicação para casos selecionados, em especial, para pacientes com anemia severa e para portadoras de miomas volumosos que estejam comprimindo tubas ou ocupando toda a cavidade endometrial.[9]

O acetato de ulipristal também pode ser utilizado com efeitos potencialmente semelhantes aos dos análogos de GnRh, porém são necessários mais estudos que atestem sua eficácia e segurança.[9,10,11]

Recentemente, diversos estudos confirmaram a eficácia do uso de 400 mcg de misoprostol, via retal ou vaginal, cerca de 30 a 90 minutos antes do início da miomectomia, com objetivo de diminuir a perda sanguínea intraoperatória.[12,13] Tal estratégia foi publicada nas Recomendações SOGESP 2018 e incorporada nas nossas cirurgias desde 2019.[14]

TÉCNICA OPERATÓRIA

Colocamos a paciente em posição semiginecológica, em dorso-litotomia, com as pernas baixas em perneiras confortáveis, na altura do tronco, com os membros superiores ao longo do corpo e os glúteos

5 cm para além da borda da mesa. São respeitados os princípios da prevenção de lesão nervosa, com cuidadoso ajuste das áreas de contato da paciente com a mesa cirúrgica e perneiras.

É realizada a assepsia e antissepsia vaginal e abdominal, cateterismo vesical de demora e colocação de manipulador uterino através do colo uterino, com tamanho e diâmetro adequados para o volume uterino da paciente.

Habitualmente realizamos uma punção umbilical e duas auxiliares, sendo um trocarte auxiliar de 10 a 12 mm à direita e um trocarte auxiliar de 5 mm à esquerda. É possível também a inserção de um terceiro trocarte auxiliar suprapúbico, mas, na maioria dos casos, realizamos a cirurgia apenas com dois trocartes auxiliares em FID e FIE.

Em linhas gerais, a miomectomia laparoscópica envolve três desafios operatórios: identificação e remoção dos nódulos, hemostasia e rafia do leito dos miomas, e remoção dos espécimes da cavidade pélvica. De rotina, utilizamos a injeção de epinefrina diluída 1:200.000, nos locais planejados para a incisão no miométrio, entre a serosa e o plano de clivagem dos miomas. O uso de vasoconstritor diluído é seguro, não altera significativamente os níveis pressóricos e, além de minimizar a perda sanguínea, diminui o tempo total da cirurgia e o tempo de enucleação do mioma.[12,13] Adicionalmente, na eventualidade de sangramento excessivo durante a remoção dos nódulos de mioma, podemos realizar a infusão venosa de 1.000 mg de ácido tranexâmico, sendo importante solicitar previamente tal medicação.[12,13]

A incisão na superfície uterina deve ser realizada no local mais protuberante do mioma e pode ser transversal, longitudinal ou obliqua, levando-se em conta posição dos miomas e facilidade de sutura.[6] Realiza-se a incisão com corrente elétrica monopolar de corte ou tesoura ultrassônica até a identificação do plano correto e avascular da pseudocápsula do mioma. Após a identificação do plano de dissecção do mioma, o mesmo é apreendido com tenáculo ou com sacamiomas para tração e cuidadosa dissecção até a liberação total do nódulo, sempre tentando coagular cuidadosamente os vasos que nutrem o mioma. Deve-se, entretanto, evitar o uso excessivo de energia térmica para não trazer prejuízo para cicatrização do leito miometrial dos miomas removidos.[6,7]

Realiza-se, então, a rafia do miométrio com fios de absorção lenta, em um, dois ou três planos de acordo com a necessidade, seguindo os mesmos princípios da miomectomia laparotômica. Em miomas volumosos preferimos realizar inicialmente uma sutura profunda com pontos separados e nós externos com o uso do aplicador de nós laparoscópico. Tal opção se faz pela sua eficácia no controle mecânico do sangramento, permitindo uma hemostasia adequada. Em pacientes com miomas intramurais volumosos podemos abrir mão de tecidos hemostáticos sintéticos, a base de celular oxidada regenerada, colocados em contato direto com a área sangrante. A sutura inclui essa malha de celulose que acaba incorporada ao miométrio. Algumas vezes realizamos um segundo plano superficial de sutura contínua, onde fios barbados podem eventualmente ser utilizados.

A remoção dos espécimes da cavidade pélvica pode ser feita através de incisão em fundo de saco posterior (culdotomia) ou por fragmentação dos miomas. A minilaparotomia deve ser evitada ao máximo, sendo raramente utilizada.

Em 2014, o órgão controlador americano *Food and Drug Administration* (FDA) publicou aviso informando os riscos relacionados à fragmentação desprotegida de miomas e úteros.[15] Uma metanálise recente não encontrou evidências suficientes que contraindiquem o seu uso em pacientes jovens com doença presumidamente benigna; entretanto, recomenda-se que tal procedimento seja realizado dentro de invólucros plásticos, evitando assim a disseminação de fragmentos na cavidade abdominal.[14,16] Tal estratégia foi também proposta recentemente pelo FDA.[17]

Após a retirada dos miomas, a hemostasia é revista e todos os coágulos e restos de tecidos são retirados. Com objetivo de reduzir a incidência de aderências pós-operatórias, recomendamos o uso de tecidos de barreira recobrindo a sutura uterina.[18]

Rotineiramente a sonda vesical é removida em até 2 horas após o término da cirurgia e habitualmente as pacientes recebem alta hospitalar em até 24 horas.

SEGUIMENTO E PROGNÓSTICO REPRODUTIVO

Em pacientes sem interesse reprodutivo em curto prazo, a utilização do sistema liberador de levonorgestrel (Mirena®) parece uma alternativa interessante, eventualmente contribuindo para diminuição das taxas de recidiva. Por outro lado, as pacientes submetidas à miomectomia laparoscópica e desejosas de gestação estarão liberadas para engravidar após um período de resguardo pós-operatório de 3 meses. A via de parto deverá ser individualizada, levando-se em consideração a localização e a extensão dos miomas removidos.[6]

REFERÊNCIAS BIBLIOGRÁFICAS

1. Buttram VJ, Reiter, RC Uterine leiomyomata: etiology, symptomatology, and management. Fertil Steril. 1981; 36:433.

2. Epidemiology, clinical manifestations, diagnosis, and natural history of uterine leiomyomas (fibroids) [database on the Internet]. Up To Date. 2019.

3. Dueholm M LE, Hansen ES, Ledertoug S, Olesen F. Accuracy of magnetic resonance imaging and transvaginal ultrasonography in the diagnosis, mapping, and measurement of uterine myomas. Am J Obstet Gynecol. 2002; 186:409-15.

4. Dueholm M LE, Olesen F. Imaging techniques for evaluation of the uterine cavity and endometrium in premenopausal patients before minimally invasive surgery. Obstet Gynecol Surv. 2002; 57(6):388-403.

5. Overview of treatment of uterine leiomyomas (fibroids) [database on the Internet]. Up to date on line. 2019.

6. Ribeiro SC, Reich H, Rosenberg J, Guglielminetti E, Vidali A. Laparoscopic myomectomy and pregnancy outcomes in infertile patients. Fertil Steril. 1999 Mar; 71(3):571-4.

7. Laparoscopic myomectomy and other laparoscopic treatments for uterine leiomyomas (fibroids) [database on the Internet]. Up To Date. 2019.

8. Bhave Chittawar P1, Franik S, Pouwer AW, Farquhar C. Minimally invasive surgical techniques versus open myomectomy for uterine fibroids. Cochrane Database Syst Rev. 2014 Oct 21; (10):CD004638.

9. Lethaby A, Puscasiu L, Vollenhoven B. Preoperative medical therapy before surgery for uterine fibroids. Cochrane Database Syst Rev. 2017 Nov 15; 11:CD000547.

10. de Milliano I1, Twisk M2, Ket JC3, Huirne JA1, Hehenkamp WJ1 Pre-treatment with GnRHa or ulipristal acetate prior to laparoscopic and laparotomic myomectomy: A systematic review and meta-analysis. PLoS One. 2017 Oct 16; 12(10):e0186158.

11. Garnock-Jones KP, Duggan ST Ulipristal Acetate: A Review in Symptomatic Uterine Fibroids. Drugs. 2017 Oct; 77(15):1665-1675.

12. Kongnyuy EJ WC. Interventions to reduce haemorrhage during myomectomy for fibroids. Cochrane Database Syst Rev. 2014; Aug 15;(8):CD005355.

13. Techniques to reduce blood loss during abdominal or laparoscopic myomectomy. [database on the Internet]. Up To Date. 2019.

14. Recomendações SOGESP. Disponível em: https://www.sogesp.com.br/media/1343/anais-2018.pdf

15. Recomendações FDA, 2014. Disponível em: https://www.fda.gov/media/88703

16. Uterine tissue extraction by morcellation: Techniques and clinical issues. [database on the Internet]. Up To Date. 2019.

17. Recomendações FDA, 2018. Disponível em: https://www.fda.gov/medical-devices/surgery-devices/laparoscopic-power-morcellators

18. Ahmad G1, O'Flynn H, Hindocha A, Watson A. Barrier agents for adhesion prevention after gynaecological surgery. Cochrane Database Syst Rev. 2015 Apr 30; (4).

capítulo 3

Miomectomia Laparotônica

▶ Nilo Bozzini
▶ Jordana Engl Racy
▶ Paula Deckers

INTRODUÇÃO

O mioma uterino é a mais frequente neoplasia benigna do aparelho reprodutor feminino. Acomete aproximadamente 4,5% a 68,6% das mulheres durante a fase reprodutiva e é nove vezes mais comum em mulheres negras. A real prevalência é desconhecida, pois, em sua maioria, os leiomiomas são assintomáticos.[1]

Apesar de exaustivamente estudados, a origem e o mecanismo de desenvolvimento dos miomas não são completamente conhecidos. Dentre as diversas teorias existentes, uma das mais aceitas sugere que as células miometriais sofram mutações somáticas que levam à perda da regulação do crescimento, originando um grupo de células monoclonais que irá compor o nódulo leiomatoso.

O estudo dos mecanismos envolvidos direta ou indiretamente na gênese e evolução do mioma uterino é fundamental para o estabelecimento de princípios terapêuticos quando se objetiva abordagem conservadora.

Os leiomiomas também podem ser causas de infertilidade, mesmo que distantes da cavidade endometrial. A fisiopatologia da infertilidade associada à miomatose não é completamente compreendida. No entanto, sabe-se que a presença de miomas pode causar alterações tais como: o comprometimento da penetração dos espermatozoides, dificuldade no processo de nidação ou, ainda, a manutenção da gestação independentemente do tamanho e localização dos miomas.

Por sua prevalência, o mioma uterino é comumente encontrado em mulheres submetidas à rotina propedêutica para investigação de infertilidade, sendo considerado como única causa de infertilidade em 1% a 2% dos casos.[2]

Portanto, por ser uma patologia não completamente compreendida, existe ainda um vasto campo para desenvolvimento de novas pesquisas no que tange à

> origem, às alterações genéticas associadas e à interação de hormônios com fatores de crescimento e citocinas nos leiomiomas. Existem diversos fatores de risco já conhecidos tais como: história familiar, nuliparidade, raça negra, que certamente, correlacionados aos novos conhecimentos supracitados, irão proporcionar o desenvolvimento de novas condutas no tratamento do mioma uterino.

QUADRO CLÍNICO

Os miomas em sua maioria são assintomáticos. Quando provocam sintomas, os principais são: aumento do fluxo menstrual, algia pélvica, infertilidade, aumento do volume abdominal, compressão do trato intestinal, urinário ou sistema venoso e corrimento sanguinolento.

ANAMNESE

A anamnese e o exame físico ginecológico, quando bem realizados, são de fundamental importância para o diagnóstico e tratamento do mioma uterino. A história atual e pregressa da paciente deve ser bem entendida. A idade, a paridade, o desejo de ter filhos, ou mesmo a vontade de manter o fluxo menstrual, devem ser discutidos com a paciente antes de ser formalizada a conduta.

A confirmação da suspeita clínica pelos métodos de imagem como ultrassonografia, ressonância nuclear magnética etc. é de suma importância, pois os sintomas creditados ao mioma podem ser provenientes de outras patologias, entre elas: pólipos, hiperplasia endometrial, neoplasias do colo uterino ou do endométrio.

Determinados diagnósticos, quando associados à presença de leiomiomas e/ou diagnósticos diferenciais dos miomas, muitas vezes não permitem a realização de uma conduta conservadora, seja ela medicamentosa ou cirúrgica. Dessa forma, é de capital importância um planejamento diagnóstico e terapêutico adequado, bem como a discussão da melhor conduta médica frente às expectativas da paciente.[3]

Um tempo fundamental no preparo pré-operatório é a informação de todos os detalhes do ato cirúrgico, incluindo os riscos, a possibilidade de insucesso e complicações possíveis. Além disso, devem ser discutidos também os cuidados pré e pós-operatórios que devem ser realizados. É necessária a conscientização em relação às expectativas e limitações dos procedimentos cirúrgicos. Deve-se assegurar à paciente e seus familiares, que os seus desejos serão respeitados até o limite dos critérios médicos de um tratamento adequado para o caso.

CONDUTA COMPLEMENTAR

Dentre as medicações indicadas para o tratamento clínico do leiomioma uterino pode-se utilizar contraceptivos combinados, progestagênios isolados, anti-inflamatórios e antifibrinolíticos. No entanto, em casos de maior complexidade, devem ser utilizados os análogos de GnRH.

O tratamento com análogos de GnRH, antecedendo um procedimento cirúrgico, deve ser considerado em casos em que existam alterações volumétricas consideráveis do (s) mioma (s)/útero, quadros de anemia acentuada, e quando os miomas acometerem áreas nobre do útero (tubas uterinas, cavidade endometrial).[4]

A aplicação do análogo de GnRH é realizada durante um período de três a seis meses, durante o qual deve-se prosseguir o seguimento clínico e imagenológico da paciente. A resposta ao tratamento geralmente ocorre durante os três primeiros meses. Caso os objetivos iniciais que levaram à indicação da medicação não sejam atingidos nesse período, estende-se o tratamento por até 6 meses.

Um espaço maior que um mês entre a indicação da miomectomia e a realização da cirurgia, não é indicado. A partir do momento em que é observada a melhora seja da anemia ou do tamanho dos miomas, deve-se antecipar o tratamento cirúrgico, uma vez que, cessado o efeito da medicação, os miomas tendem a retomar crescimento em uma velocidade muito maior.[5,6]

PRÉ-OPERATÓRIO

A avaliação plena e minuciosa da paciente, somada ao preparo pré-operatório e ao tratamento pós-operatório cuidadoso, constituem os alicerces para a obtenção do resultado almejado.

O pré-operatório tem como finalidade identificar condições ou eventos que possam influir de forma desfavorável no ato cirúrgico, no pós-operatório imediato ou tardio.

Levando em consideração a anamnese, o exame físico e os exames laboratoriais e de imagem da paciente, determina-se o risco cirúrgico e anestésico. Analisam-se os sistemas: cardiovascular (hipertensão, ICC, coronariopatia, doença miocárdica, valvular, tromboflebite, tromboembolismo, infarto do miocárdio, arritmias, etc.), respiratório (enfisema, DPOC, pneumonia, apneia do sono, asma, etc.), urinário (insuficiência renal, infecção, etc.), digestório (gastrite, refluxo, úlcera péptica, etc.), hematológico (anemia, discrasias, coagulopatias, etc.), neurológico (convulsões, cefaleia, alteração psíquica etc.), endócrino (diabete, disfunção da tireoide, disfunção da hipófise, disfunção adrenal, corticoterapia, etc.), além de considerar a existência de cirurgias anteriores, antecedentes obstétricos, índice de massa corpórea da paciente, imunodepressão, alergias (reações alimentares, uso de fármacos anestésicos, contrastes iodados, etc.), medicações de uso habitual, hábitos pessoais (tabagismo, alcoolismo, uso de drogas, etc.) e antecedentes familiares.

A Associação Americana de Anestesiologia (ASA) classifica o risco anestésico de acordo com a presença e gravidade das doenças que acometem a paciente e a partir dessa classificação pode-se otimizar os exames complementares necessários.[7]

No caso particular de cirurgias ginecológicas, independentemente da manipulação da cúpula vaginal, está estabelecida a necessidade de avaliação prévia da flora vaginal para tratamento das vulvovaginites, que podem predispor a complicações pós-operatórias infecciosas e deiscências.[8]

Orientações Pré-internação

- Deve-se recomendar evitar de fumar, se possível até 30 dias antes da cirurgia;

- Medicações como hipotensores e hipoglicemiantes devem ser adequados no dia da cirurgia. A manutenção ou suspensão de outras medicações, como as que podem promover alterações da coagulação sanguínea, deve ser avaliada considerando os riscos clínicos e cirúrgicos da paciente;
- A data da cirurgia, preferencialmente, não deve coincidir com a da menstruação. Isto pode interferir no quadro anêmico, na higienização e na recuperação da paciente;
- No dia da cirurgia a paciente deve tomar banho com sabão antisséptico e fazer tricotomia da área operatória imediatamente antes da cirurgia, se necessário;
- Jejum absoluto de 8 horas antes da cirurgia;
- Em casos selecionados, pode ser realizado preparo intestinal através do uso de lavagem (enema) ou por meio de laxativos.

ANTIBIOTICOTERAPIA

Na profilaxia dos diversos agentes infecciosos deve-se utilizar preferencialmente cefazolina 2 g, pela via endovenosa, em média uma hora a trinta minutos antes de iniciar o procedimento. Deve-se repetir 1 g endovenoso a cada 4 horas de procedimento cirúrgico ou antes, caso haja perda sanguínea intraoperatória maior que 1.000 mL, não havendo necessidade de doses adicionais no pós-operatório.

A clindamicina 600 mg endovenoso pode ser uma alternativa para pacientes alérgicas à classe das cefalosporinas.[9]

PROFILAXIA DE TROMBOEMBOLISMO VENOSO (TEV)

Está bem estabelecida a necessidade de profilaxia para TEV em pacientes submetidas a determinados tipos de cirurgia. A introdução de profilaxia farmacológica para TEV geralmente leva em consideração o porte da cirurgia, risco para sangramento, idade e comorbidades da paciente. Existem escores predeterminados para auxiliar na decisão de introdução de profilaxia farmacológica para TEV e a maior parte das grandes instituições apresenta protocolos próprios a serem seguidos. Particularmente nas miomectomias, o risco de sangramento pós-operatório é elevado. Por isso, é preferível não realizar a profilaxia medicamentosa para TEV quando o risco para trombose não for elevado. É importante salientar que as pacientes submetidas à miomectomia geralmente são jovens, com idade menor que 40 anos e sem comorbidades ou com comorbidades controladas. Nesses casos, a profilaxia de TEV deve ser feita com uso de meias elásticas e fisioterapia motora enquanto a paciente estiver internada. Além disso, botas de compressão pneumática intermitente devem ser colocadas antes que se inicie o ato cirúrgico e mantidas durante a cirurgia e na enfermaria até que a paciente deambule sem dificuldade.[10]

MIOMECTOMIA POR VIA LAPAROTOMIA

Ao indicar a miomectomia é importante que tenhamos em mente alguns fundamentos estruturais:

1. O leiomioma pode alterar o contorno uterino causando distorção da cavidade e dificultando o transporte do espermatozoide;
2. A contratilidade uterina é modificada pela presença do leiomioma;
3. A implantação do embrião é modificada por alterações endometriais;
4. A localização dos leiomiomas pode interferir tanto na nidação (submucosos) como no transporte do óvulo e espermatozoide (ex.: miomas cornuais e próximos às tubas uterinas).

Roteiro Intraoperatório

1. Após a anestesia, a paciente deve ser posicionada na mesa cirúrgica de forma que os membros inferiores fiquem afastados, possibilitando a realização de toque vaginal pré e intraoperatório e a presença de mais um auxiliar nessa posição.
2. A realização do exame ginecológico sob narcose tem como objetivo reavaliar o exame ginecológico ambulatorial e propor o melhor tipo de incisão operatória (Figura 3.1).
3. Deve-se fazer a sondagem vesical de preferência com sistema fechado, com todos os cuidados de assepsia para prevenir infecção urinária. O esvaziamento da bexiga reduz as chances de lesão vesical durante a cirurgia, principalmente se houver aderências entre bexiga e miomas ou alças intestinais, além de permitir monitorização do débito urinário.
4. Após a realização da incisão operatória, realiza-se o inventário da cavidade, e exterioriza-se a peça, útero e miomas.

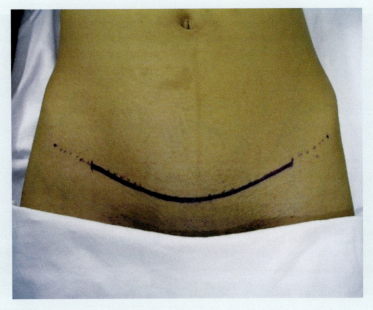

■ **FIGURA 3.1** Planejamento de incisão abdominal.

5. Após exteriorização da peça cirúrgica, avaliamos a localização dos miomas, tubas uterinas, ligamento redondo, ovários, bexiga, processo aderenciais nas alças intestinais, possibilitando readequação do planejamento cirúrgico se necessário (Figura 3.2).
6. Podem ser realizados, em casos selecionados, alguns procedimentos antes de iniciar a miomectomia visando à minimização de sangramento intraoperatório tais como: ligadura de artérias uterinas bilaterais, laçamento temporário de artérias uterinas e infiltração do miométrio com solução de adrenalina (Figura 3.3).
7. Na maioria dos casos, utiliza-se uma incisão longitudinal uterina, tendo o cuidado de conservar os devidos planos (Figura 3.4).
8. A dissecção e retirada dos miomas é guiada pelos exames de imagem prévios da paciente, para visualização desses miomas e palpação deles no intraoperatório.
9. A retirada de miomas que estejam em contato com a cavidade endometrial deve ser realizada com cautela, visando à preservação do endométrio. A sutura do útero nesses casos também deve ser cuidadosa, por planos, evitando distorção da cavidade endometrial e formação de aderências futuras (Figura 3.5).
10. Após a retirada de todos os miomas, é realizado fechamento do útero por planos, de forma mais anatômica possível (Figura 3.6).
11. O fechamento por planos deve ser realizado preferencialmente com fio monofilamentar de reabsorção inter-

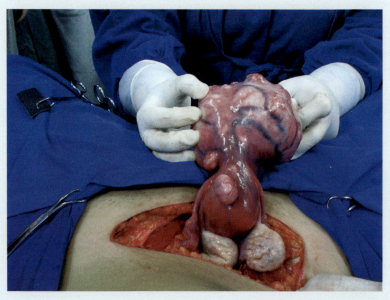

■ **FIGURA 3.2** Inventário e planejamento cirúrgicos.

mediária como Catgut cromado zero ou 1.0. São utilizados pontos separados, procurando evitar espaço morto entre eles. A depender do caso, pode ser usado um fio mutifilamentar como poliglactina (Vicryl).

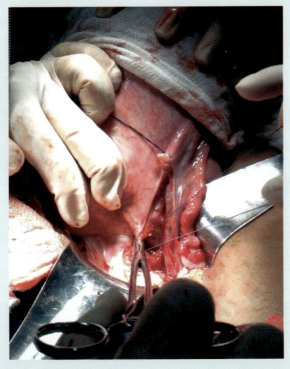

■ **FIGURA 3.3** Ligadura de artérias uterinas.

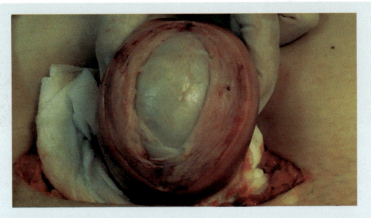

■ **FIGURA 3.4** Incisão miometrial, expondo miomas.

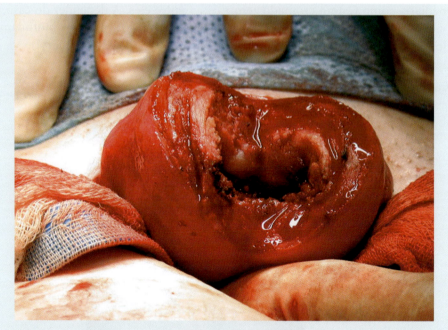

■ **FIGURA 3.5** Mioma submucoso em contato com a cavidade endometrial.

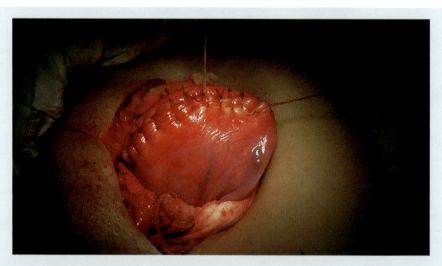

■ **FIGURA 3.6** Fechamento anatômico do útero.

12. Ao término do ato operatório realiza-se novo inventário da cavidade, com revisão rigorosa da hemostasia. Sugere-se a colocação de polímeros hemostáticos para ajudar na hemostasia local. Podem ser usados, também, antiaderentes (Figura 3.7).

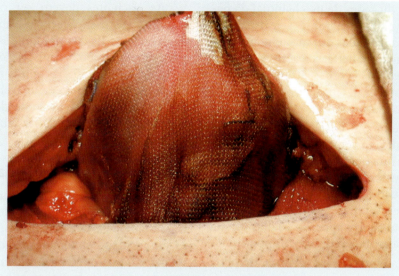

■ **FIGURA 3.7** Colocação de polímero hemostático e antiaderente.

PÓS-OPERATÓRIO

Após o ato cirúrgico, cuidados em unidade de terapia intensiva podem ser necessários. A introdução e a progressão da dieta devem ser realizadas de acordo com as condições clínicas da paciente e suas comorbidades. Deve-se atentar para manter um bom aporte calórico e proteico visando à cicatrização e recuperação da paciente, bem como reposição hídrica adequada. O débito urinário inicial deve ser observado, e sempre que possível, opta-se por retirada precoce da sonda vesical de demora.

A verificação dos sinais vitais de P; PA. T; F.R. de 6/6 horas e controle de sangramento são cuidados pós-operatórios imprescindíveis. Também devem ser anotados o aspecto e o débito de drenos, quando estes forem utilizados.

Além disso, o posicionamento adequado da paciente no leito, mudanças de decúbito e estímulo à deambulação precoce são medidas de extrema importância para prevenção de complicações pós-operatórias como atelectasia, dor, íleo paralítico e TEV.

A profilaxia de TEV deve ser considerada e já foi previamente discutida nesse capítulo.

O curativo estéril deve ser mantido por 24 horas a não ser que exista evidência de sangramentos, hematomas ou outras complicações locais. Após esse período devem ser orientadas medidas de higiene local e cuidados com a ferida operatória. É sugerida a utilização de bolsa de gelo na cicatriz operatória por um período de 48 horas, com a finalidade de colaborar com a manutenção da contração uterina.

A prescrição de analgésicos não deve ser poupada e, em geral, compreende a utilização de analgésicos simples, anti-inflamatórios não hormonais e opioides, se necessário. A via endovenosa deve ser preferida nas primeiras 24 horas após a cirurgia.

As medicações de uso habitual da paciente devem ser mantidas, caso não sejam contraindicadas durante a internação. Em pacientes diabéticas, o controle da glicemia deve ser rigoroso através de glicemia capilar e as devidas correções realizadas se necessário.

No momento de alta, o médico responsável deverá verificar se houve recuperação das funções fisiológicas da paciente, se não existe febre, se o controle álgico está adequado, se há boa locomoção e se há sinais e sintomas de anemia. O retorno geralmente ocorre após 7 a 10 dias da alta para reavaliação e retirada dos pontos.

Retorno precoce ao consultório e/ou pronto-socorro é mandatório caso haja sinais de alerta, os quais devem ser orientados à paciente. Os principais sinais de alerta incluem: sangramento vaginal abundante, dor refratária ao uso da analgesia prescrita, febre, hiperemia ou saída de secreção purulenta pela ferida operatória, deiscência, dificuldade para urinar ou evacuar, dispneia, cansaço intenso ou corrimento vaginal fétido.

No retorno, também deve ser verificado o resultado do exame anatomopatológico, além da reavaliação da ferida operatória. Orientações de anticoncepção, futuras gestações (no caso de tratamento conservador) e programação de seguimento adequado também devem ser realizadas neste momento.

As pacientes devem ser orientadas quanto à abstinência sexual e abstinência de exercícios físicos moderados e intensos (principalmente com cargas maiores do que 3 kg) por 45 dias após a realização da cirurgia. A depender de suas atividades profissionais, a paciente deverá ser afastada de suas atividades laborais por no mínimo 14 dias.

Condutas Pós-operatória Tardia

Todas as pacientes que foram submetidas à miomectomia, independentemente do desejo de gestações futuras, da abertura da cavidade endometrial e do padrão menstrual pós-operatório, devem ser submetidas a uma histerossalpingografia e histeroscopia de 4 a 6 meses após o procedimento cirúrgico. Essa avaliação é necessária para que haja reavaliação da cavidade endometrial pela possibilidade de existência de sinéquias uterinas e observação da presença de obstrução tubária.

Para mulheres que desejam engravidar, as tentativas de gestar podem ser iniciadas a partir de 4 meses pós-operatório. Durante os quatro primeiros meses, a anticoncepção dessas pacientes deve ser realizada preferencialmente por métodos anticoncepcionais não hormonais.

Após as miomectomias, a via de parto obrigatória é a cesariana devido ao risco de rotura uterina.

PONTOS-CHAVE

- O mioma uterino é a mais frequente neoplasia benigna do aparelho reprodutor feminino. Tem apresentação clínica variável e é uma patologia de origem não completamente compreendida.
- As principais manifestações clínicas da leiomiomatose uterina incluem: alteração do fluxo menstrual, algia pélvica, infertilidade, aumento do volume abdominal, compressão do trato intestinal, urinário ou sistema venoso e corrimento sanguinolento.

- Para os casos selecionados para miomectomia laparotômica, são passos imprescindíveis no pré-operatório: boa anamnese, exame físico minucioso e escolha adequada de exames de imagem auxiliares.
- No intraoperatório deve-se realizar posicionamento adequado da paciente, exame ginecológico sob narcose e planejamento da incisão cirúrgica.
- Um bom inventário da cavidade e da localização dos miomas no útero permite a idealização de estratégias adequadas para a miomectomia. Devem ser considerados: relação de volume entre miomas e útero e localização dos miomas em relação a estruturas nobres como tubas, endométrio, colo uterino.
- Para a redução de sangramento durante o ato operatório, pode ser realizada administração de análogo de GnRH pré-operatório, ligadura definitiva ou temporária de artérias uterinas e injeção de solução de adrenalina no miométrio no intraoperatório.
- No fechamento dos diversos planos uterinos após a exérese dos miomas deve ser realizado de forma mais hermética possível, evitando 'espaços mortos' e atentando para manutenção da preservação da anatomia uterina.
- No pós-operatório usar anticoagulantes profiláticos apenas em casos especiais. Atentar para risco de sangramento genital e intra-abdominal monitorando Hb/Ht e sinais vitais da paciente.
- No pós-operatório tardio é indicado que as pacientes sejam avaliadas e submetidas à histerossalpingografia e histeroscopia, se necessário, de 4 a 6 meses após o procedimento cirúrgico.

REFERÊNCIAS BIBLIOGRÁFICAS

1. Stewart EA, Cookson CL, Gandolfo RA, Schulze-Rath R. Epidemiology of uterine fibroids: a systematic review. BJOG. 2017; 124(10):1501-12. doi: 10.1111/1471-0528.14640

2. Buttram VC Jr, Reiter RC. Uterine leiomyomata: etiology, symptomatology, and management. Fertil Steril. 1981; 36(4): 433-45.

3. Rakotomahenina H, Rajaonarison J, Wong L, Brun JL. Myomectomy: technique and current indications. Minerva Ginecologica. 2017 August; 69(4):357-69. DOI: 10.23736/S0026-4784.17.04073-4.

4. Donnez J, Donnez O, Dolmans MM. With the advent of select progesterone receptor modulators, what is the place of mucosa surgery in current practice? Fertil Steril. 2012; 98(6):0015-0282.

5. Bozzini N. Ação dos análogos do GnRH na estrutura do leiomioma uterino de mulheres nuligestas. Tese de Doutoramento apresentada na Universidade de São Paulo; 1999.

6. Bozzini N, Messina ML, Borsari R, Hilario SG, Pinotti JA. Comparative study of different dosages of goserelin in size reduction of myomatus uteri. J Am Assoc Gynecol Laparosc. 2004; 11(4):462-3.

7. Posso IP, Rossini RC. Medicina perioperatória – Avaliação pré-anestésica. Prática Hospitalar. Ano VII. n. 38. mar-abr; 2005.

8. Bozzini N. Avaliação da flora vaginal no pré e pós-operatório de mulheres sub-

metidas a histerectomia total abdominal por doença benigna. Tese de mestrado apresentada na Faculdade de Medicina da Universidade de São Paulo; 1993.

9. Levin ASS et al. Guia de utilização de anti-infecciosos e recomendação para a prevenção de infecções relacionados à assistência em saúde. 6ª ed. São Paulo: Hospital das Clínicas; 2014.

10. Clagett PG et al. Prevention of venous thromboembolism. Chest. 1998; 114(5):531S-560S.

capítulo 4

Tratamento Clínico do Mioma Uterino

▶ Mariano Tamura Vieira Gomes
▶ Gustavo Anderman Silva Barison

INTRODUÇÃO

O tratamento do mioma uterino deve ser individualizado e baseia-se em múltiplos parâmetros. Como fatores determinantes para a escolha de diferentes terapêuticas, podemos destacar: idade da paciente, sintomas causados pelos miomas, tamanho do(s) mioma(s), número de miomas, localização do(s) mioma(s), expectativa da paciente em relação ao seu futuro reprodutivo e desejo de preservar o útero.

CONDUTA EXPECTANTE

Muitas mulheres com leiomiomas uterinos são assintomáticas. Em tais pacientes, não se indica qualquer tratamento, sendo o acompanhamento clínico e, eventualmente, ultrassonográfico suficientes para o seu seguimento. A ultrassonografia visa monitorar o tamanho dos nódulos e seu crescimento.[1,2] A conduta expectante também se justifica no climatério, em oligossintomáticas. Em tais pacientes, a redução progressiva do nível de estradiol leva a uma melhora espontânea dos sintomas, principalmente aqueles relacionados ao sangramento uterino anormal, assim como à diminuição progressiva do volume tumoral. A orientação e tranquilização dessas mulheres muitas vezes é suficiente para o seguimento seguro.[2,3]

TRATAMENTO CLÍNICO

O tratamento clínico está indicado para controle do sangramento uterino anormal e da dor pélvica, podendo levar ou não à redução do volume dos miomas e útero. Pode ser proposto como terapêutica inicial, provisória ou pré-cirúrgica, ou utilizado em longo prazo, diante de pacientes com melhora significativa e/ou não desejo ou contraindicações ao tratamento cirúrgico ou intervencionista. Aproximadamente 75% das mulheres apresentam melhora após um ano de tratamento clínico, porém uma parte considerável dessas acaba necessitando de tratamento complementar mais adiante.[4] O tratamento clínico pode ser não hormonal ou hormonal, assim como pode-se associar medicamentos com diferentes características.

Terapêutica Não Hormonal

O tratamento não hormonal é realizado com os anti-inflamatórios não hormonais (AINH) e os antifibrinolíticos. Os AINH promovem diminuição das cólicas e do sangramento uterino, inibindo a síntese de prostaciclinas e aumentando os leucotrienos. Causam vasoconstrição e podem diminuir o sangramento em até 30%, aliviando a principal queixa das pacientes e promovendo qualidade de vida. Recomenda-se que sejam utilizados por até 3 dias no mês, durante o fluxo menstrual. Com relação aos antifibrinolíticos, destaca-se o ácido tranexâmico, habitualmente utilizado por 3 a 5 dias consecutivos, na dose de 1 a 2 g/dia, isoladamente ou em associação com os AINH, inibindo a fibrinólise na superfície endometrial e, consequentemente, reduzindo o sangramento uterino.[5]

Tratamento Hormonal

O tratamento hormonal apresenta um leque maior de opções terapêuticas, destacadas a seguir.

Anticoncepcionais Combinados Orais (ACO)

Os anticoncepcionais combinados (com estrogênio e progestogênio) são amplamente utlizados, promovendo contracepção e atuando no controle do fluxo menstrual e no tratamento da dismenorreia. Causam atrofia endometrial e podem ser prescritos de maneira cíclica ou contínua, a depender da necessidade, adaptação e preferência da paciente com leiomioma uterino. Outras combinações estroprogestativas com os mesmos propósitos, como anel vaginal, adesivos e injetáveis podem alcançar efeitos semelhantes. Importante, no entanto, salientar que nenhuma dessas alternativas visa alterar a história natural de crescimento dos tumores.[6]

Progestogênios Isolados

Os progestogênios atuam no endométrio, gerando atrofia. Tal efeito reduz o sangramento uterino anormal e pode melhorar a qualidade de vida das pacientes com miomas. Podem ser usados por via oral, na segunda fase do ciclo (sem ação anticoncepcional) ou diariamente (com ação anticoncepcional), ou por método de depósito, como implante ou injetável (com ação anticoncepcional). Assim como os ACO, não interferem no crescimento dos miomas. Têm boa eficácia, mas ocasionalmente cursam com sangramentos de escape.[6]

Androgênios

Alguns autores analisaram a diminuição do sangramento e a redução tumoral com androgênios, como a gestrinona. Porém, os estudos mostram efeitos colaterais, como acne, hirsutismo, seborreia e ganho de peso. Assim, não são usualmente indicados na prática clínica.

Dispositivo Intrauterino Liberador de Levonorgestrel (LNG-IUS)

O Dispositivo Intrauterino Liberador de Levonorgestrel (LNG-IUS) é outra alternativa anticoncepcional no tratamento do leiomioma uterino, atuando no controle dos sintomas, com redução do fluxo menstrual e melhora da dismenorreia, por meio da ação do levonorgestrel no endométrio. O LNG-IUS pode melhorar a qualidade de vida da paciente, bem como seus parâmetros hematimétricos, sendo uma importante opção clínica, principalmente para pacientes com contraindicação ou não desejo do tratamento cirúrgico ou intervencionista. Importante apontar que pacientes com miomas têm mais episódios de escape e sangramento irregular, além de apresentar maiores taxas de deslocamento e expulsão do dispositivo intrauterino, principalmente aquelas com nódulos submucosos (FIGO 0, 1 e 2).

Análogos Agonistas do GnRH (a-GnRH)

Os a-GnRH (triptorrelina, gosserrelina, leuprorrelina, entre outros) visam diminuir o tamanho dos nódulos e do útero, podendo-se chegar a reduções volumétricas de até 50%, que são temporárias durante o seu uso, já que, após sua suspensão, os tumores retornam às dimensões prévias. São administrados por via parenteral (mais usualmente, intramuscular ou subcutânea) e a posologia pode ser mensal ou trimestral, com duração total do tratamento de 2 a 6 meses. Seu resultado máximo é atingido, em geral, entre 8 a 12 semanas, não se obtendo resultados adicionais significativos com o tratamento prolongado. Seu mecanismo de ação promove a liberação de gonadotrofinas (efeito *flare up*), o que leva ao esgotamento e à dessensibilização dos receptores hipofisários do GnRH (*down regulation*), culminando em estado de hipogonadismo hipogonadotrófico, clinicamente semelhante ao observado na menopausa. No tumor, gera apoptose, aumento de resistência vascular, isquemia, estresse oxidativo, dano ao DNA e, por fim, necrose tissular.[7] Os efeitos colaterais dos a-GnRH são provenientes do hipoestrogenismo, com sintomas vasomotores, alteração do humor, ressecamento vaginal e perda mineral óssea, que podem ser parcialmente amenizados com terapia de acréscimo em baixas doses (*add back therapy*), com estrogênios, combinações estroprogestativas ou progestogênios, como a tibolona; porém, com a *add back therapy* reduz-se parcialmente a ação antitumoral do a-GnRH. O efeito mais limitante associado aos a-GnRH em médio e longo prazo é a osteopenia, acentuada e, por vezes, irreversível se o uso da medicação se faz além de 6 meses, o que desestimula sua prescrição contínua e prolongada.

O a-GnRH pode ser indicado como terapia isolada em pacientes na perimenopausa ou, mais frequentemente, no pré-operatório de miomectomia, visando diminuição do volume uterino e tumoral, melhora dos parâmetros hematimétricos pré-cirúrgicos e redução do sangramento intraoperatório, com consequente facilitação do procedimento cirúrgico. No entanto, diversos autores questionam os reais benefícios intraoperatórios após o uso do a-GnRH, especialmente no que diz respeito à perda do plano de clivagem entre o mioma e o miométrio sadio, o que dificultaria a enucleação do nódulo na miomectomia. Outros autores apontam também para um possível aumento da recorrência de pequenos miomas que não seriam detectados durante a miomectomia após o uso do a-GnRH.

Análogos antagonistas do GnRH

Efeito terapêutico semelhante ao observado com o uso dos análogos agonistas do GnRH é obtido com os análogos antagonistas do GnRH, como o cetrorelix e o ganirrelix. Como o mecanismo de ação dessas medicações é oposto ao do GnRH endógeno, uma vez ligando-se aos receptores na hipófise, têm a vantagem de um efeito terapêutico rápido, sem o estímulo agonista inicial dos a-GnRH (*flare up*). São administrados por via subcutânea, em doses diárias, o que dificulta sua prescrição.[8]

Moduladores seletivos dos receptores de progesterona (SPMR)

Tendo em vista que o crescimento dos miomas tem relação com o estímulo da progesterona no tecido tumoral, outra alternativa clínica são os moduladores seletivos dos receptores de progesterona. Dentre eles, destacam-se o asoprisnil, a mifepristona, a telapristona e, principalmente, o acetato de ulipristal (UPA), embora nenhum deles esteja disponível no Brasil.

Donnez *et al.* publicaram, em 2012,[9] um estudo randomizado, duplo cego, placebo controlado, que comparou a administração do acetato de ulipristal nas doses diárias de 5 e 10 mg, com a administração de placebo no grupo controle. Observou-se redução significativa do volume do mioma com o uso de UPA, assim como melhora dos sintomas e qualidade de vida das pacientes, com diminuição do sangramento uterino anormal, sem interferir nos níveis séricos de estradiol. O estado normoestrogênico reduz a incidência de efeitos adversos decorrentes do hipoestrogenismo, observados com o uso do a-GnRh, como os fogachos, o ressecamento vaginal e a diminuição de densidade mineral óssea, aumentando a tolerabilidade ao tratamento.

O UPA foi licenciado na Europa para tratamento pré-operatório dos leiomiomas e seu uso por 3 meses demonstrou redução do volume dos nódulos por até 6 meses após o término do tratamento. Já a utilização por um período maior, para controle do sangramento e redução do volume dos tumores, também foi testada, porém não apresentou evidência significativa.[9]

O acetato de ulipristal age ligando-se aos receptores de progesterona no tecido miometrial e endometrial, assim como inibindo a ovulação. Os mecanismos da redução provocada por essa medicação nos leiomiomas relacionam-se à inibição da proliferação celular, indução da apoptose e facilitação da reorganização da matriz extracelular no tumor.[10] Como eventos adversos dos SPMR, podemos destacar a elevação de creatinofosfoquinase (CPK), apesar de não gerar efeitos cardiovasculares e ter reversão espontânea no seguimento. Alguns estudos apontaram também espessamento e alterações histológicas no endométrio, que, entretanto, apresentaram reversão espontânea após o término do tratamento.[9,10] Recentemente, foram relatados casos raros de lesão hepática relacionados ao uso do UPA, porém com insuficiência aguda e necessidade de transplante hepático, de tal modo que o uso seguro dessa medicação segue sendo avaliado.[11]

REFERÊNCIAS BIBLIOGRÁFICAS

1. Islam MS, Protic O, Giannubilo SR, Toti P, Tranquilli AL, Petraglia F et al. Uterine leiomyoma: available medical treatments and new possible therapeutic options. J Clin Endocrinol Metab. 2013; 98(3):921-34.

2. Rodrigues de Lima G, Aldrighi JM, Feldner PC. Leiomiomas. In: Ginecologia Clínica. Rodrigues de Lima G (eds). Atheneu, São Paulo, 2015, p.193-9.

3. Gomes MTV et al. Doenças do corpo do útero. Leiomiomas. In: Saúde da Mulher. Sartori MHF, Sun SY (eds). Elsevier, São Paulo, 2013, p.177.

4. Olive DL, Lindheim SR, Pritts EA. Nonsurgical management of leiomyoma. Curr Opin Obstet Gynecol. 2004; 16:239-43.

5. Rackow BW, Arici A. Options for medical treatment of myomas. Obstet Gynecol Clin North Am. 2006; 33(1):97-113.

6. Marsh EE, Bulun SE. Steroid hormones and leiomyomas. Obstet Gynecol Clin North Am. 2006; 33(1):59-67.

7. Surrey ES, Hornstein MD. Prolonged GnRH agonist and add-back therapy for symptomatic fibroids: long-term follow-up. Obstet Gynecol. 2002; 99(5 Pt 1):709-19.

8. Newton CL, Riekert C, Millar RP. Gonadotropin-releasing hormone analog therapeutics. Minerva Ginecol. 2018; 70(5):497-515.

9. Donnez J, Tatarchuk TF, Bouchard P, Puscasiu L, Zakharenko NF, Ivanova T, PEARL I Study Group et al. Ulipristal acetate versus placebo for fibroid treatment before surgery. N Engl J Med. 2012; 366(5):409-20.

10. Simon JA, Catherino W, Segars JH, Blakesley RE, Chan A, Sniukiene V, Al-Hendy A. Ulipristal Acetate for Treatment of Symptomatic Uterine Leiomyomas: A Randomized Controlled Trial. Obstet Gynecol. 2018; 131(3):431-9.

11. Donnez J. Liver injury and ulipristal acetate: an overstated tragedy? Fertil Steril. 2018; 110(4):593-5.

capítulo 5

Embolização

▶ Marcos de Lorenzo Messina

INTRODUÇÃO

O objetivo do tratamento do leiomioma uterino é o controle dos sintomas e/ou retorno à capacidade reprodutiva, quando assim desejada. Dessa forma, a escolha do melhor tipo de tratamento deve ser individualizada e discutida segundo as características clínicas e anseios da paciente.

Trata-se de doença comum, mas é importante e notável a falta de estudos que permitam conclusões definitivas sobre os benefícios de um tratamento sobre outro, principalmente em longo prazo, e que possam subsidiar a escolha terapêutica pelo médico e pela paciente.

Um percentual de mulheres com leiomioma uterino deseja preservar o útero e, pela grande prevalência, busca-se cada vez mais os métodos minimamente invasivos para seu tratamento. Entre eles, a embolização do mioma uterino (EMUT) tem se destacado como método seguro e efetivo.[1]

A utilização como medida profilática para evitar sangramentos intraoperatórios em pacientes com leiomioma levou Ravina *et al.* (1995) a indicarem a embolização arterial uterina (EAU) para pacientes que aguardavam a cirurgia. Desde então, a técnica foi difundida por vários centros médicos em todo mundo.[2]

O objetivo da EMUT é transportar partículas por meio de cateteres para a oclusão ou redução acentuada do fluxo sanguíneo para os leiomiomas.

Com o desenvolvimento deste tratamento surgiram microcateteres e a utilização de novos materiais emboligênicos, como as esferas calibradas hidrofílicas. Estas são insolúveis em fluidos orgânicos, semirrígidas quando secas, mas maleáveis quando úmidas, prevenindo deste modo a agregação das partículas no interior do cateter e da circulação, ocluindo os vasos até o nível arteriolar e produzindo uma isquemia para o leiomioma, evitando ou minimizando danos permanentes para o útero.[3]

> Muitas pacientes procuram esta alternativa para preservação da fertilidade, porém, apesar das publicações favoráveis à preservação da fertilidade após o procedimento, ainda não há consenso na literatura.
>
> Em comparação com as cirurgias, a EMUT tem vantagens, como menor permanência no hospital e rápido retorno ao trabalho. A médio e longo prazos, as vantagens são similares nos dois grupos, como a melhora da qualidade de vida.

SELEÇÃO DE PACIENTES PARA EMBOLIZAÇÃO DO MIOMA UTERINO

A seleção das pacientes para a EMUT deve ser realizada obrigatoriamente pelo ginecologista e envolve cuidadosa anamnese e exame físico, uma vez que a sintomatologia da paciente pode ser inespecífica.

Segundo determinação da FIGO, a avaliação clínica obedece os critérios expostos no PALM – COEIN, e diagnósticos diferenciais com outras doenças estruturais e não estruturais necessitam ser lembrados. Deste modo, frente ao diagnóstico de sangramento uterino anormal, mesmo na presença do leiomioma ao exame de imagem, devemos valorizar a possibilidade de pólipos endometriais, adenomiose, doenças malignas, coagulopatias, disfunções ovulatórias, alterações endometriais e iatrogênicas.

Exames de imagem, como a ultrassonografia e ressonância magnética, são fundamentais para se obter tais dados, bem como afastar possíveis outras doenças que possam mimetizar a sintomatologia.

A procura de tratamentos menos invasivos como alternativa à histerectomia, fez com que a indicação da EMUT tenha crescido ao longo dos anos. O intervencionista vascular deve trabalhar de maneira a buscar a integração com os ginecologistas, imagenologistas e anestesistas. Assim, a paciente será avaliada e tratada por uma equipe multidisciplinar.

Podemos dividir as pacientes candidatas ao tratamento por embolização em 2 grupos:[4]

Pacientes com desejo reprodutivo:

- Pacientes com múltiplos miomas no útero e que apresentam alta morbidade para o tratamento cirúrgico convencional (miomectomia);
- Mulheres com recorrências de miomas já submetidas à miomectomia, podendo existir aderências cirúrgicas prévias e inacessibilidade cirúrgica ao mioma;
- Pacientes com miomas volumosos que distorcem intensamente a anatomia uterina. Nestes casos a embolização é indicada como adjuvante para diminuir o nódulo e melhorar a condição cirúrgica posterior.

Pacientes com prole definida:

- Mulheres que por desejo próprio solicitam o tratamento dos sintomas relacionados ao mioma uterino, porém, sem a retirada do útero. Um grande grupo de mulheres deposita sua sexualidade e condição feminina na permanência do útero;

- Pacientes com morbidade cirúrgica elevada, como por exemplo, diabéticas descompensadas, hipertensas, cardiopatas, obesas mórbidas e até pacientes que, por opção religiosa, são contra a transfusão sanguínea.

O volume do útero e do mioma é fator importante na indicação da EMUT. Não existe consenso no limite superior para indicação da EMUT. Há pacientes que se beneficiam clinicamente mesmo com úteros muito volumosos.

Destaca-se, também, a possibilidade de associação da embolização como técnica pré-operatória, facilitando a retiradas dos miomas. A redução do efeito de massa abdominal mostra-se satisfatória e observa-se maior facilidade na execução da miomectomia, menor agressão à morfologia do útero para retirada dos miomas, menor sangramento no intraoperatório da miomectomia pós-embolização.

Entretanto, em mulheres com miomas únicos ou a critério da experiência do cirurgião, quantidade de nódulos que não comprometam a anatomia do útero ao serem retirados em uma miomectomia, apresenta-se como primeira indicação a opção cirúrgica.

Miomas intramurais são os que apresentam melhor resposta clínica à EMUT, entretanto, os miomas submucosos têm a maior taxa de redução volumétrica.

CONTRAINDICAÇÕES PARA EMBOLIZAÇÃO DO MIOMA UTERINO

a) Gestação;
b) Insuficiência renal;
c) Coagulopatia;
d) Irradiação pélvica pregressa;
e) Alergia a contraste iodado;
f) Doença inflamatória pélvica;
g) Suspeita de doença maligna é contraindicação, exceto se a EMUT for indicada como tratamento paliativo de complicações hemorrágicas ou compressivas pelo tumor.

Pacientes que desejam manter a opção pela fertilidade, devem ter em mente sua idade na ocasião da escolha e o impacto que a EMUT pode causar sobre a capacidade reprodutiva.[5]

Não há dados no momento que suportem a EMUT como método de profilaxia para tratamento de mulheres com miomas assintomáticos.

Outro grupo é o das mulheres que, mesmo sem desejo reprodutivo, desejam tratamento minimamente invasivo com a preservação do útero. A preservação da função menstrual e a manutenção do útero estão relacionadas em algumas mulheres com qualidade de vida, demonstrando que na indicação do tipo de tratamento uma anamnese cuidadosa e direcionada é fundamental.[6,7]

A experiência crescente por todo mundo com a EMUT tem demonstrado que cabe à paciente, em concordância com seu médico, escolher a terapia a que deseja se submeter.

SEGUIMENTO DE PACIENTES SUBMETIDAS À EMBOLIZAÇÃO DO MIOMA UTERINO

Estabelecer um protocolo de acompanhamento após a EMUT é muito importante para o que o sucesso técnico também se traduza em sucesso clínico.

Solicita-se o retorno com o ginecologista em uma semana após o procedimento para questionamentos sobre sintomas de dor, febre e possíveis secreções vaginais ou casos iniciais de endometrites.

A paciente deve ser orientada a procurar o serviço médico para eventuais urgências, como nos casos de dor que necessite de reinternação para o controle analgésico. A intensidade da síndrome pós-embolização ou a presença de febre persistente devem ser encaradas como possibilidade de infecção e, então, solicitar hemograma, exame de urina e cultura cervical e vaginal, e iniciar antibioticoterapia, mesmo que empiricamente.

O acompanhamento é feito no primeiro mês, onde o ginecologista fará a reavaliação, questionamento sobre os sintomas antes e após o tratamento.

No sexto mês solicita-se o controle por exames de imagens, quando normalmente observa-se a maior redução volumétrica uterina e dos nódulos miomatosos dominantes.

Com relação à melhora clínica após o tratamento, Torre *et al.* (2017) relataram que aproximadamente 90% das pacientes submetidas à EMUT apresentaram melhora clínica expressa em termos de qualidade de vida, com concomitante diminuição da severidade de sintomas[8] (Figura 5.1).

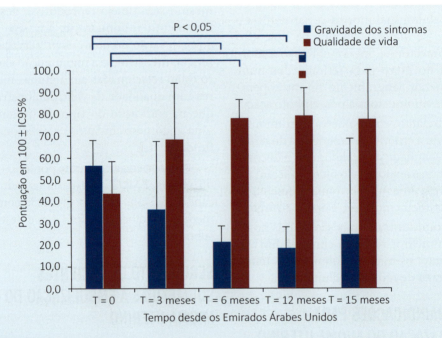

■ **FIGURA 5.1** Gráfico de barras demonstrando a melhora da qualidade de vida (vermelho) e a severidade de sintomas (azul), avaliados por aplicação de questionário de qualidade de vida nos tempos 3, 6, 12 e 15 meses após EMUT.
Fonte: Torre *et al.* 2017.[8]

A redução do volume uterino e dos leiomiomas após EMUT pode ser prevista pelas características do sinal dos nódulos à ressonância magnética na sequência em T2; deste modo, miomas que demonstrem intensidade de sinal semelhante ou que se aproximem da gordura, apresentam uma possibilidade de melhor resposta com diminuição volumétrica de aproximadamente 70%. Por sua vez, leiomiomas que apresentam intensidade de sinal semelhante a músculo, observa-se redução volumétrica de aproximadamente 30%.[9] (Figuras 5.2 e 5.3).

O seguimento é feito em conjunto com o ginecologista – radiologista intervencionista a fim de que qualquer intercorrência seja prontamente resolvida.

INFECÇÃO E PARTURIÇÃO DO LEIOMIOMA UTERINO APÓS EMBOLIZAÇÃO DO MIOMA UTERINO

A isquemia do mioma uterino leva à regressão do volume dos nódulos e melhora dos sintomas, entretanto, dependendo do posicionamento e do tamanho dos nódulos, a possibilidade de infecção e parturição do mioma deve ser considerada.

Neste aspecto, pacientes com leiomioma uterino, onde o maior nódulo apresente diâmetro superior a 10 cm, ou então

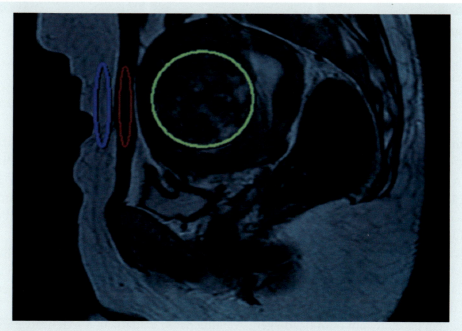

■ **FIGURA 5.2** Corte sagital à ressonância magnética na sequência em T2 representando útero com leiomioma (amarelo), músculo reto abdominal (vermelho) e tecido subcutâneo (azul). **Fonte:** Kang *et al.* 2017.[9]

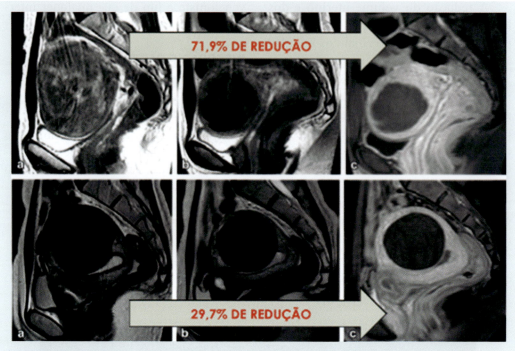

■ **FIGURA 5.3** Sequência de imagens à ressonância magnética antes e após EMUT. Notar na sequência superior leiomioma com intensidade de sinal semelhante à gordura e com bom potencial de redução de volume. Na sequência inferior, leiomioma com intensidade de sinal semelhante ao músculo e com baixo potencial de redução de volume após EMUT.
Fonte: Kang *et al.* 2017.[9]

em miomas submucosos, o risco de infecção pode estar aumentado em até 4 vezes.

A conduta nos casos de infecção e parturição de mioma em pacientes submetidas à embolização deve ser individualizada conforme o quadro clínico, com atenção especial a sinais e sintomas sugestivos de evolução para choque séptico.

Deste modo opta-se por administração de antibióticos e acompanhamento clínico em pacientes em bom estado geral, com colo uterino impérvio, até extração cirúrgica do mioma por via vaginal ou pela via suprapúbica em casos onde não há dilatação do colo uterino (Figuras 5.4 e 5.5). Em pacientes com suspeita de quadro séptico indica-se a histerectomia total.

Os principais agentes bacterianos implicados nesta situação são Gram negativos e anaeróbios e, assim, a antibioticoterapia deve ser direcionada.

A ressonância magnética auxilia na avaliação da morfologia uterina, viabilidade do tecido miometrial, e em casos de necrose e infecção de miomas submucosos, visualizar a extensão e eventual presença de pedículo vascularizado que, eventualmente, dificultaria uma extração cirúrgica por via vaginal (Figura 5.6).

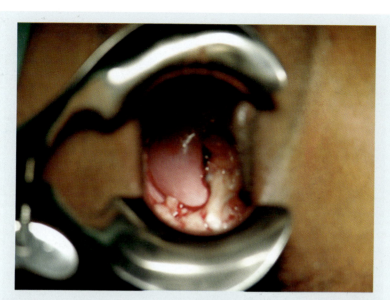

■ **FIGURA 5.4** Exame especular de paciente submetida à embolização, apresentando saída de grande quantidade de secreção purulenta pelo orifício externo do colo uterino.

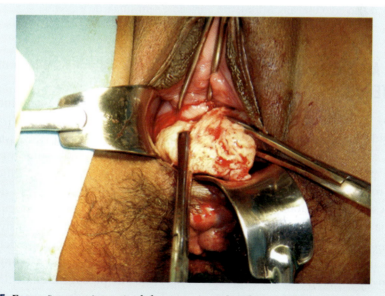

■ **FIGURA 5.5** Extração por via vaginal de tumor, amolecido e recoberto por secreção purulenta. Ao exame anatomopatológico foi diagnosticado leiomioma uterino com extensa área de necrose.

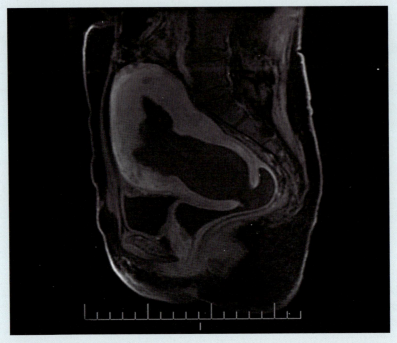

■ **FIGURA 5.6** Ressonância magnética da pelve em paciente com diagnóstico clínico de piometra em pós-operatório tardio de embolização. Notar formação irregular desvascularizada, intracavitária e dilatação do colo uterino. Miométrio adjacente sem sinais de isquemia.

GRAVIDEZ APÓS EMBOLIZAÇÃO DO MIOMA UTERINO

Estudos relatam séries de pacientes que engravidaram após a EMUT, seja com diferentes agentes embolizantes como o gelfoam, partículas de polivinil álcool (PVA) ou microesferas calibradas, e que tiveram a escolha de tratamento quando ainda desejavam a gravidez.[10]

Inicialmente, parecia haver diferenças entre a injúria causada após a embolização e o tipo de agente embolizante. Porém, as evidências não se concretizaram entre as complicações seguidas após a EMUT com PVA não esféricas ou microesferas calibradas em mulheres com idade reprodutiva.

Particularmente, a conduta não é a utilização de agentes embolizantes temporários como o gelfoam. Este, além de ser reabsorvido, não apresenta tamanho uniforme das partículas, dificultando a embolização superseletiva do mioma. Acredita-se que a embolização deva ser realizada com agentes oclusivos permanentes, com tamanhos predeterminados e maiores que 500 micras, diminuindo-se os riscos de passagens acidentais dos êmbolos para a circulação ovariana. A embolização com esferas calibradas apresenta melhores resultados técnicos e clínicos.

Importante observar que na maior parte das publicações, as mulheres submetidas à EMUT são geralmente mais idosas e possuem miomas maiores que aquelas tratadas com miomectomia resultando, portanto, em maior números de abortos, partos cesarianos e mesmo outras complicações. Mulheres tratadas por EMUT são, geralmente, maiores de 40 anos no momento do tratamento na maioria dos estudos, com potencial de fertilidade reduzido.

As mulheres negras possuem maiores riscos de prematuridade ou de recém-natos pequenos para a idade gestacional, como também, maiores chances de ter miomas. Elas representam mais de 50% das pacientes tratadas na maioria dos estudos.

Estudos diversos mostram casuísticas variadas de pacientes que engravidaram após a EMUT, não podendo ter uma conclusão definitiva do impacto da EMUT na fertilidade.

Portanto, a indicação da EMUT em pacientes que desejam engravidar é individualizada, sendo que na presença de vários miomas e/ou miomas volumosos, onde a miomectomia é de elevada morbidade, com alteração da anatomia miometrial, deformidades da cavidade uterina ou acometimento da inserção tubária, a EMUT estaria indicada, uma vez que a histerectomia vai contra o desejo da paciente.[11]

CONTROLE DA DOR NO PÓS-OPERATÓRIO

O objetivo da EMUT é a isquemia completa dos nódulos de mioma, sendo inevitável a ocorrência da síndrome pós-embolização no pós-operatório. Classicamente, 3 sintomas compõem este quadro clínico: dor, náuseas ou vômitos, e febre. Habitualmente, com uso de medicação sintomática, obtemos controle da sintomatologia, com exceção da dor que deve ser manejada por grupo de dor coordenado por anestesista. O protocolo padrão utiliza a raquianestesia com 15 mg de bupivacaína e 200 mcg de morfina, além de sedação com propofol. No preparo pré-operatório administramos oxicodona 20 mg 1 hora antes da EMUT. No pós-operatório imediato a prescrição médica deve conter medicação analgésica, sendo a bomba de PCA instalada logo após o término do procedimento.[12]

A prescrição pós-operatória proposta segue abaixo:

1. PCA Morfina 0,1% (bolus de morfina 2 mg, intervalo de 5 minutos e limite de 4 horas de 20 mL);
2. Oxicodona 20 mg VO de 12 em 12 h;
3. Cetoprofeno 100 mg IV de 12 em 12 h;
4. Dipirona 2 g IV de 6 em 6 horas;
5. Difenidramina 50 mg IV 6 em 6 horas se prurido.

Com este protocolo de dor obtivemos sucesso e satisfação das pacientes.

Na nossa experiência, obtivemos taxa de satisfação das mulheres submetidas à EMUT de 96%. Isto demonstra ser um procedimento com grande eficácia e mais uma alternativa de tratamento às mulheres com miomas uterinos sintomáticos.

PONTOS-CHAVE

- O ponto principal do tratamento do leiomioma por embolização é a constituição de uma equipe multiprofissional onde o ginecologista é responsável pela indicação e seguimento do paciente.
- Em mulheres com desejo reprodutivo, a opção pela embolização é factível frente a situações em que o ginecologista julgue a miomectomia de alta morbidade.
- Pacientes sem desejo reprodutivo são potenciais candidatas à embolização, desde que desejem a manutenção do útero e melhora dos sintomas relacionados ao leiomioma.

REFERÊNCIAS BIBLIOGRÁFICAS

1. Stewart EA, Lytle BL, Thomas L, Wegienka GR, Jacoby V, Diamond MP et al. The Comparing Options for Management: PAtient-centered REsults for Uterine Fibroids (COMPARE-UF) registry: rationale and design. Am J of Obst Gynecol. 2018 Jul; 219(1):95.e1-95.e1.
2. Ravina J, Herbreteau D, Ciraru-Vigneron N et al. Arterial embolization to treat uterine myomata. Lancet. 1995; 346:671-672.
3. Chiesa AG, Hart WR. Uterine artery embolization of leiomyomas with trisacryl gelatin microspheres (TGM): pathologic features and comparison with polyvinyl alcohol emboli. [Case Reports. Journal Article] Inter J of Gynecol Pathol. 2004; 23(4):386-92.
4. Messina ML; Zlotnik E. Manual de Orientação em Cirurgia Endovascular em Ginecologia e Obstetrícia. FEBRASGO; 2011.
5. Tulandi T, Salamah K. Fertility and Uterine Artery Embolization. Obstet Gynecol. 2010; 115(4):857-860.
6. Van der Kooji, SM, Hehenkamp WJK, Volkers NA, Birnie E, Ankum WM, Reekers JA. Uterine artery embolization vs hysterectomy in the treatment of symptomatic uterine fibroids: 5-year outcome from the randomized EMMY trial. Am J Obstet Gynecol. 2010; 203:105e1-13.
7. Zlotnik E, Messina Ml, Nasser F, Affonso BB, Baroni RH, Wolosker, N, Baracat EC. Predictive factors for pelvic magnetic resonance in response to arterial embolization of a uterine leiomyoma. Clinics. 2014; 69:185-189.
8. Torre A, Fauconnier A, Khan V, Limot A, Bussierres L, Pelaje JP. Fertility after uterine artery embolization for symptomatic multiple fibroids with no other infertility factors. European Radiology. 2017; 27:2850-2859.
9. Kang SH, Lee SJ, Jeon GS, Yoon SW. Scaled Signal Intensity of Uterine Fibroids on T2-Weighted MR Imaging as a Predictor of the Potential Response to Uterine Fibroid Embolization. JVIR. 2017; 28(6):844-849.
10. Pisco JM, Duarte M, Bilhim T, Branco J, Cirurgião F, Forjaz M et al. Spontaneous Pregnancy with a Live Birth after Conventional and Partial Uterine Fibroid Embolization Radiology. 2017; 285(1):302-310.
11. Kovacsik HV, Herbreteau D, Bommart S, Beregi JP, Bartoli JM, Sapoval M. Evaluation of Changes in Sexual Function Related to Uterine Fibroid Embolization (UFE): Results of the EFUZEN Study. Cardiovasc Intervent Radiol. 2017; 40:1169-1175.
12. Freire G, Cavalcante R, Mota-Leal-Filho J, Messina ML, Rocha R, Nasser F. Controlled-release oxycodone improves pain management after uterine artery embolisation for symptomatic fibroids. Clin Radiol. 2017 May; 72(5):428.e1-428.e5.

Seção **2**

DESAFIOS DA TERAPÊUTICA HORMONAL DA MENOPAUSA NA PRÁTICA CLÍNICA

6   Risco Cardiovascular e Síndrome Metabólica 51

7   Risco de Câncer de Mama 61

8   Terapêutica Androgênica: Quando e como? 73

9   A Contracepção Hormonal Pode se Estender como TH? 79

10   Entendendo a TH Acima de 60 anos: Para Quem e Como? 85

DESAFIOS DA TERAPÊUTICA HORMONAL DA MENOPAUSA NA PRÁTICA CLÍNICA

▶ Marcos Felipe Silva de Sá

A Terapia Hormonal (TH) da menopausa deve ser individualizada e ajustada de acordo com os sintomas, as necessidades de prevenção, assim como a história pessoal e familiar, os dados clínicos e laboratoriais da paciente e as suas preferências e expectativas. Para quem indicar a TH? É aceito internacionalmente hoje que a TH na menopausa deva ser indicada para mulheres que apresentam sintomas vasomotores, síndrome geniturinária e prevenção de perda de massa óssea visando a redução de fraturas. Entretanto, mulheres com esta sintomatologia podem apresentar comorbidades associadas que tornam a TH uma prescrição onde os riscos suplantam os benefícios. Neste contexto, é muito importante ter em mente a observação irrestrita das contraindicações da TH, como a doença hepática descompensada, câncer de mama, câncer de endométrio, lesão precursora para o câncer de mama, porfiria, sangramento vaginal de causa desconhecida, doença coronariana e cerebrovascular, doença trombótica ou tromboembólica, lúpus eritematoso (Consenso Sobrac, 2018). Assim, a TH em tais situações deve ser cuidadosamente avaliada, considerando o risco a que as pacientes tratadas serão submetidas *versus* benefícios a serem obtidos. Abordar estas pacientes é um verdadeiro desafio.

Nesta sessão algumas destas condições serão abordadas. As estatísticas apontam, por exemplo, a prevalência de 50% de síndrome metabólica (SM) após os 50 anos de idade. A SM é um grande fator de risco para doenças cardiovasculares. Portanto, a associação de TH, SM e risco de tromboembolismo é uma situação frequente e que merece um destaque especial. Da mesma forma, com frequência nos deparamos com pacientes portadoras de câncer de mama, um dos cânceres mais incidentes na mulher, particularmente nesta faixa etária, e que apresentam-se com rica sintomatologia própria do climatério e que estão impedidas do uso de TH. Como abordá-las?

Outra questão relevante: até quando podemos/devemos fazer a TH? É sabido que os riscos de tromboembolismo aumentam com a idade e o uso de estrogênios constitui fator que atua sinergicamente aumentando estes riscos. Entretanto, alguns estudos têm mostrado que a TH até os 60 anos ou até 10 anos após a menopausa, o aumento do risco de TVP não é significativo. Vale lembrar que os estrogênios utilizados na TH são os chamados naturais, menos potentes e de menor risco para TVP. Mas, e as pílulas anticoncepcionais, com seus potentes estrogênios sintéticos, podem ter seu uso estendido para atuar como TH na transição perimenopáusica? Outro tema interessante é a terapia androgênica na menopausa, que se constitui um dos pontos mais polêmicos e de complexa abordagem, considerando as dificuldades de ajuste das doses quando se tenta utilizar apresentações formuladas para homens, visto que não existem produtos aprovados no mercado brasileiro para utilização em mulheres.

Todas estas questões serão devidamente apresentadas e debatidas na sessão de Top Temas **Desafios da terapêutica hormonal da menopausa na prática clínica.**

capítulo 6

Risco Cardiovascular e Síndrome Metabólica

▶ Eliana Aguiar Petri Nahas
▶ Jorge Nahas Neto

INTRODUÇÃO

A expectativa de vida está aumentando em todo o mundo, assim como no Brasil. Dados recentes mostram expectativas de vida para mulheres e homens de 79,6 anos e 72,5 anos de idade, respectivamente, em comparação com 73,9 e 66 anos, apenas uma década atrás.[1] Esse processo de envelhecimento da população apresenta importante impacto sobre a saúde e as políticas sociais. No Brasil, de acordo com dados do Ministério da Saúde, as doenças cardiovasculares (DCV), especialmente o infarto agudo do miocárdio (IAM) e o acidente vascular cerebral (AVC) são as principais causas de morte em mulheres acima de 50 anos de idade, sendo que o IAM e o AVC foram responsáveis por 189.191 mortes e, destas, 87.703 ocorreram em mulheres.

Apesar do risco de câncer de mama ser a principal preocupação das mulheres, a maior incidência de morte se refere à DCV, um índice de 34% comparado aos 3% do câncer de mama.[1] Contudo, a despeito da reconhecida elevada prevalência de DCV na peri e na pós-menopausa, muitas mulheres e mesmo muitos profissionais de saúde sublimam esta realidade. Dados da American Heart Association (AHA) demonstraram que cerca de 60% das mulheres não têm conhecimento suficiente das DCV e 90% delas reconhecem que atividade física regular, redução de peso, controle do estresse e hábitos alimentares mais saudáveis, com redução de sal e colesterol na dieta, são medidas importantes para a redução do risco cardiovascular.[2]

Em mulheres, o envelhecimento e a menopausa podem ser considerados fatores de risco cardiovasculares, pela privação do estrogênio decorrente da falência ovariana. Além disso, reconhecidamente o diabetes, o tabagismo, a hipertensão, a obesidade e a dislipidemia estão associados com o aumento do risco da doença arterial coronariana (DAC).[3,4] O conceito de fator de risco cardiovascular constitui-

Desafios da Terapêutica Hormonal da Menopausa na Prática Clínica

-se de importância no desenvolvimento de estratégias para prevenção da DAC. A estimativa do risco de doença aterosclerótica resulta do somatório de cada um dos fatores de risco, mais a potenciação causada por sinergismos entre alguns desses fatores. Um evento coronariano agudo é a primeira manifestação da DAC em pelo menos metade das pessoas. Em mulheres, a DAC é frequentemente fatal, sendo que mais da metade não apresentam sintomas prévios.[3] A identificação das mulheres assintomáticas que estão mais predispostas é crucial na prevenção efetiva com a correta definição de metas terapêuticas.

SÍNDROME METABÓLICA

Na atualidade, grande parte das mulheres das sociedades urbanas apresenta fatores de risco para DCV. Esta "epidemia" deve-se ao aumento da proporção de mulheres acima dos 50 anos com obesidade abdominal, sedentarismo, padrão alimentar moderno, caracterizado pelo elevado consumo de alimentos de maior densidade energética e com baixos índices de alimentação saudável. A prevalência de sobrepeso e obesidade em mulheres na pós-menopausa é superior a 80% nos países desenvolvidos.[5] No Brasil, em mulheres a partir da faixa etária de 35 a 44 anos, a prevalência do excesso de peso (63,6%) ultrapassa a dos homens (62,3%), chegando a mais de 70% na faixa de 55 a 64 anos, segundo a Pesquisa de Orçamentos Familiares (POF). O excesso de peso e o acúmulo de gordura abdominal estão associados ao maior risco de DAC.[6] O Nurses' Health Study demonstrou que a elevada medida da circunferência da cintura esteve significantemente associada com o aumento na mortalidade por DAC em mulheres com peso normal.[5]

A obesidade abdominal contribui para o desenvolvimento de resistência à insulina (RI), diabetes, dislipidemia e, conse-

quentemente, síndrome metabólica.[7] A síndrome metabólica (SM) é definida por um conjunto de fatores de riscos metabólicos que incluem obesidade abdominal, dislipidemia, hipertensão arterial e hiperglicemia.[8] Primeiramente, essa síndrome foi descrita por Gerald Reaven em 1988, e denominada de síndrome X, depois, de quarteto da morte, síndrome plurimetabólica e síndrome dismetabólica. Acomete aproximadamente 30% da população de mulheres acima dos 50 anos, com aumento de três vezes o risco de morbimortalidade por DCV.[6,9] Essa síndrome associa-se à desordem metabólica denominada resistência à insulina (RI), em que a ação normal da insulina está prejudicada.[6] Fatores ambientais, particularmente dieta inadequada e inatividade física, estão amplamente implicados, mas alguns indivíduos são geneticamente predispostos à RI.[9] Durante a menopausa, alterações na composição corporal e na homeostase energética aumentam a gordura visceral e a RI, elevando a predisposição da SM em mulheres.[7,10]

Várias organizações têm proposto classificações e definido critérios para o diagnóstico da SM (Quadro 6.1). O Diabetes Group da World Health Organization (WHO) propôs a primeira definição para a SM, considerando o conjunto de fatores de risco para DCV, para a qual deve haver três ou mais dos seguintes critérios: elevação da pressão arterial (PA), aumento de triglicerídeos, redução da lipoproteína de alta densidade do colesterol (HDL), obesidade (índice de massa corpórea, IMC $\geq$ 30 kg/m²) ou aumento da relação cintura/quadril (RCQ) e RI definida pela presença de diabetes, intolerância à glicose ou hiperinsulinemia.[11]

O *National Cholesterol Education Program: Adult Treatment Panel III* (NCEP/ATP III) desenvolveu outra definição diagnóstica, que incluiu alguns dos critérios propostos pela WHO e excluiu o IMC e a RCQ. A identificação clínica da SM proposta pelo NCEP/ATP III considera três dos seguintes critérios diagnósticos: obesidade abdominal (aumento da circunferência da cintura), elevação da pressão arterial (PA), redução de HDL, aumento de triglicerídeos e intolerância à glicose.[4]

A International Diabetes Federation (IDF) propôs uma nova definição em 2006, tendo a obesidade abdominal como essencial, associada a mais dois critérios, como aumento dos triglicerídeos, redução do HDL, elevação da PA ou aumento da glicose de jejum.[12] Apesar das várias classificações propostas, alguns consideram o critério utilizado pela NCEP/ATPIII mais útil e de fácil aplicação clínica. É fundamental salientar que todos os critérios têm como foco o papel da RI no aumento de risco para DCV.

A obesidade abdominal reconhecidamente é uma característica importante no diagnóstico da SM.[8] Em 2009, Nahas *et al.,* avaliando 368 mulheres na pós-menopausa, acompanhadas no Ambulatório de Climatério da Faculdade de Medicina de Botucatu, com idade entre 45 e 75 anos, observaram a ocorrência de SM em 39,6% das participantes, sendo a obesidade abdominal (cintura $\geq$ 88 cm) o principal critério diagnóstico encontrado em 62,5% dos casos.[13] A obesidade é um estado pró-infla-

Quadro 6.1 Critérios diagnósticos da síndrome metabólica.

Critérios	OMS[11]	NCP/ATP III[4]	IDF[12]
	Hiperglicemia + 2 fatores	3 ou mais fatores	Obesidade abdominal + 2 fatores
Cintura/Quadril	> 0,85	—	—
Cintura	—	> 88 cm	> 80 cm
Triglicerídeos	$\geq$ 150 mg/dL	$\geq$ 150 mg/dL	$\geq$ 150 mg/dL
HDL-colesterol	< 39 mg/dL	< 50 mg/dL	< 50 mg/dL
Pressão Arterial	$\geq$ 140 × 90 mmHg	$\geq$ 135 × 85 mmHg	$\geq$ 135 × 85 mmHg
Glicose	$\geq$ 110 mg/dL ou $\geq$ 140 mg/dL Teste de tolerância glicose	$\geq$ 110 mg/dL	$\geq$ 100 mg/dL

matório que contribui para a RI, condição sugerida como fator causal de dislipidemia, intolerância à glicose e aumento da pressão arterial. Os fatores inflamatórios produzidos pelo tecido adiposo (adipocitocinas) induzem a RI por interferirem com o sinal de transcrição da insulina e, portanto, o transporte de glicose.[6,14] O acúmulo central de gordura está associado ao aparecimento de outras alterações envolvidas com a SM: aumento da concentração de triglicerídeos e redução dos valores de HDL, além de elevação da glicemia e da insulinemia. A SM sabidamente associa-se com o aumento no risco de desenvolvimento de DCV em mulheres na pós-menopausa.[6,7]

TERAPÊUTICA HORMONAL DA MENOPAUSA E SÍNDROME METABÓLICA

Reconhecendo que em mulheres na pós-menopausa a DCV é a principal causa de mortalidade, medidas preventivas são importantes, como perda de peso, controle da pressão arterial, exercício físico regular, cessação do tabagismo e controle do perfil lipídico e da glicemia. A terapia hormonal (TH) na menopausa tem potencial para melhorar o risco cardiovascular por meio dos seus efeitos benéficos sobre a função vascular, os níveis lipídicos e o metabolismo da glicose.[15] O início da TH em mulheres com mais de 10 anos de pós-menopausa pode associar-se ao aumento no risco de DCV, mas se iniciada nos primeiros anos de pós-menopausa, a TH pode diminuir o risco cardiovascular, conceito conhecido como "janela de oportunidade".[15-17] Em uma reanálise do estudo *Women's Health Initiative* (WHI), mulheres que apresen-

taram maiores benefícios com o uso de TH foram aquelas com idade entre 50 e 59 anos ou com menos de 10 anos de pós-menopausa. Esses benefícios incluíram a redução da incidência de DCV e da mortalidade geral.[17] Um estudo de revisão da Cochrane Library demonstrou que a TH empregada em mulheres com menos de 10 anos após o início da menopausa diminuiu a doença arterial coronariana (DAC) e reduziu a mortalidade geral por todas as causas, mas aumentou o risco de tromboembolismo venoso (TEV).[18] Para as mulheres sintomáticas saudáveis com idade inferior a 60 anos ou que estão dentro de 10 anos da pós-menopausa, os efeitos favoráveis da TH na DCV e na mortalidade geral devem ser considerados frente ao pequeno aumento no risco para TEV.[16]

Ensaios clínicos têm demonstrado que a TH pela via transdérmica é melhor metabolicamente, ou seja, apresenta menos efeitos adversos nos parâmetros de coagulação, na pressão arterial, nos triglicerídeos, na proteína C-reativa e nas globulinas carreadores dos hormônios sexuais, em comparação com TH por via oral.[19] Na via oral, o estrogênio é absorvido pelo trato digestório, atingindo o fígado pelo sistema porta para, após, atingir os órgãos-alvo pela circulação sistêmica. Esse caminho é denominado de primeira passagem hepática. O fígado metaboliza o estrogênio absorvido, transformando-o em estrogênios menos potentes ou inativos. Como consequência, há menor biodisponibilidade, necessitando de doses maiores pela via oral que pela via transdérmica ou percutânea.[20] Na via oral, os níveis hepáticos elevados de estrogênios ativam algumas vias metabólicas, resultando no aumento da globulina carreadora dos hormônios sexuais (SHBG), o que pode reduzir os níveis séricos das frações livres do androgênio, assim como há aumento nos valores séricos de triglicerídeos e da lipopoproteína de alta densidade (HDL) e redução da lipopoproteína de baixa densidade (LDL). Pode ocorrer também estimulação do sistema renina-angiotensina aldosterona e de fatores de coagulação.[20]

Na via oral, o efeito do metabolismo de primeira passagem hepática do estrogênio pode potencialmente resultar em alterações hemostáticas protrombóticas. Por outro lado, os estrogênios administrados por via não oral atingem diretamente a circulação sanguínea sistêmica, com nível hepático inferior à obtida quando pela via oral, não ocorrendo a primeira passagem hepática e suas consequências metabólicas.[20] Essa é a explicação para o aumento do risco de trombose venosa profunda (TVP) nas usuárias de estrogênios por via oral e o menor risco em mulheres com estrogênio não oral.[21] Assim, o uso da TH não oral é preferível em mulheres na pós-menopausa com disfunção metabólica pelos efeitos neutros na inflamação, coagulação e sensibilidade à insulina, quando comparado à TH via oral.[19]

Estudos argumentam que a TH tem propriedades benéficas na homeostase metabólica, incluindo o balanço de energia, adiposidade, lipídeos, sensibilidade à insulina e risco de diabetes e, portanto, sobre a SM.[10] Contudo, o emprego de TH nessas pacientes, para alívio dos sintomas climatéricos, deve ser contraposto aos seus efeitos sobre os fatores associados à SM. O risco de diabetes tipo 2 (DM2) parece diminuir com uso da TH, pela redução da resistência à insulina

não relacionada ao índice de massa corpórea (IMC).[17] No estudo WHI foi observada redução significativa de 19% na incidência do diabetes entre as usuárias de TH combinada e de 14% com uso de estrogênio isolado.[22] Para mulheres entre 50 e 59 anos, estima-se redução de 11 casos/1.000 em 5 anos de uso de TH.[17]

Uma metanálise de estudos publicados indicou que, com o uso da TH, a incidência de diabetes diminuiu cerca de 40%, levando a níveis mais baixos de glicose de jejum e hemoglobina glicada.[16] A sensibilidade prejudicada à insulina é um fator importante que predispõe ao diabetes. Uma metanálise de 107 ensaios clínicos relatou que mulheres com diabetes, randomizadas para TH, apresentaram redução na resistência a insulina (RI) de 35,8%, em comparação com placebo ou nenhum tratamento.[23] Em relação aos lipídeos, todos os principais ensaios clínicos empregando TH administrada via oral e não oral consistentemente demonstraram elevação nos níveis plasmáticos de HDL e redução de colesterol total e de LDL. O aumento dos receptores hepáticos de LDL promovido pelo estrogênio eleva a velocidade de metabolização. Por outro lado, a TH por via oral pode provocar aumento de até 20% nos níveis de triglicerídeos em relação ao placebo. Com a TH por via transdérmica não se observa elevação dos valores plasmáticos de triglicerídeos.[10]

Os efeitos da TH sobre a parede arterial são mediados por receptores de estrogênio que promovem a regulação do tônus vascular com efeito vasodilatador. Por essa razão, a TH não contribui para elevar o risco individual de hipertensão arterial na maioria das mulheres na pós-menopausa. Contudo, em mulheres com predisposição, pode causar retenção de sódio e água e promover aumento da pressão arterial, sendo mais frequente quando os estrogênios são administrados por via oral. Nesta via, os estrogênios, por meio da ativação do sistema renina-angiotensina-aldosterona, podem promover o aumento da aldosterona plasmática, responsável por estimular a reabsorção de sódio no rim. Na via não oral, para evitar a primeira passagem hepática do metabolismo, não há interferência sobre o sistema renina-angiotensina-aldosterona.[24,25]

Um estudo de caso-controle determinou se a presença de síndrome metabólica (SM) modificaria o efeito da TH sobre o risco de eventos da DAC durante os primeiros 4 anos de acompanhamento dos estudos do WHI. Foram incluídas mulheres na pós-menopausa (n = 27.347) com idades entre 50 a 79 anos, participantes do estudo WHI em 40 centros clínicos dos Estados Unidos. Foram diagnosticados 359 eventos da DAC durante o acompanhamento, sendo observado que mulheres com SM no início do estudo apresentaram duas vezes mais chance de ter eventos coronarianos com uso da TH via oral comparado ao placebo. Mulheres em uso de TH e sem SM não apresentaram aumento no risco de doença coronariana.[26] Diretrizes de prática clínica recomendam cautela em relação ao uso de TH via oral em pacientes com SM.[19] Assim, a TH via transdérmica é preferível para mulheres com hipertensão, hipertrigliceridemia, obesidade, diabetes ou SM.[19]

A via não oral também é recomendada em mulheres com risco para TEV. Reconhecidamente, idade, trombofilias e obesidade (importante componente da SM), estão associadas ao maior risco de TEV.[19] A incidência estimada de TEV (trombose venosa profunda e embolia pulmonar) é de um a dois casos por mil mulheres/ano.[17] Os dados do estudo WHI mostraram risco aumentado de TEV de 7 casos adicionais por 10 mil mulheres/ano com o uso da TH oral com estrogênio isolado, e de 18 casos adicionais por 10 mil mulheres/ano com terapia estroprogestativa, com maior risco nos primeiros 2 anos de tratamento.[22] Para as mulheres que iniciaram TH com idade inferior a 60 anos, o risco absoluto de TEV foi raro, mas aumentava significativamente com a idade. Doses mais baixas de TH oral poderiam conferir menor risco de TEV do que as doses mais elevadas, mas existem poucos estudos clínicos para comparação.[16] Há evidência de que a via de administração da TH e o tipo de progestagênio associado ao estrogênio sejam importantes no risco de TEV.[15] A progesterona micronizada pode ser menos trombogênica do que outros progestagênios empregados na TH.[18] O uso de estrogênio transdérmico associado à progesterona natural parece ser mais seguro em relação à TEV, especialmente em mulheres de alto risco para TEV.[18] No entanto, ensaios clínicos randomizados que tenham comparado a via oral com a transdérmica são ainda escassos e de curta duração.[17] A terapia estrogênica transdérmica deve ser a primeira escolha em mulheres obesas com SM para tratamento dos sintomas climatéricos.[15]

Capítulo 6 — Risco Cardiovascular e Síndrome Metabólica

CONSIDERAÇÕES FINAIS

Em 2018, a Associação Brasileira de Climatério (Sobrac) publicou o Consenso Brasileiro de Terapêutica Hormonal da Menopausa, apresentando conclusões de plenário sobre os efeitos da TH no risco de DCV, que, em mulheres saudáveis sem DCV, evidenciam benefícios cardiovasculares quando a TH é iniciada na transição menopáusica ou nos primeiros anos de pós-menopausa, na chamada janela de oportunidade. E que não existem evidências que justifiquem o emprego da TH em mulheres saudáveis e assintomáticas com a única finalidade de reduzir o risco de DCV durante todo o período do climatério.[17] O uso de TH é uma decisão individualizada em que a qualidade de vida e os fatores de risco, como idade, tempo de pós-menopausa, risco individual de tromboembolismo e de DCV devem ser avaliados. Reconhecidamente, a presença da síndrome metabólica associa-se ao maior risco de DCV. Assim, o emprego da TH pela via não oral em mulheres com síndrome metabólica que apresentem sintomas climatéricos com menos de 60 anos de idade ou dentro do período de 10 anos da pós-menopausa seria preferível.[19]

PONTOS-CHAVE

- O envelhecimento e a menopausa podem ser considerados fatores de risco cardiovasculares, pela privação do estrogênio decorrente da falência ovariana.
- Diabetes, tabagismo, hipertensão, obesidade e dislipidemia estão associados com o aumento do risco de doenças cardiovasculares (DCV).
- A síndrome metabólica (SM) é definida por um conjunto de fatores de riscos metabólicos que incluem obesidade abdominal, dislipidemia, hipertensão arterial e hiperglicemia.
- A SM acomete aproximadamente 30% da população de mulheres acima dos 50 anos, com aumento de três vezes o risco de morbimortalidade por DCV.
- A identificação clínica da SM considera três dos seguintes critérios diagnósticos: obesidade abdominal (aumento da circunferência da cintura), elevação da pressão arterial, redução de HDL, aumento de triglicerídeos e intolerância à glicose.
- A terapia hormonal (TH) da menopausa tem potencial para melhorar o risco cardiovascular através dos seus efeitos benéficos sobre a função vascular, os níveis lipídicos e o metabolismo da glicose.
- A TH se iniciada nos primeiros anos de pós-menopausa pode diminuir o risco cardiovascular, conceito conhecido como "janela de oportunidade".
- A TH pela via transdérmica é melhor metabolicamente, pois apresenta menos efeitos adversos nos parâmetros de coagulação, na pressão arterial, nos triglicerídeos, na

proteína C-reativa e nas globulinas carreadoras dos hormônios sexuais, em comparação com TH via oral.

- A TH via transdérmica é preferível para mulheres com hipertensão, hipertrigliceridemia, obesidade, diabetes ou SM.

REFERÊNCIAS BIBLIOGRÁFICAS

1. IBGE. Instituto Brasileiro de Geografia e Estatística. Brasil: tábua completa de mortalidade – 2017. Coordenação de População e Indicadores Sociais – COPIS, editor. Gerência de Estudos e Análises da Dinâmica Demográfica – GEADD.

2. Lloyd-Jones D, Adams RJ, Brown TM et al. Heart disease and stroke statistics — 2010 update: a report from the American Heart Association. Circulation. 2010; 121:e46–e215.

3. Mosca L, Banka CL, Benjamin EJ et al. Evidence-based guidelines for cardiovascular disease prevention in women: 2007 update. Circulation. 2007; 115:1481-501.

4. NCEP – Expert Panel on Detection E, Treatment of High Blood Cholesterol in A. Executive Summary of The Third Report of The National Cholesterol Education Program (NCEP) Expert Panel on Detection, Evaluation, And Treatment of High Blood Cholesterol In Adults (Adult Treatment Panel III). JAMA. 2001; 285(19):2486-97.

5. Zhang C, Rexrode KM, van Dam RM, Li TY, Hu FB. Abdominal obesity and the risk of all-cause, cardiovascular, and cancer mortality: sixteen years of follow-up in US women. Circulation. 2008; 117(13):1658-67.

6. Mottillo S, Filion KB, Genest J, Joseph L, Pilote L, Poirier P, Rinfret S, Schiffrin EL, Eisenberg MJ. The metabolic syndrome and cardiovascular risk a systematic review and meta-analysis. J. Am. Coll. Cardiol. 2010; 56:1113-1132.

7. Gurka MJ, Vishnu A, Santen RJ, DeBoer MD. Progression of Metabolic Syndrome Severity During the Menopausal Transition. J Am Heart Assoc. 2016; 5:e003609.

8. Grundy SM, Brewer HB Jr, Cleeman JI et al. American Heart Association. Definition of metabolic syndrome: Report of the National Heart, Lung, and Blood Institute/American Heart Association conference on scientific issues related to definition. Circulation. 2004; 109:433-8.

9. Ford ES, Giles WH, Mokdad AH. Increasing prevalence of the metabolic syndrome among u.s. Adults. Diabetes Care. 2004; 27(10):2444-9.

10. Lovre D, Lindsey SH, Mauvais-Jarvis F. Effect of menopausal hormone therapy on components of the metabolic syndrome. Ther Adv Cardiovasc Dis. 2017; 11(1):33-43.

11. Alberti KG, Zimmet PZ. Definition, diagnosis and classification of diabetes mellitus and its complications. Part 1: diagnosis and classification of diabetes mellitus provisional report of a WHO consultation. Diabetic Med. 1998; 15(7):539-53.

12. The IDF consensus worldwide definition of the metabolic syndrome. Disponível em: http://www.idf.org/webdata/docs/IDF-Metasyndrome_definition.pdf

13. Nahas EAP, Padoani NP, Nahas-Neto J et al. Metabolic syndrome and its associated risk factors in Brazilian postmenopausal women. Climacteric. 2009; 12:431-8.

14. Stefanska A, Bergmann K, Sypniewska G. Metabolic Syndrome and Menopause: Pathophysiology, Clinical and Diagnostic Significance. Adv Clin Chem. 2015; 72:1-75.

15. Baber RJ, Panay N, Fenton A. IMS Writing Group. 2016 IMS Recommendations on women's midlife health and menopause hormone therapy. Climacteric. 2016; 19:109-50.

16. North American Menopause Society (NAMS). The 2017 hormone therapy position statement of the North American Menopause Society. Menopause. 2017; 24:728-753.

17. Pompei LM, Machado RB, Wender MCO, Fernandes CE. Consenso Brasileiro de Terapêutica Hormonal da Menopausa. Associação Brasileira de Climatério (Sobrac). São Paulo: Leitura Médica, 2018. Disponível em: http://www.sobrac.org.br

18. Boardman HM, Hartley L, Eisinga A et al. Hormone therapy for preventing cardiovascular disease in post-menopausal women. Cochrane Database Syst Rev. 2015; (3):CD002229.

19. Stuenkel C, Davis S, Gompel A et al. Treatment of symptoms of the menopause: an endocrine society clinical practice guideline. J Clin Endocrinol Metab. 2015; 100:3975–4011.

20. Goodman MP. Are all estrogens created equal? A review of oral vs. transdermal therapy. J Womens Health (Larchmt). 2012; 21:161-9.

21. Canonico M, Plu-Bureau G, Lowe GD, Scarabin PY. Hormone replacement therapy and risk of venous thromboembolism in postmenopausal women: systematic review and meta-analysis. BMJ. 2008; 336:1227-31.

22. Rossouw JE, Anderson GL, Prentice RL et al. Writing Group for the Women's Health Initiative Investigators. Risks and benefits of estrogen plus progestin in healthy postmenopausal women: principal results from The Women's Health Initiative randomized controlled trial. JAMA. 2002; 288:321-33.

23. Salpeter S, Walsh J, Ormiston T et al. Meta-analysis: effect of hormone-replacement therapy on components of the metabolic syndrome in postmenopausal women. Diabetes Obes Metab. 2006; 8:538-554.

24. Mueck AO, Seeger H. Effect of hormone therapy on BP in normotensive and hypertensive postmenopausal women. Maturitas. 2004; 49:189-203.

25. Reckelhoff JF. Sex steroids, cardiovascular disease, and hypertension: unanswered questions and some speculations. Hypertension. 2005; 45(2):170-4.

26. Wild R, Wu C, Curb J et al. Coronary heart disease events in the Women's Health Initiative Hormone Trials: effect modification by metabolic syndrome: a nested case-control study within the Women's Health Initiative randomized clinical trials. Menopause. 2013; 20:254-260.

capítulo 7

Risco de Câncer de Mama

▶ Luciano de Melo Pompei
▶ César Eduardo Fernandes
▶ Nilson Roberto de Melo

INTRODUÇÃO

Os efeitos da terapêutica hormonal da menopausa (TH) no risco de câncer de mama é um assunto extremamente frequente no dia-a-dia do consultório ginecológico e, portanto, o seu real entendimento é muito relevante. Além disso, há que se considerar os efeitos da TH em mulheres de risco mais elevado para a doença e, também, naquelas mulheres que já tiveram câncer mamário.

EFEITOS DA TH NO RISCO DE DESENVOLVER CÂNCER DE MAMA

Diversos estudos observacionais avaliaram os efeitos da TH no risco de desenvolver câncer de mama. Assim, nos anos 1990, os resultados de 51 estudos, a maioria do tipo caso-controle, foram agrupados por meio do *Collaborative Group on Hormonal Factors in Breast Cancer*, gerando uma metanálise que encontrou risco relativo (RR) agrupado de 1,35, com intervalo de confiança de 95% (IC95%) de 1,21 a 1,49 para o desenvolvimento de câncer de mama após 5 anos ou mais de TH. A grande maioria dos estudos até então havia avaliado apenas a TH com estrogênio. Encontrou-se também que após 5 anos da interrupção da TH, não havia mais excesso de risco atribuível à TH.[1]

Na mesma direção, outro estudo observacional, o *Nurses' Health Study* (também conhecido como "estudo das enfermeiras"), uma grande coorte norte-americana, encontrou RR de 1,32 (IC95%: 1,14 a 1,54) associada ao uso de estrogênios isolados e 1,41 (IC95%: 1,15 a 1,74) relacionada ao uso de estrogênios associados a progestagênios.[2]

Nos anos 2000 foi publicado outro estudo de observação que teve bastante repercussão, o *Million Women Study* (MWS), também denominado de "estudo um milhão de mulheres", e que incluiu 828.923 mulheres na pós-menopausa. Este estudo avaliou os efeitos da TH no risco de câncer de mama por meio de questionários que eram aplicados antes da realização da mamografia de rotina, cuja periodicidade era de 3 anos para mulheres sem uso de TH e de 1,5 ano para usuárias de TH. Aliás, essa diferença de intervalo de rastreamento é uma das críticas a este estudo. Seja como for, encontraram-se os seguintes RRs para câncer de mama: a) TH estrogênica isolada: 1,30 (IC95%: 1,21 a 1,40); b) TH estroprogestativa: 2,00 (IC95%: 1,88 a 2,12); e c) tibolona: 1,45 (IC95%: 1,25 a 1,68) (Figura 7.1). Isso correspondia, em termos absolutos, a 1,5 ou a 6 casos extras (risco atribuível) por 1.000 mulheres usuárias de TH estrogênica isolada ou estroprogestativa ao longo de cinco anos, respectivamente.[3]

Várias críticas foram feitas ao estudo MWS, por exemplo, o fato de que os cânceres detectados logo no início da coorte muito provavelmente já estavam presentes e deveriam ter sido excluídos da análise. Outra crítica foi a obtenção das informações a partir de programa de rastreamento de câncer e a participação a partir do convite poderia ter enviesado de tal forma que mulheres com maiores preocupações com a doença terem participado. De fato, a taxa de câncer no grupo sem TH foi maior do que na população geral.[4,5]

Na Finlândia, um estudo observacional que incluiu 221.551 mil mulheres usuárias de TH, comparou as taxas de câncer de mama neste grupo com as da população geral, encontrando risco aumentado quando o tempo de uso era acima de três anos (RR: 1,31; IC95%: 1,20 a 1,42 para três a cinco anos; e RR: 2,07; IC95%: 1,84 a 2,30 para acima de 10 anos). O incremento de risco foi de menor magnitude para regimes de TH combinada do tipo

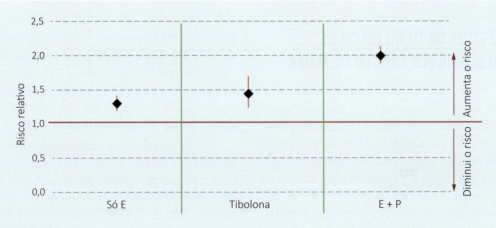

■ **FIGURA 7.1** Risco relativo para câncer de mama em relação à não usuária de TRH, segundo o *Million Women Study*.[3]

sequencial ou cíclica do que o observado com regimes combinados contínuos.[6]

O único grande ensaio randomizado que avaliou o impacto da TH no risco de câncer de mama, comparando-o ao placebo foi o *Women's Health Initiative* (WHI). A primeira publicação trouxe informação de 16.608 mulheres na pós-menopausa incluídas que receberam estrogênio conjugados (EC) na dose de 0,625 mg/dia, associado ao acetato de medroxiprogesterona (AMP) na dose de 2,5 mg/dia, comparando-os ao placebo. A duração média de seguimento foi de pouco mais de cinco anos. Segundo esta primeira publicação do WHI, a TH combinada contínua em dose plena se associou a RR para câncer de mama de 1,26 (IC95%: 1,00 a 1,59) (Figura 7.2),[7] porém, em publicação seguinte, levando-se em conta análise *intention to treat*, o RR obtido foi de 1,24 (IC95%: 1,02 a 1,50) para câncer de mama total. Para carcinoma *in situ* não houve aumento estatisticamente significante.[8]

No braço do WHI que comparou ao placebo a TH composta apenas por EC na dose de 0,625 mg/dia sem progestagênio associado, foram incluídas 10.739 mulheres histerectomizadas na pós-menopausa. A duração média de seguimento foi de quase sete anos e o RR para câncer de mama foi 0,77 (IC95%: 0,59 a 1,01) (Figura 7.2).[9] Em análise mais detalhada publicada algum tempo depois, os auto-

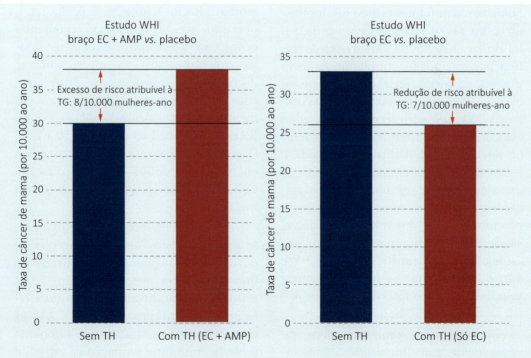

■ **FIGURA 7.2** Taxas de câncer de mama anualizadas de acordo com o estudo WHI nos braços EC+AMP e EC isolado em comparação a não usuárias e TH e risco atribuível.[7,9]

res reportaram RR para câncer de mama invasivo de 0,80 (IC95%: 0,62 a 1,04). Em relação ao carcinoma ductal especificamente, houve redução do risco, com RR de 0,71 (IC95%: 0,52 a 0,99).[10]

Após o término da fase de intervenção do estudo WHI, as mulheres continuaram sob acompanhamento, ao que se denominou fase de pós-intervenção. Em publicação com informações de seguimento mediano de 18 anos, os pesquisadores informaram que quem havia recebido TH combinada apresentou tendência a maior taxa de mortalidade, porém, sem significância estatística, e quem havia recebido estrogênio isolado teve redução da taxa de mortalidade por câncer de mama com significância estatística.[11]

O *Danish Osteoporosis Prevention Study* também foi um estudo randomizado sobre TH, mas seu objetivo principal foi avaliar os efeitos da TH no risco de fratura por fragilidade, entretanto, também avaliou, de forma secundária, os efeitos no risco de câncer de mama. As 1.006 mulheres do grupo ativo receberam estradiol associado à noretisterona (útero intacto) ou apenas estradiol (histerectomizadas), tendo tempo mediano de seguimento de cerca de 10 anos, seguido por aproximadamente mais seis anos de seguimento pós-intervenção. Neste estudo, ao contrário do WHI, não houve aumento do risco associado à TH, com RR de 0,58 (IC95%: 0,27 a 1,27) durante os 10 anos de intervenção e no tempo total de seguimento, o RR foi de 0,90 (IC95%: 0,52 a 1,57).[12]

Em resumo até aqui, os estudos observacionais mais importantes mostraram aumento de risco de câncer de mama em usuárias de TH, seja combinada, seja estrogênica isolada. O estudo WHI, o randomizado mais relevante, mostrou aumento com a TH combinada, mas não mostrou com estrogênio isolado, que aliás, se associou à redução do risco para carcinoma ductal.

Também tem havido interesse pelo efeito dos diferentes progestagênios e a principal referência para isso tem sido um estudo observacional francês denominado E3N. Esta coorte, iniciada em 1990 e com mais de 80 mil mulheres na pós--menopausa, mostrou RR de 1,29 (IC95%: 1,02 a 1,65) para o estrogênio isolado, porém, os RRs para a TH combinada variaram conforme o progestagênio administrado. Com a TH contendo estrogênio e progesterona micronizada, o RR foi 1,00 (IC95%: 0,83 a 1,22) e se era a didrogesterona, o RR foi 1,16 (IC95%: 0,94 a 1,43), portanto, na TH combinada contendo progesterona ou didrogesterona, não houve aumento estatisticamente significante do risco de câncer de mama. Entretanto, com os demais progestagênios, houve aumento estatisticamente significante com RR observado de 1,69 (IC95%: 1,50 a 1,91) (Figura 7.3).[13] Esse achado foi confirmado em metanálise de 2017, contudo, o estudo E3N supracitado foi o de maior peso nesta metanálise.[14]

A tibolona merece comentários à parte. Esta substância é um progestagênio, todavia, após absorvido e metabolizado no organismo, gera metabólitos com ações estrogênica e androgênica, além do efeito próprio como progestagênio.[15] Alguns estudos *in vitro* mostraram que a tibolona poderia diminuir a formação de estradiol no tecido mamário, e estudos em animais evidenciaram supressão do desenvolvi-

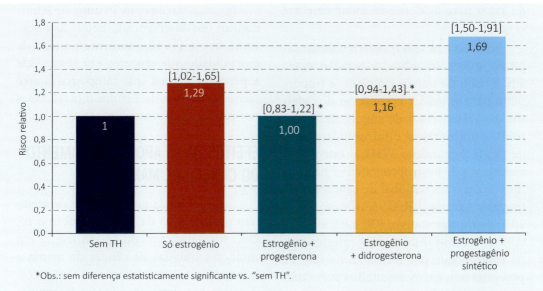

FIGURA 7.3 Efeito dos diferentes progestagênios em regimes de TH sobre o risco de câncer de mama.[13]

mento tumoral.[15] Mesmo em mamas previamente normais, a tibolona pode propiciar baixa atividade proliferativa.[16] Como já é bem conhecido, a densidade mamária à mamografia é considerada marcador de risco para o câncer de mama[17] e a tibolona não aumenta a densidade mamográfica, diferentemente da TH com estrogênio e progestagênio.[18,19] Portanto, imaginava-se efeito de não estimulação do tecido mamário pela tibolona, não obstante, conforme já mencionado, o MWS revelou acréscimo de risco (RR: 1,45; IC95%: 1,25 a 1,68). Uma das explicações surgidas era a de eventual viés de seleção para esta substância, já que o estudo era de observação, ou seja, como se esperava que seria mais segura para a mama, possivelmente os médicos a elegiam para as pacientes para as quais se supunham riscos mamários maiores do que os da população geral.

Um estudo francês de 2006 mostrou que realmente a tibolona era preferida para mulheres com maiores riscos para câncer de mama e de endométrio.[20] E outro confirmou que os médicos britânicos também preferiam prescrever tibolona para mulheres com maior risco mamário.[21]

Um estudo randomizado avaliou o efeito da tibolona no risco de câncer mamário, foi o *Long-Term Intervention on Fractures with Tibolone* (LIFT), entretanto, este foi um objetivo secundário neste ensaio. As participantes do mesmo eram mulheres na pós-menopausa com mais de 60 anos e osteoporose. Elas receberam tibolona 1,25 mg/dia ou placebo. No grupo tibolona houve diminuição do risco para câncer de mama (RR: 0,32; IC95%: 0,13 a 0,80), contudo, o estudo foi encerrado precocemente, após duração mediana de 34 meses, devido ao aumento de risco para acidente vascular cerebral (Figura 7.4).[22]

Embora não seja o objetivo deste capítulo discorrer sobre associação entre TH e risco de outros cânceres, é importante para entender o contexto dos efeitos da TH no risco de câncer de mama frente a outros riscos e outros indicadores de saúde. Segundo o WHI, o estrogênio isolado e a TH estroprogestativa não aumentaram o risco global de cânceres (estrogênio isolado: RR: 0,93; IC95%: 0,81 a 1,07; estroprogestativo: RR: 1,02; IC95%: 0,91 a 1,15). Também não interferiram na mortalidade por câncer. E na fase de pós-intervenção, os resultados permaneceram inalterados.[23]

Na atualização com 18 anos de seguimento pós-intervenção, ficou demonstrado que a TH não aumentou a taxa de mortalidade por cânceres em geral. Vale a pena mencionar que tampouco houve efeitos deletérios da TH nas mortalidades por causas cardiovasculares ou globais.[11]

EFEITOS DA TH APÓS O TRATAMENTO DO CÂNCER DE MAMA

Em função da possibilidade de efeito não proliferativo da tibolona sobre o tecido mamário, pensou-se em usá-la em mulheres tratadas de câncer de mama e que apresentassem sintomas climatéricos. A segurança desta abordagem foi avalia-

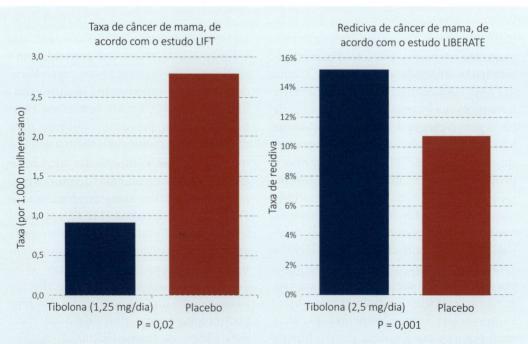

■ **FIGURA 7.4** Risco de câncer de mama com uso de tibolona de acordo com estudo randomizado LIFT[22] e taxa de recidiva oncológica em mulheres tratadas de câncer de mama e que receberam tibolona ou placebo de acordo com o estudo LIBERATE.[24]

da pelo ensaio randomizado *Livial Intervention Following Breast Cancer: Efficacy, Recurrence And Tolerability Endpoints* (LIBERATE), que comparou a tibolona ao placebo. Todavia, este estudo foi interrompido precocemente, após seguimento mediano de 3,1 anos, em função do aumento de eventos relacionados a câncer de mama no grupo que recebeu a tibolona (Figura 7.4).[24]

No grupo ativo, as participantes tratadas de câncer de mama receberam tibolona 2,5 mg ao dia e o grupo-controle recebeu placebo. No grupo hormonal,15,2% das mulheres apresentaram alguma recorrência enquanto no grupo placebo, a taxa foi de 10,7%, correspondendo a RR de 1,40 (IC95%: 1,14 a 1,70), estatisticamente significante, sendo que a diferença de recorrência entre os grupos se deu fundamentalmente por maior ocorrência de metástases a distância no grupo tibolona (RR: 1,38; IC95%: 1,09 a 1,74).[24]

Dessa forma, considera-se que a tibolona está formalmente contraindicada para tratar mulheres que já apresentaram câncer de mama.[25]

Em relação à TH com estrogênios e progestagênios, há dois estudos mais relevantes, ambos randomizados: a) o *Hormonal Replacement Therapy After Breast Cancer – Is it safe?* (HABITS);[26,27] e b) o Estudo de Estocolmo.[28,29]

Ambos os estudos foram delineados para incluir mulheres previamente tratadas de câncer de mama, sendo que o HABITS deveria ter incluído 1.300 participantes, todavia, randomizou apenas 447 e foi interrompido precocemente, após seguimento mediano de 2,1 anos, em função de aumento da taxa de resultados desfa-

voráveis. Encontrou-se RR de 2,4 (IC95%: 1,3 a 4,2) associado à TH, concluindo-se que a TH após câncer de mama aumentava o risco de eventos oncológicos.[26,27]

O Estudo de Estocolmo incluiu 378 participantes e foi interrompido precocemente após 4,1 anos de seguimento mediano, entretanto, não mostrou aumento do risco para recorrência de câncer de mama com o uso de TH, reportando RR de 0,82 (IC95%: 0,35 a 1,9), portanto, a TH não aumentou a chance de recorrência neste ensaio.[28]

O comprometimento axilar era mais prevalente nas participantes do estudo HABITS do que do Estocolmo e o uso concomitante de tamoxifeno foi mais comum no Estocolmo do que no HABITS. É possível que essas diferenças expliquem a discordância de resultados, contudo, não se tem certeza se apenas isso justificaria, em função da limitação dos tamanhos amostrais.

Mesmo com o encerramento do Estudo de Estocolmo, as mulheres continuaram sendo acompanhadas e não se observou diferença estatisticamente significante entre o grupo que havia recebido TH e o que não recebera, mesmo com mediana de 10,8 anos de seguimento. Apesar disso, quem recebeu TH teve maior chance de apresentar câncer de mama contralateral (RR: 3,6; IC95%: 1,2 a 10,9).[29]

Portanto, como não se consegue confirmar a segurança da TH para as mulheres com antecedente pessoal de câncer de mama, prefere-se contraindicar seu uso nesta circunstância, devendo-se compreender que essa contraindicação se deve muito mais à falta de evidência de segurança do que à existência de uma forte evidência de risco.[25,30]

TH PARA MULHERES COM MAIOR RISCO PARA CÂNCER DE MAMA

As evidências a respeito da TH em mulheres de risco elevado para câncer de mama são bastante escassas e um consenso conjunto entre a Associação Brasileira de Climatério (Sobrac) e a Sociedade Brasileira de Mastologia menciona que nos casos em que há lesões classificadas como de alto risco para câncer de mama futuro, tais como, quando há hiperplasias com atipias ou carcinoma *in situ*, prefere-se contraindicar a TH. O consenso ressalta, todavia, a ausência evidências de alta qualidade.[30]

Da mesma forma, os estudos existentes são insuficientes para se fazer qualquer afirmação definitiva para populações de risco elevado para câncer de mama representadas por aquelas com mutações BRCA-1, BRCA-2 ou com antecedentes familiares significativos, contudo, a maioria não demonstra que a TH potencialize o risco que essas mulheres já apresentam em função de seu antecedente ou da mutação que portam.[31-33] Desta forma, nesses casos a TH normalmente não é recomendada, e seu uso deve ser discutido individualmente com cada paciente.[30]

Posteriormente ao citado consenso, foi publicado estudo prospectivo com 872 mulheres portadoras de mutação BRCA-1 e submetidas à ooforectomia bilateral profilática, já que esta mutação também aumenta o risco para câncer ovariano. Este é considerado o maior estudo publicado sobre os efeitos da TH no risco mamário em população BRCA-1 ooforectomizadas. Cerca de 40% das participantes reportaram ter recebido TH após a ooforectomia. Os autores concluíram que a TH não aumentou o risco de câncer de mama em comparação às não usuárias de hormônios, achado este mais claro quando o tratamento foi feito apenas com estrogênio. A taxa de câncer de mama acumulada em 10 anos foi de 12% nas mulheres que haviam usado estrogênio isolado e de 22% para aquelas sob TH combinada.[34]

COMO EXPLICAR O RISCO À PACIENTE

Além de se conhecer bem a eventual associação entre TH e risco de câncer de mama, é importante saber como comunicar a informação para compreensão correta por parte da paciente.

Um estudo randomizado brasileiro avaliou isso. Apresentou o mesmo risco da TH para câncer de mama, de acordo com dados do WHI,[7] de três formas diferentes, a saber: **a)** risco relativo da TH para câncer de mama: 1,26, ou seja, que o risco de vir a ter câncer de mama no futuro seria 26% maior usando TH do que sem usá-la; **b)** risco absoluto, informando que a taxa de câncer de mama em usuárias de TH era de 38 casos por 10 mil mulheres ao ano; **c)** risco atribuível, informando que a TH se associava a 8 casos adicionais por 10 mil mulheres ao ano. A maioria das mulheres ficou preocupada com o risco quando este era apresentado na forma de risco relativo, todavia, quando apresentado de forma absoluta ou como risco atribuível, a maioria não ficava preocupada com o risco. Os autores entenderam que as melhores formas de se apresentar tais riscos seria por meio dos riscos absoluto ou atribuível.[35]

PONTOS-CHAVE[25]

- Os efeitos da TH sobre o risco de câncer de mama são complexos, variando conforme modalidade, composição, duração da TH entre vários outros aspectos;
- A TH pode aumentar o risco de câncer de mama, porém, esse aumento é de pequena magnitude, com incidência anual de menos de 1 caso por 1.000 mulheres;
- Os dados existentes não permitem afirmar definitivamente sobre diferenças quanto ao risco conforme tipo, dose e vias de administração, porém, há evidências de que a TH contendo estrogênio associado à progesterona micronizada ou didrogesterona ofereça menor risco de câncer de mama do que com outros progestagênios;
- O estudo WHI não mostrou aumento de risco com estrogênio conjugado isolado e revelou aumento com a TH estroprogestativa após 5 anos de uso. Estudos observacionais indicam incremento de risco com os estrogênios isolados, porém, de menor magnitude do que o observado com a TH estroprogestativa;
- Há evidência de que a TH administrada a mulheres portadoras de mutação BRCA-1 e submetidas à ooforectomia profilática, não aumente o risco de câncer de mama;
- O efeito da tibolona no risco de câncer de mama permanece duvidoso em função de estudo observacional que mostrou aumento de risco, mas estudo randomizado revelou redução do mesmo;
- A TH, seja estrogênica isolada, seja combinada, não deve ser recomendada para mulheres com antecedente pessoal de câncer de mama;
- A tibolona está contraindicada para mulheres com antecedente pessoal de câncer de mama.

REFERÊNCIAS BIBLIOGRÁFICAS

1. Collaborative Group on Hormonal Factors in Breast Cancer. Breast cancer and hormone replacement therapy: collaborative reanalysis of data from 51 epidemiological studies of 52,705 women with breast cancer and 108,411 women without breast cancer. Lancet. 1997; 350(9084):1047-59.

2. Colditz GA, Hankinson SE, Hunter DJ et al. The use of estrogens and progestins and the risk of breast cancer in postmenopausal women. N Engl J Med. 1995; 332(24):1589-93.

3. Beral V; Million Women Study Collaborators. Breast cancer and hormone-replacement therapy in the Million Women Study. Lancet. 2003; 362(9382):419-27.

4. Shapiro S, Farmer RD, Stevenson JC et al. Does hormone replacement therapy cause breast cancer? An application of causal principles to three studies. Part 4: the Million Women Study. J Fam Plann Reprod Health Care. 2012; 38(2):102-9.

5. Panay N. Commentary regarding recent Million Women Study critique and subsequent publicity. Menopause Int. 2012; 18(1):33-5.

6. Lyytinen H, Pukkala E, Ylikorkala O. Breast cancer risk in postmenopausal wo-

men using estradiol-progestogen therapy. Obstet Gynecol. 2009; 113(1):65-73.

7. Rossouw JE, Anderson GL, Prentice RL et al. Risks and benefits of estrogen plus progestin in healthy postmenopausal women: principal results From the Women's Health Initiative randomized controlled trial. JAMA. 2002; 288(3):321-33.

8. Chlebowski RT, Hendrix SL, Langer RD et al. Influence of estrogen plus progestin on breast cancer and mammography in healthy postmenopausal women: the Women's Health Initiative Randomized Trial. JAMA. 2003; 289(24):3243-53.

9. Anderson GL, Limacher M, Assaf AR et al. Effects of conjugated equine estrogen in postmenopausal women with hysterectomy. JAMA. 2004; 291(14):1701-12.

10. Stefanick ML, Anderson GL, Margolis KL et al. Effects of conjugated equine estrogens on breast cancer and mammography screening in postmenopausal women with hysterectomy. JAMA. 2006; 295(14):1647-57.

11. Manson JE, Aragaki AK, Rossouw JE et al. Menopausal Hormone Therapy and Long-term All-Cause and Cause-Specific Mortality: The Women's Health Initiative Randomized Trials. JAMA. 2017; 318(10):927-938.

12. Schierbeck LL, Rejnmark L, Tofteng CL et al. Effect of hormone replacement therapy on cardiovascular events in recently postmenopausal women: randomised trial. BMJ. 2012; 345:e6409. doi: 10.1136/bmj. e6409.

13. Fournier A, Berrino F, Clavel-Chapelon F. Unequal risks for breast cancer associated with different hormone replacement therapies: results from the E3N cohort study. Breast Cancer Res Treat. 2008; 107(1):103-11.

14. Yang Z, Hu Y, Zhang J et al. Estradiol therapy and breast cancer risk in perimenopausal and postmenopausal women: a systematic review and meta-analysis. Gynecol Endocrinol. 2017; 33(2):87-92.

15. Erel CT, Senturk LM, Kaleli S. Tibolone and breast cancer. Postgrad Med J. 2006; 82(972):658-62.

16. Pompei LM, Cunha EP, Steiner ML et al. Effects of estradiol, progestogens, and of tibolone on breast proliferation and apoptosis. Climacteric. 2015; 18(4):518-22.

17. Bertrand KA, Tamimi RM, Scott CG et al. Mammographic density and risk of breast cancer by age and tumor characteristics. Breast Cancer Res. 2013; 15(6):R104.

18. Valdivia I, Campodonico I, Tapia A et al. Effects of tibolone and continuous combined hormone therapy on mammographic breast density and breast histochemical markers in postmenopausal women. Fertil Steril. 2004; 81:617-23.

19. Lundström E, Christow A, Kersemaekers W et al. Effects of tibolone and continuous combined hormone replacement therapy on mammographic breast density. Am J Obstet Gynecol. 2002; 186:717-22.

20. Jamin C, Bourg F, Legeai J, Senoussi S. [Is the clinical profile of women treated with tibolone similar to that of women receiving a classical estrogen-progestogen therapy? Data from a nationwide survey in France]. Gynecol Obstet Fertil. 2006; 34(3):224-32. [Article in French]

21. Wierik EJ, Hendricks PT, Boerstoel-Streefland M. Clinical background of women prescribed tibolone or combined estrogen + progestogen therapies: a UK MediPlus study. Climacteric. 2004; 7(2):197-209.

22. Cummings SR, Ettinger B, Delmas PD et al. The effects of tibolone in older postmenopausal women. N Engl J Med. 2008; 359(7):697-708.

23. Manson JE, Chlebowski RT, Stefanick ML et al. Menopausal hormone therapy and health outcomes during the intervention

and extended poststopping phases of the Women's Health Initiative randomized trials. JAMA. 2013; 310(13):1353-68.

24. Kenemans P, Bundred NJ, Foidart JM et al. Safety and efficacy of tibolone in breast-cancer patients with vasomotor symptoms: a double-blind, randomised, non-inferiority trial. Lancet Oncol. 2009; 10(2):135-46.

25. Pompei LM, Machado RB, Wender MCO, Fernandes CE (Eds.). Consenso Brasileiro de Terapêutica Hormonal da Menopausa. São Paulo: Leitura Médica, 2018, p.159.

26. Holmberg L, Anderson H. HABITS (hormonal replacement therapy after breast cancer—is it safe?), a randomised comparison: trial stopped. Lancet. 2004; 363(9407)453-5.

27. Holmberg L, Iversen O, Rudenstam CM et al. Increased risk of recurrence after hormone replacement therapy in breast cancer survivors. J Nat Cancer Inst. 2008; 100(7):475-82.

28. von Schoultz E , Rutqvist LE; Stockholm Breast Cancer Study Group. Menopausal hormone therapy after breast cancer: the Stockholm Randomized Trial. J Natl Cancer Inst. 2005; 97(7):533-5.

29. Fahlén M, Fornander T, Johansson H et al. Hormone replacement therapy after breast cancer: 10 year follow up of the Stockholm randomised trial. Eur J Cancer. 2013; 49(1):52-9.

30. Associação Brasileira de Climatério (SOBRAC) e Sociedade Brasileira de Mastologia (SBM). Consenso terapia hormonal e câncer de mama. 1ª ed. Rio de Janeiro: Editora DOC, 2013, 52p. Disponível em: http://www.sobrac.org.br. Acesso em 02/03/2014.

31. Sellers TA, Mink PJ, Cerhan JR et al. The role of hormone replacement therapy in the risk for breast cancer and total mortality in women with a family history of breast cancer. Ann Intern Med. 1997; 127(11):973-80.

32. Olsson H, Bladström A, Ingvar C, Möller TR. A population-based cohort study of HRT use and breast cancer in southern Sweden.Br J Cancer. 2001; 85(5):674-7.

33. Gramling R, Eaton CB, Rothman KJ et al. Hormone replacement therapy, family history, and breast cancer risk among postmenopausal women. Epidemiology. 2009; 20(5):752-6.

34. Kotsopoulos J, Gronwald J, Karlan BY et al. Hormone replacement therapy after oophorectomy and breast cancer risk among BRCA1 mutation carriers. JAMA Oncol. Published online April 19, 2018. doi:10.1001/jamaoncol.2018.0211.

35. Machado RB, Santana N, Arruda LF et al. How can information on the risk of breast cancer and hormone therapy be better understood? Climacteric. 2015; 18(4):545-50.

capítulo 8

Terapêutica Androgênica:
Quando e Como?

▶ Nilson Roberto de Melo

INTRODUÇÃO

A produção da testosterona no organismo feminino origina-se em um terço por síntese nos ovários e dois terços resultam da conversão periférica de hormônios precursores sintetizados nos ovários e na glândula adrenal. Embora esta última não produza a testosterona, uma grande percentagem da testosterona circulante é derivada de precursores produzidos pela adrenal.

Os ovários são responsáveis de forma direta ou indireta pela síntese dos precursores por aproximadamente 50% da testosterona em circulação e a adrenal pelos outros 50%. Por este motivo, a ooforectomia bilateral reduz significativamente o nível desse hormônio.

Mulheres na pós-menopausa têm níveis menores de testosterona do que as na pré-menopausa, mas a redução é gradual e resulta no declínio da função ovariana e adrenal com a idade.

Os níveis de testosterona circulante refletem a produção direta pelos ovários, dos precursores hormonais de ambas as glândulas e da taxa de *clearance*. Apenas 1% a 2% da testosterona em circulação está livre, sendo que o restante está ligado à globulina transportadora dos hormônios sexuais (SHBG) em 66% ou com a albumina em 33%.[1] Portanto, quando há aumento nos níveis de SHBG, como ocorre na gravidez e na administração de estrogênio por via oral, há redução na testosterona não ligada às proteínas, que é denominada de testosterona livre. No entanto, quando há redução nos níveis de SHBG, que acontece com a menopausa, na obesidade, no hipotireoidismo, com a insulina e a terapêutica androgênica, há elevação na testosterona livre.

73

Na mulher, os níveis de testosterona total e livre declinam progressivamente com a idade,[2] culminando sua redução na fase do climatério. Os níveis de testosterona circulante são afetados por doenças e por tratamentos médicos conforme pode ser observado na Tabela 8.1.

A relação entre os níveis androgênicos e disfunção sexual tem sido dificultada pela imprecisão nas medidas das dosagens de testosterona, em decorrência dos níveis fisiológicos baixos encontrados nas mulheres com os diferentes tipos de métodos utilizados. Por este motivo, a *North American Menopause Society* recomenda que os níveis de testosterona não devem ser utilizados para o diagnóstico de insuficiência de testosterona ou para determinar a eficácia do tratamento, mas apenas para monitorar os níveis suprafisiológicos antes e durante a terapêutica por este hormônio.[1]

Dois grandes estudos independentes mostraram forte correlação entre os níveis de testosterona total e livre, androstenediona e sulfato de dehidroepiandrosterona (S-DHEA) e desejo sexual em mulheres com idades entre 19 a 65 anos[2] e entre testosterona e frequência de masturbação, de desejo sexual e excitação em mulheres na faixa etária entre 42 e 52 anos no recrutamento e com 10 anos de seguimento.[3] Estes estudos provêm os dados mais robustos para estabelecer a relação entre androgênios e função sexual feminina.

Tabela 8.1 Situações que reduzem os níveis de testosterona nas mulheres.[1]

- **Ooforectomia bilateral:** reduz os níveis de testosterona em 50%.

- **Idade:** idade avançada diminui os valores de testosterona e de seus precursores, androstenediona e sulfato de dehidroepiandrosterona (DHEA), como consequência do envelhecimento dos ovários e das glândulas adrenais.

- **Insuficiência hipotalâmica ou hipofisária ou adrenal:** hipopituitarismo de qualquer causa, o que inclui síndrome de Sheehan e doença adrenal, como doença de Addison. Causa níveis de testosterona baixos.

- **Glicocorticoide sistêmico ou terapêutica estrogênica oral:** a redução nos níveis de testosterona associam-se com a supressão nos níveis de hormônio adrenocorticotrópico (ACTH) com o uso de glicocorticoide, e nos valores do hormônio luteinizante (LH) com a terapêutica estrogênica oral, que também eleva os níveis de SHBG, o que diminui de forma significativa a testosterona livre.

- **Hipertireoidismo:** tanto esta doença como a medicação excessiva com hormônio tireoidiano elevam os níveis de SHBG, o que resulta em níveis reduzidos de testosterona.

- **Doenças crônicas:** tais como anorexia nervosa, depressão clínica, câncer avançado, queimadura extensa, que causam diminuição nos níveis de testosterona, embora o mecanismo de ação não seja ainda conhecido.

TESTOSTERONA PARA O TRATAMENTO DA DISFUNÇÃO SEXUAL FEMININA

Deve-se ressaltar que a indicação primária para a terapêutica da testosterona está focada na diminuição do desejo sexual, conhecido como desordem do desejo sexual hipoativo, que causa muita angústia às mulheres. No entanto, é importante frisar que há outras causas que prejudicam a sexualidade feminina, tais como: o relacionamento com o parceiro, doenças presentes no casal, depressão, dispareunia (muito comum na pós-menopausa), efeitos colaterais de medicamentos, principalmente antidepressivos, além de problemas emocionais decorrentes da relação familiar ou laboral.[4]

Estudos randomizados grandes, placebo-controlados, em mulheres com desordens de desejo sexual hipoativo, com a terapêutica contínua com testosterona, mostraram benefícios (com significância estatística) na melhora do desejo, na excitação, no prazer, no orgasmo e satisfação sexual. Estes resultados ocorreram tanto em mulheres na pré-menopausa, como nas com menopausa natural ou cirúrgica, e foram obtidos com o uso da terapêutica androgênica isolada ou com a concomitância da terapêutica estrogênica ou estroprogestativa.[5,6] A terapêutica com testosterona foi eficaz na desordem de desejo e excitação sexual em mulheres tratadas com antidepressivos.[7]

Como não há medicamento licenciado no Brasil, pela Agência Nacional de Vigilância Sanitária (ANVISA) para ser comercializado nas farmácias, a terapêutica com testosterona no país é complexa. Mas, esse problema também ocorre na imensa maioria dos países, pois há poucos medicamentos comercializados para esse tipo de tratamento. No passado não longínquo havia, na Europa ocidental, a comercialização de adesivo de testosterona com 150 e 300 microgramas, que apresentava bons resultados na melhora dos sintomas de desordens do desejo sexual hipoativo e com efeitos colaterais semelhantes ao placebo durante 52 semanas de tratamento.[8] Mas esses produtos foram retirados do mercado por razões comerciais.

Nos Estados Unidos da América há a associação de metiltestosterona, cuja dose mais prescrita é 2,5 mg, com o estrogênio esterificado na dose de 0,625 mg administrado via oral, com melhora nas queixas relativas à sexualidade semelhantes ao uso da testosterona, mas observou-se diminuição na lipoproteína de alta densidade (HDL).[4]

Os efeitos colaterais da terapêutica com testosterona são dependentes da dose e formulações prescritas, portanto são evitáveis, desde que se utilize de forma adequada.

Ao tratar as mulheres na pós-menopausa com disfunção sexual com testosterona, é importante que os tecidos urogenitais sejam adequadamente estrogenizados, para evitar a dispareunia de entrada ou de profundidade.

Recomenda-se sempre prescrever a terapêutica estrogênica ou estroprogestativa precedendo a testosterona, embora haja publicações com este último hormônio administrado de forma isolada em mulheres com desordens de desejo sexual hipoativo mostrando ser eficaz e seguro, mesmo sem o uso prévio de estrogênio por via sistêmica ou vaginal.[8]

A prescrição de produtos masculinos de testosterona não são aconselháveis para mulheres,[5] pois as doses necessárias são muito menores e não há estudos com os mesmos, quer seja produto injetável ou na forma gel.

Na prática clínica em nosso país, os médicos prescrevem produtos de farmácia de manipulação, nas doses mais variadas, porém deve-se ressaltar que há necessidade de observar dois aspectos preponderantes: a utilização da testosterona e de um veículo de boa qualidade, que permita uma absorção e biodisponibilidade desejável, e que possibilite níveis circulantes adequados da testosterona. No entanto, faltam estudos randomizados, placebo-controlados, multicêntricos, com grande casuística sobre o tema.

Pesquisas tem sido realizadas com a utilização de testosterona intravaginal comparada com placebo, para o tratamento da síndrome geniturinária, de forma isolada ou em associação com estrogênio por via vaginal, com melhora do desejo e satisfação sexuais, lubrificação, dispareunia, com a administração do produto três vezes por semana.[9,10]

TESTOSTERONA PARA O TRATAMENTO DE OUTRAS ÁREAS NA SAÚDE FEMININA

Estudos randomizados mostraram que a testosterona administrada pela via transdérmica, em mulheres na pós-menopausa, tem pequeno efeito positivo na área cognitiva.[5,11]

A terapêutica com testosterona é adequada para a saúde óssea, pois os estudos observacionais mostraram redução no risco de fratura. No entanto, não há estudos randomizados, placebo-controlados de longa duração, e por este motivo não há indicação para seu uso no tratamento ou prevenção da osteoporose.

Realizou-se estudo randomizado, controlado, com casuística pequena, com testosterona em mulheres com falência cardíaca congestiva, e que demonstrou resultados favoráveis a esse hormônio.[12] A testosterona mostrou-se vasodilatadora em mulheres na pós-menopausa.[13] A maioria dos estudos observacionais mostrou que níveis baixos de testosterona total, livre, biodisponível e SHBG associam-se a maior probabilidade de aterosclerose carotídea, de eventos cardiovasculares e mortalidade.[14] Deve-se enfatizar, que no entanto, a terapêutica com testosterona não deve ser utilizada com o intuito de tratar ou prevenir doença cardiovascular.

TERAPÊUTICA COM DHEA

Estudos randomizados controlados com DHEA por via sistêmica não mostraram ser melhor do que placebo na melhora da função sexual, no bem-estar ou na saúde metabólica em mulheres na pós-menopausa.[15] No entanto, DHEA administrado por via oral teve efeitos benéficos na qualidade de vida e depressão em mulheres com insuficiência adrenal, mas sem efeitos favoráveis na função sexual.[16]

DHEA usado por via intravaginal diariamente apresenta efeitos positivos no tratamento da síndrome geniturinária e na dispareunia,[17] porém estes efeitos não se mantêm quando administrado duas vezes por semana.[3,18]

Capítulo  Terapêutica Androgênica: Quando e Como?

PONTOS-CHAVE

- Os níveis de androgênio nas mulheres declinam com a idade e com a menopausa cirúrgica, mas não têm alteração significante com menopausa natural.
- A terapêutica com testosterona apresenta evidência forte de melhora na disfunção sexual feminina e pode ser recomendada a mulheres que tenham perda de desejo e/ou excitação sexual.
- As mulheres devem ter acesso a outros tratamentos de disfunção sexual antes da recomendação da terapêutica com testosterona para este tipo de tratamento.
- A terapêutica com testosterona deverá ser descontinuada se não houver melhora significante com 6 meses de tratamento.

REFERÊNCIAS BIBLIOGRÁFICAS

1. North American Menopause Society. The role of testosterone therapy in postmenopausal women: Position statement of the North American Menopause Society. Menopause. 2005; 12:497-511.
2. Wahlin-Jacobsen S, Pedersen AT, Kristensen E et al. Is there a correlation between androgens and sexual desire in women? J Sex Med. 2015; 12:358-73.
3. Randolph JF, Jr, Zheng H, Avis NE, Greendale GA, Harlow SD. Masturbation frequency and sexual function domains are associated with serum reproductive hormone levels across the menopausal transition. J Clin Endocrinol Metab. 2015; 100:258-66.
4. Pompei LM, Machado RB, Wender MCO, Fernandes CE. Consenso Brasileiro de Terapêutica Hormonal da Menopausa. Associação Brasileira de Climatério (SOBRAC). São Paulo: Casa Leitura Médica, 2018.
5. Wierman ME, Arlt W, Basson R et al. Androgen therapy in women a reappraisal: an Endocrine Society clinical practice guideline. J Clin Endocrinol Metab. 2014; 99:3489-510.
6. Davis SR, Papalia MA, Norman RJ et al. Safety and efficacy of a testosterone metered-dose transdermal spray for CLIMACTERIC 147 Downloaded by [International Menopause Society] at 03:28 25 April 2016. Treatment of decreased sexual satisfaction in premenopausal women: a placebo-controlled randomized, doseranging study. Ann Intern Med. 2008; 148:569-77.
7. Fooladi E, Bell RJ, Jane F, Robinson PJ, Kulkarni J, Davis SR. Testosterone improves antidepressant-emergent loss of libido in women: findings from a randomized, doubleblind, placebo-controlled trial. J Sex Med. 2014; 11:831-9.
8. Davis SR, Moreau M, Kroll R, et al. Testosterone for low libido in postmenopausal women not taking estrogen. N Engl J Med. 2008; 359:2005-17.
9. Raghunandan C, Agrawal S, Dubey P, Choudhury M, Jain A. A comparative study of the effects of local estrogen with or without local testosterone on vulvovaginal and sexual dysfunction in postmenopausal women. J Sex Med. 2010; 7:1284-90.
10. Fernandes T, Costa-Paiva LH, Pinto-Neto AM. Efficacy of vaginally applied estrogen, testosterone, or polyacrylic acid on sexual function in postmenopausal women: a randomized controlled trial. J Sex Med. 2014; 11:1262-70.

11. Davis, SR, Davison SL, Gavrilescu M et al. Effects of testosterone on visuospatial function and verbal fluency in postmenopausal women: results from a functional magnetic resonance imaging pilot study. Menopause. 2014; 21:410-14.

12. Lellamo F, Volterrani M, Caminiti G et al. Testosterone therapy in women with chronic heart failure: a pilot double-blind, randomized, placebo-controlled study. J Am Coll Cardiol. 2010; 56:1310-16.

13. Worboys S, Kotsopoulos D, Teede H, McGrath BP, Davis SR. Parental testosterone improves endothelium-dependent and independent vasodilation in postmenopausal women already receiving estrogen. J Clin Endocrinol Metab. 2001; 86:158-61.

14. Sievers C, Klotsche J, Pieper L et al. Low testosterone levels predict all-cause mortality and cardiovascular events in women: a prospective cohort study in German primary care patients. Eur J Endocrinol. 2010; 163:699-708.

15. Elraiyah T, Sonbol MB, Wang Z et al. Clinical review: The benefits and harms of systemic dehydroepiandrosterone (DHEA) in postmenopausal women with normal adrenal function: a systematic review and meta-analysis. J Clin Endocrinol Metab. 2014; 99:3536-42.

16. Alkatib AA, Cosma M, Elamin MB et al. A systematic review and meta-analysis of randomized placebo-controlled trials of DHEA treatment effects on quality of life in women with adrenal insufficiency. J Clin Endocrinol Metab. 2009; 94:3676-81.

17. Labrie F, Archer D, Bouchard C et al. Effect of intravaginal dehydroepiandrosterone (Prasterone) on libido and sexual dysfunction in postmenopausal women. Menopause. 2009; 16:923-31.

18. Bouchard C, Labrie F, Archer DF et al. Decreased efficacy of twice-weekly intravaginal dehydroepiandroterone on vulvovaginal atrophy. Climacteric. 2015; 18:590-607.

capítulo **9**

A Contracepção Hormonal Pode se Estender Como TH?

▶ Rogério Bonassi Machado

DESTAQUE

■ Na ausência de contraindicações, os contraceptivos hormonais modernos têm sido empregados até o final do período reprodutivo. Dúvidas quanto à utilização do etinilestradiol, estrogênio sintético mais presente nos contraceptivos combinados, têm sido aventadas diante dos efeitos vasculares que podem se sobrepor às alterações comuns da transição menopáusica. O advento dos contraceptivos contendo estrogênios naturais pode representar avanço no manejo da anticoncepção para mulheres na perimenopausa, em decorrência das características dos hormônios utilizados que, além da propiciar eventual alívio sintomático e proteção endometrial, possibilitam o uso estendido como terapia hormonal.

INTRODUÇÃO

A perimenopausa corresponde ao período imediatamente antes da menopausa, com características clínicas, biológicas e endocrinológicas de sua aproximação, iniciando-se quando os ciclos menstruais tornam-se irregulares, associados ou não a sintomas de deficiência estrogênica, estendendo-se até o primeiro ano após a menopausa.[1]

O termo transição menopáusica, conceituado como o período que vai do início da perimenopausa até a menopausa, apresenta-se, em média, na faixa etária dos 45 aos 50 anos de idade.[2] Este conceito, por sua abrangência, tem sido considerado o mais adequado por alguns autores.[3] Todavia, por representarem períodos comuns, perimenopausa e transição menopáusica são considerados termos equivalentes, na prática.[4]

A definição do início da perimenopausa, bem como o seu término, constitui motivo de controvérsias entre epidemiologistas, ginecologistas, clínicos e mesmo entre as próprias mulheres. A definição da Organização Mundial da Saúde (OMS)[1] supõe um período imediatamente anterior à menopausa, durante o qual alterações endócrinas, biológicas e clínicas são suficientemente capazes de demonstrar a proximidade da última menstruação espontânea. No entanto, são muito variáveis as manifestações clínicas da transição menopáusica, dificultando, por vezes, o reconhecimento desse período.

A perimenopausa caracteriza-se por período de complexa flutuação hormonal, decorrente da progressiva exaustão folicular.

Embora o declínio nas taxas de fertilidade em mulheres na perimenopausa seja conhecido, a gravidez nesse período associa-se a maior número de complicações obstétricas e de malformações fetais,[5,6] justificando a utilização de métodos contraceptivos diante da dificuldade em se determinar com exatidão o momento final da vida reprodutiva na mulher.[7]

ASPECTOS PRÁTICOS DA ANTICONCEPÇÃO NA PERIMENOPAUSA

A esterilização feminina ou masculina é o método contraceptivo mais comum em mulheres acima dos 40 anos. Para mulheres que ainda necessitam de contracepção, a análise criteriosa das características clínicas individuais é de fundamental importância. De forma geral, não são recomendados métodos hormonais que contêm estrogênios – pílulas combinadas, injetáveis mensais, adesivo ou anel vaginal em pacientes perimenopáusicas tabagistas (independentemente do número de cigarros/dia), hipertensas mesmo controladas e com enxaqueca (com ou sem aura), devido ao risco de doença cardíaca coronariana e doença cerebrovascular.[8]

Pacientes saudáveis poderão utilizar métodos hormonais incluindo contraceptivos combinados. O uso de métodos combinados tem a vantagem de minimizar o impacto da transição menopáusica: há maior controle do sangramento irregular, manutenção da massa óssea, sendo improvável o aparecimento de sintomas climatéricos, como ondas de calor.

A elevada eficácia, aliada ao controle do ciclo, baixa incidência de eventos adversos e perfil metabólico favorável, conferem aos contraceptivos de baixa dose, associados a progestagênios seletivos, vantagens, sobretudo em indicações que geram controvérsias quanto ao tipo de anticoncepcional oral a ser instituído.

Mulheres na perimenopausa podem beneficiar-se da utilização de pílulas com baixa dose estrogênica ($\leq$ 30 mcg de etinilestradiol),[8] devido ao menor impacto hormonal e menor incidência de eventos adversos. Além da baixa dose estrogênica, o progestagênio associado em contracepção combinada reveste-se de importância. Em pacientes perimenopáusicas, a utilização de progestagênios seletivos – desogestrel, gestodeno, norelgestromina, clormadinona ou drospirenona apresentam potencialmente menor impacto metabólico.[8] Nos últimos anos, o uso de dois contraceptivos contendo estrogênio natural – estradiol ou valerato de estradiol, associados ao nomegestrol e dienogeste, respectivamente – passaram a compor o arsenal de opções contraceptivas, atraindo sobremaneira a prescrição para mulheres na perimenopausa.[9,10]

Dessa forma, pode-se optar pela prescrição individualizada dos contraceptivos combinados, orais ou não orais, na dependência de diferentes características clínicas apresentadas pela paciente, visando a contracepção efetiva e menor impacto da transição menopáusica.

Em situações onde se opta por não utilizar o componente estrogênico, como na hipertensão e outros antecedentes de risco cardiovascular, as minipílulas e a pílula de desogestrel podem ser utilizadas. Da mesma forma, o implante de etonogestrel e a AMPd também não são contraindicadas; entretanto, deve-se orientar as pacientes perimenopáusicas que optam por esses métodos acerca da possibilidade de sangramento irregular. Ressalte-se, ainda, o efeito da AMPd sobre a redução de massa óssea.

Outros métodos merecem destaque, como o DIU e o sistema intrauterino (SIU) liberador de levonorgestrel. As vantagens do DIU recaem sobre a eficácia sem interferência sobre a flutuação hormonal típica da perimenopausa, permitindo o diagnóstico da falência ovariana mais facilmente e a posterior instituição da reposição hormonal. Por outro lado, podem exacerbar os episódios de sangramento, bastante comuns na perimenopausa. Nesse sentido, a utilização do SIU apresenta vantagens, pois determina efetiva contracepção e adequado controle endometrial, em boa parte das vezes propiciando amenorreia, tornando mais simples o manejo da transição menopáusica.

Quando suspender o método contraceptivo e iniciar a TH? As pílulas contendo estrogênio natural mudaram esse cenário?

Essa questão bastante comum é responsável por controvérsias. Marcadores da reserva folicular, como níveis de FSH, inibina B e hormônio antimülleriano são propostos, porém nem sempre factíveis, sendo ainda questionáveis na abordagem rotineira dessa situação.[11,12] Estudos populacionais demonstram que aos 55 anos praticamente todas as mulheres encontrar-se-iam no período peri ou pós-menopáusico (95% já menopausadas).[2] Assim, pode-se manter a contracepção até os 55 anos desde que não haja contraindicações, uma vez que nessa idade a maioria das mulheres são inférteis.[1] Estratégias de troca para minipílulas após os 50 anos também são aventadas, uma vez que não determinam bloqueio gonadotrófico, não interferem na sintomatologia climatérica e no padrão de sangramento, facilitando o diagnóstico da falência ovariana. As Figuras 9.1 e 9.2 apresentam formas de manejo dos anticoncepcionais em mulheres na perimenopausa, propondo estratégias para a suspensão segura do método contraceptivo.[13]

Segundo essas propostas, a utilização de contraceptivos contendo estrogênios naturais pode se estender como TH, uma vez que utilizam as mesmas formulações hormonais. Por outro lado, deve-se atentar as indicações de bula desses contraceptivos, cujo princípio básico é a anticoncepção propriamente dita. Assim, pode-se pensar na transição gradual para a TH com o limite dos 55 anos. Nessa idade o início da TH é imediato, e os esquemas devem ser individualizados. Entretanto, os esquemas cíclicos parecem ser mais adequados na perimenopausa, diante da imprevisibilidade do sangramento com os esquemas contínuos, particularmente nos primeiros seis meses de uso.

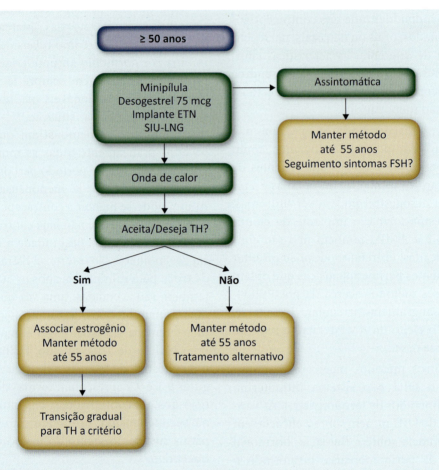

■ **FIGURA 9.1** Recomendações para a suspensão do método contraceptivo em mulheres de 50 anos ou mais, com contraindicações aos métodos contraceptivos contendo estrogênios.

Usuárias de minipílulas, do desogestrel 75 mcg, do implante de etonogestrel, de DIU de cobre ou de SIU-LNG, caso não apresentem sintomas como ondas de calor, podem manter o método até os 55 anos. Na presença de sintomas como ondas de calor, caso a paciente não aceite a TH, deve-se manter o método até os 55 anos. Naquelas que desejam TH, caso sejam usuárias de métodos que contêm progestagênios, deve-se iniciar gradualmente a TH, mantendo-se o método e associando somente o estrogênio até os 55 anos, quando então não haveria mais necessidade do método contraceptivo. Usuárias de DIU de cobre devem manter o método por mais um ano, mesmo sob uso da TH. ETN: etonogestrel; SIU-LNG: sistema intrauterino de levonorgestrel; TH: terapia hormonal.

Capítulo 9 — A Contracepção Hormonal Pode se Estender Como TH?

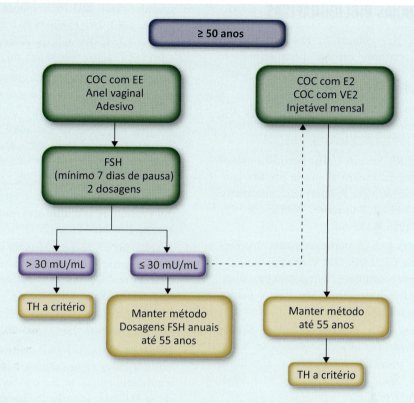

■ **FIGURA 9.2** Recomendações para a suspensão do método contraceptivo em mulheres de 50 anos ou mais.

Usuárias de COC com EE, anel vaginal ou adesivo contraceptivo: realizar duas dosagens de FSH após a suspensão de pelo menos sete dias do método. Dosagens elevadas de FSH indicam que o método pode ser suspenso, sendo a TH a critério. Nas dosagens inferiores a 30 mU/mL de FSH, sugere-se a manutenção do método, repetindo-se as dosagens anualmente até os 55 anos. Alternativamente, pode-se trocar o contraceptivo por COCs contendo estrogênios naturais (E2, VE2, injetável mensal), que poderiam ser mantidos até os 55 anos. Obviamente, nas usuárias de contraceptivos contendo estrogênios naturais, a TH pode ser iniciada após os 55 anos, caso indicada.

COC: contraceptivo oral combinado; EE: etinilestradiol; E2: estradiol; VE2: valerato de estradiol.

PONTO-CHAVE

- As formulações contraceptivas contendo estrogênios naturais possuem características semelhantes dos estrogênios empregados na terapia hormonal do climatério. Dessa forma, o uso dos contraceptivos combinados contendo estrogênios naturais pode ser estendido no período da perimenopausa ou pós-menopausa inicial, desde que respeitadas as indicações e contraindicações comuns às formulações contraceptivas.

REFERÊNCIAS BIBLIOGRÁFICAS

1. Kailas NA, Sifakis S, Koumantakis E. Contraception during perimenopause. Eur J Contracept Reprod Health Care. 2005; 10(1):19-25.

2. McKinlay SM, Brambilla DJ, Posner JG. The normal menopause transition. Maturitas. 1992; 14(2):103-15.

3. Byyny RL, Speroff L. The perimenopausal transition. A clinical guide for the care of older women. Primary and preventive care. 2nd ed. Baltimore, Willians & Wilkins, 1996. P.143-60.

4. Ferreira JAS. A perimenopausa. In: Fernandes CE, Melo NR, Wehba S, eds. Climatério feminino: fisiopatologia, diagnóstico e tratamento. São Paulo, Lemos Editorial, 1999; p. 41-56.

5. Knudsen UB, Hansen V, Juul S, Secher NJ. Prognosis of a new pregnancy following previous spontaneous abortions. Eur J Obstet Gynecol Reprod Biol. 1991; 39(1):31-6.

6. Hook EB, Cross PK, Schreinemachers DM. Chromosomal abnormality rates at amniocentesis and in live-born infants. JAMA. 1983; 249(15):2034-8.

7. Bastian LA. Is this woman perimenopausal? JAMA. 2003; 289(7):895-902.

8. Kaunitz AM. Oral contraceptive use in perimenopause. Am J Obstet Gynecol. 2001 Aug; 185(2 Suppl):S32-7.

9. Whalen KL, Rose R. Estradiol valerate/dienogest: a novel oral contraceptive. Ann Pharmacother. 2011; 45(10):1256-61.

10. Pintiaux A, Gaspard U, Nisolle M. Zoely, a combined oral contraceptive, monophasic pill containing estradiol and nomegestrol acetate. Rev Med Liege. 2012; 67(3):152-6.

11. Broekmans FJ, Kwee J, Hendriks DJ et al. A systematic review of tests predicting ovarian reserve and IVF outcome. Hum Reprod Update. 2006; 12(6):685-718.

12. Bastian LA. Is this woman perimenopausal? JAMA. 2003; 289(7):895-902.

13. Lubianca J, Machado RB. Anticoncepção nos extremos reprodutivos: adolescência e perimenopausa. In: Fernandes CE, Silva de Sá MF, eds. Tratado de Ginecologia da Febrasgo. Rio de Janeiro, Elsevier, 2019; P. 821-830.

capítulo 10

Entendendo a TH Acima de 60 anos:
Para Quem e Como?

▶ Luiz Francisco Cintra Baccaro

INTRODUÇÃO

A prescrição de terapia hormonal à base de estrogênios em doses com ação sistêmica (TH) para mulheres com idade superior a 60 anos é um assunto controverso. O médico ginecologista deve estar familiarizado com o assunto, pois se estima que as mulheres apresentam sintomas vasomotores por aproximadamente 7 anos e que aproximadamente um terço delas mantém fogachos moderados ou intensos após 10 anos da menopausa.[1] Atualmente, considera-se que o uso de TH deve ser individualizado e que o início e a interrupção da medicação não devem se basear apenas na idade da mulher.[2]

Os benefícios do uso de estrogênio em baixas doses, por via vaginal, para tratamento dos sintomas da síndrome geniturinária da menopausa, são bem conhecidos e não são o escopo deste capítulo. Os efeitos positivos primários da TH sistêmica também são bem estabelecidos. Além de ser a terapia mais efetiva contra as ondas de calor, levando a uma redução de 75% na frequência e de 87% na intensidade, a TH aumenta a massa óssea e reduz a incidência de fraturas, tanto vertebrais quanto não vertebrais. É consenso que a TH sistêmica seja indicada para o tratamento dos sintomas vasomotores, para o tratamento da insuficiência ovariana prematura e para prevenir as fraturas por fragilidade óssea.[3] Para entender a TH após os 60 anos, é fundamental que seja feita uma distinção clara entre o início de utilização da medicação após os 60 anos, da manutenção da terapia por mulheres que já estão em uso e que ultrapassam essa idade. A relação entre o risco e o benefício da TH é diferente nessas duas situações. Devemos levar em especial consideração o risco de demência, de eventos cardiovasculares e de acidente vascular cerebral quando consideramos o uso de TH após os 60 anos.

Desafios da Terapêutica Hormonal da Menopausa na Prática Clínica

> Em 2003 foram publicados os resultados de um ensaio clínico randomizado que avaliou os efeitos da terapia combinada de estrogênios e progestagênio sobre a incidência de demência. Um total de 4.532 mulheres com 65 anos de idade ou mais foram randomizadas para iniciarem o uso de estrogênios equinos conjugados com 0,625 mg associados a acetato de medroxiprogesterona 2,5 mg (n = 2.229) ou placebo (n = 2.303). Ao final do estudo, a taxa de risco de demência para mulheres que usaram a TH combinada, comparada à das que utilizaram placebo, foi de 2,05 (95% IC 1,21 – 3,48). Esse risco adicional resultaria em 23 casos a mais de demência para cada 10 mil mulheres usuárias de TH por ano.[4] Não se observou a mesma associação de risco para mulheres que iniciaram o uso de TH com estrogênios isolados.[5] A terapia estrogênica pode ter efeitos positivos sobre a cognição, quando iniciada logo após a ooforectomia bilateral em idade precoce, entretanto, apresenta efeitos neutros sobre a função cognitiva, quando iniciada na perimenopausa que ocorre em idade normal e é mantida por um período não superior a 10 anos.[6,7]

Os efeitos do estrogênio sobre o aparelho cardiovascular dependem da fase da vida da mulher na qual ele é administrado. Em mulheres jovens, com pouco tempo desde o início da menopausa, os receptores estrogênicos mediam uma série de efeitos benéficos que levam à vasodilatação, menor reação inflamatória e possivelmente uma menor progressão da aterosclerose. Entretanto, em mulheres mais velhas e nas com mais de 10 anos após o início da menopausa, é comum a presença de placas de aterosclerose avançadas já estabelecidas. Nessas mulheres, a administração de estrogênio exógeno pode provocar a desestabilização das placas, aumentando o risco de eventos cardiovasculares e acidentes vasculares cerebrais.[2,8] Os mecanismos moleculares não são completamente compreendidos, entretanto, acredita-se que mudanças na sinalização dos receptores de estrogênio e um estado de inflamação exacerbada relacionado à idade possam ser os responsáveis por essa associação de risco.[2]

Uma revisão sistemática com metanálise avaliou os efeitos da TH sobre o risco cardiovascular. Os autores observaram que mulheres que iniciam a TH com menos de 10 anos desde a última menstruação apresentam menor incidência de doenças cardiovasculares (RR 0,52, 95% IC 0,29 a 0,96; moderada qualidade de evidência) e menor mortalidade geral (RR 0,70, 95% IC 0,52 a 0,95, moderada qualidade de evidência), quando comparadas a mulheres que utilizaram placebo ou não fazem nenhum tipo de tratamento. Além disso, o início da utilização do hormônio mais próximo à menopausa não influencia o risco de acidente vascular cerebral. Entretanto, para mulheres que iniciam a TH com mais de 10 anos desde a última menstruação, além de não ser observada redução na incidência de doença cardiovascular e de mortalidade geral, observa-se um aumento na incidência de acidente vascular cerebral isquêmico (RR 1,21, 95% IC 1,06 a

1,38, alta qualidade de evidência). Nesse estudo de revisão, a TH esteve associada a maior risco de trombose venosa profunda, independentemente do período decorrido desde a menopausa e o início de uso da medicação.[9]

Acreditamos que para mulheres acima dos 65 anos cogitando o início do uso de TH, seria interessante a discussão de métodos alternativos para controle dos sintomas, devido a um possível maior risco de demência associado ao início de TH nessa fase da vida. Para mulheres com idade entre 60 e 65 anos, com mais de 10 anos de menopausa, o risco aumentado de acidente vascular cerebral, associado ao início da TH, também justifica a opção inicial por métodos terapêuticos alternativos.[6] Para mulheres com idade inferior a 65 anos e menos de 10 anos de menopausa, é prudente a investigação de outras comorbidades associadas à formação de placas de ateroma, como tabagismo, diabetes, dislipidemia e hipertensão arterial descontrolada. Uma ferramenta auxiliar para quantificar a influência dessas comorbidades é a avaliação do risco cardiovascular. Ele pode ser calculado por fórmulas matemáticas, como a desenvolvida pelo Colégio Americano de Cardiologia, disponível na internet.[10] Segundo alguns autores, mulheres que apresentam risco de apresentar um evento cardiovascular ou acidente vascular cerebral menor do que 10% em 10 anos podem receber terapia hormonal, enquanto mulheres com risco maior do que 10% teriam maior benefício com terapias alternativas.[11]

É muito importante a escolha de um esquema adequado para mulheres que utilizarão TH após os 60 anos. A utilização de estrogênio por via transdérmica e em baixas doses é uma opção mais segura para mulheres mais velhas. A administração por via transdérmica apresenta diversos aspectos superiores à via oral. Quando administrado por via transdérmica, não há primeira passagem hepática, com menor variabilidade nos níveis séricos do hormônio, menor formação de sulfato de estrona, além de efeitos mínimos sobre a proteína C reativa e os fatores de coagulação. Alguns estudos observacionais têm sugerido que a TH administrada por via transdérmica levaria a um menor risco de TVP e possivelmente AVC, quando comparada à TH administrada por via oral.[2] Outro aspecto positivo da administração por via transdérmica é que, de maneira diversa da via oral, ela não aumenta os níveis séricos da proteína carreadora de hormônios sexuais (SHBG), não diminuindo os níveis séricos de testosterona livre. Isso é de especial importância em pacientes que apresentam disfunção sexual.[6]

A utilização de baixas doses de estrogênio tem sido associada ao menor risco de eventos tromboembólicos, sem perder o efeito benéfico sobre os sintomas vasomotores e a massa óssea.[6] Nos primeiros 10 anos após a menopausa, há uma queda de 60% a 80% nos níveis de estradiol sérico, em comparação às mulheres na menacme. Alguns estudos têm demonstrado maior risco de diabetes tipo 2 e doença cardiovascular em mulheres que mantém níveis mais elevados de estrogênio.[2] Doses habituais de estrogênio para o tratamento de sintomas vasomotores podem aumentar as concentrações séricas hormonais e alterar o risco cardiovascular, especialmente em mulheres com mais de 60 anos. Em contrapartida, doses mais baixas do hormônio podem, em teoria, melhorar a função cardíaca e apresentar menor efeito sobre o risco de eventos tromboembólicos.[2]

Mulheres com útero intacto devem receber progesterona ou progestagênios (compostos sintéticos com ação nos receptores de progesterona) em doses adequadas, para prevenção de hiperplasia endometrial. Além de agirem nos receptores da progesterona, os progestagênios também interagem com receptores androgênicos, mineralocorticoides e glicocorticoides, podendo influenciar no risco tromboembólico. Um recente estudo de revisão sistemática com metanálise demonstrou que em usuárias de TH por via oral há um maior risco de tromboembolismo venoso em usuárias de acetato de medroxiprogesterona, quando comparado a outros progestagênios (RR 2,77; 95% IC 2,33 – 3,30). Entre as usuárias de estrogênio por via transdérmica, a associação com progesterona natural micronizada não aumentou o risco de tromboembolismo venoso, quando comparada às não usuárias de TH (RR 0,93; 95% IC 0,65 – 1,33). Entretanto, usuárias de estradiol transdérmico associado a progestagênios norpregnanos apresentaram maior risco, quando comparadas a não usuárias de TH (RR 2,42; 95% IC 1,84 – 3,18).[12] Com isso, é provável que compostos com afinidade mais seletiva pelo receptor da progesterona, destacando-se a própria progesterona natural micronizada, tragam menor risco tromboembólico às usuárias de TH combinada (Figura 10.1).[2,12]

Existem poucos ensaios clínicos que avaliam o uso prolongado da terapia hormonal na menopausa. A manutenção do uso de TH por mulheres que passaram dos 60 anos deve ser individualizada com base em benefícios e possíveis riscos. Quanto ao câncer de mama, a TH combinada de estrogênios e progestagênio possivelmente aumenta a incidência da doença a partir do terceiro ano de uso. Entretanto,

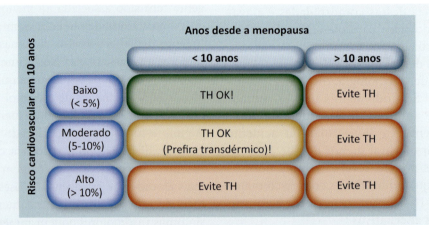

■ **FIGURA 10.1** Indicação de TH com base no tempo de pós-menopausa e no risco cardiovascular.
Fonte: Adaptada de Kaunitz AM, Manson JE. 2015.[11]

esse risco é de menos de 1 caso adicional de câncer de mama para cada 1.000 pessoas-ano de uso.[6] Quando o estrogênio é prescrito de forma isolada, há maior flexibilidade quanto ao uso prolongado, pois alguns ensaios clínicos observaram menor risco de câncer de mama nas usuárias de estrogênio isolado, quando comparadas às usuárias de placebo.[6] Entretanto, essa associação não foi observada em todos os estudos observacionais, e alguns mostraram um risco aumentado de câncer de mama mesmo com o uso de estrogênio isolado.[6] Alguns estudos observacionais sugeriram um aumento no risco de câncer de ovário com o uso prolongado de TH, entretanto, essa associação ainda não foi comprovada. Se esta associação de risco realmente existir, ela é rara (menos de 1 caso para cada 1.000 usuárias) ou muito rara (menos de 0,01 caso para cada 1.000 usuárias), aumentando com o maior tempo de uso.[6]

Um recente estudo de caso-controle em uma população de mulheres finlandesas analisou em detalhes a associação entre o uso de TH e o mal de Alzheimer. Por meio do registro nacional populacional, os autores identificaram 84.739 mulheres que desenvolveram mal de Alzheimer entre 1999 a 2013 e compararam a 84.739 mulheres sem a doença, pareadas por idade e distrito domiciliar. Entre as mulheres que haviam iniciado o uso de TH com menos de 60 anos de idade e que mantiveram seu uso por mais de 10 anos, houve maior risco de desenvolver a doença, tanto entre usuárias de estrogênio isolado (OR 1,07; 95% IC 1,00 – 1,15) quanto entre usuárias de estrogênio associado a progestagênio (OR 1,20; 95% IC

1,13 – 1,26). Entre mulheres que iniciaram TH com menos de 60 anos e usaram a medicação por menos de 10 anos, não houve maior risco do mal de Alzheimer. Os autores não identificaram diferença no risco da doença entre os diferentes esquemas de TH utilizados.[7]

A influência do tempo prolongado de TH sobre o risco cardiovascular e de acidente vascular cerebral também é difícil de ser avaliada, devido à falta de ensaios clínicos randomizados. Além disso, a duração do uso de TH não pode ser observada como um fator único influenciando o risco cardiovascular, já que longos períodos de utilização ocorrem simultaneamente ao processo natural de envelhecimento, que agrega diversos outros fatores de risco. Em mulheres sem placas de ateromatose previamente estabelecidas, o uso prolongado de estrogênio pode ter efeitos favoráveis sobre o perfil lipídico e possivelmente regredir a progressão da aterosclerose.[2] Um estudo observacional finlandês avaliou o risco de morte por doença cardiovascular, acidente vascular cerebral ou por qualquer outra causa entre usuárias e não usuárias de TH. Além disso, avaliou a influência do tempo de uso de TH sobre a mortalidade. O risco de morrer por doença cardiovascular ou por qualquer outra doença foi significativamente menor entre usuárias de TH, com associação positiva com o tempo de uso, ou seja, quanto maior o tempo de uso, menor o risco de morte. O risco de morrer por acidente vascular cerebral também foi menor entre usuárias de TH, porém, sem relação com o tempo de utilização da terapia hormonal.[13]

CONSIDERAÇÕES FINAIS

Muitas mulheres com mais de 60 anos apresentam sintomas vasomotores intensos que afetam sua qualidade de vida. Além das ondas de calor, a diminuição da massa óssea com aumento no risco de fraturas é uma indesejada consequência da queda dos níveis séricos de estrogênio. A TH pode ser uma boa alternativa terapêutica em casos selecionados, preferencialmente se administrada por via transdérmica, com baixas doses de estrogênio e pelo menor período necessário para o controle dos sintomas. A reavaliação periódica dos sintomas e das comorbidades é muito importante e deve ser sempre realizada. Durante essas visitas, é fundamental que a paciente seja muito bem esclarecida sobre os riscos e benefícios da medicação, para que participe ativamente do processo de decisão compartilhada.

PONTOS-CHAVE

- Para mulheres com mais de 65 anos, não usuárias de TH, recomenda-se a utilização de terapias alternativas (não hormonais) para tratamento dos sintomas climatéricos, devido a um possível risco de demência associado ao início de TH nessa fase da vida.
- Em mulheres que pretendem iniciar o uso de TH entre os 60 e 65 anos, é fundamental avaliar o tempo desde a menopausa e o risco de doença cardiovascular.
- Para mulheres com mais de 10 anos desde a menopausa ou com alto risco de doença cardiovascular (≥ 10% em 10 anos), recomenda-se a utilização de terapias alternativas (não hormonais) para tratamento dos sintomas.
- Os eventos adversos associados ao uso prolongado de TH são difíceis de serem estudados, devido ao processo natural de envelhecimento. A manutenção do uso de TH por mulheres que passaram dos 60 anos deve ser individualizada com base em benefícios e possíveis riscos.
- O uso de TH em mulheres com mais de 60 anos deve ser feito preferencialmente por via transdérmica, com baixa dose de estrogênio e pelo menor tempo necessário, para controle dos sintomas.
- Em mulheres com útero intacto, a administração de progestagênio é fundamental para prevenir hiperplasia endometrial. O uso de progesterona natural micronizada está aparentemente associado a um menor risco de eventos tromboembólicos, sendo recomendado para mulheres nessa faixa etária.

REFERÊNCIAS BIBLIOGRÁFICAS

1. Avis NE, Crawford SL, Greendale G, Bromberger JT, Everson-Rose SA, Gold EB, Hess R, Joffe H, Kravitz HM, Tepper PG, Thurston RC. Study of Women's Health Across the Nation. Duration of menopausal vasomotor symptoms over the menopause transition. JAMA Intern Med. 2015 Apr; 175(4):531-9.

2. Oliver-Williams C, Glisic M, Shahzad S, Brown E, Pellegrino Baena C, Chadni M, Chowdhury R, Franco OH, Muka T. The route of administration, timing, duration and dose of postmenopausal hormone therapy and cardiovascular outcomes in women: a systematic review. Hum Reprod Update. 2019; 25(2):257-271.

3. Pompei LM, Machado RB, Wender MC, Fernandes CE. Consenso Brasileiro de Terapêutica Hormonal da Menopausa – Associação Brasileira de Climatério (SOBRAC) – São Paulo: Leitura Médica, 2018.

4. Shumaker SA, Legault C, Rapp SR, Thal L, Wallace RB, Ockene JK, Hendrix SL, Jones BN 3rd, Assaf AR, Jackson RD, Kotchen JM, Wassertheil-Smoller S, Wactawski-Wende J. WHIMS Investigators. Estrogen plus progestin and the incidence of dementia and mild cognitive impairment in postmenopausal women: the Women's Health Initiative Memory Study: a randomized controlled trial. JAMA. 2003; 289(20):2651-62.

5. Shumaker SA, Legault C, Kuller L, Rapp SR, Thal L, Lane DS, Fillit H, Stefanick ML, Hendrix SL, Lewis CE, Masaki K, Coker LH. Women's Health Initiative Memory Study. Conjugated equine estrogens and incidence of probable dementia and mild cognitive impairment in postmenopausal women: Women's Health Initiative Memory Study. JAMA. 2004; 291(24):2947-58.

6. The 2017 hormone therapy position statement of The North American Menopause Society. Menopause. 2017; 24(7):728-753.

7. Savolainen-Peltonen H, Rahkola-Soisalo P, Hoti F, Vattulainen P, Gissler M,

Ylikorkala O, Mikkola TS. Use of postmenopausal hormone therapy and risk of Alzheimer's disease in Finland: nationwide case-control study. BMJ. 2019; 364:l665.

8. Lobo RA. Hormone-replacement therapy: current thinking. Nat Rev Endocrinol. 2017; 13(4):220-231.

9. Boardman HM, Hartley L, Eisinga A, Main C, Roqué i Figuls M, Bonfill Cosp X, Gabriel Sanchez R, Knight B. Hormone therapy for preventing cardiovascular disease in post-menopausal women. Cochrane Database Syst Rev. 2015 Mar 10; (3):CD002229.

10. Goff DC Jr, Lloyd-Jones DM, Bennett G, Coady S, D'Agostino RB, Gibbons R et al. American College of Cardiology/American Heart Association Task Force on Practice Guidelines. 2013 ACC/AHA guideline on the assessment of cardiovascular risk: a report of the American College of Cardiology/American Heart Association Task Force on Practice Guidelines. Circulation. 2014; 129(25 Suppl 2):S49-73.

11. Kaunitz AM, Manson JE. Management of Menopausal Symptoms. Obstet Gynecol. 2015; 126(4):859-76.

12. Scarabin PY. Progestogens and venous thromboembolism in menopausal women: an updated oral versus transdermal estrogen meta-analysis. Climacteric. 2018; 21(4):341-345.

13. Mikkola TS, Tuomikoski P, Lyytinen H, Korhonen P, Hoti F, Vattulainen P, Gissler M, Ylikorkala O. Estradiol-based postmenopausal hormone therapy and risk of cardiovascular and all-cause mortality. Menopause. 2015; 22(9):976-83.

Seção **3**

ATUALIZAÇÃO NO DIAGNÓSTICO E TRATAMENTO DA ENDOMETRIOSE

11 Utilização da Propedêutica Clínica no Diagnóstico dos Diferentes Tipos de Endometriose 97

12 Quando Solicitar Exame de Imagem Especializado: Qual o Impacto na Conduta .. 109

13 Quando Indicar Tratamento Farmacológico na Mulher com Dor Pélvica 119

14 Resultados da Cirurgia para Endometriose .. 127

ATUALIZAÇÃO NO DIAGNÓSTICO E TRATAMENTO DA ENDOMETRIOSE

▶ Reginaldo Guedes Coelho Lopes

A endometriose segue sendo um desafio para o ginecologista desde seu diagnóstico até seu tratamento. Até há alguns anos só se admitia o diagnóstico se houvesse comprovação anatomopatológica da presença de tecido endometrial fora da cavidade uterina. Desta forma, éramos obrigados a realizar uma cirurgia videolaparoscópica para confirmar a existência desta afecção. Realizávamos inúmeras laparoscopias diagnósticas para confirmação. Hoje isto é absolutamente irracional, pois submeter as pacientes a uma internação hospitalar e fazê-las correr os riscos inerentes a uma cirurgia sob anestesia geral não tem o menor sentido. Ainda hoje o Sistema Único de Saúde (SUS) só fornece os medicamentos para tratamento de endometriose com a apresentação do exame anatomopatológico. O mesmo não se dá em relação aos leiomiomas do útero, onde a simples comprovação por exames de imagem já é suficiente para o fornecimento de medicações. Devemos fazer inicialmente o diagnóstico clínico a partir de sintomas muito sugestivos da afecção. Sintomas como dismenorreia, dor pélvica acíclica, dispareunia de profundidade, disquezia e disúria durante o período menstrual são comumente encontrados nestas pacientes. O exame ginecológico também é outro fator relevante, podendo se encontrar lesões endometrióticas no fundo de saco vaginal e ao toque dor ou nodulações também no fundo de saco posterior. A infertilidade é outra situação onde sempre devemos colocar como hipótese diagnóstica a endometriose.

Busca-se, ainda hoje, um marcador para diagnóstico com alta sensibilidade e especificidade. Infelizmente não o temos. O CA-125 plasmático tem baixa sensibilidade e não deve ser usado com finalidade diagnóstica. Resta-nos os exames de imagem que apresentaram enorme evolução tecnológica nos últimos anos. Há diversos trabalhos na literatura correlacionando o quadro clínico com a ultrassonografia com preparo intestinal prévio, com altíssima sensibilidade para diagnóstico de endometriose. Para tanto é preciso um ultrassonografista treinado e um bom aparelho. A ressonância magnética também pode ser utilizada, embora seja um exame de custo mais elevado. Inúmeras pacientes são tratadas com o diagnóstico clínico e por imagem com excelentes resultados.

Os tratamentos clínico e cirúrgico também evoluíram muito nos últimos anos. Novas drogas foram introduzidas e as técnicas cirúrgicas permitem, hoje, a abordagem de casos antes denominados de inoperáveis. Praticamente todos os tratamentos clínicos visam inibir a proliferação endometrial, mantendo a paciente em regimes de amenorreia. Podemos utilizar os anticoncepcionais hormonais combinados, pelas suas mais diversas vias, pois, apesar de conterem estrogênio, levam a uma atrofia endometrial. Deve-se dar preferência para o uso contínuo. Os progestagênios variam muito na eficácia da atrofia endometrial e na redução da dor, mas podemos afirmar que todos são úteis no tratamento clínico. Além dos progestagênios por via oral, podemos também utilizar o dispositivo intrauterino medicado com levonorgestrel e implantes hormonais subcutâneos. Os análogos e antagonistas do GnRH continuam sendo muito eficazes na redução da sintomatologia dolorosa e causam uma atrofia endometrial importante em razão do hipoestrogenismo. Recentemente foi lançado o primeiro antagonista por via oral (Elagolix) o que pode abrir uma nova perspectiva terapêutica. A infertilidade pode ser tratada com fertilização *in vitro* ou cirurgia, devendo-se individualizar cada caso. Importante salientar que a endometriose diminui a reserva ovariana e a cirurgia, principalmente a ovariana, também pode diminuir esta reserva. Para situações de endometriose profunda severa, com quadro clínico doloroso e sem melhora com o tratamento clínico, há diversas técnicas cirúrgicas que podem ser indicadas.

capítulo 11

Utilização da Propedêutica Clínica no Diagnóstico dos Diferentes Tipos de Endometriose

▶ Luciano Gibran
▶ Fernanda V L Arcoverde
▶ Roberta Ávila

INTRODUÇÃO

A endometriose é uma doença ginecológica inflamatória, dependente de estrogênio, caracterizada pela presença de tecido endometrial (glândula e/ou estroma) fora da cavidade uterina, que afeta cerca de 6% a 10% das mulheres em idade reprodutiva.[1] Considerando pacientes com quadro de dor pélvica e/ou infertilidade, estima-se que sua prevalência seja em torno de 35% a 50%.[1] Apresenta características peculiares, tanto na esfera clínica, que pode se apresentar de modo assintomático[2] até dores incapacitantes, quanto na esfera morfológica, que pode se manifestar com quadros leves de endometriose superficial (Figura 11.1), até quadros avançados de endometriose profunda com bloqueio de fundo de saco posterior (Figura 11.2). Desta forma, múltiplas classificações já foram criadas tentando caracterizar esta doença.

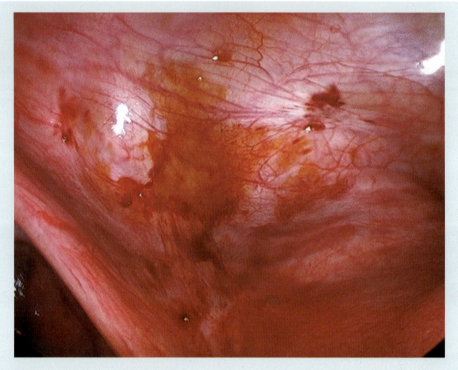

■ **FIGURA 11.1** Endometriose superficial.

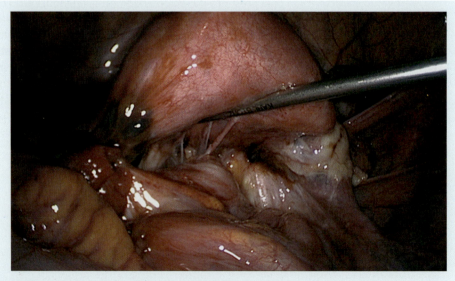

■ **FIGURA 11.2** Endometriose profunda com bloqueio de fundo de saco posterior.

CLASSIFICAÇÃO

Segundo Nisolle e Donnez[3] existem três diferentes formas de endometriose: peritoneal, ovariana e nódulos adenomióticos do septo retovaginal.

Endometriose Peritoneal

Pode ser justificada pela teoria da menstruação retrógrada, com posterior aderência, implantação e proliferação de células endometriais viáveis. Apresenta vários tipos de lesão diferentes, e estas lesões representam etapas no processo de evolução da doença.

- **Vermelhas**: são as lesões mais ativas e vascularizadas, consideradas o primeiro estágio da endometriose peritoneal. Tem grau de atividade semelhante ao endométrio tópico;
- **Negras**: após a menstruação, a lesão vermelha regride até a próxima menstruação. No ciclo subsequente, o sangramento menstrual retrógrado induz uma reação inflamatória que provoca escarificação e que envolve o implante, fechando-o. O implante vermelho então torna-se negro, pela presença dos detritos intraluminais;
- **Brancos**: em alguns casos, o processo inflamatório e a fibrose subsequente desvasculariza totalmente o foco de endometriose, restando apenas placas brancas de colágeno antigo. As lesões brancas podem corresponder a lesões cicatriciais, lesões quiescentes ou corresponder ao estado latente da doença, podendo permanecer desta forma por longos períodos.

Endometriose Ovariana

Endometriose ovariana se justifica pela teoria da metaplasia celômica. O epitélio ovariano, derivado do epitélio celômico, tem grande potencial metaplásico, e promove cistos de inclusão epiteliais por invaginação. Pela influência de fatores de crescimento desconhecidos, essas inclusões peritoneais podem se transformar em endometriose intraovariana através da metaplasia.

Endometriose Profunda

Nódulos adenomióticos do septo retovaginal: se justifica pela teoria da metaplasia dos remanescentes müllerianos, localizados neste local. Ocorre proliferação intensa do músculo liso, resultando em aspecto adenomiomatoso, semelhante à adenomiose do miométrio.

A definição clássica de endometriose profunda considera, como tal, lesões que infiltrem o peritônio > 5 mm.[4] Uma visão mais atual considera como endometriose profunda aquela que apresente invasão fibrosa ou muscular de órgãos e estruturas anatômicas, contendo tecido endometrial abaixo do peritônio, independente da profundidade de infiltração.[5]

FATORES DE RISCO

Existem relatos de diagnóstico de endometriose em todas as fases da vida da mulher (infância, adolescência, menacme e pós-menopausa), porém esta doença se manifesta mais comumente durante a idade fértil. A idade média de diagnóstico de pacientes com endometriose relatada em estudo brasileiro[6] foi de 33,2 ± 6,3 anos, compatível com relatos internacionais.

Considerando-se que é uma doença dependente de estrogênio, fatores que aumentam a exposição feminina a este hormônio são considerados fatores de risco. Menarca precoce, baixo índice de massa corpórea, má formações müllerianas obstrutivas, nuliparidade e antecedentes familiares de endometriose são fatores de risco já estudados na literatura. O uso de contraceptivos orais para tratamento de dismenorreia primária também foi associado à presença de endometriose. O tabagismo já foi apontado como fator de risco e proteção por diferentes estudos.[7]

SINTOMATOLOGIA

Aspectos Gerais

O quadro clínico da endometriose pode ser bastante inespecífico, variando de dor forte e incapacitante à ausência completa de sintomas.[2] Além disso, historicamente não há associação bem estabelecida entre intensidade de sintomas e estadiamento da doença, tornando a suspeita clínica e diagnóstico por vezes grandes desafios ao ginecologista. Aspectos culturais como pacientes que consideram seus sintomas normais, e ginecologistas que não valorizam queixas álgicas também são citados na literatura como razões para atraso do diagnóstico. Um estudo alemão identificou 74,3% de diagnósticos equivocados em 171 pacientes com endometriose confirmada cirurgicamente, em ordem decrescente: dor pélvica associada ao estresse, síndrome do intestino irritável, intolerância à lactose, distúrbios psicossexuais, bexiga hiperativa, doença inflamatória pélvica e infertilidade sem causa aparente.[8] Tal cenário é refletido em estudo brasileiro que descreveu atraso médio de 7 anos entre o início de sintomas e o diagnóstico da doença.[9]

Desta forma, dentre as pacientes portadoras de endometriose que apresentam queixas clínicas, seis sintomas se destacam e devem levantar suspeita: *dismenorreia; dor pélvica acíclica; dispareunia de profundidade; disquezia cíclica; disúria cíclica e infertilidade.*

Bellelis *et al.*[6] avaliou a prevalência destes sintomas em uma amostra de pacientes que foram submetidas a tratamento cirúrgico de diferentes estadios da doença, e descreveu a presença de dor pélvica crônica em 56,8%, dispareunia de profundidade em 54,7%, alteração intestinal cíclica em 48,3% e dismenorreia incapacitante em 28,4%, conforme Tabela 11.1. Uma revisão de 2015[7] caracterizou a dor da endometriose como latejante, maçante, afiada, que piora com a atividade física e progride com o passar do tempo. A neuropelveologia é uma nova disciplina que vem se desenvolvendo com foco nas doenças do sistema nervoso pélvico e na dor pélvica crônica,[10] podendo em breve se tornar mais uma ferramenta no diagnóstico da endometriose.

Considerando que a dor é um sintoma subjetivo, ferramentas que permitam sua quantificação auxiliam no diagnóstico e seguimento evolutivo de tais pacientes. Para essa finalidade, a escala visual analógica (EVA) de dor é a ferramenta mais utilizada (Figura 11.3). Dor refratária ao uso de analgésicos, que comprometa as atividades habituais, com EVA > 7, deve ser valorizada clinicamente na suspeita de endometriose.

Tabela 11.1 Distribuição dos sintomas referidos pelas pacientes

Sintomas referidos	n	%
Dismenorreia incapacitante	253	28,4%
Dor pélvica crônica	507	56,8%
Infertilidade	355	39,8%
Alteração intestinal cíclica	431	48,3%
Alteração urinária cíclica	104	11,7%
Dispareunia de profundidade	488	54,7%

Fonte: Bellelis P, Dias JA, Podgaec S, Gonzales M, Baracat EC, Abrão MS. Epidemiological and clinical aspects of pelvic endometriosis–a case series. Rev Assoc Med Bras (1992). 2010;56(4):467-71

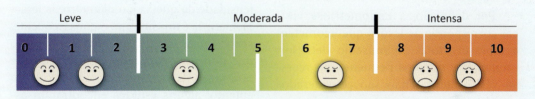

■ **FIGURA 11.3** Escala visual analógica.

Endometriose Profunda

Ainda que não haja clara correlação entre estadiamento da doença e intensidade de sintomas, alguns estudos vêm tentando correlacionar a topografia das lesões de endometriose profunda com sintomas específicos.

Compartimento posterior

A endometriose que acomete o compartimento posterior da pelve (ligamentos uterossacros, parede vaginal posterior, septo retovaginal e parede retal anterior) é a forma mais comum de doença profunda.[11]

Fauconnier *et al.* descreveram a correlação entre a dispareunia de profundidade e o acometimento dos ligamentos uterossacros; a dor pélvica crônica acíclica com a endometriose no reto-sigmoide e a disquezia cíclica com a infiltração da vagina. A dismenorreia severa não se correlacionou a uma localização específica de EDT profunda, e sim com a presença de aderências no fundo de saco posterior.[12]

Seracchioli *et al.* encontraram uma correlação significativa entre a intensidade da disquezia e endometriose profunda no compartimento posterior. Quanto maior a lesão retovaginal, maior a intensidade da disquezia, mas o mesmo não foi significativo para lesões intestinais.[11]

Chapron *et al.* propuseram um questionário simplificado para auxiliar no diagnóstico clínico deste subtipo de endometriose, e encontraram sensibilidade e especificidades de 74,5% e 68,7% na presença de disquezia ou dispareunia severa.[13]

Bexiga

Apesar da prevalência da endometriose entre mulheres em idade reprodutiva, a doença é rara quando analisamos apenas o trato urinário: a endometriose vesical representa menos de 1% dos casos de endometriose, sendo as outras localizações ainda menos comuns.[14]

Por definição, a endometriose vesical corresponde às lesões que acometem a espessura total do músculo detrusor; implantes e nódulos pequenos no recesso vésico-uterino não são considerados como tal. Devido à sua composição predominantemente de fibras musculares lisas com glândulas e estroma escasso, alguns autores acreditam que os nódulos vesicais seriam também de um tipo de adenomiose, à semelhança dos nódulos do septo retovaginal e, da mesma forma que estes, se originariam por metaplasia dos remanescentes mullerianos.[14]

Knabben *et al.* encontraram uma prevalência de 52,6% de endometriose do trato urogenital em pacientes operadas por doença profunda, incluindo lesões de bexiga e ureter. Esse estudo considerou, porém, a doença adjacente ao ureter, causando compressão desta estrutura, como doença do trato urinário. O mesmo estudo comprovou associação positiva entre presença e tamanho dos nódulos do septo retovaginal com risco de acometimento

ureteral, com um *cut-off* de 30 mm.[15] Kondo *et al.*, em 2013, encontraram envolvimento ureteral em 17,9% das mulheres com lesão retrocervical ≥ 30 mm.[16]

Com relação à sintomatologia, os estudos mostram que as lesões vesicais são frequentemente sintomáticas, enquanto que as ureterais não.[15] Os sintomas associados às lesões vesicais incluem disúria, frequência, dor vesical, e menos comumente hematúria, urgência e incontinência urinária.[17] Infecções urinárias repetidas também podem ocorrer,[15] e os sintomas podem se exacerbar no período menstrual. A disúria é a queixa mais frequente, reportada em 21% a 69% das pacientes com lesões vesicais, com correlação positiva entre a intensidade da queixa e o diâmetro da lesão. Hematúria é um sintoma menos frequente, sendo relatado em 0% a 35% dos casos, o que pode ser explicado pela infrequente infiltração da camada mucosa vesical. No entanto, alguns estudos encontraram associação entre sintomas do trato urinário inferior com a doença infiltrativa profunda, não observando diferença significativa entre as queixas em pacientes com endometriose do compartimento posterior com e sem doença vesical concomitante.[17]

Ureter

Se a endometriose do trato urinário é rara, o envolvimento ureteral é ainda menos comum, e ocorre em cerca de 0,1% das mulheres.

A lesão de endometriose que afeta o ureter pode ser de dois tipos: extrínseca ou intrínseca. A primeira é a mais comum, e se caracteriza pelo envolvimento por contiguidade do peritônio e da adventícia doentes, comprimindo e levando à fibrose periureteral, prejudicando a função renal em 30% dos casos.[16,18] Essa fibrose causa retração e medianização do ureter distal, distorcendo a anatomia normal.[18] Já o comprometimento intrínseco se origina da disseminação linfática ou venosa, podendo levar à obstrução e à hematúria cíclica.[16] É uma forma de doença bastante rara, e se caracteriza pela presença de glândulas e estroma na camada muscular do ureter.[18]

Os sintomas do comprometimento ureteral são vagos e inespecíficos, e são comuns às outras apresentações da doença: dismenorreia, dispareunia de profundidade, dor pélvica crônica. Disúria intermitente, dor abdominal e em flancos, e cólica renal também podem ser relatados. A intensidade dos sintomas relatados não se correlaciona com o grau de obstrução, sendo que obstruções severas com perda de função renal podem ser assintomáticas.[16,18] A hematúria sugere comprometimento da mucosa nas lesões intrínsecas.[16]

Por provocar sintomatologia frustra, o risco de perda renal silenciosa nessas pacientes é alto, em torno 25% a 50%. O atraso no diagnóstico e o estreitamento lento e progressivo do lúmen ureteral, causando hidronefrose, contribuem para este evento.[16]

Íleo, ceco, apêndice

A endometriose intestinal está presente em 5% a 12% das mulheres com endometriose pélvica. Cerca de 75% destas lesões estão localizadas no reto ou sigmoide; as demais se distribuem entre os segmentos proximais, incluindo apêndice, íleo e ceco.[19] Chapron *et al.* encontraram em sua casuística a seguinte distribuição da doença intestinal: reto e junção retossigmoide em 65,7%, sigmoide em 17,4%, ceco e junção íleo-cecal em 4,1%, apêndice em 6,4%, intestino delgado em 4,7%, e omento em 1,7%.[20]

A doença íleo-cecal, diferente das lesões que acometem o retossigmoide, desencadeia sintomas inespecíficos, como dor abdominal, náusea, vômitos e diarreia, ou pode ainda ser assintomática. Muitas vezes o diagnóstico ocorre após uma complicação, como apendicite ou obstrução agudas.[19] A doença ileal está presente em 2% a 16% dos casos de doença intestinal, e os sintomas pseudo-obstrutivos são relatados em cerca de 50% dos casos, mesmo quando a lesão é pequena.[21]

A lesão de endometriose que acomete o apêndice está presente em 0,4% a 22% das pacientes com a doença. Essas pacientes estão mais propensas a apresentarem alterações do hábito intestinal ou sangramento intestinal. A extensão da doença pélvica, acometendo pelo menos três ou mais sítios, é um fator preditivo positivo para doença envolvendo o apêndice, sendo recomendável a inspeção cirúrgica sistemática do órgão quando diante de doença em estágio avançado.[22]

Diafragma

O acometimento diafragmático pela endometriose é raro, e frequentemente está associado com a Síndrome da Endometriose Torácica. Nesta síndrome, além do diafragma, foram descritas lesões de endometriose na pleura, parênquima pulmonar e vias aéreas. Algumas teorias tentam justificar esse fenômeno: o tecido endometrial circularia na cavidade abdominal junto com o fluido peritoneal, de forma contínua, descendo pela goteira esquerda, passando pelo assoalho pélvico e subindo pela goteira direita até a superfície peritoneal do diafragma, o que justificaria o fato de a maioria das lesões se localizar à direita. Outra teoria, a "síndrome do diafragma poroso", sugere que aberturas no diafragma permitiriam que o fluido peritoneal atingisse a cavidade pleural.[23]

Os sintomas incluem, a depender da localização: hemoptise cíclica, hemotórax, pneumotórax, dor torácica e "falta de ar".[23] A dor no ombro (omalgia) também é sintoma descrito nessas pacientes,[24] por provável irritação do nervo frênico.

EXAME FÍSICO

A avaliação inicial das pacientes com suspeita de endometriose é certamente através da anamnese, explorando ativamente as queixas mais frequentes e também abrindo espaço para que a paciente conte de forma espontânea os seus sintomas. O passo seguinte, que é o exame físico, é fundamental na propedêutica, podendo inferir sobre a presença e gravidade das lesões. Os achados variam significativamente de acordo com a localização da doença: para nódulos no fundo de saco de Douglas, o exame especular evidencia lesões em 14%, e o toque vaginal é positivo em apenas 43% das pacientes. Os nódulos de vagina apresentam uma chance maior de diagnóstico ao exame físico, cerca de 80%. A acurácia do exame físico é maior durante a menstruação.[7] Apresenta, no entanto, limitação em pacientes obesas, pacientes que não permitam o exame adequado por dor, e em lesões anatomicamente inacessíveis ao toque. Tanto o ultrassom transvaginal com preparo intestinal, quanto a ressonância, são superiores no mapeamento das lesões.[25]

A genitália externa dificilmente é sede de lesões. A vagina pode apresentar, ao exame especular, nódulos avermelhados ou azulados em fundo de saco, ou mesmo lesões de aspecto fibrosado.[7] É importante que se procure visualizar com o espéculo o fundo de saco posterior, principalmente a região imediatamente abaixo do lábio posterior do colo uterino (Figura 11.4).

Ao toque vaginal, o colo uterino pode apresentar lesões palpáveis, dor à

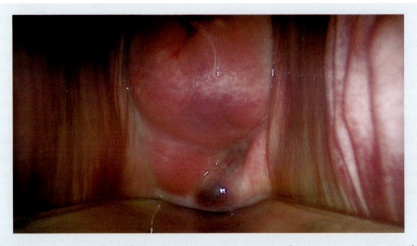

■ **FIGURA 11.4** Lesão negra de endometriose em mucosa vaginal vista ao exame especular.

mobilização, ou estenose. Diminuição ou ausência de mobilidade uterina, retroversão, e dor à mobilização também podem ser sentidos – aderências favorecem esses achados. Massas anexiais, decorrentes de endometriomas, hematossalpinge ou outras massas pélvicas podem ser detectadas. Ao toque do fundo de saco posterior, podemos sentir nodularidades, espessamentos ou mesmo o preenchimento do mesmo por massa endurecida, com sensibilidade dolorosa ou não ao exame.

Os ligamentos uterossacros podem exibir espessamentos, nódulos e dor/sensibilidade ao toque. O examinador deve ficar atento à posição dos nódulos, se centrais (retrocervical) ou laterais (paracervical) considerando que os paracervicais representam maior dificuldade operatória e risco de lesões de ureter, plexo hipogástrico e paramétrio. O septo retovaginal igualmente pode mostrar-se endurecido, fibrosado ou pode ser sede de nódulos palpáveis.[7] No caso das lesões vesicais, pode-se identificar ao toque uma área de espessamento ou nódulo, palpável na parede vaginal anterior, que pode ser dolorosa.[17]

ENDOMETRIOSE EM ADOLESCENTES

As estimativas sobre endometriose em adolescentes com queixa de dor pélvica, confirmadas por laparoscopia, é de 19% a 73%.[26] Apesar de muitas mulheres referirem início dos sintomas na adolescência, o diagnóstico nesta fase frequentemente não ocorre, comprometendo o futuro reprodutivo. O diagnóstico e o tratamento precoces, além de melhorar a dor, ainda previne a progressão da doença e os danos aos órgãos pélvicos, preservando a fertilidade.[26]

A queixa reportada geralmente é a dor pélvica crônica cíclica e acíclica, dismenorreia, dispareunia e disquezia cíclica, mas outros sintomas menos específicos podem surgir.[26,27] Sintomas abdominais vagos, alterações gastrointestinais e sintomas genitourinários podem estar presentes e confundir o diagnóstico.[26] Dor pélvica refratária à medicação, uso não contraceptivo de anticoncepcionais, absenteísmo escolar e a restrição das atividades próprias da idade devem sinalizar para a hipótese de endometriose. Histórico familiar da doença está presente em cerca de 56% dos casos, sendo portanto um aspecto relevante a ser considerado na anamnese.[26,27]

O exame físico tem muitas limitações, principalmente em adolescentes sem vida sexual ativa. Útero retrovertido, mobilidade reduzida, endurecimento em ligamentos uterossacros, nódulos retovaginais ou massas, no caso de endometriomas, são achados que podem estar presentes.[28] Como na grande maioria das vezes a doença é inicial, e alterações no exame físico são pouco prováveis.

Os achados cirúrgicos nesta fase são, em geral, diferentes da fase adulta: lesões vesiculares, falhas peritoneais e lesões atípicas brancas e fibróticas são frequentes. Os estágios iniciais da doença estão presentes na maioria das adolescentes operadas, sendo que 88% se encontram no estágio I ou II.[26]

CONSIDERAÇÕES FINAIS

A endometriose é uma doença bastante prevalente que traz grande impacto na qualidade de vida das pacientes. A familiarização do ginecologista com os seus sintomas e com os achados de exame físico característicos é fundamental para minimizar erros diagnósticos e encurtar o período entre início de sintomas e diagnóstico correto.

PONTOS-CHAVE

- A endometriose é uma doença ginecológica inflamatória, dependente de estrogênio, caracterizada pela presença de tecido endometrial fora da cavidade uterina, que afeta cerca de 6% a 10% das mulheres em idade reprodutiva.
- Existem três diferentes formas de endometriose: peritoneal, ovariana e profunda.
- Dismenorreia, dor pélvica acíclica, dispareunia de profundidade, disquezia cíclica, disúria cíclica e infertilidade são sintomas que devem gerar suspeição clínica de endometriose.
- Dispareunia de profundidade, disquezia e dismenorreia severa (AVS >7) são sugestivos de endometriose profunda no compartimento posterior.
- O exame físico é fundamental na propedêutica, podendo inferir sobre a presença e gravidade das lesões. Pouca mobilidade uterina, retroversoflexão fixa, espessamento e dor ao toque na região retrocervical e paracervical são achados compatíveis com endometriose profunda.
- A familiarização do ginecologista com os seus sintomas e com os achados de exame físico característicos é fundamental para minimizar erros diagnósticos e encurtar o período entre início de sintomas e diagnóstico correto.

REFERÊNCIAS BIBLIOGRÁFICAS

1. Burney RO, Giudice LC. Pathogenesis and pathophysiology of endometriosis. Fertil Steril. 2012; 98(3):511-9.
2. Moen MH, Stokstad T. A long-term follow-up study of women with asymptomatic endometriosis diagnosed incidentally at sterilization. Fertil Steril. 2002; 78(4):773-6.
3. Nisolle M, Donnez J. Peritoneal endometriosis, ovarian endometriosis, and adenomyotic nodules of the rectovaginal septum are three different entities. Fertil Steril. 1997; 68(4):585-96.
4. Koninckx PR, Ussia A, Adamyan L, Wattiez A, Donnez J. Deep endometriosis: Definition, diagnosis, and treatment. Fertility and Sterility. 2012; 98(3):564-71.
5. Bazot M, Daraï E. Diagnosis of deep endometriosis: clinical examination, ultrasonography, magnetic resonance imaging, and other techniques. Fertil Steril. 2017; 108(6):886-94.
6. Bellelis P, Dias JA, Podgaec S, Gonzales M, Baracat EC, Abrão MS. Epidemiologi-

cal and clinical aspects of pelvic endometriosis–a case series. Rev Assoc Med Bras (1992). 2010; 56(4):467-71.

7. Riazi H, Tehranian N, Ziaei S, Mohammadi E, Hajizadeh E, Montazeri A. Clinical diagnosis of pelvic endometriosis: a scoping review. BMC Womens Health. 2015;15:39.

8. Hudelist G, Fritzer N, Thomas A, Niehues C, Oppelt P, Haas D, et al. Diagnostic delay for endometriosis in Austria and Germany: causes and possible consequences. Hum Reprod. 2012; 27(12):3412-6.

9. Arruda MS, Petta CA, Abrão MS, Benetti-Pinto CL. Time elapsed from onset of symptoms to diagnosis of endometriosis in a cohort study of Brazilian women. Hum Reprod. 2003; 18(4):756-9.

10. Possover M, Andersson KE, Forman A. Neuropelveology: An Emerging Discipline for the Management of Chronic Pelvic Pain. Int Neurourol J. 2017; 21(4):243-6.

11. Seracchioli R, Mabrouk M, Guerrini M, Manuzzi L, Savelli L, Frascà C et al. Dyschezia and posterior deep infiltrating endometriosis: analysis of 360 cases. J Minim Invasive Gynecol. 2008; 15(6):695-9.

12. Fauconnier A, Chapron C, Dubuisson JB, Vieira M, Dousset B, Bréart G. Relation between pain symptoms and the anatomic location of deep infiltrating endometriosis. Fertil Steril. 2002; 78(4):719-26.

13. Chapron C, Barakat H, Fritel X, Dubuisson JB, Bréart G, Fauconnier A. Presurgical diagnosis of posterior deep infiltrating endometriosis based on a standardized questionnaire. Hum Reprod. 2005; 20(2):507-13.

14. Donnez J, Spada F, Squifflet J, Nisolle M. Bladder endometriosis must be considered as bladder adenomyosis. Fertil Steril. 2000; 74(6):1175-81.

15. Knabben L, Imboden S, Fellmann B, Nirgianakis K, Kuhn A, Mueller MD. Urinary tract endometriosis in patients with deep infiltrating endometriosis: prevalence, symptoms, management, and proposal for a new clinical classification. Fertil Steril. 2015; 103(1):147-52.

16. Kondo W, Branco AW, Trippia CH, Ribeiro R, Zomer MT. Retrocervical deep infiltrating endometriotic lesions larger than thirty millimeters are associated with an increased rate of ureteral involvement. J Minim Invasive Gynecol. 2013; 20(1):100-3.

17. Leone Roberti Maggiore U, Ferrero S, Candiani M, Somigliana E, Viganò P, Vercellini P. Bladder Endometriosis: A Systematic Review of Pathogenesis, Diagnosis, Treatment, Impact on Fertility, and Risk of Malignant Transformation. Eur Urol. 2017; 71(5):790-807.

18. Gabriel B, Nassif J, Trompoukis P, Barata S, Wattiez A. Prevalence and management of urinary tract endometriosis: A clinical case series. Urology. 2011; 78(6): 1269-74.

19. Fedele L, Berlanda N, Corsi C, Gazzano G, Morini M, Vercellini P. Ileocecal endometriosis: Clinical and pathogenetic implications of an underdiagnosed condition. Fertility and Sterility. 2014; 101(3):750-3.

20. Chapron C, Chopin N, Borghese B, Foulot H, Dousset B, Vacher-Lavenu MC et al. Deeply infiltrating endometriosis: pathogenetic implications of the anatomical distribution. Hum Reprod. 2006; 21(7):1839-45.

21. Barbosa RN, Andres MP, Kho RM, Abrão MS. Ileum Endometriosis: A Cause of Bowel Obstruction. J Minim Invasive Gynecol. 2018; 25(5):759-60.

22. Abrão MS, Dias JA, Rodini GP, Podgaec S, Bassi MA, Averbach M. Endometriosis at several sites, cyclic bowel symptoms, and

the likelihood of the appendix being affected. Fertil Steril. 2010; 94(3):1099-101.

23. Davis AC, Goldberg JM. Extrapelvic Endometriosis. Seminars in Reproductive Medicine. 2017; 35(1):98-101.

24. Nezhat C, Main J, Paka C, Nezhat A, Beygui RE. Multidisciplinary treatment for thoracic and abdominopelvic endometriosis. JSLS : Journal of the Society of Laparoendoscopic Surgeons/Society of Laparoendoscopic Surgeons. 2014; 18(3).

25. Abrao MS, Gonçalves MO, Dias JA, Podgaec S, Chamie LP, Blasbalg R. Comparison between clinical examination, transvaginal sonography and magnetic resonance imaging for the diagnosis of deep endometriosis. Hum Reprod. 2007; 22(12):3092-7.

26. Dun EC, Kho KA, Morozov VV, Kearney S, Zurawin JL, Nezhat CH. Endometriosis in adolescents. JSLS. 2015; 19(2).

27. Steenberg CK, Tanbo TG, Qvigstad E. Endometriosis in adolescence: predictive markers and management. Acta Obstet Gynecol Scand. 2013;92(5):491-5.

28. Sarıdoğan E. Adolescent endometriosis. Eur J Obstet Gynecol Reprod Biol. 2017; 209:46-9.

capítulo **12**

Quando Solicitar
Exame de Imagem Especializado:
Qual o Impacto na Conduta

- ▶ Rodrigo Hudari Garcia
- ▶ Fabrício da Silva Costa
- ▶ Júlio César Rosa e Silva

INTRODUÇÃO

A confirmação diagnóstica de pacientes com suspeita de endometriose se encontra ainda como um desafio na prática clínica. A laparoscopia com visualização direta das lesões e obtenção de material para avaliação anatomopatológica permanece como padrão ouro no diagnóstico, porém, a realização de procedimento cirúrgico como primeira escolha não é mais preconizada, sendo reservado para pacientes com má resposta ao tratamento clínico com manutenção de dor e infertilidade, ou acometimento de órgãos abdominais ou pélvicos com alteração da função das mesmas.

Neste cenário, a investigação da endometriose através de métodos não invasivos tem grande relevância, com destaque para os exames de imagem que buscam tanto a visualização das lesões em si como sinais indiretos de acometimento pela doença, e tem papel cada vez mais importante na programação cirúrgica, uma vez que a descrição padronizada e pormenorizada dos sítios da lesão e de suas características pode reduzir riscos intraoperatórios e programar a possível necessidade de abordagem multidisciplinar.

109

DISTRIBUIÇÃO DAS LESÕES

A endometriose infiltrativa profunda se caracteriza pela invasão da doença na estrutura em que se encontra, com profundidade maior a 5 milímetros, e frequentemente se apresenta como nodulações ao exame de imagem.

O conhecimento prévio à abordagem cirúrgica da distribuição da doença na cavidade abdominal é de extrema importância para a programação da intervenção, possibilitando e facilitando o cirurgião no reconhecimento dos locais mais afetados e na pesquisa intraoperatória de possíveis focos.

Chapron *et al.*, em estudo realizado com 426 pacientes submetidas à laparoscopia e biópsia de 759 lesões, verificaram a sua distribuição, sendo que 71,6% das pacientes apresentavam focos de endometriose em ligamentos uterossacros, 40,3% em alças intestinais, 28,8% em vagina, 11,2% em bexiga e 3,7% em ureter, sendo portanto evidente a prevalência de endometriose em compartimento posterior da pelve. Das lesões intestinais, cerca de 83% se encontram em reto, sigmoide ou sua junção.

ALTERNATIVAS DIAGNÓSTICAS NÃO INVASIVAS

Os exames de imagem mais utilizados para confirmação diagnóstica em pacientes com suspeita de endometriose são a ultrassonografia transvaginal e a ressonância magnética de pelve, e isso se deve à sensibilidade de 94% e 79% e especificidade de 77% e 94%, respectivamente. Ambos os métodos têm suas indicações e limitações, não existindo até o momento superioridade de um método em detrimento ao outro.

A ultrassonografia tem como principais limitações a identificação de lesões em região de abdome superior, ser operador-dependente e difícil treinamento de ultrassonografistas para a investigação de lesões, com curva de aprendizado para a realização de exame especializado mais longa. Por outro lado, estudos apontam a ressonância magnética sendo superior à ultrassonografia transvaginal na interpretação de imagens, porém, tem como barreiras o alto custo do exame e a impossibilidade de realização da avaliação dinâmica para análise de sinais indiretos de acometimento pélvico, como aderências.

Apesar da grande aplicabilidade de métodos radiológicos no auxílio no diagnóstico e programação cirúrgica da paciente com endometriose, o rastreio de lesões frequentemente é realizado de maneira inadequada, subnotificando lesões e, quando o faz adequadamente, por vezes as descrições são realizadas de forma incorreta ou incompleta, o que pode comprometer o seguimento clinico e o planejamento de procedimentos invasivos corretamente. Desta forma, estudos propõem medidas tanto para exames ultrassonográficos quanto para ressonância magnética a fim de padronizar os passos técnicos para sua realização e descrição das lesões encontradas, e desta maneira permitir um planejamento cirúrgico mais adequado, com dados mais fidedignos aos achados intraoperatórios.

ULTRASSONOGRAFIA TRANSVAGINAL E PROTOCOLO *IDEA*

Pela fácil acessibilidade, inocuidade e baixo custo, a ultrassonografia é a primeira escolha em exames não invasivos para avaliação de pacientes com suspeita clínica de endometriose. Tanto a ultrassonografia transvaginal quanto a transrretal são capazes de identificar lesões intestinais com precisão na descrição de suas características e localização, porém, a aplicabilidade da via transrretal se torna limitada, uma vez que é menos tolerada pelos pacientes e a avaliação de outros possíveis sítios de lesões pélvicas serem mais facilmente identificados com a via transvaginal.

A ultrassonografia transvaginal é capaz de identificar tanto lesões propriamente ditas, evidenciadas como nodulações ou espessamentos em estruturas acometidas, como sinais indiretos de comprometimento pélvico por meio da avaliação da mobilidade dos órgãos pélvicos.

Em 2016, foi proposto em um consenso de especialista a realização do *International Deep Endometriosis Analysis* (IDEA), uma avaliação ultrassonográfica sistemática da pelve feminina com suspeita clínica de endometriose, com o intuito de pormenorização de passos técnicos para que todos os sítios de maior incidência da doença pudessem ser rastreados e quando encontradas as lesões, estas possam ser descritas adequadamente quanto à sua localização e características, permitindo maior abrangência na investigação.

Este estudo preconiza a realização do exame ultrassonográfico em 4 etapas, não importando a sua ordem de realização. São elas:

- **Avaliação de útero e anexos:** como realizado habitualmente na avaliação ultrassonográfica transvaginal e na verificação de mobilidade uterina em relação a estruturas adjacentes.

- **Avaliação de *soft-markers*:** avaliação de regiões com alteração na consistência da estrutura avaliada e verificação da mobilidade ovariana.

- **Avaliação do comprometimento do fundo de saco de Douglas:** com a utilização do sinal do deslizamento em tempo real.

- **Avaliação de compartimentos anterior e posterior:** a fim de identificar lesões em região vesical e vias urinárias e alças intestinais.

Quando as lesões são identificadas e localizadas, o laudo final deve conter a distância da borda anal, se lesão intestinal, e o tamanho aferido com medidas em 3 planos ortogonais. O emprego de pressão com o transdutor sobre o colo uterino e fundo de saco vaginal, ou a utilização da palpação abdominal com a mão livre em fundo uterino, podem auxiliar na observação do deslizamento destas estruturas e a possível evidência de ovários fixos à parede lateral abdominal, medialmente ao útero ou ao ligamento uterossacro.

Em regiões anexiais, a presença de massas sugestivas de endometriomas têm grande importância. Além de acarretar transtornos de infertilidade e dor pélvica crônica, as massas também podem ser indicativos de possíveis outras lesões de endometriose, como nódulos de endometriose profunda e aderências.

O achado ultrassonográfico denominado *kissing-ovaries* (Figura 12.1), que consiste na visualização de ambos os ovários se tocando na região posterior uterina, está relacionado em 18,5% dos casos de endometriose em alças intestinais con-

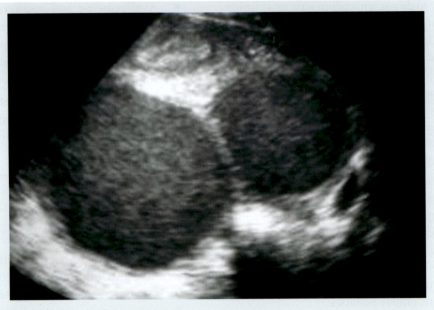

■ **FIGURA 12.1** Endometriomas com sinal de *Kissing ovaries*.

tra 2,5% das pacientes sem esse achado ultrassonográfico, e a 92,5% em acometimento das trompas uterinas contra 33% das que não apresentam tal alteração radiológica.

O endometrioma é identificado ao exame ultrassonográfico como uma lesão cística, de conteúdo espesso, homogêneo, pouca vascularização ao estudo Doppler e com a aparência denominada padrão em "vidro fosco". Na gestação pode ocorrer a decidualização, com mudanças de suas características e se mostrando como lesão irregular, com papilas vascularizadas e conteúdo de baixa ecogenicidade, por vezes sendo confundida como lesão maligna.

A depender do local de acometimento da comorbidade, a lesão de endometriose pode ser evidenciada ultrassonograficamente como áreas de diferentes formas de ecogenicidade.

Lesões retrocervicais e em ligamentos uterossacros se caracterizam como áreas irregulares, com ecogenicidade iso ou hipoecogênicas. Habitualmente, os ligamentos uterossacros são de difícil visualização pelo exame ultrassonográfico, porém, quando acometido por foco de endometriose se torna espessado e possível de visualização, que pode ser facilitada se houver líquido livre em cavidade, mesmo em pequena quantidade. Frequentemente as pacientes que apresentam comprometimento desta região apresentam dor ao pressionar o transdutor contra a lesão. O acometimento do nervo hipogástrico e do plexo sacral pode ocorrer quando há endometriose retro e paracervical.

Lesões acometendo a parede vaginal podem ser de difícil percepção à primeira vista, pois podem ocorrer como um espessamento da região hipoecoica da parede vaginal, ser hipo ou isoecoica, e pode em alguns casos surgir acompanhadas de áreas císticas em conjunto com a nodulação. A infusão de 20 a 50 mL de gel em fundo de saco vaginal, previamente à introdução do transdutor, pode gerar uma interface com melhor evidência destas lesões (Figura 12.2). É aconselhável a suspeita, e portanto, a avaliação mais pormenorizada da parede vaginal, quando é evidenciada alteração de ecotextura em região de septo retovaginal, definido anatomicamente como a região que se estende do intróito vaginal à porção inferior do colo uterino, e em fórnice vaginal, definido como a área entre a porção inferior do colo uterino e a dobra peritoneal em fundo de saco de Douglas.

A definição da localização precisa da lesão de endometriose, podendo estar acima ou abaixo da reflexão do peritônio, é de extrema importância na programação cirúrgica, uma vez que lesões acometendo o fórnice vaginal e o septo retovaginal não são visualizadas durante a laparoscopia sem a correta dissecção destes espaços, o que torna este procedimento mais trabalhoso e com maiores riscos de complicações no intraoperatório, devendo ser realizado por profissionais experientes. A reflexão peritoneal do fundo de saco de Douglas se encontra aproximadamente a 7 cm da borda anal.

A avaliação do compartimento posterior segue com a varredura das alças intestinais desde o septo retovaginal, como descrito anteriormente, até sigmoide. O preparo intestinal por vezes pode auxiliar na investigação de lesões intestinais, porém estudos recentes mostram que, quando realizado por profissional experiente, resultados semelhantes são encontrados tanto com preparo intestinal prévio quanto sem, ou seja, o preparo intestinal deve ser reservado a casos específicos onde o exame é de difícil execução. Para melhor padronização da localização da lesão, o IDEA propôs a divisão das regiões intesti-

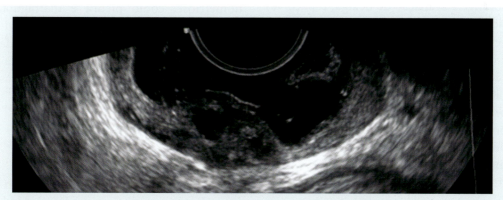

■ **FIGURA 12.2** Lesão em parede vaginal com formação de cistos em seu interior. Exame realizado com auxílio de infusão prévia de gel em fundo de saco vaginal.

nais em reto baixo, sendo esta a região não visualizada laparoscopicamente e, portanto, abaixo da reflexão peritoneal do fundo de saco de Douglas, deste limite até próximo ao tórus uterino como reto alto, acima do tórus uterino até a região de fundo uterino como transição retossigmoide, e acima do fundo uterino como sigmoide.

As lesões de endometriose normalmente são evidenciadas no trato digestivo na parede anterior das alças, notando-se um espessamento hipoecoico da camada muscular intestinal. Ela pode se manifestar como lesões únicas, multifocais (mais de uma lesão acometendo o mesmo segmento intestinal) ou multicêntricas (lesões ocorrendo em mais de uma região intestinal). A descrição adequada do número de lesões, seus tamanhos, distância da borda anal e acometimento ou não de camadas mais profundas da parede da alça é de extrema importância para a programação de realização de *shaving* intestinal, ressecção com grampeador intestinal discoide ou ressecção com grampeador linear.

O exame em compartimento anterior abrange a avaliação de bexiga, espaço vesicouterino e ureteres. O acometimento vesical se dá mais frequentemente na base e cúpula da bexiga, e em menor proporção nas regiões de trígono e bexiga extra-abdominal. As lesões de endometriose profunda em compartimento anterior podem se apresentar como nódulos hipoecoicos, regulares ou não, acometendo muscular ou submucosa vesical.

A obliteração ou não do espaço vesicouterino pode ser evidenciada com a realização do teste do deslizamento, com evidência de deslizamento entre a parede posterior vesical e a parede anterior uterina. A presença de sinal de deslizamento negativo não necessariamente está correlacionada com endometriose, visto que outras situações, como cesárea prévia, podem se apresentar desta forma.

A avaliação de ureter distal deve ser realizada e seguida desde sua porção intravesical até a altura das ilíacas comuns. A distância da lesão da junção vesicoureteral deve ser descrita a fim de programar cirurgicamente a necessidade de reimplante ou reanastomose primária ureteral. A evidência da dilatação em seu trajeto e a não visualização de peristalse podem sugerir obstrução por compressão extrínseca ou infiltração intrínseca pela doença. Em todas as mulheres com endometriose profunda, a complementação ultrassonográfica com exame via abdominal para identificação renal deve ser realizada, a fim de avaliar a existência de hidronefrose causada por estenose ureteral, uma vez que a evidência de endometriose acometendo ureter pode ser subestimada quando somente for utilizada a via transvaginal.

Sítios raros de acometimento por endometriose, como pleura e diafragma, não devem ser rastreados de rotina devido sua baixa incidência, sendo reservada a investigação aprofundada destas localidades caso a paciente apresente queixas compatíveis com tal acometimento.

RESSONÂNCIA MAGNÉTICA NA ENDOMETRIOSE

A ressonância magnética é usualmente realizada como forma adicional em casos complexos de endometriose e para programação cirúrgica mais precisa em determinados casos em que a ultrassonografia mantiver incertezas.

Em 2017, a *European Society of Urogenital Radiology* (ESUR), propôs protocolos para a padronização das interpretações dos exames e na indicação de ressonância magnética em endometriose.

As recomendações propostas incluem a manutenção da ultrassonografia transvaginal como primeira escolha para a investigação da paciente com suspeita clínica de endometriose e que a realização da ressonância deve ser solicitada em casos de queixas típicas, com resultados negativos na ultrassonografia, ou em casos de lesões em andar superior de abdome ou em múltiplos sítios de lesões.

Outro benefício reportado é a curva mais rápida de aprendizado no diagnóstico por imagem de endometriose em comparação à ultrassonografia, e a vantagem desta poder ser realizada por diversos profissionais em tempos distintos, pois a investigação é feita com imagem após o exame, e não durante o mesmo.

As lesões ovarianas, a depender de sua etiologia, podem ser melhor diferenciadas pelas imagens obtidas por ressonância magnética, bem como as lesões em plexo sacral podem ser melhor identificadas do que quando comparadas com imagens obtidas por ultrassonografia.

PROGRAMAÇÃO CIRÚRGICA BASEADA EM EXAME DE IMAGEM

A depender do grau de severidade do acometimento da endometriose na pelve feminina, é necessária uma programação cirúrgica diferente, pois quanto mais agressiva a doença, maiores os riscos de complicações cirúrgicas e mais experiente deve ser o profissional, já que idealmente as pacientes submetidas a procedimentos invasivos devem ser operadas no menor número de vezes possível, com a exérese da maior quantidade de doença.

Com o intuito de predizer o grau de complexidade da cirurgia que a paciente será submetida e a programação adequada das estratégias e da equipe profissional necessária, foi criado *o Ultrasound-Based Endometriosis Staging System* (UBESS). Este sistema foi desenvolvido e mostra uma acurácia de 84,9% em avaliar o nível de dificuldade de um procedimento cirúrgico pelo exame ultrassonográfico prévio.

Ele consiste na avaliação sistemática durante o exame de imagem, dividido em etapas, similar ao padronizado pelo IDEA, e dependendo dos resultados obtidos, é sugerido um nível de expertise do cirurgião por se tratar de cirurgias com potencial de complexidade maior, como visto na imagem a seguir, com correlação entre exame de imagem e achados cirúrgicos.

Segundo o *Royal College of Obstetricians and Gynecologists* (RCOG), a experiência do cirurgião de endometriose pode ser classificada em níveis e dependendo de cada um deles, o médico estaria apto a realizar uma abordagem cirúrgica específica, sendo os profissionais divididos em:

- **Nível 1:** Cirurgião capaz de realizar laqueadura laparoscópica, aspiração de cistos simples, adesiólise leve, biópsia ovariana, salpingectomia parcial;
- **Nível 2:** Cirurgião capaz de realizar secção de ligamentos uterossacros, adesiólise de aderências

moderadas a severas ou aderências com alças intestinais, salpingooforectomia, ooforoplastia e histerectomia videoassistida;

- **Nível 3:** Cirurgião capaz de realizar linfadenectomia pélvica laparoscópica, dissecção de parede abdominal extensa, neurectomia pré-sacral, dissecar obliteração de fundo de saco de Douglas, cirurgias intestinais e ureterólise.

Desta forma, a classificação de UBESS e o estágio provável da doença, com o respectivo nível do cirurgião exigido para tal performance, podem ser divididos da seguinte maneira, conforme Tabela 12.1.

Tabela 12.1 Classificação de UBESS.

Estadio UBESS	Achados ultrassonográficos	Nível de complexidade cirúrgica
Estadio 1	Mobilidade ovariana normal, ausência de endometriose profunda, fundo de saco de Douglas normal, com ou sem alteração de consistência em sítios específicos	**Nível 1:** Laparoscopia sem achados ou estágio inicial
Estadio 2	Endometrioma com ou sem mobilidade ovariana reduzida, presença ou não de endometriose profunda não intestinal e fundo de saco de Douglas normal ou sugestivo de aderências	**Nível 2:** Doença moderada
Estadio 3	Endometriose intestinal, com ou sem mobilidade ovariana reduzida, com ou sem lesões de endometriose não intestinais e fundo de saco de Douglas normal ou sugestivo de aderências	**Nível 3:** Doença avançada

PONTOS-CHAVE

- Exames de imagem têm grande importância na avaliação não invasiva de lesões sugestivas de endometriose;
- Não há evidências de superioridade entre os exames de imagem disponíveis para a investigação da doença;
- A ultrassonografia transvaginal é o exame de primeira escolha na investigação de paciente com suspeita clínica de endometriose;

- A ressonância magnética auxilia na avaliação de paciente com suspeita de acometimento de estruturas em abdome superior ou naquela sem evidência de alterações em ultrassonografia;
- Seguir protocolos com a identificação adequada do local, número e tamanho das lesões é de extrema importância na programação cirúrgica e seguimento clínico das pacientes acometidas pela doença;
- O procedimento cirúrgico deve ser realizado por profissionais adequados, e por vezes com equipes multidisciplinares, para que a remoção da doença seja feita da forma mais adequada e com menos riscos de complicações possíveis.

■ REFERÊNCIAS BIBLIOGRÁFICAS

1. Mattos LA, Gonçalves MO, Andres MP, Young SW, Feldman M et al.. Structured ultrasound and magnetic resonance imaging reports for patients with suspected endometriosis: guide for imagers and clinicians. J Minim Invasive Gynecol. 2019 Mar 6; pii: S1553-4650(19)30117-7.

2. Dunselman GA, Vermeulen N, Becker C, Calhaz-Jorge C, D'Hooghe T, De Bie B et al. ESHRE guideline: management of women with endometriosis. Hum. Reprod. 2014; 29(3):400-12.

3. Nisenblat V, Bossuyt PM, Farquhar C, Johnson N, Hull ML. Imaging modalities for the noninvasive diagnosis of endometriosis. Cochrane Database Syst Rev. 2016; 2:CD009591.

4. Reid S, Lu C, Condous G. Can we improve the prediction of pouch of Douglas obliteration in women with suspected endometriosis using ultrasound-based models? A multicenter prospective observational study. Acta Obstet Gynecol Scand. 2015; 94(12):1297-306.

5. Young SW, Dahiya N, Patel MD, Abrao MS, Magrina JF, Temkit M et al. Initial Accuracy of and Learning Curve for Transvaginal Ultrasound with Bowel Preparation for Deep Endometriosis in a US Tertiary Care Center. J Minim Invasive Gynecol. 2017; 24(7):1170-6.

6. Zhang X, Li M, Guan J, Wang H, Li S, Guo Y et al. Evaluation of the sacral nerve plexus in pelvic endometriosis by three-dimensional MR neurography. J Magn Reson Imaging. 2017; 45(4):1225-31.

7. Abrão MS, Petraglia F, Falcone T, Keckstein J, Osuga Y, Chapron C. Deep endometriosis infiltrating the recto-sigmoid: critical factors to consider before management. Hum Reprod Update. 2015; 21(3):329-39.

8. Bazot M, Bharwani N, Huchon C, Kinkel K, Cunha TM, Guerra A et al. European society of urogenital radiology (ESUR) guidelines: MR imaging of pelvic endometriosis. Eur Radiol. 2017 Jul; 27(7):2765-2775.

9. Guerriero S, Condous G, van den Bosch T, Valentin L, Leone FP, Van Schoubroeck D et al. Systematic approach to sonographic evaluation of the pelvis in women with suspected endometriosis, including terms, definitions and measurements: a consensus opinion from the International Deep Endometriosis Analysis (IDEA) group. Ultrasound Obstet Gynecol. 2016 Sep; 48(3):318-32.

10. Bazot M, Lafont C, Rouzier R, Roseau G, Thomassin-Naggara I, Darai E. Diag-

nostic accuracy of physical examination, transvaginal sonography, rectal endoscopic sonography, and magnetic resonance imaging to diagnose deep infiltrating endometriosis. Fertil Steril. 2009; 92(6):1825-1833.

11. Medeiros LR, Rosa MI, Silva BR et al. Accuracy of magnetic resonance in deeply infiltrating endometriosis: a systematic review and meta-analysis. Arch Gynecol Obstet. 2015; 291(3):611-621.

12. Craig EV, Shannon LM, Andreotti RF. The Complementary Role of Ultrasound and Magnetic Resonance Imaging in the Evaluation of Endometriosis: A Review. Ultrasound Q. 2019 Jun; 3.

13. Tompsett J, Leonardi M, Gerges B, Lu C, Reid S, Espada M, Condous G. Ultrasound--Based Endometriosis Staging System: Validation Study to Predict Complexity of Laparoscopic Surgery. J Minim Invasive Gynecol. 2019 Mar-Apr; 26(3):477-483.

capítulo 13

Quando Indicar o Tratamento Farmacológico na Mulher com Dor Pélvica

▶ Telma Regina Mariotto Zakka
▶ Manoel Jacobsen Teixeira

INTRODUÇÃO

O comitê do American College of Obstetricians and Gynecologists (ACOG) definiu dor pélvica crônica (DPC) como dor não cíclica localizada na pelve, parede abdominal anterior distalmente à cicatriz umbilical e/ou regiões lombares e glúteas, com duração mínima de seis meses, resultando em incapacidade e implicando na necessidade de cuidados médicos.[1]

A pelve, formada por grande diversidade de vísceras, amplo arcabouço musculoesquelético que a envolve, sustenta, reveste e protege e intrincada rede neural que a inerva, incorpora significados simbólicos particulares.[2] A dor pélvica gera anormalidades emocionais expressivas e interfere nos relacionamentos interpessoais.[2]

ENDOMETRIOSE E DPC

A endometriose, devido à remodelação das redes neurais, contribui para a sensibilização periférica e central, e pode gerar pontos-gatilho miofasciais favorecendo a refratariedade aos tratamentos hormonais ou cirúrgicos.[3] Alguns estudos correlacionam as lesões ectópicas do endométrio com a ativação/sensibilização do sistema nervoso pelo envolvimento da inervação nas lesões, pelo brotamento neural das fibras sensitivas e simpáticas que inervam os vasos sanguíneos próximos à lesão e provavelmente pela maior densidade das fibras nervosas nas lesões endometriais peritoniais.[3,4]

A inervação das lesões ectópicas pelas fibras nervosas sensitivas e simpáticas provavelmente relaciona-se com a gravidade da dor pélvica e da dismenorreia, visto que os nociceptores que respondem aos estímulos nocivos periféricos são sensíveis aos fatores imunológicos e inflamatórios presentes na endometriose.[3,4] Com relação ao processo inflamatório, observou-se no líquido peritoneal de mulheres com endometriose níveis elevados de TNF-α, IL -1, IL-6, IL-8, IL-10, prostaglandinas E2 e F que sensibilizam e/ ou ativam os nociceptores, assim como o fator de crescimento nervoso próximo às lesões endometriais, que recrutam mastócitos e liberam moléculas inflamatórias degranuladas.[5]

A ativação repetida ou prolongada dos nociceptores resulta na sensibilização periférica determinada pela secreção de neuropeptídios como substância P e CGRP (peptídeo relacionado ao gene da calcitonina) produzidos pelo gânglio da raiz dorsal e liberados antidromicamente no tecido periférico após estimulações repetidas.[6,7] Estas substâncias induzem a vasodilatação, aumentam a permeabilidade vascular local, recrutam e ativam as células imunes e causam a inflamação neurogênica.[7] A ativação contínua dos nociceptores gera grande aferência de informações nocivas para o corno dorsal da medula espinhal, podendo determinar mudanças estruturais e funcionais em toda a medula espinhal, gerando a sensibilização central, evocando respostas exageradas aos estímulos periféricos, amplificando e perpetuando a percepção dolorosa mesmo após a resolução da doença inicial.[7,8]

A sensibilização central em mulheres com DPC e endometriose envolve aspectos relevantes como a convergência e o reflexo viscerossomático. A convergência viscerossomática do estímulo visceral nocivo é responsável pela sensibilização de múltiplas áreas da medula espinhal, gerando áreas de alodinia, hiperalgesia e dor referida pela disfunção somática.[9] A integração central do *input* visceral determina o reflexo viscerossomático, os nociceptores viscerais e somáticos convergem através dos interneurônios da medula espinhal e ativam os neurônios motores alfa e gama que inervam o sistema musculoesquelético.[10] O estímulo visceral nocivo pode produzir o tônus e os espasmos musculares aumentados na área de referência da dor, e os reflexos sacrais aumentados desencadeados pela dor visceral e inflamação podem contribuir para a contratura muscular e resultar em disfunção do assoalho pélvico criando um ambiente adequado para gerar ou ativar os pontos-gatilho.[11]

SÍNDROME DOLOROSA MIOFASCIAL, ENDOMETRIOSE E DPC

A síndrome dolorosa miofascial (SDM) relaciona-se com disfunções nos músculos e no tecido conjuntivo circundante com formação de bandas de tensão e pontos-gatilho (PGs) no assoalho pélvico, causando dor referida na uretra, vagina, reto, cóccix, sacro, região lombar, abdome inferior e região posterior da coxa, além de sintomas como dispareunia e disquezia.[12]

Cirurgias ginecológicas, parto, lesões perineais, abuso sexual, dispareunia e a biomecânica pélvica inadequada podem contribuir para a formação das bandas de tensão e dos PGs.[12]

Alguns estudos demonstraram a presença dos PGs em doentes com endometriose, cistite intersticial e síndrome da bexiga dolorosa, bem como em outras condições ginecológicas, geniturinárias e gastrointestinais, como vulvodínia, síndrome do intestino irritável, coccigodinia e síndrome uretral.[11,12,13] Quando ativos, os PGs tornam-se fonte contínua de nocicepção, contribuindo para a redução dos limiares de dor, aumento da dor visceral, da dor referida e da sensibilização do sistema nervoso.[13] A SDM e seus PGs, ativos ou latentes, geralmente são secundários à endometriose, entretanto, são responsáveis pela manutenção do quadro doloroso, a despeito da exérese da lesão endometrial e/ou da terapia hormonal.[13]

DIAGNÓSTICO

A história e o exame clínico são essenciais para o diagnóstico e tratamento da DPC. Deve-se enfatizar os elementos da história, do exame físico e das avaliações complementares para identificar anormalidades nos sistemas digestório, urológico, reprodutor, musculoesquelético, nervoso e comportamental e, sempre que possível, utilizar questionários específicos para facilitar a obtenção de dados.[2,14]

A história deve incluir as características da dor, os fatores de piora e melhora, o uso de medicamentos, a relação das queixas com as atividades, estresses, ciclos menstruais, anticoncepção, atividade sexual, micção, evacuação, posturas, cirurgias, condições obstétricas, psiquismo, estilo de vida, ambientes físicos e sociais e os impactos sociais e ocupacionais.[2,14]

O exame físico geral e, especialmente, dos sistemas musculoesquelético, nervoso, geniturinário e digestório, e a avaliação psiquiátrica, são importantes para o diagnóstico. A palpação superficial e profunda no abdome e da pelve, o exame da genitália e os exames proctológico, urológico, neurológico e do sistema musculoesquelético complementam a avaliação. A palpação bimanual possibilita avaliar a posição, tamanho, consistência, contornos e mobilidade do útero e anexos, assim como a musculatura pélvica.[2,14]

O exame da musculatura pélvica possibilita a identificação das bandas de tensão muscular e os pontos-gatilho que desencadeiam a dor localizada e ou referida.[2,15] O exame realizado com as pacientes em decúbito dorsal e joelhos fletidos, ou em posição ginecológica, permite identificar os pontos-gatilho miofasciais (PGs) dos músculos perineais. Os pontos situados na região perineal, entre quatro e oito horas, geralmente são os mais comprometidos.[2,12,13] Frequentemente, as doentes com PGs notam similidade entre a dor evocada com a digitopressão da musculatura pélvica e a sua queixa.[2,12,13,15]

As pacientes com DPC podem apresentar cifose torácica, desvio e inclinação anterior da pelve decorrente da rotação anterior do inominato e da nutação aumentada do sacro, aumento da lordose lombar, hiperextensão dos joelhos e deslocamento anterior do centro de gravidade em relação aos membros inferiores e à própria pelve (postura pélvica típica).[2,12,13,15] Frequentemente, a fraqueza e/ou a falta de harmonia na atividade muscular, a tensão e o encurtamento das cadeias musculares (anteriores, posteriores e cruzadas) agravam a báscula da bacia e a retropulsão do sacro e da bacia, do que podem instalar-se SDM e seus PGs ativos ou latentes nos músculos íliopsoas, quadrado lombar, rotadores externos, adutores da coxa, levantador do ânus, abdominais, glúteos máximo, médio e mínimo, quadríceps, isquiotibiais (semitendinoso e semimembranoso), tensor da fáscia lata ou tríceps sural.[2,12,13,15] O encurtamento do membro inferior e outras alterações posturais que ocasionam assimetria na postura pélvica podem gerar força de tração nos músculos abdominais, paravertebrais e glúteos e agravar o espasmo muscular e a DPC.[2,12,13,15]

A dor muscular geralmente é descrita como queimação, pressão, peso ou pontada, de caráter constante, ou surge durante a mudança ou adoção prolongada de algumas posturas, como o ato de sentar-se ou de deitar-se. O espasmo ou a SDM dos músculos do assoalho pélvico (levantador do ânus) causam sensação de pressão ou distensão na região pélvica. Doentes com vaginismo, dispareunia ou incapacidade para realizar o coito apresentam muitas vezes espasmos involuntários dos músculos bulboesponjoso, isquiocavernoso, transverso do períneo (superficial e profundo) ou levantador do ânus.[2,12,13,15]

Durante o exame da superfície abdominal e perineal, é importante avaliar-se a presença de hipoestesia, alodínea, hiperalgesia e/ou hiperestesia, assim como os reflexos cutâneos abdominais e costoabdominais. A presença de hiperalgesia pode decorrer de neuropatia ou resultar de reflexos somatoviscerais, somatossomáticos ou SDMs.[2,12,13,15]

TRATAMENTO

A seleção dos instrumentos terapêuticos deve seguir escala crescente quanto à sua natureza, magnitude, complexidade e custos, e respeitar a necessidade e a tolerabilidade da paciente.[2,12,13] O modelo integrado de tratamento multiprofissional deve adaptar-se ao conceito da natureza complexa da dor e pressupõe a formulação individualizada de planos diagnósticos e terapêuticos que, frequentemente, exigem a adoção de várias modalidades de intervenções concomitantes ou sequenciais para resgatar a normal interação das dimensões biopsicossociais dos doentes.[2,3,16]

O alívio da dor e a normalização das funções psíquicas e operacionais dos diferentes sistemas, a correção dos desajustamentos familiares e sociais que contribuem para o sofrimento, devem também ser alvos da assistência.[2,3,16] A remoção das possíveis causas, os medicamentos analgésicos e adjuvantes e os procedimentos de medicina física e de reabilitação e terapia ocupacional, a psicoterapia, os procedimentos anestésicos e neurocirúrgicos funcionais quando aplicados de modo racional, podem proporcionar melhora da qualidade de vida e da sintomatologia em muitas doentes com DPC.[2,3,16]

A identificação da natureza nociceptiva ou por desaferentação da dor é importante para a implementação do tratamento sintomático. Os possíveis elementos causais desencadeantes ou perpetuantes das disfunções e da dor devem ser corrigidos ou eliminados.[2,3,16]

No tratamento farmacológico das doentes com DPC nociceptiva utiliza-se os analgésicos simples, os anti-inflamatórios não hormonais, os analgésicos opioides e os medicamentos adjuvantes (antidepressivos, neurolépticos, anticonvulsivantes, miorrelaxantes). Os corticosteroides, os anestésicos locais e os ansiolíticos são indicados em casos especiais.[2,3,16]

É essencial avaliar a função dos músculos agonistas, antagonistas, sinergistas e estabilizadores da cintura pélvica, os apoios plantares e as posturas adotadas pelos doentes durante o repouso e a realização das atividades de vida diária, trabalho, estudo, lazer e repouso, e identificar os encurtamentos musculares dos membros inferiores para a instituição do programa de reeducação postural e interrupção do ciclo vicioso dor-espasmo-dor das SDMs. A correção postural, a aplicação de meios físicos, a cinesioterapia, o agulhamento seco e as infiltrações dos PGs com anestésicos locais promovem relaxamento muscular, modificam a vasoatividade, restauram as propriedades viscoelásticas dos tecidos, aceleram a absorção das substâncias algiogênicas e o edema tecidual, e ativam o sistema supressor de dor.[2,3,16]

O massageamento profundo dos músculos das regiões lombo sacral e glútea e dos músculos do assoalho pélvico por via intravaginal ou intrarretal pode, por mecanismos reflexos, aliviar a dor; reduzir as aderências do tecido cicatricial e tratar as SDMs regionais.[2,3,12,13,16] Quando, após a adoção dos programas convencionais de reabilitação física, não ocorre melhora, sugere-se inativar os PGs e os pontos dolorosos com agulhamento seco e/ou infiltração com anestésicos locais antes da execução das manobras destinadas à restauração do comprimento muscular.[2,3,16]

Os componentes biológicos, emocionais e sociais frequentemente estão muito comprometidos nas pacientes com DPC, de modo que, apenas o controle da dor não é suficiente para normalizá-los.[2,3,16] A psicoterapia e as terapias cognitivo-comportamentais são úteis para tratar os componentes psicogênicos, eliminar os comportamentos doentios e de evitação, melhorar a aceitação da doença e a funcionalidade das doentes, e induzi-las ao uso de estratégias de enfrentamento mais adequadas. O uso criterioso de psicotrópicos pode contribuir para minorar as anormalidades psíquicas.[2,3,16]

TRATAMENTO FARMACOLÓGICO DA DOR

O tratamento farmacológico da dor baseia-se na "Escada analgésica da Organização Mundial da Saúde (OMS)", guia de orientação para tratar dor oncológica e não oncológica. Os principais referenciais desta "Escada" são a intensidade da dor e a potência analgésica dos diferentes fármacos.[17]

A "Escada da OMS" possui 3 degraus: no primeiro degrau encontram-se as dores de fraca intensidade (escala visual analógica ou EVA entre 1 a 4); no segundo degrau as dores moderadas (EVA entre 4 a 7), e no terceiro degrau as dores fortes (EVA entre 7 a 10).[17] Em todos os degraus estão presentes os analgésicos e anti-inflamatórios não hormonais (AINHs), os fármacos adjuvantes (antidepressivos, anticonvulsivantes, miorrelaxantes e neurolépticos), os procedimentos de reabilitação, meios físicos, acupuntura e psicoterapia (Tabela 13.1).[17]

No segundo degrau, nas dores de intensidade moderada, incluem-se as pacientes que não melhoraram com as medicações instituídas no primeiro degrau, e necessitam da associação de analgésicos opioides fracos (tramadol, codeína).

Seguindo o mesmo princípio no terceiro degrau, dores de forte intensidade ou refratárias às etapas anteriores, o opioide fraco é substituído por opioides fortes (morfina, fentanila, buprenorfina, metadona, oxicodona), mantendo-se os fármacos adjuvantes e os analgésicos não opioides.[17,18]

A prescrição dos fármacos preferencialmente por via oral, em horários padronizados, em doses e prescrições individualizadas e associadas aos adjuvantes quando necessário, garante maior efetividade ao tratamento.[17,18]

ANALGESIA MULTIMODAL

Relaciona-se à administração combinada de anti-inflamatórios, analgésicos não opioides e/ou opioides, e/ou outros fármacos que atuam em vias centrais e/ou periféricas do sistema nervoso. A associação de fármacos analgésicos com diferentes mecanismos de ação resulta no melhor controle da dor devido ao sinergismo entre eles e, consequentemente, em menores efeitos adversos (Figura 13.1).[17,18]

Tabela 13.1 Escada analgésica da Organização Mundial da Saúde (OMS).

Degrau	Fármacos
1	Analgésicos ± AINH ± fármacos adjuvantes
2	Analgésicos ± AINH ± fármacos adjuvantes + analgésico opioide fraco
3	Analgésicos ± AINH ± fármacos adjuvantes + analgésico opioide forte

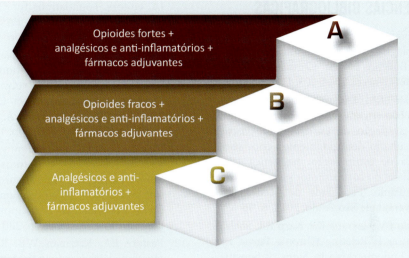

- **FIGURA 13.1** Escada analgésica da OMS.

CONSIDERAÇÕES FINAIS

Importante considerar na DPC associada à endometriose a possibilidade da sensibilização periférica e/ou central e da SDM, fatores que contribuem significativamente para a manutenção ou piora do quadro doloroso.

O tratamento da DPC fundamenta-se na individualidade, seguindo uma escala crescente quanto a natureza e complexidade da dor, respeitando as necessidades e tolerabilidade das pacientes, adotando para o seu alívio modalidades de intervenções concomitantes ou sequenciais.

PONTOS-CHAVE

- A dor pélvica crônica (DPC) nas pacientes com endometriose apresenta-se de forma intensa e prolongada, constituindo um desafio terapêutico devido à refratariedade às medidas farmacológicas e cirúrgicas. As lesões ectópicas do endométrio como alvo terapêutico geralmente não tratam a dor determinada pela sensibilização central do sistema nervoso e/ou pela síndrome dolorosa miofascial. Desta forma, frente à pluralidade do quadro clínico, sugere-se instituir o tratamento farmacológico, analgesia multimodal, associado às medidas de reabilitação física e psicoterapia para o alívio da dor.[2,3,12]

REFERÊNCIAS BIBLIOGRÁFICAS

1. American College of Obstetricians and Gynecologist – ACOG – Committee on Practice Bulletins No. 51. Chronic pelvic pain. Obstet Gynecol. 2004; 103(3):589-605.

2. Zakka TRM. Dor pélvica crônica de origem não visceral: caracterização da amostra, avaliação da excitabilidade cortical e resultado dos tratamentos com sessão única de estimulação magnética transcraniana do córtex motor primário [tese]. São Paulo. Faculdade de Medicina da Universidade São Paulo. 2014; p. 46-57.

3. Aredo J V, Heyrana K J, Karp B I, Shah JS, Stratton P. Relating Chronic Pelvic Pain and Endometriosis to Signs of Sensitization and Myofascial Pain and Dysfunction. Semin Reprod Med. 2017; 35(1): 88-97.

4. Stratton P, Berkley KJ. Chronic pelvic pain and endometriosis: translational evidence of the relationship and implications. Hum Reprod Update. 2011; 17(3):327-346.

5. Mechsner S, Kaiser A, Kopf A, Gericke C, Ebert A, Bartley J. A pilot study to evaluate the clinical relevance of endometriosis-associated nerve fibers in peritoneal endometriotic lesions. Fertil Steril. 2009; 92(6):1856-1861.

6. Anaf V, Chapron C, El Nakadi I, De Moor V, Simonart T, Noël JC. Pain, mast cells, and nerves in peritoneal, ovarian, and deep infiltrating endometriosis. Fertil Steril. 2006; 86(5):1336-1343.

7. Chiu IM, von Hehn CA, Woolf CJ. Neurogenic inflammation and the peripheral nervous system in host defense and immunopathology. Nat Neurosci. 2012; 15(8):1063-1067.

8. Latremoliere A, Woolf CJ. Central sensitization: a generator of pain hypersensitivity by central neural plasticity. J Pain. 2009; 10(9):895-926.

9. Willard FH. Nociception, the neuroendocrine immune system, and osteopathic medicine. In: Ward RC, Hruby RJ, Jerome JA, editors. Foundations for Osteopathic Medicine. 2. Philadelphia, PA: Lippincott Williams & Wilkins. 2003; pp. 137-156.

10. Patterson MM, Wurster RD. Neurophysiologic mechanisms of integration and disintegration. In: Ward RC, Hruby RJ, Jerome JA, editors. Foundations for Osteopathic Medicine. 2. Philadelphia, PA: Lippincott Williams & Wilkins. 2003; pp. 1370-1156.

11. Butrick CW. Discordant urination and defecation as symptoms of pelvic floor dysfunction. In: Howard FM, editor. Pelvic Pain: Diagnosis and Management. Philadelphia, PA: Lippincott Williams & Wilkins. 2000; pp. 280-299.

12. Pastore EA, Katzman WB. Recognizing myofascial pelvic pain in the female patient with chronic pelvic pain. J Obstet Gynecol Neonatal Nurs. 2012; 41(5):680-691.

13. Stratton P, Khachikyan I, Sinaii N, Ortiz R, Shah J. Association of chronic pelvic pain and endometriosis with signs of sensitization and myofascial pain. Obstet Gynecol. 2015; 125(3):719-728.

14. Zondervan KT, Yudkin PL, Vessey MP, Jenkinson CP, Dawes MG, Barlow DH, Kennedy SH. Chronic pelvic pain in the community-symptoms, investigations, and diagnoses. Am J Obstet Gynecol. 2001; 184(6):1149-55.

15. Travell JG, Simons D G. Myofascial pain and dysfunction. The trigger point manual. The lower extremities. Baltimore: Willians & Wilkins. 1992.

16. Engler D, Baranowski AP, Borovicka J, Cotrell A,et al. Guidelines on Chronic Pelvic Pain. European Association of Urology. 2014; (6) 87-95.

17. WHO – World Health Organization. Cancer Pain Relief. 2 ended. Geneva: Word Health Organization. 1986.

18. Teixeira MJ, Yeng LT, Valle LBS, Ferreira KASL. Princípios gerais de tratamento da dor. In: Dor: manual para o clínico. Org Teixeira MJ, Figueiró JB. 2ª. Ed. Rio de Janeiro: Atheneu. 2019; (39):537-554.

capítulo 14

Resultados da Cirurgia para Endometriose

▶ Sergio Podgaec
▶ Daniel Bier Caraça
▶ Alexandre Lobel

INTRODUÇÃO

A endometriose é uma doença que vem sendo amplamente estudada e despertando interesse mundial, principalmente no final do século XX e início do XXI, em virtude de sua alta prevalência e alto custo financeiro, além de um potencial redutor na capacidade produtiva, qualidade de vida e da fertilidade das mulheres afetadas. É objeto de estudo pois sua prevalência aumentou nos últimos anos tendo em vista melhores técnicas diagnósticas ou exposição ambiental, e apresenta grande variação entre os autores, porém, acredita-se haver uma prevalência da doença entre 5% a 10% da população feminina em idade reprodutiva.[1,2]

A endometriose é uma doença ginecológica crônica, benigna, estrogênio-dependente e de natureza multifatorial, que acomete principalmente mulheres em idade reprodutiva. Pode ser definida pela presença de tecido que se assemelha à glândula e/ou estroma endometrial fora da cavidade uterina, com predomínio, mas não exclusivo, na pelve feminina.[3] Seus principais sintomas são dismenorreia, dor pélvica acíclica, dispareunia e alterações urinárias e intestinais que, normalmente, se apresentam de forma cíclica durante o período menstrual.

O tratamento visa a melhora dos sintomas álgicos e da qualidade de vida da paciente, assim como, em determinados casos, aumento da fertilidade, e pode ser realizado tanto por abordagem clínica quanto cirúrgica.

Como foco principal deste capítulo, abordaremos os resultados do tratamento cirúrgico da endometriose.

TRATAMENTO DA ENDOMETRIOSE

Como a endometriose é considerada uma doença crônica, a paciente com a doença deve ser acompanhada durante toda a vida reprodutiva.

O tratamento clínico é eficaz no controle da dor e deve ser o tratamento de escolha na ausência de indicações absolutas para a cirurgia. O principal objetivo é a melhora da qualidade de vida, não se esperando diminuição das lesões ou cura da doença.[4]

Habitualmente, a primeira linha no tratamento clínico da endometriose é o bloqueio ovariano, principalmente com o uso de anticoncepcionais. Outra medicação utilizada no controle álgico são os anti-inflamatórios não esteroidais, administrados idealmente no período menstrual. As principais desvantagens deste tipo de tratamento são possíveis efeitos colaterais que o uso crônico destas medicações possa desencadear, além da interferência na fecundidade (Figura 14.1).

O tratamento cirúrgico deve ser oferecido àquelas pacientes em que o tratamento clínico for ineficaz ou contraindicado, conforme fluxograma acima. O procedimento pode ser realizado por laparoscopia ou laparotomia, porém, a abordagem laparoscópica é preferível visto a melhor visualização e abordagem das lesões, além da melhor recuperação da paciente. O principal objetivo da cirurgia é a remoção de todos os focos da doença, restabelecimento da anatomia pélvica e preservação da função reprodutiva.

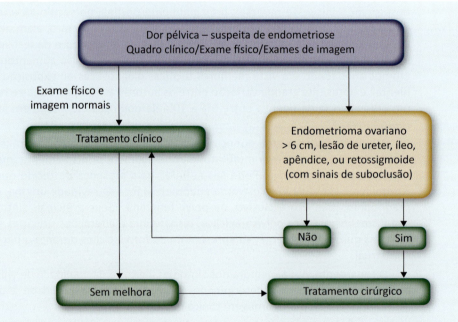

■ **FIGURA 14.1** Fluxograma de tratamento da dor pélvica na paciente com endometriose.[3]

Idealmente, para melhorar os resultados e minimizar a exposição a múltiplas cirurgias, uma avaliação pré-operatória, com resultados diagnósticos contundentes, deve ser realizada. Além disso, a cirurgia deve ser realizada em um ambiente apropriado, com uma equipe cirúrgica experiente, muitas vezes multiprofissional, e com equipamentos adequados para o nível de doença esperado.

Com o objetivo de avaliar a melhora clínica de pacientes submetidas à cirurgia, Chopin et al.,[5] em um estudo com duração de 8 anos, avaliaram 132 pacientes com história de dor pélvica e diagnóstico histológico de endometriose profunda que foram submetidas a procedimento cirúrgico com remoção completa das lesões. A média do seguimento pós-cirurgia foi de 3,3 anos. Estas pacientes foram divididas em 4 grupos de acordo com o local da doença (ligamento uterossacro, vagina, bexiga e intestino). A eficácia da cirurgia foi avaliada por meio de dois métodos – *objetivo* (escala numérica visual de dor de zero a dez) e *subjetivo* (excelente, satisfatória, leve ou não melhora dos sintomas). Para cada sintoma relatado pelas pacientes, os escores médios de acordo com a escala numérica foram significativamente menores no pós-operatório. A diferença entre os escores pré e pós-operatórios foram 5,2 ± 3,6 para dismenorreia, 4,6 ± 3,1 para dispareunia, 4,4 ± 3,7 para alterações intestinais cíclicas, 4,9 ± 3,2 para sintomas urinários cíclicos e 4,6 ± 3,4 para dor pélvica acíclica. A análise subjetiva demonstrou uma melhora excelente dos sintomas em 40,2% das pacientes, satisfatória em 42,4%, leve em 14,% e sem melhora em apenas 3%. Assim, os autores concluíram que a cirurgia completa é eficaz no controle álgico, independente do local principal da doença. Além disso, os autores descreveram que setenta e oito mulheres tinham história de infertilidade (59,1%). Entre essas pacientes, 42 engravidaram (53,8%) e 32 (41,0%) apresentaram nascidos-vivos após a cirurgia (Figura 14.2).

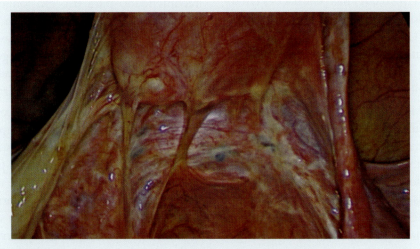

■ **FIGURA 14.2** Endometriose profunda em ligamentos uterossacros.

Em um outro estudo, que avaliou a qualidade de vida de pacientes que foram submetidas à laparoscopia para ressecção segmentar de retossigmoide para o tratamento de endometriose profunda com envolvimento intestinal, Bassi *et al.*,[6] aplicaram questionário de qualidade de vida SF-36 (*SF-36 Health Status Questionnaire*) antes e após 1 ano do procedimento cirúrgico. Este questionário é composto por 36 questões que estimam um total de 8 domínios de saúde física e mental. No total, 151 pacientes com história de dor pélvica associada a uma ou mais lesões com mais de 3 cm de comprimento, ou lesões multifocais, foram submetidas à ressecção segmentar entre 2002 e 2009. Todas as pacientes receberam tratamento hormonal com anticoncepcional após a cirurgia e durante o seguimento do estudo. Após a ressecção, houve uma melhora significativa ($p < 0,001$) em todos os sintomas relacionados à dor, conforme pontuações médias atribuídas à intensidade da dor antes e após a cirurgia. Da mesma forma, houve um significativo aumento ($p < 0,001$) nas pontuações em todos os domínios do SF-36 de saúde física e mental. Os autores concluíram que o procedimento cirúrgico cumpre seu principal objetivo no tratamento da endometriose, com melhora significativa na qualidade de vida das pacientes.

Em uma grande revisão da Cochrane,[7] que tinha como objetivo avaliar a efetividade da cirurgia laparoscópica no tratamento dos sintomas dolorosos e na fertilidade das pacientes com endometriose, os autores chegaram à conclusão de que há evidências significativas de que a cirurgia, principalmente nos casos de doença leve e moderada, reduz os sintomas álgicos e tem um importante papel no aumento das taxas de gravidez e nascidos-vivos.

De Cicco *et al.*, em uma revisão sistemática da literatura, avaliaram 34 artigos com 1.889 cirurgias intestinais e concluíram que a ressecção segmentar é eficaz na redução da dismenorreia, dispareunia e disquezia um ano após a cirurgia em mais de 90% das mulheres. Melhora da dor foi considerada consistente em 71,4% a 93,6% das mulheres durante o seguimento de 1 ano.[8]

A terapia hormonal complementar deve ser considerada em todas as pacientes submetidas a procedimentos cirúrgicos e que não apresentem desejo reprodutivo imediato. Tanto a American Society for Reproductive Medicine (ASRM), quanto a European Society for Human Reproduction and Embryology (ESHRE), recomendam a utilização de anticoncepcionais combinados ou progestágenos como forma de prevenir não somente a recorrência precoce da doença (principalmente endometriomas ovarianos), mas a dor no pós-operatório. Embora não seja recomendado para uso em longo prazo, os agonistas do GnRH também podem ser eficazes depois da cirurgia. Devido aos efeitos prejudiciais do hipoestrogenismo, os agonistas de GnRH não são recomendados por mais de 6 meses de duração.[9,10]

O tratamento cirúrgico, conforme descrito acima, apresenta um importante papel no controle álgico e no restabelecimento da função reprodutiva da paciente com endometriose, porém, não é um procedimento isento de riscos. As principais complicações observadas podem ser divididas em comuns a qualquer procedimento laparoscópico ou específicas e associadas à cirurgia que está sendo realizada. As primeiras podem estar relacionadas ao pneumoperitônio ou às punções com trocartes e agulhas de Veress, como enfisema de subcutâneo, arritmias, diminuição do retorno venoso, perfurações de vísceras sólidas ou ocas, de vasos sanguíneos, dentre outros, e variam de 0,1% a 1,5%.[4]

No tratamento da endometriose profunda, as possíveis complicações podem ocorrer em decorrência da manipulação do local de ressecção da doença. Perfurações acidentais intestinais, fístulas, infecções com pelviperitonite, deiscência de anastomose, diminuição da reserva ovariana (descrita abaixo), lesões ureterais e de bexiga, além de atonia vesical, alterações da motilidade intestinal e disfunções sexuais decorrentes de lesões nervosas foram descritas. A prevalência destas complicações na literatura são bastante heterogêneas e dependem muito da experiência da equipe envolvida no procedimento.[11]

Conforme descrito acima, intercorrências tanto intra quanto pós-operatórias podem ocorrer e devem ser discutidas anteriormente com a paciente.

ABORDAGEM CIRÚRGICA E FERTILIDADE

A associação entre endometriose e infertilidade é bem estabelecida, uma vez que estudos identificam a presença de infertilidade nas pacientes com antecedente pessoal de endometriose em 30% a 50% dos casos e que em 25% a 50% das mulheres inférteis sejam diagnosticadas com endometriose.[12]

Entretanto, os mecanismos que correlacionam a endometriose com a infertilidade não estão bem estabelecidos. Dentre as principais explicações estão as alterações anatômicas e aderências causadas pela endometriose e que poderiam levar a uma alteração na captação do oócito, fertilização e transporte embrionário para o útero, alterações no ciclo ovulatório e alteração no fluido peritoneal que, por fim, poderiam alterar a qualidade oocitária e a receptividade embrionária.[12]

Uma vez que não existe explicação fisiopatológica clara, não é possível afirmar de maneira categórica que a cirurgia teria o potencial de melhorar a fertilidade. Além disso, somente para a doença superficial existem estudos randomizados que avaliaram a abordagem cirúrgica como forma de melhorar a fertilidade. Para doença profunda e endometrioma ovariano foram publicados estudos prospectivos e retrospectivos que avaliaram o impacto da cirurgia na fertilidade natural e melhora nos resultados das técnicas de reprodução assistida.

Os estudos também divergem quanto à influência da endometriose nos resultados de reprodução assistida. Enquanto Barnhart e colaboradores encontraram menor taxa de gravidez nas pacientes diagnosticadas com endometriose profunda, Senapati e colaboradores publicaram estudo com mais de 40 mil pacientes com endometriose e evidenciaram que a presença de endometriose isolada como fator de infertilidade não conferia pior prognóstico reprodutivo. Somente quando associada a outros fatores de infertilidade, os casais apresentavam pior taxa de nascidos-vivos.[13,14]

ENDOMETRIOSE PERITONEAL

Foi publicada em 2010 uma revisão Cochrane que avaliou o impacto da cirurgia na fertilidade natural em pacientes com doença peritoneal. Nos estudos avaliados, a paciente submetida à laparoscopia diagnóstica era randomizada para realizar exérese dos focos identificados ou interromper o procedimento após identificações das lesões. A taxa de gravidez espontânea no grupo tratado foi maior, com um número necessário para tratar (NNT) de 12. Porém, os autores ressaltam que em apenas 30% das laparoscopias diagnósticas identificou-se a endometriose; são necessárias 40 cirurgias para o ganho adicional de uma gestação.[15]

ENDOMETRIOMA OVARIANO

O endometrioma é uma das formas da endometriose mais debatida entre os especialistas, uma vez que é encontrada em 20% a 40% das pacientes com endometriose que serão submetidas à fertilização *in vitro* (FIV).[16] Ainda é controverso se a presença de endometrioma poderia conferir pior prognóstico para gestação e na resposta à estimulação ovariana em tratamentos de FIV.[17]

Diversos estudos demonstraram que a exérese de endometriomas não resultou em melhoria nas taxas de nascidos e gravidez em mulheres que foram submetidas a FIV; por outro lado, foram obtidos menos óvulos após estimulação ovariana.[18,19] Estes achados foram encontrados também na publicação de Bourdon e colaboradores,[20] 2018, no qual foram analisadas 201 pacientes com endometrioma (ou abordagem cirúrgica prévia), pareadas com 402 pacientes sem endometriose, que seriam submetidas à FIV. No estudo em questão, o antecedente de ooforoplastia por endometrioma foi um fator de risco independente, com baixa resposta ao estímulo, diferente das pacientes que apresentavam endometrioma sem abordagem cirúrgica.

Desta forma, de acordo com o consenso das sociedades americanas e europeias de reprodução assistida, a exérese de endometriomas para pacientes que serão submetidas à FIV não deve ser indicada com o intuito de melhorar as taxas de gravidez. Nestes casos, a cirurgia deve ser realizada apenas para comprovação histológica, quando existem dúvidas quanto ao diagnóstico, ou para melhora ao acesso aos folículos para aspiração folicular.[21] Quando indicada a cirurgia, a recomendação é realizar a exérese de toda a cápsula do endometrioma, ao invés de apenas drenagem e cauterização.[21]

ENDOMETRIOSE PROFUNDA

A cirurgia para endometriose profunda tem como dois potenciais benefícios: 1) a melhora dos sintomas álgicos e 2) a melhora da fertilidade natural. Alguns estudos demonstraram taxas de gestação significativas após a cirurgia, tanto espontaneamente quanto nos tratamentos de reprodução assistida.

Iversen e colaboradores publicaram uma revisão sistemática em 2017 na qual analisaram pacientes com endometriose infiltrativa na parede intestinal e encontraram uma taxa de gestação espontânea de 8% a 61%. Porém, os autores ressaltam que faltam estudos randomizados e as evidências são derivadas de estudos de qualidade questionável. O risco de complicações maiores também deve ser levado em consideração na indicação cirúrgica.[22]

Se a cirurgia para endometriose profunda com o único objetivo de melhorar a fertilidade possui questionamentos,[23] também não é claro na literatura se a cirurgia deveria ser realizada antes da FIV com o intuito de melhorar a taxa de nascidos-vivos. Bianchi e colaboradores encontraram benefício na cirurgia antes da FIV, quando comparado ao grupo em que a FIV foi o tratamento de primeira escolha (41% × 24%; $p = 0,004$). Essa hipótese é corroborada pelo estudo de Bendifallah e colaboradores[24] para pacientes com endometriose colorretal, principalmente naquelas com menos de 35 anos e boa reserva ovariana.

Porém, como todas as evidências são de baixa qualidade e existem riscos cirúrgicos importantes a serem considerados, a ESHRE preconiza que a indicação da abordagem cirúrgica exclusivamente para melhoria da fertilidade deva ser feita com cautela.[21] Em publicação anterior da FEBRASGO, foi estabelecido protocolo para rotina de atendimento de pacientes com endometriose e infertilidade.[3] No fluxograma, a cirurgia deve ser indicada de acordo com alguns critérios, mas principalmente na vigência de dor e na falha de tratamento de FIV prévia (Figura 14.3).

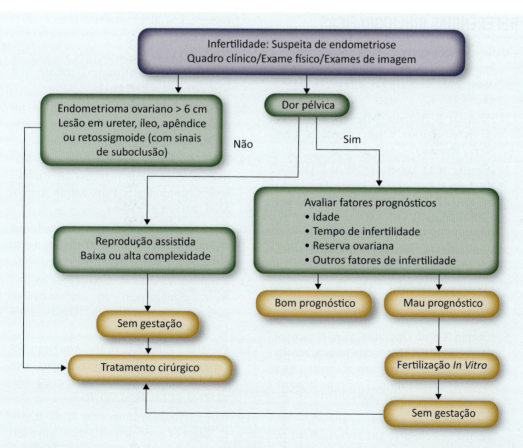

■ **FIGURA 14.3** Fluxograma de tratamento da infertilidade na paciente com endometriose.[3]

CONSIDERAÇÕES FINAIS

A intervenção cirúrgica em pacientes que apresentam endometriose pode ser realizada segundo fluxograma descrito acima, ou seja, falha no tratamento clínico ou condições excepcionais que indiquem gravidade da doença. Além disso, situações como efeito colateral das medicações, fertilidade ou simplesmente por questões pessoais das pacientes que acreditam ser a cirurgia uma possibilidade de melhora dos sintomas, devem ser consideradas pelo cirurgião. Embora a cirurgia apareça como um importante papel no controle dos sintomas álgicos e possua um potencial benefício no tratamento da infertilidade, se faz necessário um aconselhamento detalhado sobre os benefícios e limitações do procedimento, assim como a persistência ou recorrência dos sintomas. Além disso, complicações e possíveis comorbidades associadas à cirurgia devem ser discutidas em conjunto com a paciente.

REFERÊNCIAS BIBLIOGRÁFICAS

1. Bellelis P, Podgaec S, Abrao MS. Environmental factors and endometriosis. Rev Assoc Med Bras (1992). 2011; 57(4):448-52.
2. Eskenazi B, Warner ML. Epidemiology of endometriosis. Obstet Gynecol Clin North Am. 1997; 24(2):235-58.
3. Podgaec SCD, Lobel A, Bellelis P, Lasmar BP, Lino CA et al. São Paulo: Federação Brasileira das Associações de Ginecologia e Obstetrícia (FEBRASGO); 2018. (Protocolo FEBRASGO – Ginecologia, no 32/ Comissão Nacional Especializada em Endometriose).
4. Podgaec S. Endometriose. 1a edição ed. Coleção Febrasgo. 2014, Brasil: Elsevier Editora LTDA.
5. Chopin N et al. Operative management of deeply infiltrating endometriosis: results on pelvic pain symptoms according to a surgical classification. J Minim Invasive Gynecol. 2005; 12(2):106-12.
6. Bassi MA et al. Quality of life after segmental resection of the rectosigmoid by laparoscopy in patients with deep infiltrating endometriosis with bowel involvement. J Minim Invasive Gynecol. 2011; 18(6):730-3.
7. Duffy JM et al. Laparoscopic surgery for endometriosis. Cochrane Database Syst Rev, 2014; (4):CD011031.
8. De Cicco C et al. Bowel resection for deep endometriosis: a systematic review. BJOG. 2011; 118(3):285-91.
9. Flyckt R, Kim S, Falcone T. Surgical Management of Endometriosis in Patients with Chronic Pelvic Pain. Semin Reprod Med. 2017; 35(1):54-64.
10. Singh SS, Suen MW. Surgery for endometriosis: beyond medical therapies. Fertil Steril. 2017; 107(3):549-554.
11. Karaman Y, Uslu H. Complications and their management in endometriosis surgery. Womens Health (Lond). 2015; 11(5):685-92.
12. Practice Committee of the American Society for Reproductive, M., Endometriosis and infertility: a committee opinion. Fertil Steril. 2012; 98(3):591-8.
13. Barnhart K, Dunsmoor-Su R, Coutifaris C. Effect of endometriosis on in vitro fertilization. Fertil Steril. 2002; 77(6):1148-55.

14. Senapati S et al. Impact of endometriosis on in vitro fertilization outcomes: an evaluation of the Society for Assisted Reproductive Technologies Database. Fertil Steril. 2016; 106(1):164-171 e1.

15. Jacobson TZ et al. Laparoscopic surgery for subfertility associated with endometriosis. Cochrane Database Syst Rev. 2010; (1):CD001398.

16. Somigliana E et al., Should endometriomas be treated before IVF-ICSI cycles? Hum Reprod Update. 2006; 12(1):57-64.

17. Somigliana E et al. Risks of conservative management in women with ovarian endometriomas undergoing IVF. Hum Reprod Update. 2015; 21(4):486-99.

18. Donnez J, Wyns C, Nisolle M. Does ovarian surgery for endometriomas impair the ovarian response to gonadotropin? Fertil Steril. 2001; 76(4):662-5.

19. Benschop L et al. Interventions for women with endometrioma prior to assisted reproductive technology. Cochrane Database Syst Rev. 2010; (11):CD008571.

20. Bourdon M et al. Endometriosis and ART: A prior history of surgery for OMA is associated with a poor ovarian response to hyperstimulation. PLoS One. 2018; 13(8):e0202399.

21. Dunselman GA et al. ESHRE guideline: management of women with endometriosis. Hum Reprod. 2014; 29(3):400-12.

22. Iversen ML, Seyer-Hansen M, Forman A. Does surgery for deep infiltrating bowel endometriosis improve fertility? A systematic review. Acta Obstet Gynecol Scand. 2017; 96(6):688-693.

23. Vercellini P et al. Bowel surgery as a fertility-enhancing procedure in patients with colorectal endometriosis: methodological, pathogenic and ethical issues. Hum Reprod. 2018; 33(7):1205-1211.

24. Bendifallah S et al. Colorectal endometriosis-associated infertility: should surgery precede ART? Fertil Steril. 2017; 108(3):525-531 e4.

Seção **4**

GINECOLOGIA ENDÓCRINA DE CONSULTÓRIO

15 Anovulação Crônica: Como Avaliar?..........139

16 Reserva Ovariana: O que Solicitar? 147

17 Uso de Análogo de GnRH 155

18 Deficiência Enzimática das Suprarrenais:
O que Investigar? 163

19 Sobrepeso e Obesidade: O que Orientar?..177

GENICOLOGIA ENDÓCRINA DE CONSULTÓRIO

▶ Edmund Chada Baracat

Reunimos os principais tópicos em Ginecologia Endócrina que são ainda desafios no atendimento médico:

a) Anovulação crônica. Como avaliar?

b) Reserva ovariana. O que solicitar?

c) Uso de análogo de GnRH. Quando usar?

d) Deficiência enzimática da suprarrenal. O que investigar?

e) Sobrepeso e obesidade. O que orientar?

Esses temas assumem importância no atendimento do consultório, não apenas pela prevalência, mas também pela sua complexidade de diagnóstico e tratamento.

capítulo 15

Anovulação Crônica:
Como Avaliar?

▶ José Maria Soares Júnior
▶ Maria Cândida Pinheiro Baracat
▶ Edmund Chada Baracat

INTRODUÇÃO

A síndrome da anovulação crônica caracteriza-se pela falta persistente de ovulação, refletindo na redução dos fluxos menstruais e até em amenorreia (ausência de pelo menos três ciclos menstruais consecutivos).[1]

O principal sinal da anovulação crônica é a disfunção menstrual, sendo, em geral, uma anomalia do eixo córtico-límbico-hipotálamo-hipofisário-ovariano ou de afecções que podem acometer este sistema.[2] Pode ter várias formas clínicas:

a) hiperandrogênica;
b) hipogonadodrófica (hipoestrogenismo);
c) normogonádica (idiopática).

A forma mais comum da anovulação hiperandrogênica é a síndrome dos ovários policísticos.

ANOVULAÇÃO CRÔNICA HIPERANDROGÊNICA

A síndrome dos ovários policísticos (SOP) é o distúrbio endócrino-metabólico hiperandrogênico mais frequente. Caracteriza-se por disfunção ovariana crônica e/ou imagens de ovários policísticos ao ultrassom. É um conceito amplo. Portanto, para seu diagnóstico é necessária a exclusão de outras afecções que têm quadro clínico semelhante, ou seja, na ausência de outros distúrbios hipofisários ou da suprarrenal, como hiperprolactinemia,

139

hipotireoidismo, acromegalia, síndrome de Cushing e deficiência enzimática da suprarrenal em sua forma não clássica ou tardia. O uso excessivo de anabolizantes também pode levar a um quadro clínico semelhante.[3,4]

Sua prevalência oscila entre 4% e 21% das mulheres durante o período reprodutivo, variando em relação ao critério utilizado, idade e diferenças étnicas de cada país ou região.[4]

Frequentemente a SOP está associada a distúrbios metabólicos, principalmente à resistência insulínica e às consequências da hiperinsulinemia compensatória.[4] Esta afecção é considerada como um fator de risco independente para o desenvolvimento de diabete melito.[1] Além disso, a presença de dislipidemia pode ser verificada em aproximadamente 70% das mulheres com SOP.[5] Por isso, a paciente com SOP tem alto risco de desenvolver síndrome metabólica. É considerada também como síndrome metabólica reprodutiva.[1,4]

As características clínicas da SOP têm grande espectro e variação, o que torna seu diagnóstico difícil. O quadro clínico piora com o incremento de peso, bem como a frequência de outras comorbidades, como distúrbios do sono (apneia obstrutiva), disfunção endotelial (hipertensão arterial sistêmica e outras doenças cardiovasculares) e distúrbio metabólico.[6,7] Assim, as pacientes obesas com SOP necessitam de atenção especial e acompanhamento multiprofissional. Portanto, o correto diagnóstico e a avaliação adequada das comorbidades são importantes para amenizar problemas metabólicos e cardiovasculares em mulheres com SOP.

CRITÉRIOS DIAGNÓSTICOS

O primeiro critério diagnóstico para SOP foi promovido pelo *National Institutes of Health* (NIH, 1990), que definiu ser preciso a existência de hiperandrogenismo clínico ou hiperandrogenemia e a redução do número de ciclos menstruais anuais: menos de seis por ano ou amenorreia (disfunção menstrual). Deve-se ainda afastar outras afecções: Síndrome de Cushing, hiperprolactinemia, deficiência enzimática da suprarrenal, tumores produtores de androgênios e distúrbios da tireoide.[8] Todavia, esta proposta não foi totalmente aceita, pois não incluía as imagens de ovários policísticos.

O segundo foi o consenso de Rotterdam (2003), que reuniu membros da Sociedade de Reprodução Humana e Embriologia (ESHRE) e da Sociedade Americana de Medicina Reprodutiva (ASRM), e propôs os seguintes critérios: ciclos alongados (> 60 dias) ou amenorreia; sinais clínicos ou bioquímicos de hiperandrogenismo e presença de ovários policísticos (identificados, em geral, pela ultrassonografia). Para o diagnóstico de SOP, a paciente deve ter pelo menos dois desses três critérios.[9] Neste consenso, acrescentou-se como um dos critérios a imagem de ovários policísticos, o que não existia antes.

O terceiro consenso foi feito pela Sociedade de Excesso de Androgênio e Síndrome dos Ovários Policísticos (AES – PCOS), que recomenda a presença obrigatória de hiperandrogenismo (hirsutismo e/ou hiperandrogenemia), que pode estar associado à disfunção ovariana clínica (anovulação crônica) e/ou por imagem (ovários policísticos). Salienta-

-se, ainda, a exclusão de outras causas de excesso de androgênios.[4,10] Contudo, há ainda divergências sobre a necessidade de haver hiperandrogenismo, como critério diagnóstico.[11-16]

O consenso de Rotterdam (2003) é o mais aceito[8] e foi recentemente revisado por Teede *et al.*[1] que redefiniram alguns conceitos de disfunção menstrual: a) irregularidade menstrual no primeiro ano após a menarca pode ser considerada como normal devido à imaturidade do eixo hipotalâmico-hipofisário-ovariano; b) se o intervalo entre os ciclos entre o primeiro e o terceiro ano da primeira menstruação for menor do 21 dias ou maior do 45 dias, é considerado como anovulação; c) se o intervalo diminuir para 35 dias após o terceiro ano da menarca ou houver menos de 8 ciclos por ano, deve-se investigar a anovulação; d) o conceito de amenorreia secundária foi definido pela ausência de menstruação por mais de 90 dias após o primeiro ano pós-menarca, sendo também considerado como sinal de anovulação; e) a amenorreia primária foi definida como ausência de menstruação após os 15 anos ou por mais de três anos após a telarca. Estas definições de disfunção menstrual são importantes para que o diagnóstico de SOP seja investigado.[1]

A definição de hirsutismo pelo índice de Ferriman-Gallwey, que antes era de pelo menos oito, diminuiu conforme a etnia para quatro (asiáticas orientais) e seis (outras etnias).[1] Ainda é motivo de debate se não estaríamos exagerando no diagnóstico ao adotarmos este padrão.[17] Além disso, a característica do pelo no hirsutismo foi bem estabelecida: terminal com comprimento maior do que 0,5 cm e pigmentado, podendo variar a forma e a textura.[1]

A diretriz determina, ainda, para avaliação da alopecia androgênica (frontal e central), o emprego da escala visual de Ludwig que classifica em três graus de intensidade a perda de cabelos.[1]

A hiperandrogenemia pode ser determinada pela dosagem sérica de androgênios, como testosterona total, androstenediona e sulfato de dehidroepiandrostenediona (SDHEA). A dosagem da testosterona livre não deve ser solicitada. Sugere-se calcular o índice de testosterona livre ou biodisponível, que seria mais sensível para o diagnóstico de desordens hiperandrogênicas. Para isso, é necessária a concentração sérica da globulina ligadora dos esteroides sexuais (SHBG) e da albumina.[1,12]

Em relação às imagens de ovários policísticos, a diretriz sugere:

a) utilização de transdutor preferencialmente por via transvaginal;

b) emprego de transdutor com maior definição de 8 MHz com os parâmetros de 20 folículos (menores de < 1 cm no maior diâmetro) e/ou volume ovariano acima de 10 mL, sem a presença de corpo lúteo, cistos ou folículo dominante;

c) se a tecnologia do equipamento de ultrassom for inferior, deve-se basear apenas no volume ovariano.[1]

Baseados nos critérios do Rotterdam,[1,4] podem ser identificados quatro fenótipos da SOP, a saber: tipo A – hiperandrogenismo, anovulação crônica e ovários policísticos (completo); tipo B – hiperandrogenismo, anovulação crônica e ovários normais;

tipo C – hiperandrogenismo, ciclos ovulatórios e ovários policísticos (SOP ovulatório), e tipo D – sem hiperandrogenismo e com anovulação crônica e ovários policísticos.[4] Estes fenótipos também dificultam a compressão e a caracterização desta afecção. Deve-se salientar que as mulheres com o fenótipo A (a sua forma clássica) representam a causa mais frequente de infertilidade anovulatória e seu tratamento constitui sério desafio ao clínico.[1,4-8] Discute-se ainda que o tipo C e o tipo D podem ser confundidos, respectivamente, com o hirsutismo e anovulação idiopáticos, ou seja, sem uma causa específica ou outro sintoma/sinal acompanhando.

DIAGNÓSTICO DA ANOVULAÇÃO CRÔNICA HIPERANDROGÊNICA

O diagnóstico baseia-se na história clínica e nos achados do exame físico, podendo ser complementado pela determinação bioquímica de androgênios e pelas imagens ultrassonográficas.[1-5] Contudo, há mulheres que procuram assistência médica por infertilidade resultante da anovulação crônica.

No diagnóstico diferencial, deve-se afastar as entidades que apresentam produção exagerada de androgênios simulando, pois, a síndrome dos ovários policísticos. As principais entidades são:

a) hiperprolactinemia;

b) deficiência enzimática da suprarrenal (a mais comum é a forma parcial ou tardia da 21-hidroxilase);

c) disfunção da tireoide;

d) síndrome de Cushing, tumores produtores de androgênios;

e) uso de anabolizantes.

Este último pode ser cogitado quando há informações de uso terapêutico ou recreativo de substâncias com potencial ação androgênica.[8]

Em geral, a evolução dos tumores produtores de androgênios é rápida, passando pelo hirsutismo, pela desfeminilização, até chegar à virilização, com alopecia intensa, aumento da musculatura, engrossamento da voz e, em alguns casos, intensa hipertrofia do clitóris. No exame físico, pode haver tumor palpável no abdome. Contudo, há microtumores que podem ter produção intensa de androgênios e de difícil localização pelos exames de imagem. A dosagem de testosterona total pode auxiliar no diagnóstico: valores acima de 200 ng/dl podem ser sugestivos da presença de tumor.[13]

Os tumores produtores de androgênios podem ser de origem ovariana ou suprarrenal. Assim, a determinação sérica de sulfato de deidroepiandrostenediona pode auxiliar no diagnóstico: valores acima de 500 µg/dL são indicativos da fonte androgênica ser a suprarrenal. Em geral, os níveis são muito mais exacerbados nos casos de neoplasias malignas.[14]

O quadro clínico de hiperprolactinemia é variado. Há quadros tênues, que são diagnosticados na avaliação da infertilidade e outros com hirsutismo intenso, galactorreia e amenorreia. Em geral, o diagnóstico é confirmado pela dosagem da prolactina (> 30 ng/mL). Sugere-se uma segunda dosagem quando os valores são inferiores de 100 ng/mL.[15] Salienta-se que há casos de SOP com níveis elevados de prolactina. Portanto, sugere-se a pesquisa de macroprolactina nos casos limítrofes (abaixo de 100 ng/mL).

Se houver suspeita clínica de Síndrome de Cushing, como estrias purpúreas, fascies em lua-cheia, obesidade central, diabete, hipertensão, sugere-se a cortisolúria de 24 horas (e creatininúria) e/ou teste de supressão com 1 mg, por via oral, de dexametasona (às 23 h, e dosagem de cortisol no dia seguinte, às 8 horas da manhã).[15] No entanto, pode haver casos em que a sintomatologia não é muito exuberante.

O diagnóstico clínico de deficiência da 21-hidroxilase na forma não clássica é confirmado pela medida da 17-hidroxi-progesterona (17OH) sérica basal quando os valores forem superiores a 5 ng/mL e/ou após teste de estímulo com corticotrofina, em solução aquosa (0,25 mg), por via intramuscular ou endovenosa, pela manhã, com a dosagem de 17OHP e cortisol nos seguintes tempos: basal (antes da ministração) e 60 min ou basal, 30 min e 60 min, se for intramuscular ou endovenoso, respectivamente. Em geral, os valores estão acima de 10 ng/mL.[15]

A disfunção da tireoide pode ser identificada por sintomas de hipo ou hipertireoidismo e pela determinação do TSH e T4 livre.[8] O diagnóstico final de SOP será feito quando forem excluídas as afecções descritas anteriormente.

AVALIAÇÃO METABÓLICA

Recomenda-se avaliar metabolicamente as pacientes com SOP pelo grande risco de desenvolverem diabete melito e síndrome metabólica. O primeiro passo é identificar as mulheres de maior risco: antecedentes pessoais de diabete gestacional, antecedentes familiares de diabete melito, ganho acentuado de peso nos últimos anos.[15]

No exame físico, a identificação da acantose nigricante (espessamento em locais de dobras) pode ser um indicativo de resistência insulínica.[15] O sobrepeso e a obesidade podem ser avaliados pelo índice de massa corpórea com aferição da altura e peso, bem como pela medida da circunferência abdominal.[15] Na avaliação laboratorial, deve-se analisar a glicemia de jejum, a curva glicêmica de duas horas após a sobrecarga com 75 g de glicose e a hemoglobina glicada, cujos valores sugestivos de intolerância à glicose são 100 mg/dl, 140 mg/dl (duas horas após a sobrecarga glicêmica) e 5,7%, respectivamente.[1] Salienta-se, ainda, avaliação do lipidograma (colesterol total e frações, bem com os triglicerídeos). Nas mulheres com síndrome metabólica, a doença hepática gordurosa não alcoólica deve ser investigada pelo ultrassom de abdome superior e determinações séricas das transaminases.[5]

ANOVULAÇÃO CRÔNICA HIPOGONADODRÓFICA

A anovulação crônica hipogonadodrófica é caracterizada por níveis baixos de gonadotrofinas: hormônio luteinizante (LH) e hormônio folículo-estimulante (FSH). Em geral, a principal causa é a alteração do eixo hipotálamo-hipofisário. Pode haver um estado de hipogonadismo. A disfunção hipotalâmica é a principal causa, representando entre 8% e 33,5% dos casos de amenorreia primária e secundária em mulheres na idade reprodutiva.[16]

Este tipo de anovulação pode decorrer de causas disfuncionais, como psicogênica, nutricionais (perda de peso, desnutrição, restrição dietética, distúrbios alimentares), anormalidades genéticas (deficiência isolada de gonadotrofinas idiopática e síndrome de Kallmann), infecciosas (tuberculose, sífilis, encefalite/meningite, sarcoidose), doenças crônicas, tumores do SNC (craniofaringioma – forma mais comum entre os tumores, germinoma, hamartoma, entre outros), radiação e trauma do SNC.[16] Sabe-se, ainda, que atividade física intensa (acima de 6 horas diárias) em atletas de alta performance pode ocasionar aumento de endorfinas que ativam os receptores opioides e bloqueiam a produção do hormônio liberador de gonadotrofinas (GnRH).[16]

As mulheres com este tipo de anovulação estão sujeitas a baixos níveis de estrogênio sérico e, portanto, seriam mais dispostas a desenvolver doença cardiovascular e fratura osteoporótica. Além disso, podem apresentar sinais de hipogonadismo.[16]

O quadro de anovulação hipogonadotrófica na adolescência manifesta-se, principalmente, como amenorreia primária sem desenvolvimento dos caracteres sexuais secundários ou como amenorreia secundária em mulheres com distúrbio alimentar ou que exercem a prática excessiva de esportes.[16] A avaliação por psiquiatra e/ou psicólogo pode ser importante na avaliação de distúrbios psicogênicos, como estresse crônico, depressão e pseudociese.[16]

A história clínica deve ser minuciosa, englobando desenvolvimento dos caracteres sexuais, doenças associadas e hábitos de vida. O diagnóstico definitivo é feito pela dosagem das gonadotrofinas (FSH < 5 mUI/mL e LH < 2 mUI/mL). Sugere-se, ainda, a dosagem de hormônio tireoestimulante (TSH) e prolactina, que podem

diminuir a liberação de GnRH e levar a um estado de hipogonadismo.[16]

O teste do GnRH pode ser útil na localização anatômica da disfunção (hipotálamo ou hipófise). Pode ser feita com a ministração de GnRH ou de agonista de GnRH. Se houver liberação de gonadotrofinas que estão armazenadas na hipófise, a origem é hipotalâmica. Salienta-se que a ausência de resposta com GnRH não exclui totalmente a causa hipotalâmica, pois, em alguns casos, a hipófise nunca foi estimulada pelo GnRH. Assim, é necessário dessensibilizar a hipófise administrando-se baixas doses de GnRH por uma semana e após repete-se o teste, que demonstra a liberação de gonadotrofinas.[16]

Apesar da maior parte deste tipo de anovulação ser disfuncional, a ressonância nuclear magnética do crânio e da sela túrcica pode identificar causa orgânica, como tumores do SNC, que interferem no eixo hipotálamo-hipófise.[16]

ANOVULAÇÃO CRÔNICA IDIOPÁTICA

Em geral, os investigadores questionam a existência desta entidade. Poderia ser um fenótipo da SOP, pois nem sempre é fácil a identificação ultrassonográfica das imagens típicas, bem como encontrar a causa psicogênica que esteja envolvida. Não há uma afecção que a explique e os níveis de gonadotrofinas séricos estão normais. Neste caso, sugere-se reavaliar a paciente antes do diagnóstico definitivo. Pode ainda ser a primeira etapa da insuficiência ovariana prematura em mulheres durante o período reprodutivo. Portanto, recomenda-se repetir as avaliações bioquímicas ou hormonais.

REFERÊNCIAS BIBLIOGRÁFICAS

1. Teede HJ, Misso ML, Costello MF et al. International PCOS Network. Recommendations from the international evidence-based guideline for the assessment and management of polycystic ovary syndrome. Hum Reprod. 2018; 33(09):1602-1618.

2. Soares Júnior JM, Fernandes CE, Lima GR. Temas de endocrinologia. In: Girão MJBC, Baracat EC, Lima GR, et al., eds. Tratado de Ginecologia. Rio de Janeiro, RJ: Atheneu. 2017; 903-924.

3. Lopes IM, Baracat MC, Simões Mde J, Simões RS, Baracat EC, Soares JM Jr. Endometrium in women with polycystic ovary syndrome during the window of implantation. Rev Assoc Med Bras. 1992-2011; 57(6):702-9.

4. Azziz R. Polycystic ovary syndrome. Obstet Gynecol. 2018; 132 (02):321-336.

5. Rocha MP, Marcondes JA, Barcellos CR, Hayashida SA, Curi DD, da Fonseca ÂM, Bagnoli VR, Baracat EC. Dyslipidemia in women with polycystic ovary syndrome: incidence, pattern and predictors. Gynecol Endocrinol. 2011; 27(10):814-9.

6. Vgontzas AN1, Legro RS, Bixler EO, Grayev A, Kales A, Chrousos GP. Olycystic ovary syndrome is associated with obstructive sleep apnea and daytime sleepiness: role of insulin resistance. J Clin Endocrinol Metab. 2001; 86(2):517-20.

7. Tasali E, Van Cauter E, Hoffman L, Ehrmann DA. Impact of obstructive sleep apnea on insulin resistance and glucose tolerance in women with polycystic ovary syndrome. J Clin Endocrinol Metab. 2008; 93(10):3878-84.

8. Soares Júnior JM, Baracat MC, Maciel GA, Baracat EC. Polycystic ovary syndrome: controversies and challenges. Rev Assoc Med Bras. 1992-2015; 61(06):485-487.

9. Trivax B, Azziz R. Diagnosis of polycystic ovary syndrome. J Clin Obstet Gynecol. 2007; 50(1):168-77.

10. Guastella E, Longo RA, Carmina E. Clinical and endocrine characteristics of the main polycystic ovary syndrome phenotypes. Fertil Steril. 2010; 94(6):2197-201.

11. Silva JSP, Fonseca AM, Bagnoli VR, Cavalcanti AL, Soares JM Jr, Baracat EC. Sexuality in women with polycystic ovary syndrome: a pilot study. Einstein (Sao Paulo). 2010; 8(04):397-403.

12. Conway G, Dewailly D, Diamanti-Kandarakis E, Escobar-Morreale HF, Franks S, Gambineri A, Kelestimur F, Macut D, Micic D, Pasquali R, Pfeifer M, Pignatelli D, Pugeat M, Yildiz BO. ESE PCOS Special Interest Group. The polycystic ovary syndrome: a position statement from the European Society of Endocrinology. Eur J Endocrinol. 2014; 171(4):P1-29.

13. Soares Júnior JM, Fernandes CE, Lima GR. Temas de endocrinologia. In: Girão MJBC, Baracat EC, Lima GR, et al., eds. Tratado de Ginecologia. Rio de Janeiro, RJ: Atheneu. 2017; 903-924.

14. Terzolo M, Alì A, Osella G, Reimondo G, Pia A, Peretti P, Paccotti P, Angeli A. The value of dehydroepiandrosterone sulfate measurement in the differentiation between benign and malignant adrenal masses. Eur J Endocrinol. 2000; 142(6):611-7.

15. Spritzer PM. Hirsutismo: diagnóstico. Rev Assoc Med Bras. 2010; 56 (1): 6-8.

16. Melo AS, Sá MFS. Acesso em 11 de Julho de 2019. Disponível em: https://edisciplinas.usp.br/pluginfile.php/4236530/mod_page/content/4/Anovula%C3%A7%C3%A3o%20Hipotal%C3%A2mica.pdf

17. Soares-Jr JM, Sá MFS, Baracat EC. New Criteria for the Clinical Diagnosis of Hyperandrogenism in Polycystic Ovarian Syndrome and the Risk of Overdiagnosis. Rev Bras Ginecol Obstet. 2019; 41(6):361-362.

capítulo 16

Reserva Ovariana:
O Que Solicitar?

▶ Gustavo Arantes Rosa Maciel
▶ Vanessa Heinrich-Oliveira
▶ Giovana De Nardo Maffazioli

INTRODUÇÃO

A maior urbanização do mundo e o aumento da participação da mulher no mercado de trabalho e na sociedade mudaram o perfil reprodutivo na maioria dos países. A crescente tendência de postergação da maternidade fez com que a idade e os fatores ambientais que afetam a fertilidade feminina passassem a ocupar um lugar central no cuidado à saúde da mulher.[1,2]

Um dos pontos mais críticos do adiamento da maternidade diz respeito ao impacto do tempo na função dos ovários. A idade feminina é o fator prognóstico mais importante nos tratamentos de reprodução humana, uma vez que o avançar da idade impõe uma perda progressiva da qualidade e da quantidade de folículos primordiais, que contêm os oócitos femininos. A qualidade oocitária sofre redução progressiva, mas com quedas acentuadas aos 37 e 39 anos. A quantidade de folículos primordiais, potencialmente ovuláveis, também é depletada gradualmente, com quedas mais pronunciadas esperadas aos 35 e 37 anos. No entanto, variações na velocidade de depleção podem surpreender pacientes em diferentes faixas etárias.[1,2]

A reserva ovariana é entendida como o patrimônio de folículos primordiais existente em dado momento e representa a capacidade reprodutiva feminina. Uma baixa reserva ovariana, como veremos a seguir, não impõe o diagnóstico de infertilidade, mas sugere uma dificuldade no momento da avaliação e principalmente no futuro em se alcançar a gestação. Ela também prediz a resposta ovariana aos tratamentos de reprodução humana assistida.

> Neste cenário de frequente maternidade mais tardia e da relevância da reserva ovariana no potencial reprodutivo, a avaliação da reserva ovariana passou a fazer parte do cuidado em saúde tanto da mulher com quadro de infertilidade, quanto daquelas que desejam planejar o seu futuro reprodutivo.
>
> Frente a isso, uma série de ferramentas foram sendo desenvolvidas, no intuito de se avaliar o número de folículos, dosagens hormonais que indiretamente ou diretamente reflitam a quantidade de folículos primordiais remanescentes (não visíveis aos exames de imagem). Esses testes, no entanto, apresentam limitações relacionadas ao grande desafio de se lidar com um órgão complexo como o ovário e suas peculiaridades de ciclicidade, fisiologia e variabilidade interindividual.
>
> Nessa pequena revisão bibliográfica serão abordados os conceitos de reserva ovariana e de outros termos usados na prática do dia-a-dia, bem como aspectos da fisiologia ovariana e análise crítica dos testes utilizados para avaliação da reserva ovariana.

FISIOLOGIA

Boa parte dos mamíferos do sexo feminino – incluindo os humanos – nasce com um número finito de células germinativas que serão utilizadas durante toda a sua vida.[1] Essas células estão envolvidas por estruturas chamadas folículos, localizados nos ovários durante os mais diferentes estágios de desenvolvimento: desde os quiescentes (chamados folículos primordiais), aos periovulatórios, passando pelos em processo de reabsorção/atresia. Uma vez saindo do estado de quiescência e iniciando seu desenvolvimento, os folículos têm apenas dois destinos: ou serão ovulados (numa parcela de cerca de 0,1%) ou sofrerão atresia e morte celular.[1] O período reprodutivo da mulher se encerra com a depleção desses folículos, o que leva ao início da menopausa, quando restarão poucas centenas de folículos primordiais.[2] Existe uma grande variabilidade no número de folículos com que cada mulher nasce e, por

isso, a definição dos conceitos de reserva ovariana é desafiador, assim como o seu significado na prática clínica.

TERMINOLOGIA

Reserva ovariana (RO) é o termo usado para determinar a capacidade do ovário de produzir um óvulo fertilizável que seja capaz de resultar em uma gravidez.[3] O termo era anteriormente usado para definir o potencial reprodutivo da mulher, especificamente o número e a qualidade dos óocitos.[4] No entanto, atualmente, o termo RO se refere especificamente ao número de folículos (particularmente folículos primordiais) ainda disponíveis no ovário para serem utilizados.[5] Não há mais referência à qualidade oocitária.[4] A baixa qualidade oocitária é inferida através da idade feminina avançada e do resultado de fertilização *in vitro* ou insucesso em gestações naturais.

A avaliação da reserva ovariana é um passo essencial para a escolha do protocolo de tratamento de reprodução humana, predição de sucesso e de risco de síndrome de hiperestímulo ovariano. Assim, no cenário de tratamentos de infertilidade de alta complexidade, foram cunhados termos como: baixa reserva ovariana, reserva ovariana diminuída e baixa resposta ovariana (más respondedoras).

A baixa resposta é uma situação caracterizada por resultados de tratamento de infertilidade reduzidos, presente em mulheres em idade reprodutiva cuja a fecundidade ou a resposta à estimulação ovariana são reduzidas quando comparadas àquelas de idade semelhante. No entanto, o conceito exato desse termo ainda permanece sob debate.[6]

O Consenso de Bologna[7] definiu como más respondedoras as mulheres que apresentaram resposta inadequada à estimulação ovariana controlada e têm dois dos três achados a seguir: 1) idade ≥ 40 anos ou fator de risco para baixa reserva; 2) histórico de resposta baixa à estimulação ovariana – como cancelamento de ciclo ou menos de 4 oócitos recuperados após estimulação com gonadotrofinas; 3) teste de reserva ovariana anormal (contagem de folículos antrais menor que 5 a 6 ou hormônio antimülleriano menor que 1,1 ng/mL). No entanto, os critérios propostos confundem fatores preditores de má resposta aos tratamentos e resultados em si, além de não sugerir condutas clínicas. Assim, em 2016, um grupo internacional refinou o conceito baixa resposta ou má resposta, no contexto de reprodução assistida, e subdividiu grupos de pacientes com resposta ovariana esperada baseada em marcadores de reserva ovariana, idade e resultado de tratamento anterior, além de propor condutas em cada subgrupo.[8]

Quem Deve ter a RO Avaliada?

Em várias situações clínicas, a avaliação da RO é útil na condução dos casos e no planejamento terapêutico ou pessoal, especialmente na presença de doenças e condições genéticas que potencialmente podem comprometer a saúde reprodutiva feminina. Não há recomendação de avaliação da reserva ovariana em mulheres jovens saudáveis, segundo boa parte das sociedades médicas. A baixa reserva ovariana pode ter como causas o declínio natural relacionado à idade, fatores genéticos (como a variações dos genes *FMR1* – Síndrome do X-Frágil – e *BRCA1*), doenças autoimunes, doenças da suprarrenal, causas iatrogênicas (como quimioterapia, radioterapia, cirurgias ovarianas) ou, ainda, ser idiopática.[2] A Tabela 16.1 resume as principais indicações de avaliação da RO.

Quais São os Marcadores de Reserva Ovariana?

Os métodos de avaliação da RO incluem dosagens hormonais e exames de imagem, bem como testes terapêuticos ou medicamentosos. Historicamente o primeiro a ser utilizado foi a dosagem do hormônio folículo-estimulante (FSH) e de estradiol no terceiro dia do ciclo (1988). Posteriormente, foram desenvolvidos o teste de citrato de clomifeno (1989), teste com agonista de GnRH (1989), dosagem de inibina B (1997), contagem de folículos antrais (1997) e hormônio antimülleriano (2002). Comentaremos em detalhes apenas os de uso corrente.

Tabela 16.1 Indicações de avaliação da reserva ovariana.

Reserva ovariana

- Mulheres em diagnóstico/tratamento de infertilidade
- Individualização de protocolos de estimulação ovariana em RA
- Síndrome dos ovários policísticos
- Mulheres com desejo de congelamento eletivo de óvulos (social)
- Doadoras de óvulos
- História de insuficiência ovariana prematura
- Preservação de fertilidade antes de tratamentos gonadotóxicos
- Pré-operatório de cirurgia ovariana
- Mulheres com mutações no BRCA-1 e X frágil (Premutação no gene *FMR1*)
- Transição menopausal/idade
- Diagnóstico/seguimento de tumores da granulosa

Fonte: Modificada de Tal & Seifer, 2017.[4]

Hormônio Folículo-Estimulante (FSH)

A dosagem do hormônio folículo-estimulante (FSH) em fase folicular precoce é um dos marcadores clássicos da RO. O FSH dosado entre o primeiro e quarto dia do ciclo é um método indireto baseado no *feedback* negativo de fatores ovarianos à secreção hipofisária de FSH. Em condições fisiológicas, nessa fase, espera-se que o FSH e o estradiol atinjam o seu nadir durante o ciclo. Ou seja, a produção hormonal ovariana no estágio inicial do ciclo deve ser suficiente para manter o FSH dentro da faixa de normalidade.[4] Por outro lado, elevações precoces dessa gonadotrofina nessa fase indica uma produção subótima de estradiol pelo ovário, que indica uma reserva diminuída, por redução do conjunto de folículos pré-antrais. FSH entre 10 a 15 mUI/mL é indicativo de reserva ovariana diminuída.[6] É o teste mais comumente utilizado para a avaliação de fertilidade e apresenta especificidade elevada, porém com sensibilidade menor (Tabela 16.2). Como vantagens há a facilidade de execução, disponibilidade do teste e preço relativamente acessível. É o marcador que se altera mais tardiamente, quando comparado aos demais. As maiores limitações do FSH são as variações inter e intraciclos, a necessidade de que o eixo hipotálamo-hipófise-gonadal (HHG) esteja funcional e a baixa sensibilidade para uso clínico, caso ele esteja normal. Ou seja, o FSH apresenta relevância clínica apenas quando está elevado.[4] Devido à essa última limitação, o FSH deve ser utilizado em conjunto com a dosagem do estradiol na mesma fase, para fins de confirmação.

Tabela 16.2 Fatores preditores de reserva ovariana e resposta ovariana a ciclos de reprodução assistida.

Teste	FSH	CFA	AMH
■ Época do ciclo	■ 1-4 dia	■ 1-4 dia	■ Qualquer época
■ Variação intraciclo	■ Clinicamente significante	■ Clinicamente significante	■ Discreta
■ Variação interciclos	■ Clinicamente significante	■ Discreta	■ Discreta
■ Valores de corte para baixa reserva	■ > 10-15 UI/L	■ 3-4 folículos (total)	■ < 1-1.1 ng/mL
■ Vantagens	■ Disponível, amplo acesso, baixo custo, objetivo.	■ Teste direto, boa relação com resposta ovariana, resultado imediato.	■ Marcador precoce, variação intraciclo mínima, objetivo.
■ Desvantagens	■ Variação intraciclo, marcador indireto, depende da dosagem de estradiol para confirmação, marcador mais tardio.	■ Operador dependente, equipamento dependente, necessidade de consulta médica, custo eventual.	■ Fisiologia ainda não totalmente elucidada, custo ainda elevado, disponibilidade restrita.

Estradiol

Assim como o FSH e a inibina B, na fase inicial do ciclo menstrual, o estradiol encontra-se fisiologicamente em concentrações mais baixas (< 60 – 80 pg/mL). Elevações precoces do estradiol denotam produção hormonal ovariana alterada e confirmam as elevações do FSH.[8]

Dada a limitação da utilização do FSH isoladamente, deve-se dosar o estradiol para confirmar a suspeita, pois em mulheres com reserva ovariana decrescente, elevações prematuras do FSH na fase folicular inicial aumentam os níveis de estradiol, o que, por sua vez, pode levar a um *feedback* negativo sobre a produção de FSH na hipófise, mascarando a elevação anormal do FSH, que revelaria diminuição da reserva. A combinação de FSH basal com estradiol é mais significativa, pois mesmo FSH de faixa normal pode implicar baixa reserva no contexto de estradiol basal elevado.[4,6] A determinação dos dois hormônios, em conjunto, diminui as taxas de falso-negativo. As vantagens da determinação do estradiol são semelhantes ao do FSH, mas seu papel é meramente confirmatório, não devendo ser usado isoladamente como marcador.

Contagem de Folículos Antrais

Contagem de folículos antrais (CFA) é a soma dos folículos nos dois ovários, observados à ultrassonografia, realizada em fase folicular precoce (entre 2 a 4 dias). Folículos antrais são aqueles cujo maior diâmetro médio varia de 2 a 10 mm, medidos num plano bidimensional. O exame é relativamente fácil de ser realizado, apresenta resultado imediato, uma boa reprodutibilidade intraciclo[4] e alta correlação com AMH.[9]

Baixa CFA tem forte associação com resposta ovariana em ciclos de RA.[10] Assim como a predição de hiperresposta ovariana, nos casos de contagem muito elevada, apresenta elevado poder preditivo positivo. A CFA 3 a 4 folículos (nos dois ovários) é altamente específica (73% a 97%) na predição de cancelamento de ciclos de estimulação ovariana.[11]

Atualmente usa-se os critérios propostos pelo grupo POSEIDON (*Patient-Oriented Strategies Encompassing Individualized Oocyte Number*), publicado em 2016, que caracterizam baixa reserva ovariana e predição de baixa resposta com CFA < 5.

As limitações do exame são relacionadas à necessidade de ser realizado em fase folicular, à dependência dos equipamentos de ultrassonografia (melhores resultados são obtidos com transdutores de frequência de 7 a 8 MHz), à presença de obesidade ou doenças como endometriose, à necessidade de conhecimento específico e à variabilidade interobservador.

Hormônio Antimülleriano

O Hormônio Antimülleriano (AMH ou HAM) é uma glicoproteína da família dos fatores de crescimento TGF-β produzida na mulher pelas células da granulosa de folículos pré-antrais e antrais pequenos. Atua principalmente na manutenção da quiescência dos folículos primordiais, na modulação do receptor de FSH e na inibição da enzima aromatase.[12]

Apresenta variações discretas durante o ciclo menstrual pelo fato de ser produzido pelos folículos em estágio gonadotrofina-independente e guarda ótima relação com a CFA,[12] sendo por isso um marcador de reserva ovariana confiável. Há, no entanto, uma grande variabilidade das suas concentrações na população geral, o que reflete o *pool* de folículos de cada mulher, e isso representa uma desvantagem do teste.[12] Por outro lado, decai com a idade e reflete a taxa de depleção folicular em situações fisiológicas e patológicas.[12] É atualmente considerado como um dos marcadores de reserva ovariana e de predição de resposta ao estímulo ovariano controlado mais confiáveis.[13] Há fatores que influenciam o AMH positiva e negativamente. A Síndrome dos Ovários Policísticos está associada à elevação dos níveis de AMH e tem sido aventada como biomarcador adicional a ser usado no diagnóstico da síndrome.[6] Por outro lado, a premutação do gene do X-Frágil (*FMR1*), mutação no gene *BRCA1*, hipovitaminose D, endometriose e cirurgias ovarianas, estão associados a concentrações mais baixas desse hormônio. Atualmente, seu uso está indicado principalmente na avaliação da RO e na predição de resposta ovariana à estimulação com gonadotrofinas em ciclos de reprodução assistida.[12] No entanto, outras utilidades para este hormônio, como predição de idade da menopausa natural e avaliação da função ovariana, estão sendo estudadas.

CONDUTA APÓS A AVALIAÇÃO DA RO

É importante ressaltar que os valores de corte de CFA e AMH relatados definem uma baixa reserva. Para ser caracterizada como satisfatória, os valores dos marcadores de RO devem ser correlacionados com a idade da paciente. Os valores de CFA e AMH são atualmente validados e utilizados na predição de resposta ovariana ao estímulo.

Não existe curva de normalidade de CFA validada, mas considera-se uma boa reserva quando CFA superior a 12 folículos antrais (somando-se os dois ovários) e baixa reserva quando < 5. Valores de CFA entre 5 e 12 devem ser interpretados com cautela, correlacionados com a clínica e faixa etária da paciente.

Uma boa reserva ovariana, não garante o sucesso reprodutivo em idade mais avançada e a postergação da maternidade não deve ser apoiada, pois a despeito da quantidade de folículos antrais, a queda na qualidade oocitária é a tendência natural e universal com o decorrer do tempo.

Quando identificada baixa reserva ou reserva limítrofe em pacientes sem desejo de gestação imediata, ou com idade avançada (> 35 anos) ou história de infertilidade (≥ 1 ano quando < 35 anos e 6 meses com idade ≥ 35 anos): a paciente deve ser prontamente encaminhada para avaliação com especialista em reprodução humana assistida.

Enfim, faz mister ressaltar que os marcadores de reserva ovariana têm limitações importantes e devem ser utilizados em conjunto para tentar buscar maior sensibilidade e especificidade. Por outro lado, apesar das limitações, os marcadores são úteis no dia-a-dia do ginecologista e o conhecimento desses testes é fundamental na prática clínica atual.

REFERÊNCIAS BIBLIOGRÁFICAS

1. Williams CJ, Erickson GF. Morphology and Physiology of the Ovary. In: Feingold KR, Anawalt B, et al., editors. Endotext. South Dartmouth (MA)2000.

2. Wallace WH, Kelsey TW. Human ovarian reserve from conception to the menopause. PLoS One. 2010; 5(1):e8772.

3. ACOG Committee Opinion Nº. 773: The Use of Antimullerian Hormone in Women Not Seeking Fertility Care. Obstet Gynecol. 2019; 133(4):e274-e8.

4. Tal R, Seifer DB. Ovarian reserve testing: a user's guide. Am J Obstet Gynecol. 2017; 217(2):129-40.

5. Findlay JK, Hutt KJ et al. How Is the Number of Primordial Follicles in the Ovarian Reserve Established? Biol Reprod. 2015; 93(5):111.

6. Practice Committee of the American Society for Reproductive M. Testing and interpreting measures of ovarian reserve: a committee opinion. Fertil Steril. 2015; 103(3):e9-e17.

7. Ferraretti AP, La Marca A et al. ESHRE consensus on the definition of 'poor response' to ovarian stimulation for in vitro fertilization: the Bologna criteria. Hum Reprod. 2011; 26(7):1616-24.

8. Evers JL, Slaats P et al. Elevated levels of basal estradiol-17beta predict poor response in patients with normal basal levels of follicle-stimulating hormone undergoing in vitro fertilization. Fertil Steril. 1998; 69(6):1010-4.

9. Fleming R, Seifer DB et al. Assessing ovarian response: antral follicle count versus anti-Mullerian hormone. Reprod Biomed Online. 2015; 31(4):486-96.

10. Hendriks DJ, Mol BW et al. Antral follicle count in the prediction of poor ovarian response and pregnancy after in vitro fertilization: a meta-analysis and comparison with basal follicle-stimulating hormone level. Fertil Steril. 2005; 83(2):291-301.

11. Chang MY, Chiang CH et al. Use of the antral follicle count to predict the outcome of assisted reproductive technologies. Fertil Steril. 1998; 69(3):505-10.

12. Dewailly D, Andersen CY et al. The physiology and clinical utility of anti-Mullerian hormone in women. Hum Reprod Update. 2014; 20(3):370-85.

13. La Marca A, Grisendi V et al. How Much Does AMH Really Vary in Normal Women? Int J Endocrinol. 2013; 2013:959487.

capítulo 17

Uso de Análogo de GNRH

▶ Marcia Gaspar Nunes
▶ Kyvia Bezerra Mota
▶ Ivaldo Silva

INTRODUÇÃO

O GnRH é um decapeptídeo secretado pelo hipotálamo de maneira pulsátil na circulação portal. Essa pulsatilidade é crucial para a biossíntese e secreção dos hormônios luteinizantes (LH) e folículo-estimulante (FSH) pela hipófise anterior. Pequenas modificações na molécula original de GnRH originam substâncias conhecidas como análogos do GnRH. Os fármacos ligam-se de forma mais estável e duradoura ao receptor hipofisário de GnRH, quando comparado ao GnRH endógeno, e são mais resistentes à degradação pelas proteases, com consequente aumento da meia-vida.

Os análogos do GnRH atuam na hipófise anterior, ligando-se de forma competitiva aos receptores de GnRH, e podem ser classificados como agonistas (GnRH-a) ou antagonistas (GnRH-ant). Os agonistas provocam uma liberação inicial de gonadotrofinas (*flare-up*) seguida de dessensibilização do gonadotrofo (*down regulation*), resultando na supressão da liberação hipofisária de gonadotrofinas com consequente inibição da função ovariana.[1] Já os antagonistas agem diretamente sobre o gonadotrofo, pela inibição competitiva dos receptores de GnRH. Devido à falta de qualquer atividade intrínseca dos antagonistas o efeito *flare-up*, está ausente e uma supressão mais rápida da liberação das gonadotrofinas pode ser alcançada.

Esse fenômeno de quiescência hipofisária provocada pelos análogos do GnRH, tanto agonistas quanto antagonistas, tem extensivas aplicações clínicas que serão abordadas neste capítulo.

PUBERDADE PRECOCE

A puberdade precoce é tradicionalmente definida como o início do desenvolvimento sexual secundário antes dos 8 anos de idade nas meninas. A forma mais prevalente de puberdade precoce, com incidência estimada de 1:5.000 a 1:10.000, caracteriza-se por uma ativação prematura do eixo hipotálamo-hipófise-ovariano (HHO), sendo, portanto, conhecida como puberdade precoce dependente de gonadotrofinas ou puberdade precoce central (PPC).

Do ponto de vista clínico, o início da puberdade e a taxa de progressão são determinadas pela observação de mudanças físicas. Nas meninas, o estrogênio determina o desenvolvimento das mamas, o alargamento dos grandes e pequenos lábios e aumenta e redistribui a gordura corporal. Observa-se ainda uma velocidade de crescimento acima do valor esperado para a idade.

A avaliação de LH é utilizada para determinar a ativação do eixo gonadotrófico. Vários métodos laboratoriais com alta sensibilidade estão disponíveis, incluindo imunofluorometria (IFMA), imunoquimioluminescência (ICMA) e eletroquimioluminescência (ECL). Destes, o ICMA e o ECL são os mais utilizados. Valores de LH basal > 0,6 UI/L (IFMA) ou > 0,3 UI/L (ICMA, ECL) são considerados púberes. A sensibilidade do LH basal em diagnosticar PPC no sexo feminino é de 62%. Contudo, valores de LH pré-púberes são encontrados em 30% das meninas com PPC, sendo, nestes casos, indicado o teste de estímulo para o diagnóstico. No teste de estímulo com GnRH de ação curta (gonadorelina intravenosa, 100 µg), observa-se um pico de resposta de LH entre 15 a 30 minutos. Quando o GnRH de ação curta não está disponível, o que é frequente

no Brasil, utilizamos o teste-estímulo com GnRH-a para confirmar o diagnóstico de PPC. A liberação inicial e transiente de gonadotrofinas (*flare-up*) constitui a base para o uso dos análogos agonistas para distinguir a PPC dos quadros de puberdade precoce periférica e puberdade precoce isolada. O teste consiste na administração intramuscular de acetato de leuprolide *depot* 3,75 mg. Duas horas após a aplicação do GnRH-a, realiza-se uma coleta para determinação de LH. Os valores de pico de LH > 3,3 U/L (IMCA, ECL) indicam ativação do eixo HHO.[2,3]

Uma vez que a PPC resulta da ativação prematura do eixo gonadotrófico, a base do tratamento é o bloqueio da secreção de gonadotrofinas; assim, os GnRH-a com ação prolongada ou *depot* tornaram-se o tratamento de escolha da PPC.[3,4] O acetato de leuprolide é o agente comumente utilizado, mas a goserelina e a triptorelina podem também ser utilizadas. A dose de GnRH-a utilizada para tratar PPC é de 75 a 100 µg/kg. Na prática, isso corresponde a 3,75 mg de acetato de leuprolide administrado por via intramuscular a cada 28 dias. Nos últimos anos, preparações com dosagens 11,25 mg a cada 84 dias tornaram-se disponíveis. A dose trimestral mostra-se conveniente e aumentou a aderência ao tratamento. As preparações mensais e trimestrais parecem ter eficácia similar na supressão do eixo HHO.

Na Figura 17.1, foi delineado um fluxograma de tratamento da PPC.

Ainda não disponível no Brasil, mas já utilizado em outros países para o tratamento da PPC, é a opção de um implante subdérmico de ação prolongada (histrelina 50 mg) que libera doses terapêuticas de GnRH-a por 12 meses.

Os GnRH-a são geralmente bem tolerados e seus efeitos colaterais são pouco frequentes, incluindo reações locais (5% a 10% dos casos), cefaleia, dor abdominal, sangramento vaginal após a primeira dose do GnRH-a, náuseas e sintomas vasomotores.

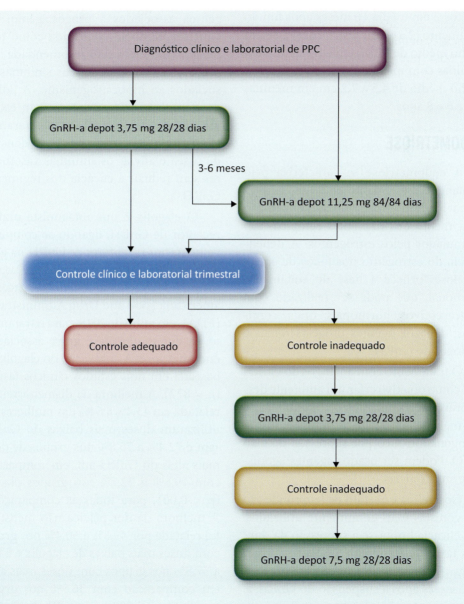

■ **FIGURA 17.1** Fluxograma de tratamento da puberdade precoce central (PPC) com análogo agonista do GnRH (GnRH-a).

A duração do tratamento deve ser longa o suficiente para otimizar a estatura final do adulto. Com a suspensão do tratamento com GnRH-a, observa-se progressão das características puberais. A menarca ocorre em média 16 meses após fim do tratamento (2 a 61 meses). Observa-se um ganho médio de 9 a 10 cm em estatura em meninas com menos de 6 anos de idade e ganho médio de 4,5 a 7,2 cm em meninas entre 6 e 8 anos.[4]

ENDOMETRIOSE

A endometriose se caracteriza pelo implante e crescimento endometrial fora da cavidade uterina. A manutenção e o crescimento dos implantes ectópicos são estimulados pelos estrogênios. A dependência do estrogênio nos focos de endometriose fornece a base do tratamento hormonal, que pode ser realizado com contraceptivos hormonais orais contínuos, danazol, agentes progestacionais e análogos do GnRH.

O tratamento com análogos do GnRH tem como objetivo criar um ambiente desfavorável aos implantes de endometriose por meio de um estado de hipogonadismo hipogonadotrófico por supressão do eixo HHO. Podem ser usados agentes agonistas e antagonistas.

Goserelina e acetato de leuprolide são os agonistas mais comumente utilizados. Sua eficácia limita-se à supressão da dor,[5] e as taxas de fertilidade podem não melhorar. O alívio da dor pode persistir de 6 a 12 meses após a suspensão do GnRH-a. O tratamento é geralmente restrito a injeções mensais por 6 meses, devido aos efeitos adversos, similares aos observados na síndrome do climatério, como fogachos, ressecamento vaginal, insônia, diminuição d libido, irritabilidade e perda de densidade mineral óssea.

A associação de reposição de estrogênios associados a progestagênios aos GnRH-a, também conhecida como terapia *add-back*, tem sido recomendada para prevenir a osteoporose e os sintomas associados ao hipoestrogenismo. A adição de estrogênio-progestagênios, em esquema contínuo,[6] e de tibolona mostraram-se efetivas em prevenir a perda da densidade óssea e aliviar os sintomas vasomotores sem reduzir a eficácia dos regimes de GnRH-a.

O elagolix é um antagonista oral do receptor de GnRH, ligando-se competitivamente aos receptores de GnRH na glândula hipófise anterior, levando à supressão eixo HHO. Foi aprovado pela agência americana Food and Drug Administration (FDA), em julho de 2018, para o tratamento da dor moderada e grave associada à endometriose. A aprovação do elagolix foi baseada em dois estudos clínicos fase III (n = 872). A melhora da dismenorreia foi relatada em 43,4% a 64% das mulheres que utilizaram doses mais baixas do GnRH-ant e 72,4% a 75,8% nos grupos de doses mais altas do GnRH-ant, em comparação com 19,6% a 22,7% nos grupos placebo (p < 0,001, para todas as comparações). A melhora da dor pélvica não menstrual foi relatada por 49,8% a 50,4% nos grupos com doses mais baixas de elagolix e 54,5% a 57,8% nos grupos com doses mais altas, em comparação com 36,5% nos grupos placebo (p = 0,003 e p < 0,001, respectivamente).[7] Ambas as doses de elagolix estão associadas a efeitos adversos hipoestrogênicos, incluindo ondas de calor, elevação de lipídeos séricos e redução da densidade mineral óssea, requerendo limitação no tempo de tratamento.

LEIOMIOMAS UTERINOS

Os leiomiomas ou miomas uterinos são tumores benignos originados de células musculares lisas do miométrio e são uma causa comum de morbidade em mulheres em idade reprodutiva. O tratamento de eleição para miomas é cirúrgico. A histerectomia é o tratamento definitivo e a miomectomia por várias técnicas, ablação endometrial e embolização das artérias uterinas são procedimentos alternativos. A terapia medicamentosa tem as vantagens de não submeter a paciente aos riscos cirúrgicos, além de permitir a preservação do útero.

Os GnRH-a são considerados o principal tratamento clínico dos miomas. Graças à *downregulation* e à dessensibilização do gonadotrofo, levam a um estado de hipogonadismo hipogonadotrófico, mimetizando a menopausa. Em termos de mecanismo de ação, além da inibição da síntese de estrogênio, o tratamento com análogos GnRH parece causar danos ao DNA do mioma. A maioria das mulheres desenvolve amenorreia e apresenta uma redução significativa (25% a 80%) do tamanho uterino, apresentando efeito máximo do tratamento em 12 semanas.[8] O benefício do tratamento com análogos do GnRH já foi demonstrado para sintomas de compressão, sangramento uterino exagerado, dor pélvica e dismenorreia. Contudo, o rápido recrudescimento e a recorrência dos sintomas invariavelmente ocorrem após a descontinuação do tratamento. Além disso, o uso do análogo não deve ser prolongado além de seis meses, devido às consequências indesejáveis do hipoestrogenismo, principalmente o risco de osteoporose. Assim, reconhece-se que os análogos podem ser úteis como pré-tratamento curto por três meses, antes da cirurgia. Em circunstâncias excepcionais, como pacientes com alto risco cirúrgico, pode-se considerar um tratamento prolongado com análogos associado à terapia *add-back*. A eficácia desta abordagem foi recentemente avaliada em uma revisão da *Cochrane Library*, com 12 estudos clínicos elegíveis (n = 622 mulheres).[9] A medroxiprogesterona não apresentou evidências de efeito em relação à massa óssea. Com a tibolona houve uma redução na perda de massa óssea e melhora na qualidade de vida. O uso de estriol pode levar à menor perda de massa óssea.

Em teoria, os antagonistas do GnRH ofereceriam uma vantagem em relação aos agonistas, por evitar o *flare-up*. Estudos com os GnRH-ant, cetrorelix, ganirelix e elagolix (via oral, em doses de 150 mg/dia) reduziram o sangramento e o volume uterino.

TRANSTORNO DISFÓRICO PRÉ-MENSTRUAL

A Síndrome de Tensão Pré-Menstrual (SPM) é caracterizada por um complexo de sintomas físicos e/ou emocionais que se manifestam de forma cíclica e recorrente alguns dias antes do período menstrual. Algumas mulheres padecem de sintomas severos o suficiente para desequilibrar suas vidas social, familiar e/ou profissional, com consequências importantes tanto do ponto de vista pessoal quanto econômico. A variante mais severa ou extrema da SPM é designada como transtorno disfórico pré-menstrual (TDPM). As alterações hormonais cíclicas e fisiológicas podem atuar, em mulheres suscetíveis, como um gatilho para as manifestações observadas na SPM e no TDPM. Por essa razão, a eliminação da flutuação hormonal representa uma alternativa razoável ao tratamento.

Como bloqueiam a função ovariana, os GnRH-a, como goserelina, histrelina, leuprolide e nafarelina, foram utilizados para reduzir os sintomas severos da SPM e do TDPM.[10] Eventos adversos, especialmente fogachos e redução da densidade mineral óssea limitam sua utilização por apenas alguns meses. A terapia hormonal conjunta (terapia *add-back*), com a associação estrogênio-progestagênio em esquema contínuo ou tibolona, pode ser considerada. Devido a estas limitações e seu custo substancial, os agonistas do GnRH não são agentes recomendados como primeira escolha para o tratamento da SPM e do TDPM.

PROTOCOLOS DE REPRODUÇÃO ASSISTIDA

A estimulação ovariana com gonadotrofinas tem como desvantagem a possibilidade de ocorrência de pico prematuro de LH, que pode comprometer o processo normal de maturação folicular, exercendo efeito deletério sobre a qualidade dos oócitos e levando ao cancelamento dos ciclos de estimulação ovariana. A supressão

reversível da função hipofisária com o uso de agonistas de GnRH tem melhorado a eficácia da terapia com gonadotrofinas. Podem ser utilizados os protocolos com GnRH-a e GnRH-ant.[11]

Os agonistas buserelina, leuprorrelina, nafarelina e triptorrelina são rotineiramente utilizados em reprodução. O protocolo clássico do bloqueio hipofisário com GnRH-a é chamado de protocolo longo. Devido à possibilidade de longo efeito *flare-up,* leva a um período de tratamento relativamente longo, antes que a supressão de liberação de gonadotrofinas e a estimulação com gonadotrofinas exógena possam ser iniciadas. Assim, no protocolo longo, o GnRH-a é iniciado na fase lútea média do ciclo anterior (21º dia) com injeções subcutâneas diárias e mantido até a administração de gonadotrofina coriônica humana (hCG). O denominado protocolo curto emprega a liberação de FSH endógeno induzida pelo GnRH-a (usando o efeito *flare-up*), para estimular o ovário associado à administração das gonadotrofinas exógenas. Mais comumente, o GnRH-a é iniciado no 1º ou 2º dia do ciclo e as gonadotrofinas no 2º ao 3º dia. O crescimento folicular leva aproximadamente de 10 a 12 dias. Há pouca flexibilidade deste esquema, já que o início da estimulação é dependente do início da menstruação.

Em relação aos antagonistas, vários protocolos têm sido descritos. Tem sido utilizado um regime de múltiplas doses que requer injeções diárias com baixa dosagem de GnRH-ant (cetrorelix ou ganirelix), iniciadas no 5º ou 6º dia da estimulação ovariana até o dia da injeção de hCG.

Nos protocolos com antagonista, o GnRH-a pode ser ainda utilizado no lugar do hCG como um gatilho para desencadear o pico do LH (utilizando o efeito *flare-up*), visando reduzir o risco de hiperestímulo.

PRESERVAÇÃO DA FERTILIDADE NA JOVEM COM CÂNCER

A infertilidade representa uma das principais consequências da quimioterapia em longo prazo. O mecanismo pelo qual os GnRH-a podem proteger a fertilidade não é claro. Os GnRH-a suprimem a função ovariana e, portanto, foi teorizado que protegeriam o ovário num contexto de uma injúria promovida pela quimioterapia. No entanto, os folículos ovarianos ainda estão expostos aos agentes quimioterápicos prejudiciais ao DNA, embora a produção dos hormônios ovarianos seja suprimida. Como os folículos primordiais não expressam os receptores de gonadotrofinas, não está claro como a terapia com GnRH-a aumentaria a sobrevida dos folículos.

A medida final da fertilidade é a taxa de nascidos vivos. No entanto, o número de nascidos vivos nestes estudos é geralmente pequeno, sendo a avaliação estatística limitada pelo tamanho amostral. Assim, muitos estudos utilizaram desfechos substitutos. Dentre estes, destacam-se a retomada dos ciclos menstruais, os níveis de FSH, os níveis de hormônio antimülleriano (AMH) e a contagem dos folículos antrais (CFA). Contudo, esses desfechos substitutos não são confiáveis ou não são adequados.

Estudos que avaliaram os efeitos da supressão ovariana com GnRH-a durante a quimioterapia em pacientes adultos e adolescentes produziram resultados inconsistentes. Os tratamentos com GnRH-a se mostraram inferiores à criopreservação de embriões ou oócitos.[12]

Nas crianças pré-púberes, os procedimentos de criopreservação não são uma opção. Contudo, as evidências não dão suporte para o uso rotineiro de GnRH-a para a proteção gonadal de crianças submetidas à quimioterapia.[3]

REFERÊNCIAS BIBLIOGRÁFICAS

1. Lahlou N, Carel JC, Chaussain JL, Roger M. Pharmacokinetics and pharmacodynamics of GnRH agonists: clinical implication in pediatrics. J Pediatr Endocrinol Metab. 2000; (13)1:723-37.

2. Resende EA, Lara BH, Reis JD, Ferreira GA, Borges MF. Assessment of basal and gonadotropin-releasing hormone-stimulated gonadotropins by immunochemiluminometric and immunofluorometric assays in normal children. J Clin Endocrinol Metab. 2007; 92:1424-9.

3. Carel JC, Eugster EA, Rogol A, Ghizzoni L, Palmert MR. GnRH Analogs Consensus Conference Group, et al. Consensus statement on the use of gonadotropin-releasing hormone analogs in children. Pediatrics. 2009; 123:3752-62.

4. Harrington J, Palmert MR. Treatment of precocious puberty. In: UpToDate®. Wolters Kluwer, 2018. Disponível em: http://www.uptodate.com

5. Hughes E, Fedorkow D, Collins J, Vanderkrckhove P. Ovulations suppression for endometriosis. Cochrane Database Syst Rev. 2000; CD000155.

6. Friedman AJ, Hornstein MD. Gonadotropin-releasing hormone agonist plus estrogen-progestin add-back therapy for

endometriosis-related pelvic pain. Fertil Steril. 1993; 60(2):236-41.

7. Taylor HS, Giudice LC, Lessey BA, Abrao MS, Kotarki J, Archer DF et al. Treatment of endometriosis-associated pain with elagolix, an oral GnRH antagonist. N Engl J Med. 2017; 377(1):28-40.

8. Stewart EA, Barbieri RL, Falk SJ. Overview of treatment of uterine leiomyomas (fibroids). In: UpToDate®. Wolters Kluwer. 2019. Disponível em: http://www.uptodate.com

9. Moroni RM, Martins WP, Ferriani RA, Vieira CA, Nastri CO, Candido dos Reis FJ, Brito LG. Add-back therapy with GnRH analogues for uterine fibroids. Cochrane Database Syst Rev. 2015; 20(3):CD101854.

10. Jarvis CI, Lynch AM, Morin AK. Management strategies for premenstrual syndrome/premenstrual dysphoric disorder. Ann Pharmacother. 2008; 42(7):967-78.

11. Lambalk CB, Banga FR, Huime JA, Toftager M, Pinborg A, Homburg R, van der Veen F, van Wely M. GnRH antagonist versus long agonist protocols in IVF: a systematic review and meta-analysis accounting for patient type. Human Reproduction Update. 2017; 23(5):560-79.

12. Sonmezer M, Oktay K. Fertility preservation in patients undergoing gonadotoxic treatment or gonadal resection. In: UpToDate®. Wolters Kluwer. 2019. Disponível em: http://www.uptodate.com.

capítulo 18

Deficiência Enzimática das Suprarrenais:
O Que Investigar?

▶ Sylvia Asaka Yamashita Hayashida
▶ José Maria Soares Júnior
▶ Gustavo Arantes Rosa Maciel

INTRODUÇÃO

A glândula suprarrenal é constituída pelo córtex e pela parte central, denominada medula. A medula é uma extensão do sistema nervoso e produz os hormônios adrenalina e noradrenalina. No córtex suprarrenal são identificadas três áreas funcionalmente distintas onde ocorre a esteroidogênese: zonas glomerulosa, fasciculada e reticular. Na zona glomerulosa são produzidos os mineralocorticoides; na fasciculada, os glicocorticoides; e na reticular, os hormônios sexuais.[1]

Sob o estímulo do hormônio adrenocorticotrófico (ACTH), a esteroidogênese se inicia com a clássica conversão do colesterol e, para a síntese do produto final, é necessária a integridade das diversas enzimas envolvidas (Figura 18.1). O produto final da zona glomerulosa é a aldosterona e a sua secreção é regulada pelo sistema renina-angiotensina-aldosterona e pelas concentrações séricas de potássio. Na zona fasciculada, o produto final é o cortisol, responsável pelo retrocontrole do ACTH. A perda do controle negativo do eixo resulta no aumento do CRH (hormônio liberador das corticotrofinas) e do ACTH. O estímulo excessivo do ACTH sobre a suprarrenal ocasiona acúmulo dos precursores prévios à enzima deficitária, causando hiperplasia das zonas fasciculada e reticular.[2]

A hiperplasia congênita das suprarrenais (HCSR) representa um grupo de doenças hereditárias com herança autossômica recessiva que compromete a esteroidogênese suprarrenal.[3]

Nos últimos cinco anos novos conhecimentos têm surgido em relação à existência de uma passagem alternativa na esteroidogênese suprarrenal que poderá mudar o entendimento dos problemas das suprarrenais. Há a possibilidade de uma via alternativa onde a 17hidroxi-progesterona (17OHP) pode sofrer redução, resultando em androsterona, que é, então, convertida a di-hidrotestosterona (DHT). Acredita-se que este fato contribua para o excesso androgênico que leva à virilização de feto feminino na deficiência da 21-hidroxilase.[4]

Outra classe de androgênios das suprarrenais em estudo são os 11OH-C19 esteroides. Tanto a androstenediona (A4) como a testosterona (T) podem sofrer 11-hidroxilação e, depois redução, resultando em keto-androstenediona e keto--testosterona, potentes androgênios com ação semelhante à da di-hidrotestosterona (DHT). Altas concentrações desses hormônios já foram encontradas em mulheres com deficiência da 21-hidroxilase em comparação com grupo controle, mostrando que pode ser a principal contribuição do excesso androgênico em crianças com HCSR.[4]

CARACTERÍSTICAS CLÍNICAS DOS DIFERENTES DEFEITOS ENZIMÁTICOS DA ESTEROIDOGÊNESE SUPRARRENAL

As deficiências enzimáticas das principais vias da esteroidogênese levam a condições clínicas bem definidas, mostradas na Tabela 18.1.

São elas: 1. 21-hidroxilase (gene CYP21A2) causador do DDS (distúrbio de desenvolvimento sexual) 46,XX com hiperandrogenismo e hipertensão arterial, dependendo da mutação genética; 2. 11β-hidroxilase (CYP11B1) que leva à DDS 46,XX e hipertensão arterial; 3. 17α-hidroxilase/17,20 liase (CYP17A1) com insuficiência gonadal e hipertensão arterial em indivíduos 46,XX e DDS 46,XY com hipertensão arterial; 4. 3β-ol-desidrogenase (3β-HSD2) em 46,XX e em 46,XY leva à insuficiência gonadal e DDS; 5. P450 oxidoredutase (POR) é caracterizada pela deficiência combinada de 21-hidroxilase e 17α-hidroxilase e clinicamente pode resultar em DDS 46,XX e DDS 46,XY, associada à malformação óssea e insuficiência gonadal; 6. Gene StAR (proteína reguladora da esteroidogênese), responsável pelo transporte do colesterol do citoplasma da célula para dentro da mitocôndria; esta deficiência leva à HCSR lipoide associada clinicamente à insuficiência gonadal e a DDS 46,XY; 7. P450 enzima da clivagem da cadeia lateral (CYP11A1); 8. aldosterona sintetase (CYP11B2) (Tabela 18.1).[1,4,5]

A HCSR lipoide e a HCSR por deficiência do POR são entidades muito raras. A HCSR lipoide é a forma mais grave de hiperplasia e leva a um quadro grave de insuficiência suprarrenal e de óbito nos recém-nascidos.[2]

As três deficiências enzimáticas mais comuns associadas à virilização de mulheres afetadas são as deficiências da 21-hidroxilase, 3β-HSD2 e da 11β-hidroxilase. A deficiência enzimática mais comum é a deficiência da 21-hidroxilase que representa de 90% a 95% de todos os casos.[2,3]

Capítulo 18 — Deficiência Enzimática das Suprarrenais: O Que Investigar?

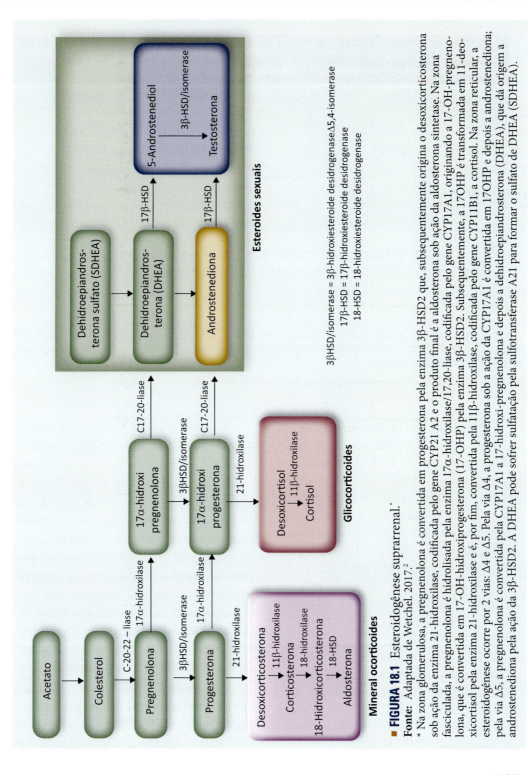

■ **FIGURA 18.1** Esteroidogênese suprarrenal.*
Fonte: Adaptada de Wetchel. 2017.[2]

* Na zona glomerulosa, a pregnenolona é convertida em progesterona pela enzima 3β-HSD2 que, subsequentemente origina o desoxicorticosterona sob ação da enzima 21-hidroxilase, codificada pelo gene CYP21 A2 e o produto final é a aldosterona sob ação da aldosterona sintetase. Na zona fasciculada, a pregnenolona é hidrolisada pela enzima 17α-hidroxilase/17,20-liase, codificada pelo gene CYP17A1, originando a 17-OH-pregnenolona, que é convertida em 17-OH-hidroxiprogesterona (17-OHP) pela enzima 3β-HSD2. Subsequentemente, a 17OHP é transformada em 11-deoxicortisol pela enzima 21-hidroxilase e é, por fim, convertida pela 11β-hidroxilase, codificada pelo gene CYP11B1, a cortisol. Na zona reticular, a esteroidogênese ocorre por 2 vias: Δ4 e Δ5. Pela via Δ4, a progesterona sob a ação da CYP17A1 é convertida em 17OHP e depois a androstenediona; pela via Δ5, a pregnenolona é convertida pela CYP17A1 a 17-hidroxi-pregnenolona e depois a dehidroepiandrosterona (DHEA), que dá origem a androstenediona pela ação da 3β-HSD2. A DHEA pode sofrer sulfatação pela sulfotransferase A21 para formar o sulfato de DHEA (SDHEA).

3βHSD/isomerase = 3β-hidroxiesteroide desidrogenaseΔ5,4-isomerase
17β-HSD = 17β-hidroxiesteroide desidrogenase
18-HSD = 18-hidroxiesteroide desidrogenase

165

Tabela 18.1 Características clínicas dos diferentes defeitos enzimáticos da esteroidogênese suprarrenal associadas à hiperplasia congênita.

Genes/enzimas	DDS	Órgãos afetados	Deficiência	Excesso
CYP21A2	46,XX	SR	MC, GC	Hsex
CYP11B1	46,XX	SR	GC	MC, Hsex
CYP17A1	46,XY	SR, gônadas	GC, Hsex	MC
3BHSD2	46,XY(46,XX)	SR, gônadas	MC, GC, Hsex	
POR	46,XY+46XX	SR, gônadas,fígado	GC, Hsex	(MC)
StAR	46,XY	SR, gônadas	MC, GC, Hsex	
CYP11A1	46,XY	SR, gônadas	MC, GC, Hsex	
CYP11B2	-	SR	MC	

* CYP21A2, 21-hidroxilase; CYP11B1, 11-hidroxilase; CYP17A1, 17-hidroxilase; 3BHSD2, 3β-hidroxisteroide desidrogenase; POR, P450 oxidoredutase; StAR, proteína reguladora da esteroidogênese; CYP11A1, P450 enzima da clivagem da cadeia lateral; CYP11B2, aldosterona sintetase; DDS = distúrbio do desenvolvimento sexual; SR = suprarrenal; MC = mineralocorticoides; GC = glicocorticoides; Hsex = hormônios sexuais.

Na deficiência da 21-hidroxilase, há aumento das concentrações da 17-OHP e da progesterona. O 17-OHP em excesso é convertido a andostenediona e testosterona. Na deficiência da 3β-HSD2, há acúmulo de pregnenolona e de 17-OH pregnenolona, que são desviados para a produção aumentada de DHEA, que, posteriormente, é convertida em SDHEA. Na deficiência da 11β-hidroxilase, há acúmulo de deoxicorticosterona e deoxicortisol ou composto S, que leva à hipertensão e ao hiperandrogenismo.[2]

A HCSR, por deficiência da 21-hidroxilase, pode se apresentar de duas formas: a clássica, conhecida desde o século XIX, onde a criança do sexo feminino já nasce com a genitália ambígua, e a não clássica ou forma tardia (HCSRNC).[2]

A forma clássica é esperada quando o indivíduo é portador de duas mutações severas. Clinicamente pode se manifestar como forma perdedora de sal, onde há comprometimento da zona glomerulosa e da fasciculada ou apenas virilizante, com comprometimento apenas da camada fasciculada. A HCSRNC é causada pelo genótipo mutação leve/leve ou mutação leve/mutação severa.[6] Embora haja uma boa correlação entre o genótipo e o fenótipo,[6,7] não é possível predizer com exatidão o fenótipo na base do genótipo principalmente na HCSR virilizante simples.[7]

A prevalência da forma clássica é de 1:14.000 nascidos vivos, enquanto a da HCSRNC é de 1:100 caucasianas ou 1:27 judias Ashkenazi.[8] A incidência da

HCSRNC é variável, de acordo com a população estudada, ocorrendo em 0,1% da população geral, 1% a 2% de hispânicos e 3% a 4% de judeus Ashkenazi, constituindo na doença autossômica recessiva mais frequente na população.[3] Em mulheres com hiperandrogenismo, a incidência oscila entre 1% e 10%.[9] Na casuística da Clínica Ginecológica do HC-FMUSP é de 2,8% (dados não publicados).

A comparação entre a forma clássica e a forma não clássica da hiperplasia congênita da suprarrenal por deficiência da 21-hidroxilase está na Tabela 18.2.[8]

A deficiência da produção do cortisol leva a danos na função cardíaca, afeta a resposta vascular às catecolaminas e aumenta a secreção do hormônio antidiurético. A falta de aldosterona leva à hiponatremia, devido à má reabsorção urinária de sódio. A hiponatremia leva à hipovolemia, aumento da renina plasmática e, eventualmente, choque. Na ausência de aldosterona, pode haver aumento do potássio por falta de excreção renal. Os elevados níveis de 17-OHP e progesterona exacerbam a deficiência mineralocorticoide, pois ambos apresentam efeitos antimineralocorticoides.[2]

Tabela 18.2 Comparação entre as formas clássica e não clássica da deficiência da 21-hidroxilase.

Características	Forma clássica	Forma não clássica
Prevalência	1:14.000	1:100 caucasianas
		1:27 judias Ashkenazi
Virilização pré-natal	Sim	Não
Virilização pós-natal	Sim	Pouco provável
Perdedora de sal	60-75%	Não
Níveis de 17OHP pós-estímulo	Aumento exagerado (>100 ng/mL)	Elevação moderada (10-100 ng/mL)
Genótipo do CYP 21	Alelo muito afetado/alelo muito afetado	Alelo pouco afetado/alelo pouco afetado; ou alelo pouco afetado/alelo muito afetado
Mutações comuns virilizante	I172N Intron 2, A >G	V281L
		P30L
		P453S
Perdedora de sal	Deleções	

Fonte: adaptada de New MI. 2004.[8]

DIAGNÓSTICO

O diagnóstico deve ser clínico e laboratorial. O diagnóstico clínico se inicia pela anamnese. Diante de uma criança com genitália ambígua, deve-se pesquisar com os pais a consanguinidade, casos semelhantes na família e relatos de irmãos que faleceram no período neonatal. A ausência de alterações da genitália externa do sexo masculino ao nascimento contribui para a falta de diagnóstico e morte pela crise de perda de sal em meninos.[5]

No exame físico da criança, é importante observar os seguintes itens da genitália ambígua: pigmentação da pele vulvar; simetria das estruturas da genitália externa; presença e localização de gônadas (se palpáveis); aparência do falo, com as medidas do comprimento e diâmetro; fusão labioescrotal, se completa ou não; localização e número de orifícios perineais; e presença de anomalias adicionais (Tabela 18.3).[2]

Tabela 18.3 Propedêutica.

Anamnese

- Pesquisar consanguinidade, casos semelhantes na família, relato de irmãos com morte no período pós-natal

Exame físico

- Estatura, crescimento estatural, pubarca precoce, observar sinais de hiperandrogenismo, como acne, hirsutismo

Exame ginecológico

- Avaliação da genitália ambígua: simetria das estruturas da genitália externa, pigmentação da genitália, presença e localização das gônadas palpáveis, aparência do falo com comprimento e diâmetro, localização e número de orifícios perineais, presença de malformações adicionais

Exames subsidiários

- Cariótipo
- Teste do pezinho (detecção do 17OHP)
- Dosagens hormonais, 17OHP, androstenediona e progesterona, renina e eletrólitos (sódio e potássio)
- USG pélvica (presença do útero)
- RX de mãos e punhos (idade óssea)
- Teste do ACTH sintético (casos de dúvidas)

Na infância, observar a presença de pelos pubianos, sendo definida a pubarca prematura, se ocorrer antes dos 8 anos de idade. Observar se há crescimento acelerado e avanço da idade óssea. Na adolescência e na idade adulta, pode haver a manifestação da forma tardia da HCSR, com quadro clínico muito semelhante ao fenótipo SOP.

Na forma clássica da HCSR, o diagnóstico da forma perdedora de sal, que representa cerca de 75% dos casos, é uma emergência médica pelo risco de hiponatremia, hipercalemia, hipotensão e potencial risco de morte dentro de 2 a 3 semanas de vida, caso não for diagnosticado precocemente.[5]

A virilização da genitália externa da criança do sexo feminino tem início após 6 a 7 semanas da concepção, podendo manifestar-se com graus diversos de virilização, desde clitoromegalia isolada, podendo ocorrer a fusão em graus variáveis dos canais uretral e vaginal que formam o seio urogenital, até casos de genitália com aspecto masculino. Esses diferentes graus de virilização são quantificados pela escala de Prader, que vai de I a V (Tabela 18.4).[5]

A genitália interna das crianças afetadas é feminina, com a presença de ovários. As estruturas müllerianas persistem e desenvolvem normalmente as tubas; para o útero e a parte superior da vagina e os ductos de Wolff regridem. Em meninas virilizadas, pode haver separação incompleta da uretra e da vagina, resultando no seio urogenital e em um único orifício perineal.

Na adolescência e na idade adulta, as características clínicas de hiperandrogenismo apresentadas são a acne e o hirsutismo. Pode haver desregulação do eixo hipotálamo-hipófise-ovariano, levando a alterações menstruais, anovulação crônica e infertilidade, quadro clínico semelhante ao da síndrome dos ovários policísticos.

A HCSRNC por deficiência da 21-hidroxilase responde por mais de 90% dos casos e o início do quadro pode ocorrer na infância, adolescência ou idade adulta.[3] A criança nasce com a genitália normal. A primeira manifestação na infância é a pubarca precoce em 5% a 20% dos casos.[10] Na pubarca precoce, a incidência da forma não clássica por deficiência da 21-hidroxilase é de 4% a 7%. Na hiperplasia suprarrenal há um comportamento evolutivo, com piora dos parâmetros clínicos e laboratoriais. Crianças com a doença podem apresentar crescimento rápido, com avanço na idade óssea prejudicando a estatura final.[3]

Tabela 18.4 Escala de Prader de I a V com diferentes graus de virilização da genitália externa feminina.

I.	Genitália feminina normal com clitoromegalia
II.	Fusão parcial dos pequenos lábios e clitoromegalia
III.	Fusão labioescrotal com única abertura do seio urogenital e clitoromegalia
IV.	Fusão das dobras labioescrotais e hipospádia peneescrotal
V.	Virilização masculina completa com uretra peniana. Ausência de gônadas nas bolsas escrotais

Com relação à apresentação clínica da HCSRNC, aproximadamente 50% dos casos podem mostrar quadro clínico e laboratorial semelhante ao da SOP e outros 50%, ao do hirsutismo idiopático. Há, ainda, a forma assintomática ou críptica, sem manifestações clínicas, sendo geralmente diagnosticada na investigação dos familiares da paciente.[3]

A infertilidade na HCSR é consequência de múltiplos fatores, como a virilização da genitália externa, que, mesmo com a correção, pode resultar em estenose da vagina, dificultando o ato sexual por causa de dispareunia, assim como também o desenvolvimento psicossocial alterado. O excesso de androgênios e da progesterona que podem estar interferindo no eixo neuroendócrino com inibição da ovulação.[11] Além disso, a progesterona em excesso altera também a receptividade endometrial, torna o muco mais hostil e interfere na motilidade tubária, dificultando a gestação.[9]

A taxa de gravidez espontânea em perdedoras de sal é em torno de 6,7% e da virilizante simples está entre 33% e 60%. Em pacientes com HCSRNC, a taxa de concepção é muito maior, sendo de 57,2% sem nenhum tratamento. Poucas pacientes necessitam de intervenção para a concepção.[11]

A deficiência da 3β-HSD apresenta um espectro de manifestações clínicas, desde formas leves a formas mais graves, com ambiguidade genital e perda de sal.[3]

A deficiência da 11-hidroxilase ocorre em 5% a 8% dos casos de HCSR, com frequência de 1:100.000 a 1:200.000 nascimentos. Há virilização da genitália externa de fetos femininos e pode ocorrer hipertensão arterial pelo acúmulo de 11-deoxicorticosterona.[2,5]

A deficiência da 17α-hidroxilase é uma doença rara que acomete as suprarrenais e as gônadas, resultando em hipogonadismo em ambos os sexos e em DDS 46,XY. O fenótipo mais comum é feminino, apresentando amenorreia primária, hipogonadismo hipergonadotrófico associado à hipertensão arterial, hipocalemia e insuficiência suprarrenal.[12]

DIAGNÓSTICO LABORATORIAL

O diagnóstico laboratorial é feito pelo acúmulo dos precursores. Na HCSR, forma clássica por deficiência da 21-hidroxilase, pode ser confirmado pela avaliação dos níveis de 17OHP. Em recém-nascidos do sexo feminino com genitália ambígua e sem gônadas palpáveis bilateralmente e em meninos é importante o teste do pezinho (teste de rastreamento do recém-nascido), para a detecção de níveis de 17OHP realizado após 48 horas do nascimento até o quinto dia de nascido. Se o teste for positivo, na condição referida, devem ser dosados eletrólitos, renina, 17-OHP, androstenediona e progesterona com urgência, pelo risco fatal. A maioria dos recém-nascidos com a doença apresenta valores de 17-OHP maiores que 50 ng/mL.[2] Nestes casos, solicitar cariótipo para meninas virilizadas e uma ultrassonografia, para avaliar a presença de útero.

Para crianças com pubarca precoce, uma dosagem basal de 17-OHP deve fazer parte do rastreamento. Armengaud *et al.* mostraram 100% de sensibilidade e 99% de especificidade com valores de 2 ng/mL (6 nmol/L) para o diagnóstico da forma não clássica da HCSR.[13]

Em mulheres na fase reprodutiva, Escobar-Morreale *et al.* recomendaram o uso de 17-OHP basal, coletado na fase folicular, no valor de 1,7 ng/mL (5,1 nmol/L) como um ponto de corte.[14] Azziz *et al.* observaram um valor preditivo negativo para uma concentração de 17-OHP < 2ng/mL próxima a 100%.[15] Desta forma, Carmina *et al.* recomendam o valor de corte de 2 ng/mL para valores basais de 17-OHP.[9] Para valores entre 2 e 10 ng/mL, indica-se o teste da cortrosina. Acima de 10 ng/mL, confirma-se o diagnóstico. Porém, a experiência do serviço de Endocrinologia do Hospital das Clínicas da Faculdade de Medicina da USP mostra que entre 10 e 15 ng/mL é necessária a confirmação diagnóstica pelo sequenciamento do gene CYP21A2 (Figura 18.2).[16]

O teste de estímulo da suprarrenal com o ACTH (teste da cortrosina) consiste na administração de 250 mcg de ACTH sintético em bólus, na fase folicular do ciclo menstrual. Com a veia puncionada, a paciente permanece em repouso por 60 minutos, para evitar o efeito estresse da venopunção sobre as suprarrenais, e no tempo 0 injeta-se o produto e coleta-se uma amostra basal para dosar 17-OHP, cortisol e progesterona (em pacientes em amenorreia). Após 60 minutos, é efetuada nova coleta de cortisol e 17-OHP.[3] O cortisol deve ser dosado para estabelecer a eficácia do produto, a hipersensibilidade ao cortisol com hiper-resposta e, também, em casos da forma não clássica, para determinar se há produção adequada de cortisol.[2]

O diagnóstico da deficiência da 3βol-desidrogenase se faz pelo acúmulo da 17OH-pregnenolona.[3] O diagnóstico da deficiência da 11-hidroxilase é efetuado pelo acúmulo de 11-desoxicortisol (composto S), em geral muito elevado, acima de 100 ng/mL.[2,5]

A deficiência da 17-hidroxilase pode ser suspeitada na presença de níveis elevados de 11-deoxicorticosterona, de corticosterona e da progesterona, na maioria dos casos.[17]

Durante a infância, deve-se solicitar raio X de mãos e punhos, para detectar a aceleração da idade óssea (Tabela 18.3).

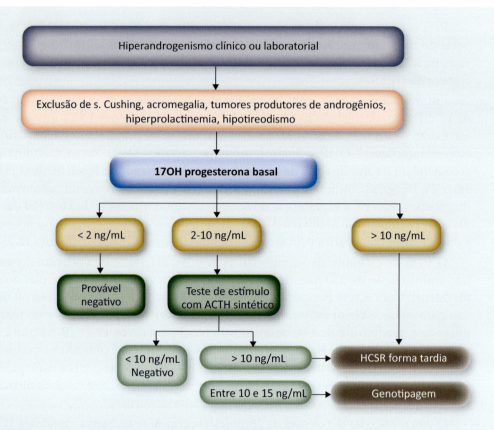

■ **FIGURA 18.2** Algoritmo para o diagnóstico de HCSR forma tardia.
Fonte: Adaptada de Bachega et al., 1998 e Carmina et al., 2017.[9,16]

TRATAMENTO

Os objetivos do tratamento em crianças e adolescentes constituem-se em: a) adequar a velocidade normal de crescimento estatural; b) manter a taxa normal da maturação óssea; c) monitorar a idade do desenvolvimento puberal; d) melhorar a autoestima; e) na menacme, manter a regularidade menstrual, a fertilidade e prevenir a piora do hirsutismo e da acne.

A reposição hormonal com glicocorticoides visa à normalização dos níveis de androstenediona e da testosterona. Não se devem usar doses para a normalização dos níveis de 17-OHP e de progesterona, porque isto indica reposição excessiva de glicocorticoides, com consequências de hipercortisolismo.[18]

Em recém-nascidos, crianças e adolescentes jovens, o glicocorticoide de escolha é a hidrocortisona na dose de 6 a 15 mg/m^2/d, em 3 tomadas. A prednisona e a dexametasona, por terem vida média mais prolongada e com efeito supressivo mais potente (prednisona 15 vezes e dexametasona de 70 a 80 vezes) devem ser usadas apenas em adultos com maturação completa dos ossos.[18] A reposição mineralocorticoide é realizada com o acetato de 9α-fludrocortisona, em doses variáveis para as diferentes faixas etárias: 150 a 200 mcg/d no primeiro ano de vida, de 100 a 150 mcg/d após os 2 anos e 50 mcg/d depois dos 4 anos. É necessária a suplementação de sal de 1 mmol/kg/dia no período neonatal e na primeira infância.[5] A terapêutica deve ser muito bem monitorizada, visando aos objetivos.[18]

Todos os indivíduos portadores da doença em tratamento com glicocorticoides devem portar consigo o alerta médico para o aumento da dose em casos de estresse, como doença febril, gastroenterites com desidratação, cirurgias com anestesia e traumas e acidentes automobilísticos.[18]

Nos casos de HCSRNC em crianças, o tratamento com glicocorticoides deve ser considerado somente com progressão da pubarca precoce e aceleração da idade óssea.[2,9]

Em adolescentes e adultas, para o tratamento do hiperandrogenismo, o uso de contraceptivos hormonais orais, com supressão dos androgênios de origem ovariana e redução da testosterona livre pelo aumento de SHBG pelo etinilestradiol, é mais efetivo do que o bloqueio das suprarrenais com glicocorticoides. Evitam-se, assim, os efeitos colaterais do uso de glicocorticoides. Haverá necessidade do bloqueio do 17OHP e da progesterona em casos de infertilidade, quando poderá haver também a necessidade do uso de indutores da ovulação e até mesmo da fertilização assistida.[9]

O tratamento pré-natal com dexametasona foi usado no passado para se evitar a virilização de crianças do sexo feminino com a forma clássica da HCSR. O feto é protegido dos glicocorticoides maternos pela expressão placentária da 11β-hidroxiesteroide desidrogenase tipo 2, que inativa o cortisol materno convertendo-o em cortisona. Por outro lado, a dexametasona não é metabolizada e atravessa a barreira placentária, causando danos para o feto. Em humanos, a dexametasona, usada no primeiro trimestre, está associada ao palato fendido, ao baixo peso ao nascer e à pobre memória verbal. Devido ao risco maior que o benefício, as recomendações da Endo-Society consideram o tratamento pré-natal ainda experimental, não o recomendando.[18,19] A placenta expressa também a aromatase, que converte os androgênios em estradiol para minimizar a exposição fetal aos androgênios da mãe.[20]

A cirurgia feminilizante, quando com severa virilização (Prader ≥ 3), a reconstrução perineal com a abertura do seio urogenital e a plástica do clitóris são recomendadas já na infância e devem ser efetuadas por cirurgiões com experiência na área. A época da vaginoplastia é controvertida. Alguns profissionais acham que deve ser tudo efetuado na infância, porém, a vantagem da reconstrução postergada é o menor risco da estenose vaginal e da redução da necessidade da dilatação.[18] Com o avanço das técnicas cirúrgicas, a clitoroplastia é efetuada com a preservação da função sensitiva e a capacidade erétil do clitóris, preservando-se o feixe vasculovenoso dorsal, essencial para a função sexual feminina.[12,21]

CONSIDERAÇÕES FINAIS

A deficiência enzimática das suprarrenais deve ser reconhecida em crianças que nascem com a genitália ambígua para o tratamento adequado e para prevenir o risco de morte. A forma mais comum é a deficiência da 21-hidroxilase e o diagnóstico é efetuado pela dosagem da 17OH-progesterona. A forma não clássica da hiperplasia congênita deve ser sempre investigada nos casos de hiperandrogenismo.

PONTOS-CHAVE

- A detecção precoce e o tratamento adequado da hiperplasia congênita da suprarrenal previne o risco de morte de recém-nascidos afetados e as crises de insuficiência suprarrenal, além de otimizar o crescimento e desenvolvimento durante a infância.
- Adolescentes com hiperandrogenismo devem ser avaliadas para a possível forma não clássica da deficiência da 21-hidroxilase que cursa com fenótipo semelhante ao da síndrome dos ovários policísticos.
- A reposição com glicocorticoides e a correção adequada da genitália ambígua podem melhorar a fertilidade.
- O uso da dexametasona intraútero na prevenção da masculinização de fetos femininos ainda é um assunto em discussão, devido ao risco de ser maior do que o benefício.
- Novas modalidades terapêuticas devem surgir para melhorar a qualidade de vida das pacientes com HCSR, evitando-se os efeitos indesejáveis do uso prolongado de corticosteroides.

REFERÊNCIAS BIBLIOGRÁFICAS

1. Webb EA, Krone N. Current and novel approaches to children and young people with congenital adrenal hyperplasia and adrenal insufficiency. Best Practice and Res Clin Endocrinol Metab. 2015; 29: 449-468.

2. Witchel SF. Congenital adrenal hyperplasia. J Pediatr Adolesc Gynecol. 2017; 30: 520-534.

3. Marcondes JAM, Hayashida SAY, Bachega TASS. Hirsutismo e síndrome dos ovários policísticos. In: Saad MJA, Maciel RMB, Mendonça BB. Endocrinologia. São Paulo, Atheneu. 2007; p. 635-682.

4. Bacila I-A, Elder C, Krone N. Update on adrenal steroid hormone biosynthesis and clinical implications. Arch Dis Child. 2019; 0:1-6 doi:10.1136.

5. Gomes LG, Bachega TASS. Hiperplasia adrenal congênita. In: Martins MA, Carrilho FJ, Alves VAF, Castilho EA, Cerri GG. Clínica Médica, São Paulo, Manole, 2015.

6. Carvalho DF, Miranda MC, Gomes LG, Madureira G, Marcondes JAM, Billerbeck AEC, Rodrigues AS, Presti PF, Kuperman

H, Damiani D, Mendonça BB, Bachega TASS. Molecular CYP21A2 diagnosis in 480 Brazilian patients with congenital adrenal hyperplasia before newborn screening introduction. Eur J Endocrinol. 2016; 175:107-116.

7. New MI, Abraham M, Gonzalez B, Dumic M, Razzaghy-Azaf M, Chitayat D, Sun L, Zaidi M, Wilson RC, Yuen T. PNAS. 2013; 110:2611-2616.

8. New MI. An update of congenital adrenal hyperplasia. Ann N Y Acad Sci. 2004; 1038:14-43.

9. Carmina E, Dewailly D, Escobar-Morreale HF, Kelestimur F, Moran C, Oberfield S, Witchel SF, Azziz R. Non-classic congenital adrenal hyperplasia due to 21-hydroxilase deficiency revisited: an update with a special focus on adolescent and adult women. Hum Reprod Update. 2017; 23:580-599.

10. Dacou-Voutetakis C, Dracopoulou M. High incidence of molecular defects of the CYP 21 gene in patients with premature adrenarche. J Clin Endocrinol Metab. 1999; 1570-1574.

11. Reichman DE, White PC, New MI, Rosenwaks Z. Fertility in patients with congenital adrenal hyperplasia. Fertil Steril. 2014; 101:301-9.

12. Poppas DP, Hochsztein AA, Baergen RN, Loyd E, Chen J, Felsen D. Nerve sparing ventral clitoroplasty preserves dorsal nerves in congenital adrenal hyperplasia. J Urol. 2007; 178:1802-1806.

13. Armengaud JB, Charkaluk ML, Trivin C, Tardy V, Bréart G, Brauner R, Chalumeau M. Precocious pubarche: distinguishing late-onset congenital adrenal hyperplasia from premature adrenarche. J Clin Endocrinol Metab. 2009; 94:2835-40.

14. Escobar-Morreale HF, Sanchón R, San Millán JL. A prospective study of the prevalence of nonclassical congenital adrenal

hyperplasi among women presenting with hyperandrogenic symtoms and signs. J Clin Endocrinol Metab. 2008; 93:527-33.

15. Azziz R, Hincapie LA, Knochenhauer ES, Dewailly D, Fox L, Boots LR. Screening for 21-hydroxilase deficient nonclassical adrenal hyperplasia among hyperandrogenic women: a prospective study. Fertil Steril. 1999; 72:915-925.

16. Bachega TA, Billerbeck AE, Madureira G, Marcondes JA, Longui CA, Leite MV, Arnhold IJ, Mendonça BB. J Clin Endocrinol Metab. 1998; 83:4416-9.

17. Carvalho LC, Brito VN, Martin RM, Zamboni AM, Gomes LG, Inácio M, Mendonça BB et al. Clinical, hormonal, ovarian, and genetic aspects of 46,XX patients with congenital adrenal hyperplasia due to CYP17A1 defects. Fertil Steril. 2016; 105:1612-1618.

18. Speiser PW, Azziz R, Baskin LS, Ghizzoni L, Hensle TW, Merke DP, Meyer-Bahiburg HFL, Miller WL, Monton VM, Oberfield SE, Ritzen M, White PC. Congenital adrenal hyperplasia due to steroid 21-hydroxilase deficiency: an Endocrine Society Practice Guideline. J Clin Endocrinol Metab. 2010; 95:4133-4160.

19. Miller WL, Witchel SF. Prenatal treatment of congenital adrenal hyperplasia: risks outweigh benefits. Am J Obstet Gynecol. 2013; 208:354-359.

20. Rainey WE, Rehman KS, Carr BR. The human fetal adrenal making adrenal androgens for placental estrogens. Semin Reprod Med. 2004; 22:327-36.

21. Baskin LS, Erol A, Li YW, Liu WH, Kurzrock E; Cunha GR. Anatomical studies of the human clitóris. J Urol. 1999; 162 (3 pt 2):1015-20.

capítulo 19

Sobrepeso e Obesidade:
O Que Orientar?

▶ Helena Hachul
▶ Daniel Ninello Polesel
▶ Maria Teresa Bechere Fernandes

INTRODUÇÃO

Definição e Prevalência

A obesidade (excesso de armazenamento de gordura) é uma doença crônica não comunicável (DCNC) considerada, na maior parte da população, de origem poligênica e fortemente associada ao ambiente. Deste modo, o caráter multifatorial para o seu desencadeamento é preponderante. O estilo de vida moderno tem sido fundamental para observamos um aumento substancial na prevalência mundial de obesidade, que quase triplicou entre 1975 e 2016. Em 2016, estimativas da Organização Mundial de Saúde (OMS) apontavam que 1,9 bilhão (39%) de adultos acima de 18 anos apresentavam sobrepeso e, destes, 650 milhões (13%) eram obesos. No Brasil, dados da Pesquisa Nacional de Saúde (2013), mostraram que 82 milhões de pessoas apresentavam sobrepeso e obesidade (56,9%), correspondendo a mais de metade da população brasileira. Um estudo epidemiológico da cidade de São Paulo mostrou uma prevalência de 38,4% de sobrepeso e 21,5% de obesidade (TUFIK et al., 2010).[8]

O estilo de vida das pessoas pode ser acessado por meio de dois indicadores que refletem hábitos de vida considerados não saudáveis na maioria dos estudos: um alto consumo de alimentos ricos em energia e gorduras dos alimentos ultra-processados e um aumento da inatividade física devido à natureza cada vez mais sedentária de muitas formas de trabalho, mudanças no modo de transporte e aumento da urbanização.

No Brasil, o estudo Vigitel 2016, que monitora a frequência e distribuição dos principais fatores de risco para DCNC a cada 10 anos, mostrou que, apesar do consumo regular de frutas e hortaliças ter aumentado de 33% em 2008 para 35,2% em 2016, neste último ano, apenas 1 em cada 3 brasileiros consome esses alimentos regularmente em 5 dias da semana, como preconizado pela OMS. Já o consumo regular de refrigerantes (5 dias ou mais na semana) caiu de 30,9% em 2007 para 16,5% em 2016. A prática de atividade física (pelo menos 150 minutos de atividade física moderada por semana) aumentou no tempo livre. Em 2009, o indicador era de 30,3% e, em 2016, 37,6%. A prevalência diminui com a idade, sendo mais frequente entre os jovens de 18 a 24 anos (BRASIL, 2016).[2]

Podemos observar que as fases da vida, como a fase intrauterina, o peso de nascimento, a amamentação, a fase de rebote do peso no período de aumento do peso que ocorre entre os 5 e 7 anos de idade e a fase puberal podem influenciar no ganho de peso. Parece que a cada parto sucessivo há aumento de cerca de 1 quilo acima do peso que normalmente aumenta com o incremento da idade. É comum que o ganho de peso excessivo durante a gestação e a dificuldade de perda de peso após o parto podem ser preditores de obesidade no futuro. Além disso, após a menopausa, há um ganho de peso que está relacionado à idade e ao estilo de vida. Nessa fase, também é observada uma modificação na distribuição de gordura, que passa a ser maior no abdome (androide). Sobre o uso de terapia hormonal após a menopausa, vários estudos têm demonstrado que, além de não afetar o peso corporal, pode até reduzir a gordura central, quando comparada ao placebo.

A redução do número de horas de sono e a diminuição da produção de melatonina que ocorre com o envelhecimento contribuem substancialmente para o aumento da prevalência de obesidade na população. A redução do número de horas por noite está inversamente relacionada com o IMC. Temos observado maior prevalência de distúrbios de sono como insônia, apneia obstrutiva do sono e privação de sono na população (TUFIK *et al.*, 2010).[8] A privação do sono provoca diminuição da secreção de leptina e TSH, aumento dos níveis de grelina e diminuição da tolerância à glicose, aumento da fome e do apetite. A redução na produção de melatonina, que ocorre durante o envelhecimento, induz a resistência à insulina e intolerância à glicose. Em conjunto, esses fatores explicam o aumento da prevalência de obesidade na população.

COMORBIDADES

É bem descrita na literatura a associação de sobrepeso e obesidade com comorbidades como hipertensão, diabetes melito tipo 2, doenças cardiovasculares, síndrome metabólica, acidente vascular cerebral, alguns tipos de cânceres e distúrbios de sono, como a apneia obstrutiva.

Um estudo de destaque avaliou 900 mil pessoas em 57 estudos prospectivos na Europa e América do Norte, demonstrando associação entre IMC maior que 25 com a mortalidade. O aumento de cada 5 kg/m² esteve relacionado a um aumento de 30% de mortalidade (WHITLOCK *et al.*, 2009).[6]

AVALIAÇÃO DE SOBREPESO E OBESIDADE

A avaliação inicial de excesso de peso é dada pela massa corporal, com o cálculo do IMC. Esse mesmo índice pode ser utilizado para acompanhamento clínico durante o tratamento. Convencionou-se denominar de "sobrepeso" quando o IMC resulta em valores de 25 a 29,9 kg/m²; "obesidade grau I" quando o IMC está entre 30 a 34,9 kg/m²; "obesidade grau II" quando o IMC está entre 35 a 39,9 kg/m² e, por fim, "obesidade grau III" quando o IMC atinge valor igual ou superior a 40 kg/m². O excesso de peso foi estabelecido em casos em que o IMC é $\geq$ 25 kg/m² (o termo se refere à união dos indivíduos em sobrepeso e obesidade).

Recentemente tem-se demonstrado que a distribuição de gordura é um preditor de saúde mais relevante que a massa corporal. Nesse sentido, destaca-se a medida da razão da cintura pela altura (cm/m²). Assim, a avaliação das duas medidas relativamente independentes é melhor para preencher a necessidade de avaliação clínica.

A medida da circunferência abdominal associa-se à gordura corporal total. Para medi-la, solicita-se à paciente (em posição supina) que inspire profundamente e, ao final da expiração, deve ser realizada a medida. Segundo a OMS, a medida deve ser feita no maior perímetro abdominal entre a última costela e a crista ilíaca. O ponto de corte deve ser de 102 cm para homens e 88 cm para mulheres. Um estudo recente mostrou que a medida antropométrica utilizada como referência pode ser diferente entre os gêneros. Em homens, o IMC e a razão da cintura pela altura foram as medidas antropométricas mais relacionadas com os níveis moderado e grave da apneia do sono, enquanto nas mulheres foi apenas a circunferência de cintura (POLESEL *et al.*, 2019).[5] Outras medidas de circunferências que podem ser usadas são: braquial, coxa, cervical e panturrilha.

Existem outras formas de avaliar o peso e a composição corporal, como a pesagem hidrostática (peso submerso) e a composição corporal por absorciometria com raios X de dupla energia (conhecido como DEXA). Além disso, outras técnicas de imagem, como ressonância magnética, tomografia computadorizada, mas apresentam custo elevado e uso limitado na prática clínica. A estimativa da composição corporal pela somatória de medidas de pregas cutâneas, ultrassonografia, análise de bioimpedância são alternativas disponíveis e menos onerosas.

TRATAMENTO

Abordagem Multidisciplinar

Existem diretrizes com condutas em todas as fases evolutivas da doença. É importante ressaltar que essas condutas devem ser centradas no paciente, levando em conta dificuldades individuais e evitando eventos adversos. Ao escolher a conduta, deve-se considerar o contexto biopsicossocial do paciente, acolhendo suas preferências na medida do possível, o que leva a melhor aderência ao tratamento (BRASIL, 2016).[2]

A abordagem do tratamento deve ser multiprofissional, considerando aspectos psicológicos, dieta e atividade física. A seguir, avaliar a necessidade de tratamento farmacológico e/ou cirúrgico.

Uma avaliação adequada deve considerar diversos aspectos, além das calorias, como preferências alimentares, estilo de vida, requerimento energético diário, situação socioeconômica, história social e motivação. A escolha do tratamento a ser indicado deve levar em consideração dois principais fatores: nível de sobrepeso ou obesidade do indivíduo e presença de comorbidades associadas.

Há três tipos de fases de intervenção e cada uma delas tem métodos e objetivos distintos. Na prevenção primária, o objetivo é a prevenção do desenvolvimento do quadro de sobrepeso/obesidade; a metodologia adotada deve visar à educação e levar o conhecimento sobre o problema ao indivíduo, além da promoção da alimentação saudável e da prática regular de exercícios físicos de intensidade moderada. A prevenção secundária tem a finalidade de prevenir o ganho de peso e as consequências e complicações relacionadas aos pacientes com sobrepeso/obesidade; a metodologia usada é baseada no acompanhamento e diagnóstico utilizando medidas de referência, como IMC ou circunferência de cintura. Objetiva principalmente a intervenção no estilo de vida, podendo até serem prescritos fármacos. Por fim, a terceira e última fase é a prevenção terciária, que consiste em utilizar atividades clínicas para perda de peso, objetivando aliviar complicações relacionadas à obesidade e prevenção da progressão da doença. Nessa etapa, ainda são usadas estratégias de tratamento com estilo de vida, mudanças comportamentais e medicamentosas antiobesidade; podem ser considerados nesta fase procedimentos cirúrgicos, como a cirurgia bariátrica.

Em casos com pouca responsividade clínica ao tratamento, é possível o uso de fármacos ou até intervenções cirúrgicas. O não tratamento do sobrepeso/obesidade, assim como a negligência em iniciar o tratamento na infância/adolescência, pode potencialmente ser prejudicial e, como consequência, estar associado com o aumento da mortalidade e a redução na expectativa de vida.

Apoio Psicológico

As consequências do sobrepeso e da obesidade na mulher afetam a sua autoestima e, por isso, o apoio psicológico é essencial para que o tratamento seja efetivo. O desfecho alvo do emagrecimento deve ser essencialmente a melhora na saúde geral do paciente, pela prevenção ou melhora das complicações relacionadas com o sobrepeso/obesidade, mas não somente pela perda de peso por si só. O processo deve iniciar-se basicamente com uma alimentação balanceada e a prática de exercícios físicos de intensidade moderada. Deve ser feito um planejamento para o emagrecimento mensal, trimestral e semestral. A estipulação de metas individualizadas, realistas e factíveis a cada paciente deve ser feita levando-se em consideração o perfil de saúde e o contexto de vida a que esse paciente está submetido; isso favorece que ele mantenha seu foco e não abandone o tratamento em poucas semanas.

Cabe ao ginecologista, que é o clínico geral da mulher, acompanhar o ganho de peso, orientar a dieta e os exercícios físicos para qualidade de vida, além de indicar psicoterapia, quando achar necessário.

ESTRATÉGIAS COMPORTAMENTAIS ADJUVANTES NO TRATAMENTO

O tratamento contra a obesidade ainda pode incluir a terapia cognitivo-comportamental, que é uma das técnicas terapêuticas importantes para auxiliar no controle de peso. Ela é baseada na análise e modificação de transtornos de comportamentos associados ao estilo de vida e objetiva reforçar a motivação com relação ao tratamento, evitando a recaída e o consequente ganho de peso.

O automonitoramento é realizado pelo próprio paciente, por meio dos registros de ingestão alimentar, episódios de compulsão e eventos desencadeantes.

O controle de estímulos é outra estratégia no sentido de modificar situações que antecedem os transtornos de comportamento, como o excesso de ingestão e a inatividade física. Entre os exemplos estão seguir sempre a lista de compras prévia, evitando a compra de alimentos por impulso; evitar ir ao supermercado antes ou pouco tempo antes de grandes refeições; estimular a atividade física, mesmo em pequenas ações da rotina, e evitar a ingestão excessiva de calorias, como estar com vontade de comer um lanche e pedir completo com todos os opcionais.

A reestruturação cognitiva é uma estratégia comportamental que consiste em modificar o sistema de crenças e pensamentos do paciente. Destacam-se os pensamentos absolutistas e extremos, em que o paciente acredita que já saiu da dieta e por isso tem o direito de comer de tudo e na quantidade que quiser, bem como o pensamento supersticioso, por acreditar que há relação de causa e efeito em eventos não fortuitos, como ir ao *shopping* e sair da dieta.

O suporte social é válido por ser considerado um reforço positivo no tratamento da obesidade, como em grupos terapêuticos conduzidos por um psicólogo ou ex-pacientes, nutricionistas, família, amigos e clínicos.

O estresse pode levar à obesidade em razão do comportamento gerado via sistema de recompensa e retroalimentação. O manejo do estresse psicológico pode contribuir para que o paciente não se deixe levar por alimentação emocional, compulsão alimentar, falta de exercício, controle do apetite prejudicial, fatores que estão associados ao ganho de peso e à obesidade.

TRATAMENTO POR MEIO DE DIETAS

Uma dieta planejada que objetive um déficit de 500 a 1.000 kcal deve ser parte integrante de programas de perda de peso e pode-se atingir uma diminuição entre 0,5 a 1 kg de peso por semana. Dietas de baixas calorias, com consumo entre 1.000 a 1.200 kcal/dia reduzem aproximadamente 8% do peso corporal num período de 3 a 6 meses.

Com relação à dieta objetivando a perda de peso, é preciso que o paciente tenha um consumo calórico inferior ao gasto energético diário. É essencial que esse processo seja rigorosamente acompanhado por um nutricionista ou profissional qualificado na área de Nutrição. Uma alimentação hipocalórica e balanceada deve promover a diminuição de calorias na alimentação do indivíduo, com limite de consumo diário estabelecido, contudo, não deve afetar as necessidades nutricionais do indivíduo, apenas as energéticas. Para que esse processo seja feito para manter a qualidade de vida de modo saudável, é essencial que, apesar da dieta hipocalórica, o paciente tenha acesso a todos os nutrientes decorrentes de todos os grupos alimentares. Além disso,o hábito de alimentar-se várias vezes ao dia estimula o metabolismo.

O paciente precisa saber que a dieta hipocalórica oferece, em um primeiro instante, uma perda rápida e significativa de peso e uma perda gradual ao longo dos meses. O principal objetivo dessa dieta é que o emagrecimento aconteça no momento que o organismo passa a converter paulatinamente as gorduras armazenadas no organismo em energia, de modo que, associada à alimentação balanceada, impeça a perda de músculos ou a desidratação.

Dietas da Moda

- **Dietas ricas em gordura e pobres em carboidrato:** são caracterizadas pela dieta com composição aproximada de 55% de gordura, 25% de proteínas e 15% de carboidratos (quantidade inferior a 100 g/dia). Defensores dessa dieta sugerem que uma dieta rica em carboidratos deixa o indivíduo menos satisfeito, gerando mais fome e, consequentemente, maior ingestão de alimentos e produção de insulina. Seus autores sugerem que uma dieta rica em gordura leva à cetose, o que promoveria a diminuição do apetite, entretanto, evidências mostram que não há diferenças quanto ao apetite ou à sensação de bem-estar. Em curto prazo, dietas cetogênicas, ricas em gordura e escassas em carboidratos, acarretam maior perda de água do que de gordura corporal. Por causa dos alimentos ingeridos, requer suplementação de vitaminas A, B6 e E, folato, cálcio, magnésio, ferro, potássio e fibras. Por fim, ainda pode levar à halitose, dor de cabeça e litíase renal por oxalatos.

- **Dietas pobres em gordura:** historicamente, são dietas que foram desenvolvidas para prevenir doenças cardiovasculares. São dietas ovolactovegetarianas, compostas por vegetais, frutas, grãos, ovos, laticínios escassos em gorduras, pequenas porções de açúcar e farinha. Dietas como essa objetivam a manutenção do peso, diminuem o colesterol total e suas frações (de 11% a 23%), mas, em contrapartida, aumentam os triglicerídeos em quase 50%. Por outro lado, dietas hipocalóricas escassas em gorduras, que objetivam a perda de peso, diminuem aproximadamente 25% do LDL colesterol e mantém os níveis de triglicerídeos inalterados. Os benefícios observados são muito mais associados à restrição de energia consumida do que à composição da dieta, de modo que as desvantagens são menos observadas em razão do maior espectro de alimentos ingeridos.

- **Dietas com gorduras modificadas do tipo do Mediterrâneo:** são dietas que promovem a substituição de gordura saturada por gorduras monoinsaturadas, como azeite de oliva, abacate e nozes. Evidências mostram que elas são excelentes alternativas para melhorar o perfil lipídico e o controle glicêmico, e podem auxiliar de modo indireto na perda de peso.

- **Dietas de muito baixa caloria:** usualmente, são dietas de 400 a 800 kcal/dia e quantidades exatas de proteínas, minerais, vitaminas e ácidos graxos essenciais. São usadas em circunstâncias muito específicas, com supervisão e monitoração do paciente, em razão das complicações de saúde decorrentes da rápida perda de peso. As dietas de muito baixas calorias são eficientes para induzir rápida perda de peso e atuar no aspecto motivacional de pacientes muito obesos, mas devem ser seguidas por outros tratamentos para manter a perda de peso. Elas são contraindicadas em pacientes com doenças cardiovasculares, insuficiência renal, doença hepática, entre outros. Os principais efeitos colaterais incluem: fadiga, fraqueza, tontura, constipação, alterações menstruais, podendo até serem desenvolvidos gota e cálculos biliares.

- **Dieta balanceada:** o objetivo da dieta balanceada é permitir ao paciente a escolha de uma maior variedade de alimentos e equilíbrio no consumo dos grupos alimentares, resultando em maior aderência e pequena perda de peso, mas sustentada. Essa dieta oferece o mínimo de 1.100 kcal/dia para mulheres e 1.300 kcal/dia para homens. Os resultados podem chegar a uma perda média de 8% do peso corporal e 10 cm da circunferência da cintura no período de 2 a 6 meses. Assim, entre as principais recomendações, estão:

  - Observação na quantidade e nas porções a serem ingeridas, bem como nos ingredientes de que são compostos cada alimento, como, por exemplo, nas tabelas nutricionais de produtos industrializados.
  - Tradicionalmente, os restaurantes preparam refeições com base em ingredientes calóricos, como frituras, óleos e etapas no preparo dos alimentos de modo

a acrescentar e potencializar o sabor, mas, consequentemente, aumentam o valor energético. Recomenda-se ao paciente optar por refeições caseiras ou em locais em que se saiba que as preparações são feitas de forma saudável.

- Redução drástica quase eliminação do açúcar na alimentação, substituindo-o por alternativas como adoçantes com menor potencial glicêmico.

- O uso de temperos, como sal, limão ou vinagre, cebola, alho, pimenta e algumas ervas no preparo dos alimentos é altamente recomendável para que o paciente sinta sabor nas suas refeições.

- Sugere-se que o paciente consuma o mínimo suficiente para não sentir vontade de alimentos calóricos, como doces, guloseimas, bebidas alcoólicas ou alimentos gordurosos.

- Alimentos que contêm amido são transformados em açúcar durante o processo de digestão e, se posteriormente não utilizados, podem ser convertidos em gordura armazenada no organismo. Por isso, sugere-se o consumo moderado de pães, massas e demais fontes de carboidratos.

Dietas altamente rígidas e restritivas são insustentáveis por um longo período, por isso se tornam alternativas ineficazes. Entre os comportamentos recomendados, sugerem-se: reeducação dos hábitos alimentares do paciente, contato frequente entre o médico/profissional da área de Nutrição, para que essa interação continue estimulando o foco na dieta, a manutenção do peso perdido e os objetivos previamente traçados.

TRATAMENTO POR MEIO A ATIVIDADE FÍSICA

A prática de exercícios físicos regulares promove os benefícios de manter o corpo em movimento, que vão além da perda de peso por si só. Dentre esses benefícios, destacam-se: manter o corpo ativo, controle do colesterol no sangue, estímulo do sistema cardiorrespiratório, aumento da disposição, melhora do padrão de sono, da tolerância à glicose, da sensibilidade à insulina e da autoestima.

Atividades aeróbicas são aquelas que exigem uma demanda maior de oxigênio e são recomendadas para a obtenção da perda de peso e em uma escala de nível estão um pouco acima do ritmo das atividades diárias, mas abaixo do esforço máximo. A recomendação da intensidade da atividade física está diretamente relacionada com a idade, as condições físicas e gerais de saúde, como, por exemplo:

- Crianças e adolescentes dos 5 aos 17 anos devem participar de brincadeiras, jogos, esportes e atividades envolvendo família, amigos e colegas. É desejável que a duração das atividades físicas seja de pelo menos 60 minutos diários ou de 3 a 5 horas por semana e que elas sejam moderadas (caminhada, jogos recreativos) ou intensas (corrida, jogos esportivos).

- Para adultos na faixa etária entre 18 e 64 anos obterem benefícios adicionais de saúde são recomendados 300 minutos de atividade moderada por semana ou 150 minutos de atividade intensa, ou uma combinação equivalente de atividade moderada e de atividade intensa. Atividades de fortalecimento muscular devem ser feitas envolvendo grandes grupos musculares em dois ou mais dias por semana.

- Para idosos a partir dos 65 anos, é recomendada a atividade física moderada de no mínimo 3 dias por semana, totalizando 150 minutos de atividade moderada por semana ou 75 minutos de atividade intensa, ou uma combinação equivalente. Nessa faixa etária, a intensidade do exercício irá depender das condições físicas e da mobilidade de cada paciente.Para essa população, a prática de exercícios está diretamente associada à melhora da função cardiorrespiratória e muscular, à saúde dos ossos, reduzindo o risco de doenças crônicas não transmissíveis (como câncer, doenças respiratórias, diabetes e outros), depressão e declínio cognitivo.

Os exercícios aeróbicos promovem a diminuição da perda de massa magra, que é uma consequência do processo de envelhecimento. Diversas etapas bioquímicas no metabolismo levam à quebra da gordura de triglicerídeos e à liberação de ácidos graxos livres na circulação. O treinamento aeróbico melhora a capacidade oxidativa dos músculos, levando a menor produção de ácido láctico, a maior mobilização e ao maior metabolismo de gorduras. A capacidade de utilizar gordura pode ser um dos resultados mais importantes da vida ativa e do condicionamento físico.

Mantendo os músculos ativos, a queima de gordura se torna mais eficiente durante e mesmo após o exercício. Os músculos têm enzimas específicas que atuam na queima de gordura e são estimuladas pela prática de exercícios. Essas enzimas lipolíticas degradam a gordura de diversas partes do corpo, carregando-as até as células musculares, onde são utilizadas como fonte de energia. Quanto maior o nível de treinamento do indivíduo, tanto qualitativo como quantitativo, maior será o percentual energético e, consequentemente, maior será a queima de gordura.

A maneira mais prática para determinar a intensidade é a medida da frequência cardíaca máxima. Adicionalmente, com uma avaliação médica funcional mais completa, com a medição do consumo máximo de oxigênio e a identificação do limiar anaeróbico, a prescrição individualizada do treinamento também poderá ser feita com maior precisão. Por meio da frequência cardíaca, podemos calcular a zona-alvo de treinamento, em que se alcança um nível mínimo de intensidade, a fim de obter alterações na aptidão física que não superem o limiar máximo individual de acordo com sua capacidade e seu objetivo.

É imprescindível que, antes de iniciar qualquer atividade, o paciente procure um médico para fazer um acompanhamento com um profissional capacitado, a fim de avaliar suas condições físicas e indicar os exercícios mais recomendados de acordo com a saúde do paciente. Seguem alguns cuidados especiais para o treinamento aeróbico:

1. A primeira recomendação é que a atividade seja prazerosa para o praticante.

2. É preciso respeitar o próprio nível de condicionamento físico e começar as atividades de forma gradual. O aumento da intensidade, duração e frequência dos exercícios pode potencialmente trazer riscos e lesões.

3. Deve-se atentar para que seja feita uma alimentação leve cerca de 30 minutos antes do treino. Se o organismo não receber nutrientes para dar a energia para o músculo no exercício, as reservas de glicogênio (glicose estocada principalmente nos músculos e no fígado) serão imediatamente consumidas, o que pode ocasionar tontura e até desmaio. Recomenda-se sempre manter o corpo hidratado. E, em razão dos exercícios aeróbicos produzirem alterações rápidas na temperatura corporal, é preciso atentar para a condição de hipertermia, por consequência do exercício físico.

4. Caso o paciente tiver alguma condição especial ou doença crônica (hipertensão, diabetes, asma, cardíacos e outros), é preciso ter atenção redobrada e supervisão de um profissional qualificado, explicando os limites e as consequências que o excesso de treinamento pode acarretar.

TRATAMENTO FARMACOLÓGICO

O tratamento farmacológico não deve ser usado isoladamente na ausência de medidas não farmacológicas, em razão da baixíssima efetividade, do aumento de riscos de saúde e dos efeitos adversos ao paciente. A opção por alternativas farmacológicas deve ocorrer nas seguintes situações:

a) Pacientes com IMC maior ou igual a 30 kg/m².

b) Pacientes com IMC maior ou igual a 25 ou 27 kg/m², associado a fatores de risco como hipertensão, diabetes melito tipo 2, hiperlipidemia, apneia do sono, osteoartrose, entre outros, ou pacientes com circunferência abdominal maior ou igual a 102 cm (homens) e 88 cm (mulheres).

c) Falha em perder peso com o tratamento não farmacológico. A história prévia de falência com tentativa dietética com restrição calórica é suficiente.

A obesidade é uma doença crônica que possui elevada capacidade de recorrência após a perda de peso, por isso é relevante para o sucesso do tratamento o seguimento de longo prazo e controle crônico com especialistas (ABESO, 2010).[1]

Principais medicamentos aprovados e recomendados para o tratamento da obesidade no Brasil:

Sibutramina

- **Mecanismo de ação**: inibidor da recaptura de serotonina e noradrenalina, com ação central e periférica. Promove efeitos anorexígenos e sacietógenos. Age reduzindo a ingestão alimentar e aumenta o gasto calórico.
- **Efeitos colaterais**: boca seca, obstipação, cefaleia, insônia, irritabilidade, ansiedade, sudorese, taquicardia, eventual aumento da pressão arterial. Em pacientes hipertensos, a administração do medicamento deve ser acompanhada com controles constantes dos níveis pressóricos e da frequência cardíaca.
- **Posologia**: 10 a 15 mg/dia e, em casos específicos, pode-se chegar à dose máxima de 20 mg/dia.

Orlistat

- **Mecanismo de ação**: age no lúmen intestinal, inibindo as lipases pancreáticas, necessárias para a absorção dos triglicérideos. Não tem ação sistêmica. Reduz aproximadamente 30% da absorção das gorduras ingeridas. Pode ser utilizado em indivíduos a partir dos 12 anos; é recomendado que seja feito monitoramento da vitamina D.
- **Efeitos colaterais**: produz esteatorreia por seu próprio mecanismo de ação. Em casos de ingestão excessiva de gorduras, pode causar diarreia e incontinência fecal. Interfere na absorção de vitaminas lipossolúveis; em razão disso, é necessária a suplementação alimentar. O medicamento não deve ser utilizado por pacientes com síndrome de má-absorção crônica, colestase, pacientes em uso de amiodarona, varfarina ou ciclosporina.
- **Posologia**: 60 a 120 mg usadas no máximo 3 vezes ao dia, ingerido juntamente com as refeições principais. Indivíduos que consomem café da manhã com pouca ingestão de gordura devem usar apenas no almoço e jantar.

Liraglutida

- **Mecanismo de ação**: é um agonista do peptídeo semelhante ao glucagon-1, com ação hipotalâmica em neurônios envolvidos no balanço energético, em centros ligados a prazer/recompensa e uma ação menor na velocidade de esvaziamento gástrico. Estimula diretamente os neurônios que sintetizam pró-opiomelanocortina e indiretamente inibe a neurotransmissão nos neurônios que expressam neuropeptídeo Y e o peptídeo relacionado ao agouti, vias de sinalização dependentes de GABA.
- **Efeitos colaterais:** náuseas e vômitos, mas são transitórios.
- **Posologia**: a dose inicial é de 0,6 mg e deve ser aumentada até atingir 3 mg em incrementos graduais de 0,6 mg, com intervalos de pelo menos uma semana. Doses diárias superiores a 3 mg não são recomendadas. Deve ser administrada uma vez ao dia em qualquer horário, independentemente das refeições. Deve ser injetada por via subcutânea no abdome, na coxa ou na parte superior do braço, não

podendo ser administrada por via intravenosa ou intramuscular.

OUTROS FÁRMACOS QUE TAMBÉM PODEM SER UTILIZADOS NO TRATAMENTO DA OBESIDADE

Fármacos catecolaminérgicos

Fetermina

- **Mecanismo de ação**: diminui a ingestão alimentar por um mecanismo noradrenérgico.
- **Efeitos colaterais**: boca seca, insônia, taquicardia, ansiedade.
- **Posologia**: 30 a 60 mg/dia.

Fenproporex

- **Mecanismo de ação**: diminui a ingestão alimentar por um mecanismo noradrenérgico.
- **Efeitos colaterais**: boca seca, insônia, taquicardia, ansiedade. É contraindicado para pacientes com distúrbios psiquiátricos, hipertensão arterial não controlada, doenças cardiovasculares e antecedentes de adição.
- **Posologia**: 25 a 50 mg/dia.

Anfepramona (dietilpropiona)

- **Mecanismo de ação**: diminui a ingestão alimentar por um mecanismo noradrenérgico.
- **Efeitos colaterais**: boca seca, insônia, cefaleia, taquicardia, ansiedade, obstipação intestinal, eventualmente pode aumentar a pressão arterial. É contraindicada em pacientes com hipertensão arterial não controlada ou com histórico de doença cardio-

vascular. Efeitos adversos geralmente são bem tolerados e se atenuam com a continuidade do tratamento. O risco de dependência é maior em pacientes com antecedentes de adição, abuso de álcool, portadores de depressão grave ou distúrbios psiquiátricos.

- **Posologia**: 50 a 100 mg/dia.

Mazindol

- **Mecanismo de ação**: é um derivado tricíclico, não anfetamínico, que diminui a ingestão alimentar por um mecanismo noradrenérgico e dopaminérgico. O fármaco não é derivado da fenietilamina, como as três drogas anteriores.
- **Efeitos colaterais**: boca seca, constipação, náuseas, distúrbios de sono, tonturas, taquicardia e ansiedade.
- **Posologia**: 1 a 3 mg/dia.

Fenilpropanolamina

- **Mecanismo de ação**: age aumentando a ação adrenérgica.
- **Efeitos colaterais**: sudorese, taquicardia, eventualmente pode aumentar a pressão arterial.
- **Posologia**: 50 a 75 mg/dia.

Fármacos serotoninérgicos

Fluoxetina

- **Mecanismo de ação**: inibidor da recaptura de serotonina. O fármaco é útil em alguns tipos de pacientes obesos, como aqueles que comem compulsivamente, por bulimia nervosa e obesos deprimidos.

- **Efeitos colaterais**: cefaleia, insônia, ansiedade, sonolência e redução da libido.
- **Posologia**: 20 a 60 mg/dia.

Sertralina

- **Mecanismo de ação**: inibidor da recaptura de serotonina. É um fármaco útil em alguns tipos de pacientes obesos, como aqueles que comem compulsivamente, por bulimia nervosa e obesos deprimidos.
- **Efeitos colaterais**: cefaleia, insônia, ansiedade, sonolência e redução da libido.
- **Posologia**: 50 a 150 mg/dia.

Fármacos serotoninérgicos e catecolaminérgicos

Cafeína

- **Mecanismo de ação**: aumenta a ação da noradrenalina nas terminações nervosas, potencializando o efeito da efedrina.

- **Efeitos colaterais**: gastrite, taquicardia.
- **Posologia**: 100 a 300 mg/dia.

Aminofilina

- **Mecanismo de ação**: aumenta a ação da noradrenalina nas terminações nervosas, potencializando o efeito da efedrina.
- **Efeitos colaterais**: gastrite, taquicardia. Os anorexígenos catecolaminérgicos têm também uma ação termogênica.
- **Posologia**: 300 a 450 mg/dia

Medicações de uso *off-label*

Prescrições *off-label* são alternativas usadas em ausência a uma opção de tratamento para a doença ou para uma determinada faixa etária. Os medicamentos usados que apresentam evidências científicas de potencial benefício são: topiramato, associação de bupropiona, naltrexona e dimesilato de lisdexanfetamina.

TRATAMENTO CIRÚRGICO

Diretrizes nacionais e internacionais consideram que pacientes com idade entre 18 e 65 anos, com o IMC superior a 40 kg/m^2 ou 35 kg/m^2 associado a uma ou mais comorbidades e documentação de não teve sucesso em outras terapias há pelo menos dois anos (dietoterapia, psicoterapia, tratamento farmacológico e atividade física) possam realizar a cirurgia bariátrica para diminuição do peso. Diretrizes mais recentes já apontam que pacientes com diabetes melito tipo 2 com controle glicêmico pouco responsivo, IMC entre 30 a 35 kg/m^2, especialmente na presença de outros fatores de risco cardiovascular, possam optar por um procedimento cirúrgico.

Existem três tipos de cirurgia para o tratamento da obesidade: má-absortivas, restritivas e híbridas.

As cirurgias má-absortivas diminuíam o tamanho do intestino delgado de cerca de 6 a 7 metros para 35 a 45 centímetros de extensão. Isso levava à diarreia e má-absorção. Havia perda ponderal alta, mas devido à alta taxa de mortalidade, foi abandonada.

As cirurgias aceitas pelo Conselho Federal de Medicina, consideradas não experimentais (além do balão intragástrico, como procedimento endoscópico), foram divididas em não derivativas (banda gástrica laparoscópica ajustável e gastrectomia vertical) e derivativas (derivação gástrica com reconstituição do trânsito intestinal em Y de Roux – ou *bypass* gástrico – e derivações biliopancreáticas à Scopinaro e à duodenal *switch*). A derivação jejunoileal exclusiva (terminolateral ou laterolateral ou parcial) está proscrita em vista da alta incidência de complicações metabólicas e nutricionais em longo prazo.

A cirurgia híbrida é a mais utilizada e com melhor resultado em longo prazo. Associa a restrição por meio da redução do estômago a uma leve má-absorção, pela diminuição de apenas um metro do intestino. Essa cirurgia tem sido considerada padrão--ouro para o tratamento da obesidade mórbida.

Recentemente, a via laparoscópica é um método que apresenta a mesma eficiência da laparotomia, porém, promove menor complicação na ferida operatória, dor e tempo de internação hospitalar, além de permitir uma recuperação mais rápida do paciente. A escolha da técnica deve respeitar as características do paciente e a experiência do cirurgião.

Intervenções Não Convencionais

As intervenções convencionais baseadas na perda de peso pela restrição calórica e pelo aumento do gasto energético com o aumento da atividade física têm se mostrado ineficazes quando avaliadas longitudinalmente. No geral, essas intervenções produzem efeito no curto prazo, porém, em longo prazo, o indivíduo evolui novamente para o peso habitual, além de adquirir uma sensação permanente de frustação e insucesso.

Recentemente, intervenções que não objetivam a perda de peso, mas a qualidade de vida das pessoas com excesso de peso, têm mostrado resultados positivos em índices cardiometabólicos e na própria manutenção do peso e até

diminuição deste. Esse conjunto de intervenções é chamado de "saúde para todos os tamanhos" (*Health At Every Size* – HAES) e se baseia em: 1) Aceitar o seu próprio corpo; 2) Respeitar as diversas formas e os tamanhos de corpo; 3) Encontrar prazer em realizar qualquer atividade física; 4) Promover hábitos alimentares que equilibram as necessidades nutricionais com os sentimentos de fome, saciedade, apetite e prazer. Esta metodologia tem caráter interdisciplinar e interprofissional.

As intervenções realizadas pelo HAES preveem atividades dinâmicas e personalizadas pelos diferentes profissionais envolvidos com sessões de aconselhamento nutricional, considerando os aspectos socioculturais dos participantes, a atividade física como parte inerente do programa e *workshops* filosóficos. Um *clinical trial* randomizado e controlado com análises qualitativas, realizado no Brasil, concluiu ao final do estudo que os participantes passaram a ter um comportamento alimentar mais reflexivo e curioso por novas experiências alimentares e menos compulsivo, mostrando um efeito positivo deste tipo de intervenção.

Revisões sistemáticas que avaliaram a metodologia HAES observaram efeitos positivos em desfechos cardiovasculares e na atividade física de mulheres, porém, ainda são necessários mais estudos longitudinais para que os efeitos em outros desfechos clínicos possam ser detectados. De qualquer forma, uma abordagem mais ampla, menos centrada em efeitos quantitativos e menos agressiva do ponto de vista metabólico parece ser uma alternativa não convencional e promissora na abordagem terapêutica de pessoas com excesso de peso.

CONSIDERAÇÕES FINAIS

Para que o tratamento seja eficiente, é essencial que o paciente siga as orientações médicas, que opte e aceite fazer uma mudança de hábitos e estilo de vida. O apoio social, familiar e automonitorização são fatores importantes no processo, além da própria motivação do paciente no processo de emagrecimento. A Figura 19.1 apresenta um fluxograma com as orientações clínicas para o tratamento da obesidade baseado no IMC.

O emagrecimento de 3% a 5% do peso inicial já é suficiente para produzir benefícios clínicos e gera impacto na autoestima. Na sequência, o emagrecimento de 5% a 10% promove diversos efeitos significativos na saúde, como redução na pressão arterial e melhora nos níveis de colesterol.

A abordagem multidisciplinar com apoio psicológico, mudança de estilo de vida (dieta, atividade física regular e terapia comportamental) são essenciais para o sucesso do tratamento e para a manutenção do peso. A indicação de tratamento medicamentoso e cirúrgico deve ser individualizada.

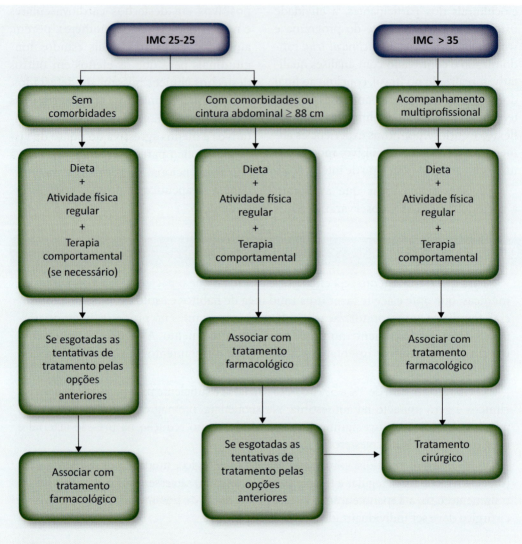

FIGURA 19.1 Fluxograma com orientações clínicas para o tratamento da obesidade baseado no índice de massa corporal (IMC).

REFERÊNCIAS BIBLIOGRÁFICAS

1. Associação Brasileira para o Estudo da Obesidade e da Síndrome Metabólica - ABESO. Atualização das diretrizes para o tratamento farmacológico da obesidade e do sobrepeso: Posicionamento Oficial da ABESO/SBEM – 2010 [online]. Disponível em: http://www.abeso.org.br/.
2. Brasil. Ministério da Saúde. Secretaria de Vigilância em Saúde. Vigitel Brasil, 2016: Vigilância de Fatores de Risco e Proteção para Doenças Crônicas por Inquérito Telefônico. Brasília: Ministério da Saúde, 2016.
3. Cotie LM, Prince SA, Elliott CG, Ziss MC, McDonnell LA, Mullen KA, Hiremath S, Pipe AL, Reid RD, Reed JL. The effectiveness of eHealth interventions on physical activity and measures of obesity among working-age women: a systematic review and meta-analysis. Obes Rev. 2018; 19(10):1340-1358. doi: 10.1111/obr.12700.
4. Diretrizes Brasileiras de Obesidade 2016/ABESO – Associação Brasileira para o Estudo da Obesidade e da Síndrome Metabólica. 4ª ed. - São Paulo, SP.
5. Polesel DN, Nozoe KT, Tufik SB, Bezerra AG, Fernandes MTB, Bittencourt L, Tufik S, Andersen ML, Hachul H. Gender differences in the application of anthropometric measures for evaluation of obstructive sleep apnea. Sleep Sci. 2019; 12(1):2-9. doi: 10.5935/1984-0063.20190048.
6. Whitlock G, Lewington S, Sherliker P, Clarke R, Emberson J, Halsey J, Qizilbash N, Collins R, Peto R. Prospective Studies Collaboration. Body-mass index and cause-specific mortality in 900 000 adults: collaborative analyses of 57 prospective studies. Lancet. 2009; 373(9669):1083-96. doi: 10.1016/S0140-6736(09)60318-4.
7. Sabatini F, Ulian MD, Perez I, Pinto AJ, Vessoni A, Aburad L, Benatti FB, Lopes de Campos-Ferraz P, Coelho D, de Morais Sato P, Roble OJ, Unsain RF, Schuster RC, Gualano B, Scagliusi FB. Eating Pleasure in a Sample of Obese Brazilian Women: A Qualitative Report of an Interdisciplinary Intervention Based on the Health at Every Size Approach. J Acad Nutr Diet. 2019; pii: S2212-2672(18)30934-1. doi: 10.1016/j.jand.2019.01.006.
8. Tufik S, Santos-Silva R, Taddei JA, Bittencourt LR. Obstructive sleep apnea syndrome in the São Paulo Epidemiologic Sleep Study. Sleep Med. 2010; 11(5):441-6. doi: 10.1016/j.sleep.2009.10.005.
9. Ulian MD, Aburad L, da Silva Oliveira MS, Poppe ACM, Sabatini F, Perez I, Gualano B, Benatti FB, Pinto AJ, Roble OJ, Vessoni A, de Morais Sato P, Unsain RF, Baeza Scagliusi F. Effects of health at every size® interventions on health-related outcomes of people with overweight and obesity: a systematic review. Obes Rev. 2018; 19(12):1659-1666. doi: 10.1111/obr.12749.

Seção **5**

DISTÚRBIOS NA ADOLESCÊNCIA

20 Puberdade Precoce: Quando Tratar? 197

21 Puberdade Atrasada.
Até Quando Aguardar?..............................207

22 Desvios Estéticos na Adolescente.
Quando Tratar?..217

23 Distúrvios na Adolescência: Como
Abordar a Irregularidade Menstrual?.........223

DISTÚRBIOS NA ADOLESCÊNCIA

▶ Vicente Renato Bagnoli

A adolescência é período relevante da vida, marcado por modificações hormonais, físicas e emocionais que transformam, a até criança, em indivíduos adultos. Estas mudanças apesar de fisiológicas podem acarretar inseguranças e mesmo problemas que necessitam de ajuda e compreensão.

Nesta sessão serão abordados alguns tópicos da grande relevância, devendo ser salientado que toda a atenção e o acolhimento destas meninas são fundamentais para possibilitar que atinjam da melhor maneira a fase de vida adulta.

Serão discutidos temas relevantes como:

- Puberdade precoce e tardia: quando o início destas modificações ocorrem antes ou após a idade esperada, sem dúvida estas ocorrências podem interferir desfavoravelmente no processo evolutivo destes indivíduos, merecendo atenção especial para evitar problemas futuros.

- Desvios estéticos como alterações da massa corpórea (obesidade e baixo peso), acne e hirsutismo: são frequentes e quando se apresentam em intensidade baixa em geral são transitórios e evoluem favoravelmente, mas quando mais intensos podem ser causados por algum problema orgânico e tendem a ser permanentes. O diagnóstico e tratamento precoces melhoram o prognóstico.

- Irregularidades menstruais e dismenorreia: são frequentes nestas meninas, mas grande parte é discreta e moderada, e tende a normalizar-se nos primeiros meses ou anos da adolescência. Mas devem ser sempre avaliadas e se não for diagnosticada alguma patologia, devem ser tratadas sintomaticamente.

capítulo 20

Puberdade Precoce:
Quando Tratar?

▶ Rosana Maria dos Reis

INTRODUÇÃO

Na puberdade precoce ocorre o aparecimento dos caracteres sexuais secundários antes dos oito anos de idade em meninas e dos nove anos de idade em meninos. Em meninas, outro critério é a ocorrência da menarca antes dos nove anos de idade.[1] Com etiologia muito variável, torna-se muito importante distinguir entre puberdade precoce central ou dependente de hormônio liberador de gonadotrofinas (GnRH), que resulta da ativação prematura do eixo hipotálamo-hipófise-gonadal, da pseudopuberdade precoce ou independente de GnRH.

Trata-se de uma doença rara, que atinge de 1:5.000 a 1:10.000 crianças, sendo mais prevalente no sexo feminino, numa relação de 3:1 a 23:1.[2] Pode ter causas orgânicas ou ser idiopática. A causa idiopática varia de 69% a 98% em meninas, e de 0% a 60% em meninos. O risco de causa orgânica é bem maior em meninos, assim como o risco de causa orgânica é maior quanto mais precoce ocorrer o desenvolvimento dos caracteres sexuais secundários, em relação à idade.

A principal repercussão da puberdade precoce deve-se à alta sensibilidade do esqueleto ao estrogênio, mesmo em níveis baixos, com crianças transitoriamente altas para sua idade; no entanto, como resultado da fusão epifisária precoce, evoluem com baixa estatura na idade adulta. Outras preocupações são os riscos de abuso sexual e gestação precoce. Os aspectos psicológicos e comportamentais são também considerados como possíveis indicações para o tratamento da puberdade precoce.

PUBERDADE PRECOCE CENTRAL OU DEPENDENTE DE GnRH

Na etiologia da puberdade precoce central, a grande maioria dos casos em meninas deve-se à causa idiopática. Entre as causas orgânicas, as principais são os tumores do sistema nervoso central, como hamartomas hipotalâmicos, craniofaringiomas, astrocitomas, gliomas, neurofibromas, ependimomas e teratoma suprasselar, em geral de localização próxima ao hipotálamo. As outras causas incluem as encefalites, meningites, hidrocefalia, doença de von Recklinghausen e trauma cranioencefálico.

Causas genéticas específicas de puberdade precoce central foram descritas recentemente. Dentre elas uma mutação de substituição no gene KISS1R do receptor de kisspeptina acoplado à proteína G (anteriormente conhecido como GPR54), e apresenta como resultado aumento da amplitude da pulsatilidade do GnRH.

O hipotireoidismo também é causa de puberdade precoce central. Nesta situação, não há ativação do eixo hipotálamo-hipofisário, e pode haver galactorreia associada à baixa estatura. Essa é única situação em que há desenvolvimento dos caracteres sexuais secundários sem avanço da idade óssea, podendo haver inclusive atraso desta.

PSEUDOPUBERDADE PRECOCE OU INDEPENDENTE DE GnRH

A pseudopuberdade precoce, também denominada puberdade de origem periférica, pode ser classificada em isossexual, quando os caracteres sexuais secundários são os mesmos do sexo da criança; no caso de meninas, quando há presença de telarca, pubarca e/ou menarca. Outra classificação é a heterossexual, onde as características sexuais secundárias são próprias do sexo oposto ao da criança. A principal etiologia é a hiperplasia adrenal congênita.

Os tumores ovarianos, nas meninas, podem ser responsáveis por 11% dos casos de pseudopuberdade. Na maioria dos casos são produtores de estrogênio, como o tumor de células da granulosa, mas podemos citar outros tumores como gonadoblastoma, teratomas, tumor de células lipoides, cistoadenomas e até mesmo cânceres de ovário. Outra causa é o uso iatrogênico de hormônios esteroides, geralmente contidos nos contraceptivos hormonais combinados orais, anabolizantes ou cremes para cabelo e face. A síndrome de McCune Albright também pode causar precocidade sexual e a presença de múltiplas lesões císticas disseminadas pelos ossos, com alto risco de fratura; manchas café-com-leite estão comumente presentes. Esta doença deve-se a um defeito na síntese de proteína G, o qual gera alteração na sinalização e ativação dos receptores de gonadotrofinas, e consequentemente ao estímulo espontâneo da esteroidogênese ovariana com a formação de cistos foliculares produtores de estrogênios. Corresponde a 5% dos casos de pseudopuberdade precoce em meninas. Já a produção ectópica de gonadotrofinas é considerada rara, corresponde a aproximadamente 0,5% dos casos, cuja causa mais comum são os tumores produtores de gonadotrofina coriônica humana, como o corioepitelioma e disgerminoma de ovário, e o hepatoblastoma.[3]

A pseudopuberdade precoce pode causar ativação secundária do eixo hipotálamo-hipófise-gonadal com a superposição de uma puberdade precoce dependente de GnRH. Presumivelmente, o mecanismo central só é ativado quando o desenvolvimento puberal decorrente de secreção hormonal periférica atinge um nível crítico de desenvolvimento somático.[3]

DIAGNÓSTICO

História Clínica e Exame Físico

Na anamnese deve-se avaliar a idade do aparecimento dos caracteres sexuais secundários, a evolução destes sinais, e a velocidade de crescimento durante os últimos 6 a 12 meses. Atentar para o dado da velocidade de crescimento superior a 6 cm/ano, dado sugestivo de puberdade precoce de caráter progressivo.[4] Investigar sobre a presença de doenças genéticas, deformidades ósseas, hiperplasia adrenal congênita, tumores e eventuais medicamentos em uso pela criança ou utilizados pela mãe durante a gestação e puerpério. Na historia familiar, avaliar se há histórico de puberdade precoce e a estatura dos pais para fins de cálculo da estatura final estimada da criança, segundo a fórmula:

$$\text{Estatura estimada} = \frac{\text{altura do pai (cm)} + \text{altura da mãe (cm)}}{2} - 13 \pm 10 \text{ cm}$$

Deve-se avaliar o estadiamento do desenvolvimento das mamas e pêlos pubianos de acordo com os critérios de Tanner e Marshal.[5] O exame físico geral também é considerado imprescindível, como medidas de peso, altura, índice de massa corpórea, relação estatura/envergadura, padrão de distribuição de gordura corporal, avaliação da presença de acne, pêlos axilares, hirsutismo, manchas café-com-leite, deformidades ósseas e exame da genitália externa. Analisar o peso e altura em relação à curva de velocidade de crescimento.

Exames Complementares

Exames hormonais

A avaliação hormonal inicial deve incluir a dosagem basal de LH, FSH e estradiol, além dos níveis de Hormônio Tireoidiano (TSH).

Na presença de TSH elevado, avaliar os níveis de prolactina e, nesta situação, não há ativação do eixo hipotálamo-hipofisário ao estímulo com GnRH ou análogo do GnRH (GnRHa).

O LH é considerado o hormônio mais fidedigno para a avaliação da atividade do eixo hipotálamo-hipófise-ovariano neste período de vida. Os valores basais de LH para detecção de atividade deste eixo variam de 0,1 a 0,6 UI/L de acordo com o método de detecção utilizado. Na experiência do nosso serviço, o valor detectável de LH foi > 0,14UI/L,[6] medido por imunoquimioluminescência.

Teste de estímulo da hipófise, com medida das gonadotrofinas após estímulo com GnRH ou GnRHa é considerado o exame padrão-ouro para o diagnóstico.

O teste do GnRH ou do GnRHa é importante para a diferenciação entre puberdade precoce dependente e independente de GnRH, sendo que na puberdade precoce central, há uma resposta predominante do LH, comparado ao FSH.[1]

O teste do GnRH consiste na administração endovenosa de GnRH (gonadorelina) na dose de 100 mcg, com dosagens séricas de FSH e LH nos tempos zero e 30 minutos após a infusão. Existem outros protocolos, com dosagens múltiplas de FSH e LH, mas não há incremento no valor diagnóstico em relação às dosagens nos tempos zero e 30 minutos após a infusão de GnRH.[7]

O teste do GnRHa baseia-se na ativação imediata do eixo hipotálamo-hipófise-ovariano, denominado efeito *flare–up*, desencadeado pelo uso da droga. O teste com GnRHa mostrou-se superior ao teste do GnRH, com coleta de amostra única de LH após estímulo, com valores para detecção de atividade deste eixo que variam de 5 UI/L a 15UI/L,[7] de acordo com o método de detecção utilizado. Para a realização do teste administra-se 10 unidades (500 mcg) de acetato de leuprolida, via subcutânea, com dosagens séricas de FSH e LH nos tempos zero e 3 horas após a infusão da droga. Após 24 horas da infusão da droga faz-se nova coleta de sangue para dosagem

de estradiol. Os valores de ativação do eixo gonadal, encontrados no nosso serviço, medidos por imunoquimioluminescência, foram de LH 3 horas > 4UI/L (especificidade de 80%), LH 3 horas > 8,4UI/L (especificidade de 100%) e estradiol de 24 horas > 52,9 pg/mL (especificidade de 74%).[6]

Na presença de um teste de estímulo duvidoso, aconselha-se sua repetição após 4 a 12 semanas. A confirmação da puberdade precoce central deve basear-se em um conjunto de critérios e nunca em um dado isolado. Além disso, é fundamental documentar-se a evolução do quadro, por um período mínimo de 3 a 6 meses, visto que algumas formas de puberdade precoce têm caráter não progressivo ou progressivo lento. Pode-se dispensar esse período de observação caso a criança tenha mamas com estádio igual ou superior a M3, principalmente quando há avanço de idade óssea.[8]

Exames de imagem

A idade óssea deve ser avaliada pela radiografia de mão e punho esquerdos, pelo método de Greulich-Pyle. Se a idade óssea estiver acelerada mais que dois desvios-padrões da idade cronológica, provavelmente trata-se de uma variante anormal do desenvolvimento puberal.[1]

A ultrassonografia abdominal e pélvica pode ser útil para detecção de tumores ovarianos ou adrenais,[1] assim como em situações conflitantes. O ultrassom pélvico em meninas, geralmente por via abdominal, apresenta os seguintes achados, considerados sugestivos de puberdade precoce central: relação corpo-colo > 2:1; comprimento uterino maior que 3,4 a 4,0 cm; presença de eco endometrial (100%

especificidade, mas com sensibilidade entre 42 a 87%); volume ovariano > 1,78 cm³ entre 0 a 6 anos, > 1,96 cm³ entre 6 a 8 anos e > 2,69 cm³ entre 8 a 10 anos; ou volume ovariano variando entre 1 a 3 cm³, além da identificação de folículos nos ovários.[8,9]

A tomografia computadorizada ou ressonância magnética de crânio e sela túrcica é mandatória em todas as crianças com puberdade precoce central, para exclusão de causas do SNC. A ressonância magnética é considerada o exame de primeira linha, pois permite identificar pequenos tumores, como o hamartoma hipotalâmico, a mais comum lesão de SNC associada à puberdade precoce central.[3]

A Tabela 20.1 resume os parâmetros de avaliação para o diagnóstico de puberdade precoce, para se instituir a terapêutica específica.

Tabela 20.1 Parâmetros de avaliação no diagnóstico da puberdade precoce.

- Estadiamento de Tanner e Marshal
- Peso e estatura atuais, em relação à curva de velocidade de crescimento
- Velocidade de crescimento nos últimos 6 a 12 meses
- Cálculo do canal familiar
- LH, FSH, estradiol e TSH
- Teste de estímulo para avaliação do eixo HHO
- Idade óssea, pelo método de Greulich-Pyle
- Ultrassonografia pélvica
- Ressonância magnética de crânio nos casos de puberdade precoce central

LH: Hormônio Luteinizante, FSH: Hormônio Folículo Estimulante, TSH: Hormônio Tireoidiano, HHO: Hipotálamo-Hipófise-Ovariano.

TRATAMENTO

Os principais objetivos do tratamento da puberdade precoce são: diagnosticar e tratar eventuais doenças intracranianas; adiar a maturação até a idade normal; atenuar e diminuir os caracteres sexuais secundários já estabelecidos; maximizar a estatura adulta final e evitar casos de abuso sexual, e reduzir problemas emocionais.[3, 8]

TRATAMENTO DA PUBERDADE PRECOCE CENTRAL OU DEPENDENTE DE GnRH

O tratamento padrão para puberdade precoce central é o uso de GnRHa, cuja ação na liberação de gonadotrofinas é semelhante à do GnRH, porém com maior meia-vida e biodisponibilidade. A administração contínua do GnRHa causa inicialmente uma hipersecreção de LH e FSH, o efeito *flare-up*, seguida após um período de 7 a 10 dias pela dessensibilização hipofisária e supressão dos níveis de LH e FSH. Desta maneira, ocorre inibição da esteroidogênese ovariana e do crescimento folicular. Todos as apresentações do GnRHa são efetivas, independente da dose, via de administração ou durabilidade da ação. As preparações de depósito têm preferência pela praticidade do uso, principalmente nesta faixa etária. Dentre as formulações, a goserelina apresenta seringa com grande calibre e administração subcutânea, que dificulta a administração em crianças, em especial nos primeiros anos de vida. As formulações de depósito mais adequadas para crianças, e disponíveis no Brasil, encontram-se na Tabela 20.2.

Em relação à estatura final, há benefício comprovado, em meninas com puberdade precoce central, que iniciem o tratamento com GnRHa antes dos 6 anos de idade. A decisão quanto ao tratamento após os 6 anos deve ser individualizada, em vista do ganho de estatura ser moderado nestes casos, variando de 4,5 a 7,2 cm.[8]

Não há dados robustos na literatura sobre a influência do tratamento nas consequências psicossociais da puberdade precoce central. Assim, a instituição do tratamento para este fim deve ser avaliada individualmente e a decisão compartilhada com a família da paciente. Mas há substancial redução dos caracteres sexuais secundários e redução da velocidade de crescimento, já no primeiro ano de tratamento. A estatura final aumenta na dependência de quando é iniciada a medicação, da idade óssea na qual se suspende a mesma e na adequação da dose da droga.[10]

A monitorização do tratamento deve ser feita pela avaliação periódica do estadiamento puberal e da idade óssea, cada 3 a 6 meses.[8] A progressão do desenvolvimento mamário sugere falha do tratamento, já o desenvolvimento dos pêlos pode indicar apenas a adrenarca normal. Sangramento vaginal pode acorrer após a primeira dose do GnRHa. No entanto, sangramentos subsequentes também sugerem falha do tratamento. Os valores

Tabela 20.2 Formulações de GnRHa de depósito, mais adequadas para administração para o tratamento da puberdade precoce central.

GnRHa de Depósito	Nome comercial	Aplicação	Dose inicial
Buserelina	Suprefact® Depot 6,3 mg	Implante SC	6,3 mg/cada 2 meses
Leuprolida	Lupron® Depot 3,75; 7,5 e 11,25 mg	IM	3,75 mg/mês
	Lectrum® 3,75 mg	IM	11,25 mg/cada 3 meses
Triptorrelina	Neo Decapeptyl® 3,75 mg	IM	3,75 mg/mês
	Gonapeptyl® Depot 3,75 mg	SC ou IM	

GnRHa: Análogo do Hormônio Liberador de Gonadotrofina; mg: miligrama; SC: subcutâneo; IM: intramuscular.

de LH após estímulo também são utilizados na monitorização do tratamento, seja através do teste do GnRH,[11] ou mais frequentemente, pela dosagem única de LH durante o tratamento, obtida após a aplicação do GnRHa de depósito,[12] após cerca de 1 a 3 horas da administração da medicação, com valores que variam de 3 a 6UI/L, na dependência do método de detecção utilizado. Alguns autores destacam a vantagem da avaliação laboratorial sobre os parâmetros clínicos como uma possibilidade de correção da dose terapêutica, antes que ocorra o avanço do estadiamento puberal. Entretanto, a utilização da medida do LH durante o tratamento com GnRHa ainda é altamente questionada.[10]

Dentre os efeitos colaterais do uso de GnRHa, pode-se destacar a reação alérgica no local da aplicação, em 10% a 15% das pacientes,[8] com possível falha da supressão do eixo gonadal. Nos casos persistentes, pode ser necessária a troca do agente, devido ao risco de abscesso estéril. Outros efeitos colaterais são o sangramento vaginal, em 6,8% dos casos, após as primeiras doses, cefaleia e ondas de calor, além dos efeitos psicológicos associados à aplicação rotineira de medicação injetável.

No hipotireoidismo primário, o tratamento da doença tireoidiana com levotiroxina sódica leva à regressão do desenvolvimento puberal e retomada do crescimento.

Suspensão do Tratamento

A suspensão do tratamento deve ser, novamente, uma decisão conjunta da família da paciente com o médico, levando-se em consideração a idade cronológica, duração da terapia, idade óssea, estatura atual, estatura final predita e velocidade de crescimento. Há relação direta entre a duração do tratamento e a estatura final. A descontinuação do tratamento na idade cronológica de 11 anos e idade óssea de 12 anos associa-se à máxima estatura final.[8]

Após a descontinuação do tratamento, há restabelecimento do processo puberal, sem prejuízo da função gonadal. A menarca acontece em média 16 meses após a suspensão do GnRHa.[8] É importante o seguimento destas meninas, mesmo após a descontinuação do tratamento, tanto para seguimento do crescimento e verificação da estatura final, até a parada do crescimento; quanto pelo possível risco aumentado de desenvolvimento da síndrome dos ovários policísticos, naquelas pacientes com puberdade precoce central.[13]

Em relação à massa óssea, adolescentes após o período de menarca, tratadas com GnRHa para puberdade precoce central, na nossa população, não apresentaram redução na qualidade ou quantidade de massa óssea.[14]

TRATAMENTO DA PUBERDADE PRECOCE INDEPENDENTE DE GnRH

O tratamento com GnRH também é indicado em caso de hamartoma, sendo que a progressão do tumor deve ser avaliada por exames de imagem.[15] Entretanto, o tratamento com GnRHa não é eficaz em caso de puberdade precoce independente de GnRH.

Na síndrome de McCune Albright, deve-se suprimir a esteroidogênese go-

203

nadal, seja com inibidor da aromatase ou acetato de medroxiprogesterona de depósito.[3]

Na puberdade precoce de etiologia orgânica, o tratamento deve se específico à causa. Nos tumores do SNC deve ser discutida a ressecção dos mesmos ou radio-terapia. Nos tumores adrenal ou ovariano, a ressecção cirúrgica também deve ser discutida.[3] Em caso de hiperplasia adrenal congênita, o tratamento com doses apropriadas de glicocorticoides previne a progressão dos caracteres sexuais secundários.[3]

CONSIDERAÇÕES FINAIS

O desenvolvimento dos caracteres sexuais secundários antes da idade prevista não é sinônimo de puberdade precoce, mas alerta para a importância de avaliação especializada a fim de estabelecer a causa, o potencial de progressão e a necessidade de tratamento. As evidências disponíveis mostram que os GnRHa são seguros e eficazes para o tratamento da puberdade precoce central, e os dados de longo prazo sugerem que a função reprodutiva é satisfatória após a descontinuação do tratamento. A capacitação do profissional médico nesta área é de grande importância para a individualização dos casos, diagnóstico precoce e prevenção das consequências desta doença em longo prazo.

PONTOS-CHAVE

- O desenvolvimento dos caracteres sexuais secundários antes dos 8 anos de idade, em meninas, necessita de avaliação especializada a fim de estabelecer a causa e a necessidade de tratamento.
- É fundamental estabelecer se o desenvolvimento dos caracteres sexuais é consequência da ativação do eixo hipotálamo-hipofisário para dar continuidade à investigação da causa etiológica.
- A principal repercussão da puberdade precoce deve-se à alta sensibilidade do esqueleto ao estrogênio, mesmo em níveis baixos, com crianças transitoriamente altas para sua idade, e como resultado da fusão epifisária precoce, evoluem com baixa estatura na idade adulta.
- Outras preocupações são os riscos de abuso sexual, gestação precoce, aspectos psicológicos e comportamentais.
- O principal objetivo do tratamento da puberdade precoce é prevenir o comprometimento da estatura final; e a parada no desenvolvimento dos caracteres sexuais apresenta como benefício adicional a prevenção de consequências psicológicas e sociais.
- O bloqueio da hipófise com GnRHa é seguro e eficaz para o tratamento da puberdade precoce central, e a função reprodutiva é satisfatória após a descontinuação do tratamento.

- No tratamento da puberdade precoce central há relação direta entre a duração do tratamento e a estatura final. A descontinuação do tratamento na idade cronológica de 11 anos e idade óssea de 12 anos associa-se à máxima estatura final.
- No hipotireoidismo primário, o tratamento com levotiroxina sódica leva à regressão do desenvolvimento puberal e retomada do crescimento.
- Na síndrome de McCune Albright, deve-se suprimir a esteroidogênese gonadal.
- Na puberdade precoce de etiologia orgânica, o tratamento deve ser específico à causa.

REFERÊNCIAS BIBLIOGRÁFICAS

1. Partsch CJ, Heger S, Sippell WG. Management and outcome of central precocious puberty. Clin Endocrinol (Oxf). 2002; 56(2):129-48.
2. Gonzalez ER. For puberty that comes too soon, new treatment highly effective. JAMA. 1982; 248(10):1149-51-55.
3. Speroff L, Fritz M. Abnormal puberty and growth problems. Clinical Gynecologic Endocrinology and Infertility. 17th ed. Philadelphia,USA: Lippincott Williams & Wilkins. 2005; 361-99
4. Carel JC, Lahlou N, Roger M, Chaussain JL. Precocious puberty and statural growth. Hum Reprod Update. 2004; 10(2):135-47.
5. Marshall WA, Tanner JM. Variations in pattern of pubertal changes in girls. Arch Dis Child. 1969; 44(235):291-303.
6. Junqueira FRR, Lara LAS, Martins WP, Ferriani RA, Rosa-e-Silva ACJS, Silva de Sá MF, Reis RM. Gonadotropin and estradiol levels after leuprolide stimulation tests in Brasilian girls with precocius puberty. Journal of Pediatric & Adolescent Gynecology. 2014; 28: 313-6.
7. Cavallo A, Richards GE, Busey S, Michaels SE. A simplified gonadotrophin-releasing hormone test for precocious puberty. Clin Endocrinol (Oxf). 1995; 42(6):641-6.
8. Carel JC, Eugster EA, Rogol A, Ghizzoni L, Palmert MR, Antoniazzi F et al. Consensus statement on the use of gonadotropin-releasing hormone analogs in children. Pediatrics. 2009; 123(4):e752-62.
9. Eksioglu AS, Yilmaz S, Cetinkaya S, Cinar G, Yildiz YT, Aycan Z. Value of pelvic sonography in the diagnosis of various forms of precocious puberty in girls. J Clin Ultrasound. 2013; 41(2):84–93. DOI: 10.1002/jcu.22004 [PubMed: 23124596]
10. Melinda C, Eugster EA. Central Precocious Puberty: Update on Diagnosis and Treatment. Paediatr Drugs. 2015 August; 17(4): 273–281. doi:10.1007/s40272-015-0130-8.
11. Brito VN, Batista MC, Borges MF, Latronico AC, Kohek MB, Thirone AC et al. Diagnostic value of fluorometric assays in the evaluation of precocious puberty. J Clin Endocrinol Metab. 1999; 84(10):3539-44.
12. Brito VN, Latronico AC, Arnhold IJ, Mendonca BB. A single luteinizing hormone determination 2 hours after depot leuprolide is useful for therapy monitoring of gonadotropin-dependent precocious puberty in girls. J Clin Endocrinol Metab. 2004; 89(9):4338-42.
13. Chiavaroli V, Liberati M, D'Antonio F, Masuccio F, Capanna R, Verrotti A et al. GNRH analog therapy in girls with early

puberty is associated with the achievement of predicted final height but also with increased risk of polycystic ovary syndrome. Eur J Endocrinol. 2010; 163(1):55-62.

14. Iannetta R, Melo AS, Iannetta O, Marchini JS, Paula FJ, Martinelli CE, Rosa e Silva ACJS, Ferriani RA, Martins WP, Reis RM. Use of a Gonadotropin-releasing Hormone Analog to Treat Idiopathic Central Precocious Puberty Is Not Associated with Changes in Bone Structure in Postmenarchal Adolescents. J Pediatr Adolesc Gynecol. 2015; 28:304-8.

15. de Brito VN, Latronico AC, Arnhold IJ, Lo LS, Domenice S, Albano MC et al. Treatment of gonadotropin dependent precocious puberty due to hypothalamic hamartoma with gonadotropin releasing hormone agonist depot. Arch Dis Child. 1999; 80(3):231-4.

capítulo 21

Puberdade Atrasada:
Até Quando Aguardar?

▶ Ana Gabriela Pontes Santos
▶ Anaglória Pontes

INTRODUÇÃO

O desenvolvimento normal da puberdade é decorrente do funcionamento adequado e sincrônico do eixo hipotálamo-hipófise-ovariano.

Durante os anos pré-puberais ocorre um *down regulation* no sistema hipotalâmico-hipofisário, com redução da amplitude e frequência dos pulsos de GnRH.[1]

Aproximadamente aos 8 anos de idade, mesmo sem características físicas, a secreção do hormônio liberador de gonadodrofinas (GnRH) apresenta-se aumentada, inicialmente durante o sono,[2] levando ao aumento da capacidade da resposta hipofisária e resultando na secreção aumentada dos hormônios foliculoestimulante (FSH) e luteinizante (LH).[3] Há um aumento gradual dos picos, inicialmente episódicos, de LH e FSH, com maior pulsatilidade da amplitude dos pulsos de LH, comparados à frequência. Posteriormente, começa a ocorrer o aumento gradual na pulsatilidade das gonadotrofinas ao longo do dia, até que o eixo hipotálamo--hipófise-ovariano esteja funcionando de forma plena.[4]

A puberdade é definida como o período em que ocorrem mudanças biológicas e fisiológicas entre a infância e a idade adulta. Caracteriza-se pelo estirão de crescimento, com surgimento e amadurecimento dos caracteres sexuais secundários.[5]

A sequência de eventos na puberdade segue habitualmente o estirão de crescimento seguidos da telarca (desenvolvimento das mamas), pubarca (crescimento dos pelos pubianos) e menarca (primeira menstruação), respectivamente, durando em média 4,5 anos (4,5 anos a 1,5 a 6 anos). Em 20% das meninas, a pubarca antecede a telarca. O pico de velocidade de altura é atingido pela maioria das meninas antes de atingir os estádios de Tanner M3 e P2.[6] A idade média de aparecimento do primeiro sinal visível de puberdade (surgimento do broto mamário) é de 9,5 a 10,3 anos e de 9,5 a 10,5 para o desenvolvimento de pelos pubianos. A média de idade da menarca para as meninas americanas é em torno de 11 a 13 anos. Por volta dos 12 a 13 anos, 35% das meninas brancas e 62% das afro-americanas já iniciaram a menstruação.[7]

PUBERDADE ATRASADA

A diferenciação entre puberdade atrasada e amenorreia primária ou secundária pode ser, de certa forma, complexa, em razão das situações clínicas que causam retardo do desenvolvimento puberal também levarem à amenorreia. Assim, é útil a abordagem geral das amenorreias, a fim de definir a fonte de anormalidade do eixo hipotálamo-hipófise-ovariano.[8]

Para que uma menina ou mulher apresente ciclos menstruais normais, são necessárias que duas condições estejam preservadas: a integridade do eixo hipotálamo-hipófise-ovário e a ausência de anormalidades do sistema canalicular, ou seja, o trato genital feminino íntegro.

A amenorreia é definida como a ausência ou cessação das menstruações, excluindo-se o período pré-puberal, a gestação e a pós-menopausa.[9] A amenorreia primária é definida como a menina ou mulher que nunca menstruou, e a secundária é a cessação das menstruações por pelo menos três meses ou nove ciclos por ano. A maioria das causas de amenorreia primária ou secundária é similar.

A investigação da amenorreia primária deve ser iniciada na menina que não apresenta nenhum sinal de desenvolvimento puberal até os 13 ou 15 anos de idade, independentemente da presença de caracteres sexuais secundários (considerando dois desvios-padrão abaixo da idade normal para o início da puberdade). A investigação também deve ser realizada, se a menarca não ocorre após 5 anos do início do desenvolvimento mamário.[10]

As causas da amenorreia, segundo a Organização Mundial de Saúde (OMS) podem ser divididas em três grupos: Grupo I – ausência de produção estrogênica e valores de FSH normais ou baixos e ausência de elevação de prolactina; Grupo II – evidência de produção estrogênica e valores normais de FSH e PRL; Grupo III – evidência de ausência de produção estrogênica e valores elevados de FSH refletindo falência ovariana.[11]

As causas da amenorreia primária e secundária são múltiplas e estão ilustradas na Tabela 21.1. A prevalência da amenorreia, excluindo-se a gestação, é em torno de 3% a 4% (Tabela 21.2).[12]

CAUSAS DE PUBERDADE ATRASADA

A maioria das meninas com puberdade atrasada apresenta valores normais ou baixos de FSH (hipogonadismo hipogonadotrófico), e as causas podem ser amplas, como retardo constitucional de desenvolvimento, desnutrição, estresse, distúrbios alimentares, exercício físico extenuante, doenças endocrinológicas e crônicas. A desnutrição é uma das causas mais frequentes da puberdade atrasada. A restrição calórica provoca impacto na velocidade do crescimento e do desenvolvimento puberal.[13]

Tabela 21.1 Classificação das amenorreias.

Sistema canalicular	Hipotalâmica	Hipofisária	Ovariana	Desordens endócrinas de outras glândulas	Causas multifatoriais
• Agenesia mülleriana • Insensibilidade androgênica completa • Hímen imperfurado • Adquiridas Síndrome de Asherman • Estenose cervical	• Síndrome de Kalmann • Def. isolada de gonadotrofinas • Distúrbios alimentares • Síndromes de má-absorção Desnutrição • Trauma/tumor (craniofaringeoma) • Exercício físico extenuante • Infecções (tuberculose, sífilis, meningite, sarcoidose)	• Prolactinoma • Tumores SNC • Sela Túrcica vazia • Doenças inflamatórias/infiltrativas (sarcoidose, hemocromatose) • Pan-hipopituitarismo • Tumor secretor de ACTH, TSH, GH e gonadotrofinas	• Disgenesia gonadal (Turner, mosaicismo, disgenesia gonadal pura XX, disgenesia gonadal pura XY) • Agenesia gonadal • Deficiência enzimática (17-hidroxilase, 17, 20 liase, aromatase) • Síndrome dos ovários resistentes • Insuficiência ovariana prematura (IOP) • Ooforites autoimunes/infecciosas • Iatrogênicas (quimioterapia/radioterapia)	• Hiperplasia adrenal congênita (forma não clássica) • Hipotireoidismo • Hipertireoidismo • Síndrome de Cushing • Tumores ovarianos (células teca-granulosa, Brenner, teratoma cístico, cistoadenoma mucinoso/seroso • Tumor de Krukenberg)	• SOP (múltiplos fatores)

Fonte: adaptada de *Practice Comiitee of American Society for Reproductive Medicine.*[15]

Tabela 21.2 Principais causas e frequência de amenorreia primária.

Causa	Frequência (%)
Com caracteres sexuais secundários (CSS)	30
Agenesia mülleriana	10
Insensibilidade androgênica	9
Septo vaginal	2
Hímen imperfurado	1
Constitucional/idiopática	8
Sem CCS + ↑ FSH	40
46, XX	15
46, XY	5
Anormal	20

Fonte: adaptada de *Practice Comiitee of American Society for Reproductive Medicine.*[15]

O hipotireoidismo adquirido pode levar a uma velocidade mais lenta do crescimento estatura. A síndrome de Cushing induzida pelo uso crônico de corticosteroides, assim como o diabetes melito descontrolado, também pode interromper o desenvolvimento dos caracteres sexuais secundários.

Dentre as doenças crônicas, a doença de Crohn, a doença celíaca, a fibrose cística e a doença falciforme devem ser investigadas quando houver comemorativos e associação com atraso do desenvolvimento puberal.

Os tumores do sistema nervoso central, como os prolactinomas e quaisquer outros que levem à compressão da haste hipofisária, como os craniofaringeomas, devem ser suspeitados em crianças e adolescentes que iniciam com quadro de cefaleia, *deficit* de crescimento associado ao retardo de desenvolvimento puberal e diabetes insípido.

É de suma importância reforçar que o retardo constitucional de desenvolvimento é fisiológico e é considerado de exclusão.

DIAGNÓSTICO

ANAMNESE

A anamnese minuciosa e o exame físico e ginecológico completo são fundamentais para a avaliação da adolescente com retardo do desenvolvimento puberal.

Para as meninas que apresentam situações clínicas especiais, como doenças crônicas debilitantes, ou atletas de alta *performance*, como bailarinas e praticantes de exercícios físicos de alta resistência, pode ocorrer retardo do desenvolvimento puberal, de modo que, nestas situações, pode-se aguardar a avaliação até os 14 anos de idade, desde que outros parâmetros de crescimento e desenvolvimento sejam compatíveis.

É mandatório observar a velocidade de desenvolvimento puberal e de crescimento, uma vez que a interrupção da maturação sexual necessita de avaliação endocrinológica.

Na anamnese, deve-se perguntar sobre o histórico familiar de estatura (baixa estatura), idade da menarca, histórico do retardo constitucional de desenvolvimento e doenças que cursam com amenorreia primária ou secundária (síndromes hiperandrogênicas, disgenesias gonadais, insuficiência ovariana prematura (IOP), doenças endócrinas autoimunes e histórico neonatal (anormalidades congênitas, linfedema (síndrome de Turner) e hipoglicemia (hipopituitarismo).

No interrogatório sobre os diversos aparelhos, deve-se pensar em doenças crônicas, endocrinológicas, estresse, distúrbios alimentares e perda de peso excessiva. Se houver algum sinal de desenvolvimento puberal, avaliar a idade do início e os dados do crescimento.

EXAME FÍSICO

O exame físico inicial inclui aferição de estatura, peso, pressão arterial e palpação da glândula tireoide.

Para a avaliação do desenvolvimento dos caracteres sexuais secundários, utiliza-se o estadiamento de Marshal e Tanner (velocidade de maturação sexual VMS) de desenvolvimento de mamas e pelos pubianos. O desenvolvimento puberal, segundo Marshal e Tanner, é de M1 a M5 para as mamas e de P1 a P5 para os pelos pubianos (Figura 21.1).[14]

Habitualmente, o estirão de crescimento é o primeiro evento da puberdade, associado ao início da secreção estrogênica. A telarca ou desenvolvimento das mamas é, na maioria das vezes, o evento seguinte antes da pubarca, que significa o desenvolvimento dos pelos pubianos, ocorrendo de 6 a 12 meses após a telarca.

A menarca é o evento final do processo puberal (Tabela 21.3).

A presença de anomalias congênitas deve ser pesquisada, tais como hérnias inguinais, anormalidades renais, desproporções esqueléticas e medida da envergadura, quando houver proporções corporais discordantes. Defeitos de linha média podem estar associados a disfunções hipotalâmico-hipofisárias. Os estigmas somáticos da síndrome de Turner (pescoço alado, implantação de cabelos em tridente, encurtamento do quarto e quinto metacarpos, hipertelorismo mamário, manchas café com leite e deformidades ósseas) podem ser um forte indicativo para esse diagnóstico.

Na adolescente sem desenvolvimento puberal, a avaliação ginecológica se faz por meio da inspeção da genitália externa. A mucosa vaginal é avermelhada, delgada, com diminuição das camadas

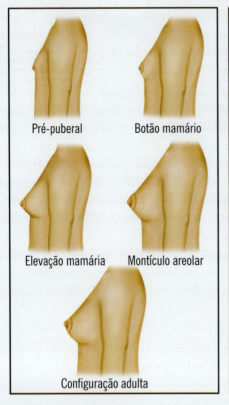 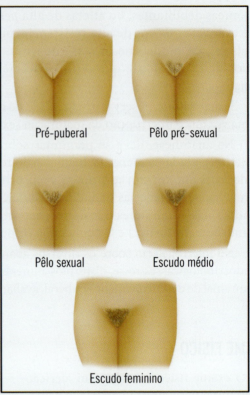

■ **FIGURA 21.1** Estadiamento de Marshal e Tanner.
Fonte: Marshal e Tanner; 1969.[14]

Tabela 21.3 Estádio puberal segundo a Classificação de Marshal e Tanner.

Estádio	Mamas	Pêlos
1	Ausência completa de mamas	Ausência completa de pelos pubianos
2	Broto mamário	Escurecimento dos pelos em região da fenda vulvar
3	Aparecimento dos contornos mamários e tecido glandular ocupando a aréola	Pelos se estendem até o monte púbico
4	Delimitação precisa entre o tecido mamário e a aréola	Pelos assumem distribuição triangular
5	Contorno superior da mama mais retificado e maior pigmentação da aréola	Pelos se estendem na direção das raízes das coxas

Fonte: Marshal e Tanner; 1969.[14]

epiteliais, consistente com o hipoestrogenismo.

Em contraposição, na adolescente com desenvolvimento puberal completo, é necessária a avaliação das estruturas genitais internas, com exame ginecológico completo quando possível e/ou por meio de método radiológicos, como ultrassonografia pélvica (hímen íntegro) ou ressonância magnética de pelve, para avaliação de provável malformação útero-vaginal (anormalidade do sistema canalicular) Ver Figuras 21.2 e 21.3.

EXAMES COMPLEMENTARES

Os exames laboratoriais iniciais para avaliação do retardo do desenvolvimento puberal incluem as dosagens de FSH, TSH e prolactina.[15] Em adolescentes com puberdade atrasada de etiologia inexplicada ou doenças crônicas, sugere-se a avaliação da velocidade de hemossedimentação (VHS), creatinina e painel celíaco.[15]

A idade óssea determinada pela radiografia de mãos e punhos confirma se há atraso da idade óssea e permite a avaliação da estatura final. O cálculo da estatura média baseada na estatura dos pais é de extrema utilidade para determinar se a estatura está de acordo com a estatura prevista.[12]

Se a suspeita for de tumor do SNC, está indicada a avaliação radiológica em que o padrão-ouro é a ressonância magnética da hipófise. Se a insuficiência ovariana ocorrer antes dos 30 anos, nos diagnósticos de disgenesias gonadais ou suspeita de síndrome de insensibilidade androgênica, deve ser realizado o cariótipo.[1]

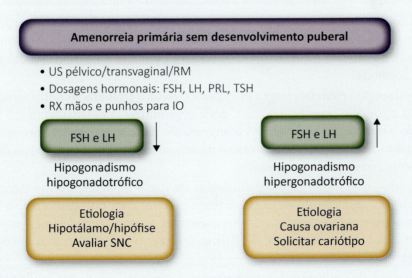

■ **FIGURA 21.2** Fluxograma diagnóstico das amenorréias.
Fonte: adaptada de *Practice Comiitee of American Society for Reproductive Medicine*.[15]

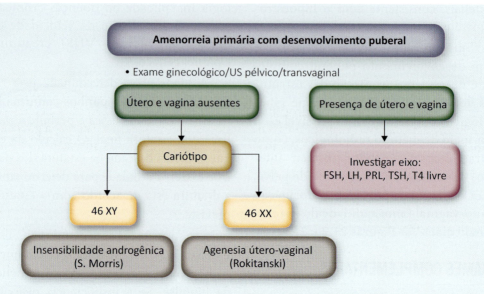

FIGURA 21.3 Fluxograma diagnóstico das amenorréias.
Fonte: adaptada de *Practice Comiitee of American Society for Reproductive Medicine*.[15]

TRATAMENTO

O tratamento relaciona-se ao fator causal e em adolescentes com retardo constitucional do desenvolvimento. Mostrar que esta situação é fisiológica, tranquilizando a paciente e a família, e alertar sobre os riscos e benefícios das modalidades de tratamento hormonal.

Nas doenças crônicas, como a doença de Cronh, a reabilitação nutricional e o tratamento cirúrgico, quando indicado, podem promover o desenvolvimento puberal, evitando o tratamento hormonal. A compensação das doenças endocrinológicas (diabetes melito, hipotireoidismo) obterão o mesmo resultado do ponto de vista do desenvolvimento puberal e do crescimento.

Em relação ao tratamento das etiologias em que o hipogonadismo é permanente, é necessária a indução do desenvolvimento puberal com estrogenioterapia em baixas doses, para o desenvolvimento dos caracteres sexuais secundários; e sempre que possível, nos casos de síndrome de Turner, oferecer o tratamento com hormônio de crescimento (GH).

Nos casos de malformações uterovaginais, como nas agenesias müllerianas e na síndrome de insensibilidade androgênica completa, deve ser proposto o método de

Frank para aumento do canal vaginal. Nos casos de septo vaginal transverso e do hímen imperfurado, o tratamento se resume à septoplastia e à himenoplastia, respectivamente.

A prevalência de malignização nas disgenesias gonádicas com cromossomo Y (como a síndrome de Sweir) é de 25%, e a gonadectomia deve ser realizada imediatamente. Já na síndrome de insensibilidade androgênica completa (síndrome de Morris), a incidência é de 22%, mas raramente ocorre antes dos 20 anos de idade, deve-se postergar a gonadectomia até o completo desenvolvimento mamário e atingir a estatura adulta.[16]

PONTOS-CHAVE

- A diferenciação entre a puberdade atrasada e a amenorreia primária ou secundária pode ser complexa, de certa forma, em razão de as situações clínicas que causam retardo do desenvolvimento puberal também levarem à amenorreia.
- A abordagem geral das amenorreias deve ser realizada de acordo com o fluxograma, que inclui a anamnese, o exame físico e os exames complementares. No exame físico, se a paciente não apresenta caracteres sexuais secundários, pode-se inferir que há ausência de atividade do eixo hipotálamo-hipófise-ovariano. Se houver caracteres sexuais desenvolvidos, deve-se pensar em anormalidades do sistema canalicular.
- Se houver parada no desenvolvimento puberal e velocidade de crescimento, deve-se afastar doenças crônicas (como doença de Crohn e doença celíaca), doenças endocrinológicas (hipotireoidismo e diabetes melito descompensado) e doenças hematológicas adquiridas.
- Os exames laboratoriais iniciais incluem as dosagens de FSH, TSH e prolactina.
- Na presença de disgenesia gonadal com cromossomo Y, a gonadectomia dever ser efetuada assim que realizado o diagnóstico.
- O retardo do desenvolvimento constitucional é diagnóstico de exclusão, e deve ser realizada a tranquilização da paciente e da família, com a monitorização da velocidade de crescimento e do desenvolvimento puberal.

REFERÊNCIAS BIBLIOGRÁFICAS

1. Speroff L, Marc A. Fritz. Endocrinologia Ginecológica Clínica e Infertilidade – 8ª Ed. Revinter 2015. São Paulo.
2. Landy H, Boepple PA, Mansfield MJ et al. Sleep modulation of neuroendocrine function: developmental changes in gonadotropin-releasing hormone during sexual maturation. Pediatr Res. 1990; 28:213.
3. Boyar RM, Wu RH, Roffwarg H et al. Human puberty: 24-hour estradiol patterns in pubertal girls. J Clin Metab. 1976; 43:1418.

4. Apter D, Bhtzow T, Laughlin GA, Yen SSC. Gonadotrofin releasing hormone pulse generator activity during pubertal transition in girls: pulsatile and diurnal patterns of circulation gonadotropins. J. Clin Endocrinol Metab. 1993; 76:940.

5. Pinyerd B, Zipf WB. Puberty-timming is everything! J Pediatr Nurs. 2005; 20(2):75-82.

6. Grumbarch MM. Onset of puberty. In: Berenberg SR, editor. Puberty, biologic and social components. Leiden: Stenfert Kroese.1975; 1-21.

7. Wu T, Mendola P, Buck GM. Differences in the presence of secondary sex characteristics and menarche among US girls: the third National health and Nutrition Examination survey, 1988-1994. Pediatrics. 2002; 110 (4):752.

8. Emans SJ. Avaliação ambulatorial de crianças e adolescentes. In: Emans SJ, Laufer MR, Goldstein DP. Ginecologia na infância e adolescência. São Paulo: Editora Roca. 2008; 1-38.

9. Stedman's Medical Dictionary. 27ª ed. Philadelphia: Lippincott Williams & Wilkins. 2000; 56.2.

10. Herman-Giddens ME, Slora EJ, Wasserman RC, Bourdony CJ, Bhapkar MV, Koch GG et al. Secondary sexual characteristics and menses in young girls seen in office practice: a study from the Pediatric Research in Office Settings network. Pediatrics. 1997; 99:505-12.

11. Insler V. Gonadotophin therapy: new trends and insights. Int J Fertil. 1988; 33: 85-97.

12. Bachmann G, Kemmann E. Prevalence of oligomenorrhea and amenorrhea in a college population. Am J Obstet Gynecol. 1982; 144:98-102.5.

13. Finan AC, Elmer MA, Sasnow SR et al. Nutritional factors and growth in children with sickle cell disease. Am J Dis Child. 1988; 142:237.

14. Marshall WA, Tanner J. Variations in pattern of pubertal changes in girls. Arch Dis Child. 1969; 44(235):291-303.

15. Current evaluation of amenorrhea. Practice Committee of American Society for Reproductive Medicine. Fertil Steril. 2008 Nov; 90(5 Suppl):S219-25.

16. Bayley N, Pinneau Sr. Tables for predicting adult height from skeletal age: revised for use with the Greulich – Pyle hand standards. J Pediatr. 1952; 40 (4):423-41.

Desvios Estéticos na Adolescente:
Quando Tratar?

▶ Marco Rocha

A pele é o órgão mais visível do corpo e determina, em grande medida, a nossa aparência, com ampla função na comunicação social, existindo atenção especial quando nos referimos às regiões mais expostas do corpo, como face (incluindo cabelos), pescoço, tórax e as mãos.[1]

Do ponto de vista dermatológico, o termo "desvios estéticos" pode ser encarado sob duas perspectivas distintas. Na primeira, a palavra desvios se relaciona com o sentido de "erro", algo que não deveria estar acontecendo e provoca uma alteração estética clinicamente importante, significativa e de grande impacto psicológico nos pacientes. É neste caso que listo muitas das doenças dermatológicas que acometem os adolescentes, entre elas a acne, o hirsutismo, a lipodistrofia ginoide associada ou não ao ganho de peso, as estrias, o vitiligo, os eczemas e a psoríase. Não que estas doenças sejas exclusivas dos adolescentes, mas muitas delas têm início durante a adolescência, são mais prevalentes nesta fase; parte delas acometem a face, duram muitos anos e apresentam desafios em seu tratamento.[2]

Segundo a maioria dos estudos epidemiológicos, a acne vulgar é a dermatose inflamatória mais comum entre as doenças dermatológicas, afetando aproximadamente 80% dos adolescentes entre 12 e 18 anos de idade. Suas lesões acometem predominantemente a face e permanecem durante anos até o desaparecimento completo da patologia. Há vários estudos que analisam o impacto psicológico da acne nos adolescentes, muitos deles utilizando questionários específicos de qualidade de vida em doenças dermatológicas, com destaques para o Dermatology Life Quality Index (DLQI) e o Acne-Quality of Life (Acne-QoL). As conclusões são que a doença causa um importante impacto negativo, proporcional à intensidade e ao tempo de acometimento da doença; e que muitos pacientes apresentam sinais de raiva, depressão, ansiedade, e sofrem *bullying* por parte de seus colegas.[3-7]

Além da presença das lesões inflamatórias, a acne também resulta na formação de cicatrizes em boa parte destes pacientes. Podemos encontrar uma grande variabilidade de apresentações entre alterações de cor (hipercromia e/ou hipocromia) e de textura da pele (atrofia, hipertrofia e/ou queloides).[8,9] Trabalho publicado por Dreno B *et al.*, investigou o que a presença de cicatrizes de acne, adicionadas digitalmente a fotos de pessoas sem acne, causavam de reação a voluntários expectadores. A conclusão foi que as fotos de pacientes com cicatrizes levaram os observadores a concluir que os acometidos eram mais estressados, menos habilidosos nos esportes, mais envergonhados e causavam desconforto às pessoas ao seu redor. Os autores destacaram, como em outros tantos artigos sobre o tema, que a presença de cicatrizes de acne também leva ao aumento da chance de quadros de ansiedade, depressão e suicídio.[10,11]

Os distúrbios capilares, como o hirsutismo e a alopecia, também podem afetar o senso de feminilidade das adolescentes. Pesquisas indicaram que as meninas sofrem mais, psicologicamente, com estas queixas do que os meninos.[12]

Assim, diversas doenças dermatológicas, principalmente aquelas relacionadas ao acometimento facial, estão associadas a importantes queixas estéticas das pacientes.

Atualmente, não há dúvida que os estados primários de ansiedade e estresse crônico, bem como as medicações utilizadas para tratamento destas condições, muitas vezes também apresentam impacto negativo nas doenças dermatológicas, piorando quadros prévios ou mesmo desencadeando o aparecimento dos mesmos, como é o caso do carbonato de lítio, utilizado em distúrbios do humor, e que pode levar a quadros graves de acne, que respondem mal e lentamente às opções terapêuticas disponíveis. Outra dificuldade presente nestes pacientes se dá pela redução da aderência aos tratamentos, provocada, por vezes, pelo próprio quadro de depressão.[13-15]

Com o objetivo de melhorar a qualidade de vida destes pacientes, devemos tratar as doenças dermatológicas o mais breve possível; o aumento do intervalo entre o início do quadro e a introdução de um tratamento efetivo, piora o impacto psicológico e aumenta a chance de consequências definitivas como no caso das cicatrizes de acne. Muitas vezes, uma estratégia de tratamento multiprofissional é bastante efetiva, associando o dermatologista a outras especialidades como a Ginecologia e a Psiquiatria, a fim de obter uma abordagem holística, melhor aderência e resultados mais efetivos.[16]

Outro sentido que o termo "desvios estéticos" nos leva a refletir são os rígidos padrões de beleza atuais que são referência para as adolescentes.[17] As modificações ocorridas neste período, tanto fisiológicas quanto emocionais, podem ser difíceis de lidar, como por exemplo, o aumento de gordura corporal nas meninas no período pré-menarca e a perda do corpo, do papel e da identidade infantis.[18] Os adolescentes, especialmente as meninas, tendem a apresentar preocupações com a aparência e o peso corporal, constituindo um grupo mais vulnerável às influências socioculturais.[19] Além disso, são importantes consumidores de tendências; usam intensamente as mídias sociais como modo de comunicação e "informação", e estas, por sua vez, parecem exercer importante influência sobre a insatisfação corporal.[20]

Pesquisa recente, realizada no Reino Unido, revelou que quase todos os jovens com idades entre 16 e 24 anos (98%) acessam a internet nos seus *smartphones* e 91% deles são usuários de mídias sociais (Facebook, Instagram e Snapchat).[21]

Estudos comprovaram que ferramentas digitais, antes utilizadas profissionalmente por modelos, para corrigir pequenas imperfeições, se tornaram acessíveis aos usuários das mídias sociais, levando muitas das adolescentes a postarem suas imagens pessoais (*selfies*) utilizando filtros para ficarem parecidas com determinadas referências da atualidade (ex.: ter a boca de uma atriz famosa), ou mesmo melhorar a sua própria *selfie*, removendo manchas, cicatrizes e/ou deixando a pele mais lisa e brilhante.[22]

Vashi N *et al.* concluíram que o excesso de filtros utilizados nas postagens das mídias sociais podem piorar sintomas ou mesmo deflagrar um transtorno dismórfico corporal (TDC), ou seja, uma preocupação excessiva com uma ou mais falhas na aparência física. Os portadores de TDC frequentemente se esforçam muito para esconder suas imperfeições, se envolvem em comportamentos repetitivos, como limpar a pele constantemente, e podem buscar consultas com dermatologistas e/ou cirurgiões plásticos, na esperança de buscar uma aparência perfeita. Por fim, aqueles com um nível mais alto de engajamento nas mídias sociais, incluindo os que tentam ativamente apresentar uma imagem específica de si mesmo ou analisar e comentar as fotos de outras pessoas, possivelmente apresentam um nível mais alto de insatisfação corporal. [23]

De acordo com os cirurgiões plásticos, os principais desejos nestas consultas estão relacionados a uma aparência facial com lábios maiores, olhos bem destacados e nariz afinado. Em pesquisa realizada pela associação de cirurgiões plásticos americanos em 2017, 55% dos médicos entrevistados reconheceram que houve um aumento da procura por cirurgias plásticas com objetivo de obter uma melhor aparência nas fotos tipo *selfies*. Boa parte destes pacientes são adolescentes do sexo feminino.[24] Muitas vezes a justificativa (pelos adolescentes) se encontra no fato de que a comparação social é um elemento-chave da postagem de *selfies*, e o número de "curtidas" obtidas em sites de mídia social é visto como um reflexo da percepção de atração física.[25]

Mesmo em idades mais precoces já existe a preocupação com a aparência nas mídias sociais. Tiggemann e Slater (2014), estudando o comportamento de meninas com idades entre 10 e 15, que usavam sites de redes sociais como o Facebook, relataram que as mesmas obtiveram uma pontuação significativamente maior sobre a preocupação física do que as não usuárias, sugerindo que a internalização do ideal do corpo perfeito estava diretamente relacionada ao grau de exposição na mídia social.[26]

O tempo de exposição parece ser um fator importante, como foi revelado em uma pesquisa brasileira, realizada com meninas de 10 a 19 anos. Neste estudo, as entrevistadas que acessavam as redes sociais (Facebook e Instagram) diariamente tinham maior chance de ficarem insatisfeitas com sua imagem corporal quando comparadas àquelas que acessavam mensalmente.[20]

Nesses casos, a escolha do tratamento não deverá ser a cirurgia plástica, nem tampouco as intervenções estéticas dermatológicas. Tais medidas podem até piorar um TDC subjacente, se presente. O tratamento típico consiste em intervenções psicológicas, como terapia comportamental cognitiva, bem como, para casos selecionados, medicamentos, como inibidores de recaptação de serotonina, e em muitos casos a combinação de estratégias. A gestão deste tipo de transtorno também deve incluir uma abordagem empática, sem julgamento pelo clínico.[23]

No geral, os aplicativos de mídia social, como o Snapchat, Facebook e Instagram, estão influenciando uma nova realidade de beleza para a sociedade atual. É importante que os médicos compreendam as implicações das mídias sociais sobre a imagem corporal e a autoestima, principalmente dos adolescentes, para melhor tratar e aconselhar seus pacientes.

REFERÊNCIAS BIBLIOGRÁFICAS

1. Osman OT. The skin as a mode of communication Expert Rev Dermatol. 2010; 5(5):493–496.
2. Sanfilippo AM, Barrio V, Kulp-Shorten C, Callen JP. Common pediatric and adolescent skin conditions. J Pediatr Adolesc Gynecol. 2003; 16(5):269-83.
3. Tasoula E et al. The impact of acne vulgaris on quality of life and psychic health in young adolescents in Greece: results of a population survey. An Bras Dermatol. 2012; 87(6):862-869.
4. Vilar GN, Santos LA, Sobral Filho JF. Quality of life, self-esteem and psychosocial factors in adolescents with acne vulgaris. An. Bras. Dermatol. 2015; 90(5):622-629.
5. Eyüboglu M et al. Evaluation of Adolescents Diagnosed with Acne Vulgaris for Quality of Life and Psychosocial Challenges. Indian Journal of Dermatology. 2018; 63(2):131-135.
6. O. Revol N. Milliez D. Gerard Psychological impact of acne on 21st-century adolescents: decoding for better care. British Journal of Dermatology. 2015; 172(1):52-58.
7. Dharshana S, Singh AK, Sharma S, Mohan SK, Joshi A. Depression, mood change and self-esteem among adolescents aged 12-25 years with acne vulgaris in India. Ann Trop Med Public Health. 2016; 9:31-6.
8. Connolly D, Vu HL, Mariwalla K, Saedi N. Acne Scarring-Pathogenesis, Evaluation, and Treatment Options. J Clin Aesthet Dermatol. 2017; 10(9):12-23.
9. Fabbrocini G, Annunziata MC, D'Arco V et al. Acne scars: pathogenesis, classification and treatment. Dermatol Res Pract. 2010; 2010:893080
10. Dréno B, et al. How People with Facial Acne Scars are Perceived in Society: an Online Survey. Dermatol Ther (Heidelb) 2016; 6(2):207-218.
11. Cotterill JA, Cunliffe WJ. Suicide in dermatological patients. Br J Dermatol. 1997; 137:246-50.
12. Pasch L, He SY, Huddleston H et al. Clinician vs Self-ratings of Hirsutism in Patients With Polycystic Ovarian Syndrome: Associations With Quality of Life and Depression. JAMA. Dermatol. 2016; 152(7):783-788.
13. Bin Saif GA, Alotaibi HM, Alzolibani AA et al. Association of psychological stress with skin symptoms among medical students. Saudi Med J. 2018; 39(1):59-66.

14. Connolly D, Vu HL, Mariwalla K, Saedi N. Acne Scarring -Pathogenesis, Evaluation, and Treatment Options. J Clin Aesthet Dermatol. 2017; 10(9):12-23.

15. Kimyai-Asadi A, Usman A. The Role of Psychological Stress in Skin Disease. Journal of Cutaneous Medicine and Surgery. 2001; 5(2):140-145.

16. Kazandjieva J, Tsankov N. Drug-induced acne. Clin Dermatol. 2017; 35(2):156-162.

17. Tuckman A. The Potential Psychological Impact of Skin Conditions. Dermatol Ther (Heidelb). 2017; 7(1):53-57.

18. Voelker DK, Reel JJ, Greenleaf C. Weight status and body image perceptions in adolescents: current perspectives. Adolesc Health Med Ther. 2015; 6:149-158.

19. Neiva KMC, De Abreu MM, Ribas TP. Adolescência: facilitando a aceitação do novo esquema corporal e das novas formas de pensamento. Psic [online]. 2004; 5(2):56-64.

20. Zametkin AJ, Zoon CK, Klein HW, Munson S. Psychiatric aspects of child and adolescent obesity: a review of the past 10 years. J Am Acad Child Adolesc Psychiatry. 2004; 43(2):134-50.

21. Lira AG et al. Redes sociais e insatisfação corporal. J Bras Psiquiatr. 2017; 66(3):164-71.

22. Grogan S et al. Posting Selfies and Body Image in Young Adult Women: The Selfie Paradox. The Journal of Social Media in Society Spring. 2018; 7(1):15-36.

23. Hosie R. More people want surgery to look like a filtered version of themselves rather than a celebrity, cosmetic doctor says. Independent. February 6, 2018. https://www.independent.co.uk Accessed February 27, 2018.

24. Vashi NA et al. Selfies – Living in the Era of Filtered Photographs JAMA Facial Plast Surg. Published online August 2, 2018.

25. Özgür E, Muluk NB, Cingi C. Is selfie a new cause of increasing rhinoplasties? Facial Plast Surg. 2017; 33(4):423-427.

26. Briggs, H. (2014). Selfie body image warning issued. Disponível em: http://www.bbc.co.uk/news/health-26952394.

27. Tiggemann M, Slater A. NetTweens: The internet and body image concerns in preteenage girls. The Journal of Early Adolescence. 2014; 34(5):606-620.

capítulo 23

Distúrbios na Adolescência:
Como Abordar a Irregularidade Menstrual?

▶ Roberto Cesar Nogueira Júnior

INTRODUÇÃO

O sangramento uterino anormal (SUA) é a queixa ginecológica mais frequente em mulheres na fase reprodutiva,[1] portanto, é de suma importância que o ginecologista esteja capacitado não só para o diagnóstico como também para o seu respectivo tratamento.

Para caracterizar o SUA, primeiramente é necessário conceituar quais são os parâmetros de um ciclo menstrual fisiológico. Existem diversas controvérsias na literatura e aqui adotamos os seguintes parâmetros para as adolescentes: intervalo de 21 a 45 dias, 2 a 7 dias de fluxo e perda sanguínea com uso de 3 a 6 absorventes íntimos por dia;[2-4] por consequência, qualquer ciclo menstrual que não esteja dentro desses parâmetros pode ser identificado como sangramento uterino anormal. Importante ressaltar que, em geral, 3 anos após a menarca, 60% a 80% dos ciclos menstruais terão intervalo de 21 a 34 dias (semelhante a de mulheres adultas).[4]

Podemos dividir o SUA em duas grandes etiologias: orgânica e disfuncional. Nas adolescentes, estima-se que o SUA disfuncional seja responsável por até 97% dos casos de sangramento uterino anormal. Inclusive em uma grande maioria dessas adolescentes, a principal causa da irregularidade menstrual é a imaturidade do eixo Hipotálamo-Hipófise-Ovário (H-H-O)[5] e por isso é necessário ter muita cautela principalmente para não estigmatizarmos essas jovens mulheres como anovuladoras crônicas.

Existe na literatura uma série de divergências entre as mais diversas nomenclaturas referentes às alterações do ciclo menstrual. Desde 2007 vários artigos publicados em periódicos como a *Fertility Sterility and Human Reproduction*, recomendam que terminologias como menorragia, metrorragia e outras sejam abo-

Distúrbios na Adolescência

lidas de nosso uso, pois são utilizadas de maneira muito distinta e não possuem grande significado na comunidade acadêmica.[6,7] Desde 2009, a Federação Internacional de Ginecologia e Obstetrícia introduziu uma sistematização da nomenclatura e que adaptamos na Tabela 23.1.[8]

Tabela 23.1 Nomenclatura das alterações do ciclo menstrual.

Parâmetro	Terminologia
Frequência	Ausente (sem sangramento) = amenorreia
	Infrequente (> 38 dias)
	Normal ($\geq$ 24 e $\leq$ 38 dias)
	Frequente ($\leq$ 24 dias)
Duração	Normal ($\leq$ 8 dias)
	Prolongada ($\geq$ 8 dias)
Volume (descrito pela paciente)	Pouco
	Normal
	Muito

Fonte: adaptada de Munro *et al.*, Int J Gynaecol Obstet 2018.[8]

DIAGNÓSTICO

O principal desafio do ginecologista é conseguir realizar o diagnóstico etiológico (orgânico ou disfuncional), pois o tratamento dependerá do problema específico encontrado. É importante salientar que o SUA disfuncional é diagnóstico de exclusão, podendo ser dividindo ainda em agudo e crônico, ovulatório e anovulatório.

Como explicitado anteriormente, uma das principais causas do sangramento disfuncional é a imaturidade do eixo H-H-O. Condição na maior parte das vezes transitória e autolimitada. Cerca de 90% das mulheres com sangramento uterino disfuncional têm ciclos anovulatórios e, por esta razão, diferenciar a imaturidade do eixo H-H-O com síndrome dos ovários policísticos nem sempre é tarefa fácil, apesar desta ter critérios bem estabelecidos para sua diferenciação. O SUA disfuncional ovulatório acontece em aproximadamente 10% dos casos e seu diagnóstico será eminentemente clínico.

Diversas são as causas orgânicas responsáveis pela alteração menstrual. Variam desde doenças crônicas sistêmicas até a utilização de algumas medicações. As principais doenças orgânicas nessa faixa etária estão aqui listadas (Tabela 23.2).

A anamnese deve ser minuciosa principalmente na caracterização do momento da alteração menstrual em relação à menarca, bem como se há alteração da duração, intervalo ou volume menstrual.

Ao questionarmos sobre os antecedentes familiares, sugerimos dar ênfase à procura por distúrbios da hemostasia e, nos antecedentes pessoais, é necessário investigar principalmente o uso de medicações, assim como a história sexual e o uso de método contraceptivo. História de sangramento vaginal aumentado desde a menarca, epistaxe e sangramento dentário, podem ser indicativos de alguma discrasia sanguínea.

Ao realizarmos o exame físico geral é necessário nos atentarmos principalmente ao sinais de choque hipovolêmico como: palidez cutânea, pressão arterial e pulso. Achados de hiperandrogenismo *e acantosis nigricans* sugerem anovulação crônica. Já no exame ginecológico devemos nos atentar para os sinais de trauma do sistema geniturinário e em pacientes que já tiveram a coitarca, o exame especular e o toque vaginal são imprescindíveis. pois podem nos trazer informações relacionadas desde uma possível gravidez até a presença de alguma tumoração.

Os principais exames laboratoriais que devem ser solicitados são: β-HCG, hemograma, coagulograma, TSH, prolactina. Nas pacientes com sinais de hiperandrogenismo devemos pedir também a 17-OHP e SDHEA (hiperplasia adrenal).

A Doença de Von Willebrand, nas pacientes com sangramento menstrual ex-

Tabela 23.2 Causas orgânicas das alterações menstruais.

Complicações da gravidez	Aborto
	Gestação ectópica
	Mola
Coagulopatias	Púrpura trombocitopênica idiopática
	Doença de Von Willebrand
Tumores genitais	Sarcoma botrioide
	Tumores germinativos do ovário
Trauma	Trauma acidental
	Abuso sexual
	Corpo estranho

cessivo, tem uma incidência entre 5% e 24%.[9] Exames como: atividade do fator VIII (FVIII:C), antígeno do fator de Von Willebrand (FVW:Ag), níveis da atividade do cofator ristocetina (FVW:Rco) e capacidade de ligação do Fator de Von Willebrand ao colágeno (FVW:CB), devem ser solicitados.

Exames de imagem como a ultrassonografia pélvica via transvaginal (se possível) e ressonância nuclear magnética (RNM), com contraste de pelve, podem ser necessários para o diagnóstico de tumores ovarianos. Nos casos associados à dismenorreia e à má-formação mülleriana, deve-se proceder a investigação por meio da RNM sem contraste ou ultrassonografia pélvica tridimensional.

TRATAMENTO

Obviamente o tratamento dependerá do diagnóstico realizado, ou seja, na vigência de doença orgânica, o tratamento deverá ser específico para essa determinada patologia. As principais linhas de abordagem e tratamento do SUA na adolescencia estão expostos nas Figuras 23.1 e 23.2.

A internação será necessária nos casos de hemorragia aguda intensa e/ou instabilidade hemodinâmica. A monitorização das funções vitais e o duplo acesso venoso calibroso periférico para reposição volêmica por meio de expansores e/ou hemoconcentrados por vezes serão mandatórios.

O sangramento uterino anormal disfuncional agudo deverá ser tratado com estrogenioterapia (estrogênios conjugados 2,5 mg VO a cada seis horas ou valerato de estradiol 2 mg VO a cada 8 horas) em altas doses, associado ao ácido tranexâmico (500 mg EV a cada 6 horas), em geral por até 48 horas. A manutenção do tratamento deverá ser realizada utilizando contraceptivo hormonal oral combinado contendo de 30 a 50 µcg de etinilestradiol (21 comprimidos com pausa de 7 dias) por 3 meses.[10] Outras opções de tratamento medicamentoso existem, entretanto, não são melhores dos que as descritas anteriormente. Lembre-se que se o sangramento não melhorar, provavelmente o diagnóstico terá sido feito de maneira equivocada e que outras doenças orgânicas deverão ser pesquisadas. A curetagem uterina poderá ser realizada, todavia, em casos extremamente selecionados e principalmente na falha do tratamento medicamentoso.

Nos casos onde o SUA disfuncional é crônico, devemos sempre analisar o desejo e a necessidade do uso de método contraceptivo. Aquelas pacientes sem vida sexual ativa e ciclos anovulatórios poderão utilizar um progestagênio (acetato de medroxiprogesterona 5 a 10 mg/dia VO ou acetato de noretisterona 5 a 10 mg/dia) de segunda fase (usar 14 dias a cada 4 semanas), enquanto aquelas com ciclos ovulatórios usarão a associação de anti-inflamatório não esteroidal (ácido mefenâmico 500 mg VO a cada 8 horas) com antifibrinolítico (ácido tranexâmico 250 mg VO a cada 6 horas). Em pacientes que desejam método contraceptivo, deve-se respeitar os critérios de elegibilidade da Organização Mundial de Saúde e o uso do sistema intrauterino liberador de levonorgestrel deve ser lembrado como um dos mais eficazes métodos contraceptivos nesta faixa etária.

Capítulo 23 — Distúrbios na Adolescência: Como Abordar a Irregularidade Menstrual?

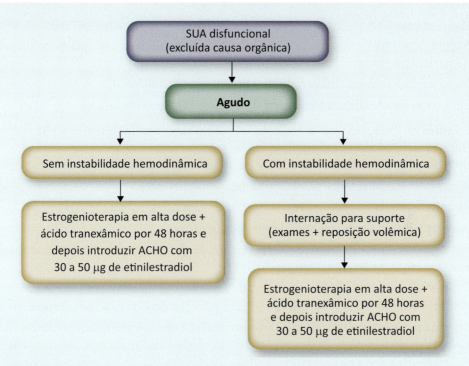

FIGURA 23.1 Fluxograma de tratamento do sangramento uterino disfuncional agudo.

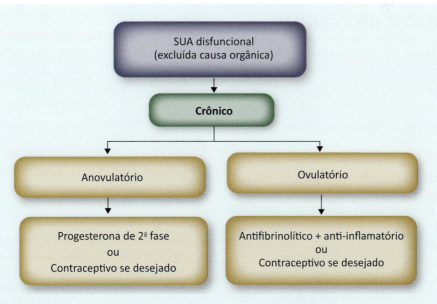

FIGURA 23.2 Fluxograma de tratamento do sangramento uterino disfuncional crônico.

Distúrbios na Adolescência

PONTOS-CHAVE

- Sangramento uterino anormal pode ser definido na presença de qualquer alteração de parâmetro menstrual.
- Deve ser dividido em duas etiologias: orgânico e disfuncional.
- Será considerado disfuncional após a exclusão de causas orgânicas.
- Considerar possíveis diagnósticos de etiologia orgânica: gravidez, coagulopatias, tumores genitais e trauma geniturinário.
- 90% do sangramento uterino disfuncional terá característica de anovulação.
- Anamnese e exame físico são extremamente importantes.
- O tratamento da doença orgânica precisa ser específico para a mesma.
- Atentar para sinais de instabilidade hemodinâmica.
- Estrogenioterapia em alta dose é tratamento de eleição quando o sangramento uterino anormal disfuncional for agudo.
- Progestagênio de 2ª fase deve ser utilizado nos casos de sangramento uterino anormal disfuncional crônico, exceto em casos que a paciente desejar método contraceptivo.
- Sistema intrauterino liberador de levonorgestrel é opção extremamente interessante pois, além do benefício da diminuição do sangramento, ainda tem uma alta eficácia contraceptiva nesta faixa etária.

REFERÊNCIAS BIBLIOGRÁFICAS

1. Jeninings JC. Abnormal uterine bleeding. Med Clin North Am. 1995; 79(6):1357-76.
2. Flug D, Largo RH, Prader A. Menstrual patterns in adolescent Swiss girls: a longitudinal study. Ann Hum Biol .1984; 11:495-508.
3. Widholm O, Kantero RL. A statistical analysis of the menstrual patterns of 8,000 Finnish girls and their mothers. Acta Obstet Gynecol Scand Suppl. 1971; 14:(suppl 14):1-36.
4. World Health Organization multicenter study on menstrual and ovulatory patterns in adolescent girls. II. Longitudinal study of menstrual patterns in the early postmenarcheal period, duration of bleeding episodes and menstrual cycles. World Health Organization Task Force on Adolescent Reproductive Health. J Adolesc Health Care. 1986; 7:236-44.
5. Gray SH, Means SJ. Abnormal vaginal bleeding in adolescents. Pediatr Rev. 2007; 28(5):175-82.
6. Frasier S, Critchley HO, Munro MG, Broder M. A process designed to lead to international agreement on terminologies and definitions used to describe abnormalities of menstrual bleeding. Fertil Steril. 2007; 87:466-476.
7. Woolcock JG, Critchley HO, Munro MG, Broder MS. Review of the confusion in current and historical terminology and definitions for disturbances of menstrual bleeding. Fertil Steril. 2008; 90:2269-2280.

8. Munro MG, Critchley HOD, Fraser IS, FIGO Menstrual Disorders Committee. The two FIGO systems for normal and abnormal uterine bleeding symptoms and classification of causes of abnormal uterine bleeding in the reproductive years: 2018 revisions. Int J Gynaecol Obstet. 2018; 143:393-408.

9. Shankar M, Lee CA, Sabin CA, Economides DL, Kadir RA. Von Willebrand disease in women with menorrhagia: a systematic review. Br J Obstet Gynaecol. 2004; 111:734-740.

10. Ely JW, Kennedy CM, Clark EC et al. Abnormal uterine bleeding: a management algorithm. J Am Board Fam Med. 2006; 19:590-602.

capítulo 24

Dismenorreia:
Como Tratar?

▶ Isabel Cristina Esposito Sorpreso
▶ Patrícia Gonçalves de Almeida
▶ José Maria Soares Júnior

INTRODUÇÃO

Dismenorreia primária refere-se à cólica abdominal e à dor que ocorrem durante a menstruação, na ausência de afecção uterina e/ou pélvica. É queixa álgica comum no período da adolescência. A dismenorreia está presente em 10% das queixas clínicas menstruais entre adolescentes colegiais. Após instituição de tratamento clínico, principalmente com anti-inflamatórios não esteroides (AINEs), 10% a 18% não apresentam melhora clínica.

Nos dias atuais, a dismenorreia continua sendo assunto de redes sociais e mídias, é uma enfermidade comentada por celebridades, como postado pela ex-primeira-dama Michelle Obama: "Por que as meninas ainda estão faltando tantos dias de escola por causa de seus ciclos menstruais?", portanto, aspecto clínico vivenciado e presente no dia-a-dia do ginecologista.

O diagnóstico diferencial deve ser direcionado a fim de excluir doença pélvica (dismenorreia secundária), além de prover tratamento específico, medicação adequada para as características individuais da paciente, buscando amenizar a intensidade dos sintomas e suas repercussões nas atividades diárias das adolescentes.

Os adolescentes podem sentir dor menstrual já no primeiro período menstrual sem qualquer causa subjacente demonstrável, especialmente quando ocorre hemorragia acompanhada de coágulos. No entanto, o início da dismenorreia desde a menarca deve ser alerta para o médico pela possibilidade de malformação do trato genital inferior.

FISIOPATOLOGIA

A diminuição dos níveis de progesterona e estrogênio no final da fase lútea inicia uma cascata que resulta na lise dos tecidos endometriais, na liberação de fosfolipídios celulares e na subsequente produção de prostaglandinas desencadeando, assim, o aumento da transcrição de colagenases endometriais, de metaloproteinases (MMPs) e de citocinas inflamatórias. As MMPs reguladas atuam no tecido endometrial, liberando fosfolipídios de membrana celular, que são convertidos em ácido araquidônico, sintetizado em prostaglandinas (PG), prostaciclinas (PC) e tromboxano (TX)- 2a via cicloxigenase (COX) -1 e -2. Notavelmente, a expressão de COX-2 é mais alta durante a menstruação. Embora não totalmente esclarecido o mecanismo fisiopatológico, os produtos finais – PGE2 e PGF2α estão elevados no efluente menstrual de mulheres dismenorreicas. Este fenômeno é conhecido há muitos anos.

TRATAMENTO

Tratamento Não Hormonal

A identificação de PGE2 elevada e PGF2α na dismenorreia tem apoiado a estratégia de inibir principalmente a COX-2 com anti-inflamatórios não esteroides (AINEs) para tratar a dor menstrual.

Os AINEs mais citados na literatura, meloxicam, piroxican, celocoxibe, naproxeno e ibuprofeno ligam-se tanto à COX-1 como à COX-2 para inibir a síntese de prostaglandinas. Já os inibidores mais seletivos da COX-2 aliviam a dor menstrual inibindo especificamente a atividade da COX-2. Ao contrário da COX-1, que é constitutivamente expressa, a COX-2 é regulada por estímulos associados à inflamação e à retirada da progesterona, tornando os inibidores da COX-2 uma alternativa apropriada aos AINEs não específicos, destacando-se o celecoxibe, etoricoxibe e lumiracoxibe.

Sabe-se que as características individuais como o polimorfismo da COX-1 (rs10306114), que se relaciona com alta agregação de plaquetas em indivíduos resistente à aspirina, bem como alterações nas enzimas hepáticas (CYP2C9*2/*2 polimorfismo), podem aumentar a degradação e reduzir o tempo de ação e a eficácia dos AINEs, sendo estes indivíduos considerados resistentes.

Além disso, os AINEs podem desencadear epigastralgia, intolerância gástrica com queixas de náuseas, refluxo gastroesofágico e pirose. As doses devem ser individualizadas.

Tratamento Hormonal

A contracepção oral combinada (ACO) é amplamente utilizada, principalmente nos casos refratários ao tratamento com AINEs. O ACO reduz o forro endometrial, resultando em redução na produção de COX-2 e prostaglandina.

Em revisão sistemática do Centro Cochrane, observou-se que regimes contínuos são geralmente mais eficazes na redução dos sintomas de dismenorreia do que regimes cíclicos. Isto se deve não só pelo uso contínuo, como pela aderência ao tratamento.

Estudos com diferentes combinações de estrogênios naturais (valerato de estradiol) e artificiais (etinilestradiol), bem como diversos progestogênios, trazem resultados similares de melhora para a queixa de dismenorreia (drospirenona/etinilestradiol; 20 μg etinilestradiol/150 μg desogestrel; 20 μg etinilestradiol /100 μg levonorgestrel), sendo a combinação com estrogênio natural (acetato de nomegestrol/17 β-estradiol e a valerato de estradiol/dienogeste) e são os mais referidos atualmente quanto à eficácia, tempo de tratamento e satisfação da usuária.

Em outra revisão, demonstrou-se que a contracepção intrauterina com sistema liberador de levonorgestrel é tão eficaz quanto o ACO para alívio da dor menstrual. Vale ressaltar que o produto não apresenta indicação específica de uso para dismenorreia. Ainda faltam estudos comparando os regimes hormonais e as várias combinações para o tratamento da dismenorreia primária, especificamente para pacientes refratárias aos AINEs. O tratamento hormonal pode ser usado na dismenorreia primária e secundária.

O regime com progestogênio isolado e contínuo é recomendado tanto para a dismenorreia primária quanto secundária, sendo o regime oral contínuo e o implante subdérmico eficazes e sem repercussão na remodelação óssea (Quadro 24.1 e 24.2).

Bloqueadores de Canal de Cálcio

Os bloqueadores dos canais de cálcio, disponíveis como medicamentos genéricos, estão indicados principalmente para tratar a hipertensão arterial sistêmica, reduzindo a contratilidade no músculo liso vascular e músculo cardíaco. Inibem as contrações uterinas em mulheres grávidas e não grávidas e, portanto, podem ser utilizados em caso de refratariedade ao tratamento convencional.

Antiespasmódicos

O butilbrometo de escopolamina é utilizado amplamente para tratar a dor abdominal, inclusive a dor menstrual. É um fármaco anticolinérgico que tem como alvo os receptores muscarínicos para relaxar o músculo liso. Efeitos adversos comuns incluem boca seca, constipação e tontura. Não é indicado pelo FDA para tratamento específico de dismenorreia. São encontrados em combinação com paracetamol, dipirona sódica e ibuprofeno.

- **Dosagem:** comprimidos ou drágeas: 1 ou 2 doses (10 mg a 20 mg), de 6/6 horas ou de 8/8 horas, conforme necessário.

Complementar e Não Farmacológico

Tratamentos herbais e suplementos dietéticos têm sido propostos como abordagens alternativos para a dismenorreia. Embora muitas variedades são atualmente utilizadas para tratar a dismenorreia, inconsistências entre os vários estudos dificultam determinar a eficácia dos suplementos.

Distúrbios na Adolescência

Quadro 24.1 Dismenorreia.

Acolhimento, avaliação, diagnóstico diferencial e plano de tratamento

	Tratamento comportamental: massagem, exercícios, mudança de hábito com introdução de atividades saudáveis dietéticas e físicas
Plano de tratamento: Primeira linha AINEs	■ Identificação de casos refratários, possíveis polimorfismos
	■ Intolerância ou evento adverso grave
	■ Reavaliação com diagnóstico diferencial
Segunda linha	■ Contraindicação ao uso de tratamento hormonal
Hormonal (ACO preferência esquema contínuo e progestágeno isolado)	■ Intolerância ou evento adverso grave
Hormonal – DIU levonorgest	
Terceira linha	
Tratamentos herbais e suplementos	

Quadro 24.2 Grau de recomendação e nível de evidência no tratamento farmacológico e não farmacológico.

Intervenção	Grau de recomendação	Nível de evidência
Medida não farmacológica		
Calor local	A	1B
Exercícios	B	2A
Eletroestimulação transcutânea de nervos (tens)	A	2A
Massagem	D	5
Medida farmacológica		
Ibuprofeno	A	1A
Naproxeno	A	1A
Cetoprofeno	A	1A
Paracetamol	D	5
Antiespasmódicos	D	5

O gengibre (*Zingiber officinale*), o mais relatado, demonstra eficácia superior às ervas e aos suplementos dietéticos. Dosagem e administração: cápsula de 250 mg do pó de gengibre, de 6/6h, durante 3 dias. Iniciar o tratamento no primeiro dia do período menstrual. O pó de gengibre: 1.500 mg/dia, divididos em até três doses. Iniciar o tratamento até 2 dias antes da menstruação e continuar durante os três primeiros dias do ciclo menstrual. Reação adversa comum: aumento do sangramento menstrual e hipersensibilidade.

A vitamina B1 administrada por via oral, na dose de 100 mg/dia (por período de até três meses), pode ser uma alternativa para mulheres que não toleram AINEs.

Outros suplementos como magnésio, vitamina B6, ômega-3, vitamina E e D para o tratamento da dismenorreia, não têm evidência suficiente para recomendar o uso.

Outras opções não farmacológicas têm literatura limitada, contudo a acupuntura, a ioga, a fisioterapia e os exercícios aeróbicos podem ser úteis para amenizar a dor menstrual. A estimulação elétrica nervosa transcutânea (TENS) demonstra ser capaz de reduzir a dor menstrual.

CONSIDERAÇÕES FINAIS

Individualizar o tratamento, ficar atento para caracterizar eventual resistência aos AINEs e identificar as mulheres com fenótipos de resistência devem ser preocupações lembradas na prática clínica.

A primeira linha de tratamento para dismenorreia primária na adolescência deve ser o uso de AINEs – COX2 preferencialmente.

Uma proporção significativa de mulheres que sofrem de dismenorreia não tem nenhum alívio com AINEs. É provável que múltiplos fenótipos de dismenorreia existam, refletindo diferentes respostas ao tratamento com AINEs. No entanto, na ausência de melhora ao tratamento deve ser considerado o diagnóstico de dismenorreia resistente a AINH e o uso de tratamento hormonal e complementar deve ser instituído, bem como confirmar o diagnóstico de dismenorreia primária.

Diretrizes recentes sugerem que dispositivos liberadores de levonorgestrel podem ser utilizados na dismenorréia secundária.

Os pacientes com dismenorreia podem escolher tratamentos com base na preferência, e não na falha anterior do tratamento com AINEs. A eficácia geral dos tratamentos para dismenorreia resistente a AINEs é desconhecida.

Recomendações de AINEs:

1. Piroxicam em dose de 40 mg/dia, via oral.
2. Ibuprofeno, comprimidos ou cápsulas gelatinosas: 400 mg de 4/4h, conforme necessário; suspensão oral (gotas): 40 gotas de 4/4h, conforme necessário; o in-

Distúrbios na Adolescência

tervalo mínimo para a administração da dose não deve ser inferior a 4h; dose máxima: 2.400 mg/dia.

3. Meloxicam nas doses de 7,5 mg/ dia a 15 mg/dia, via oral.

4. Naproxeno na dose inicial de 500 mg; manutenção: 250 mg de 6/6 horas ou de 8/8 h, conforme necessário, ou 500 mg de 12/12 h, conforme necessário; dose máxima/início: 1.250 mg/dia.

5. Etoricoxibe na dose de 90 mg/dia, via oral.

6. Lumiracoxibe na dose de 200 mg/ dia via oral.

7. Cetoprofeno, cápsula de 50 mg de 6/6 horas ou de 8/8 horas, conforme necessário.

8. Cetoprofeno, solução oral: 25 a 50 gotas, de 6/6 horas ou de 8/8 horas, conforme necessário; e dose máxima: 300 mg/dia.

REFERÊNCIAS BIBLIOGRÁFICAS

1. @FLOTUS44. The First Lady on the barriers to girls' education. Why are girls still missing so many days of school because of their menstrual cycles? Abril, 2016. Disponível em: https://twitter.com/flotus44/status/720275882040885248 (july,2019).

2. Edelman A, Micks E, Gallo MF, Jensen JT, Grimes DA. Continuous or extended cycle vs. cyclic use of combined hormonal contraceptives for contraception. Cochrane Database Syst Rev. 2014; (7):CD004695.

3. Goldwasser M. Primary Dysmenorrhea: A Local Manifestation of A Constitutional Disease and its Treatment. Cal West Med. 1938; 48(6):418-421.

4. Marjoribanks J, Ayeleke RO, Farquhar C, Proctor M. Nonsteroidal anti-inflamma-

tory drugs for dysmenorrhoea. Cochrane Database Syst Rev. 2015.

5. Klein JR, Litt IF. Epidemiology of adolescent dysmenorrhea. Pediatrics. 1981; 68(5):661-664.

6. O'Connell K, Davis AR, Westhoff C. Self--treatment patterns among adolescent girls with dysmenorrhea. J Pediatr Adolesc Gynecol. 2006; 19(4):285-289.

7. McGettigan P, Henry D. Use of non-steroidal anti-inflammatory drugs that elevate cardiovascular risk: an examination of sales and essential medicines lists in low-, middle-, and high-income countries. PLoS Med. 2013; 10(2):e1001388.

8. Oladosu FA, Tu FF, Hellman KM. Nonsteroidal antiinflammatory drug resistance in dysmenorrhea: epidemiology, causes, and treatment. Am J Obstet Gynecol. 2018; 218(4):390–400. doi:10.1016/j.ajog.2017.08.108

Seção **6**

DÚVIDAS COMUNS EM CONSULTÓRIO NO USO DE MÉTODOS CONTRACEPTIVOS HORMONAIS

25 Quando Devo Suspender o Anticonceptivo Hormonal 239

26 Sangramento Desfavorável com Contraceptivos Combinados 245

27 Cefaléia e Enxaqueca na Contracepção Hormonal 253

28 Sintomas TPM-"like" na Pausa dos Contraceptivos Combinados 263

29 Quando o Regime Contínuo Pode Fazer a Diferença? 275

DÚVIDAS COMUNS EM CONSULTÓRIO NO USO DE MÉTODOS CONTRACEPTIVOS HORMONAIS

▶ Elizabeth Jehá Nasser

Diante das inúmeras opções de métodos contraceptivos hormonais que se nos apresentam e das diversas composições e esquemas posológicos possíveis, cabe ao ginecologista expor cada um deles à mulher e, de comum acordo com ela, escolher a melhor alternativa, individualizando o perfil e adequando a contracepção dentro das necessidades ou preferências que ela venha a manifestar.

A diversidade de alternativas nos leva a encarar situações por vezes duvidosas quanto à conduta a ser tomada, nem sempre de fácil solução, mas que nos fazem ampliar o olhar para eventos como o sangramento indesejável e a cefaleia, que muitas vezes acarretam na interrupção do método ou, ainda, lidarmos com a possibilidade de modificar o esquema de tomada na tentativa de amenizar eventuais desconfortos que existam.

Enfim, mais uma vez cabe ao ginecologista individualizar a contracepção de acordo com o desejo de sua paciente, atento às comorbidades existentes e aos efeitos colaterais possíveis e administráveis, dando segurança e tranquilidade, fazendo com que a adesão ao método leve à eficácia desejada.

capítulo **25**

Quando Devo Suspender o Anticonceptivo Hormonal?

▶ Sonia Tamanaha

DESTAQUES

- O anticonceptivo hormonal pode ser mantido até a confirmação da esterilidade fisiológica ovariana, também conhecida como menopausa natural ou espontânea – nas mulheres saudáveis, não tabagistas e sem fatores de risco cardiovasculares.[1]

- A idade em que a menopausa acontece pode variar entre as mulheres, ocorrendo entre os 40 e 58 anos (a média aos 52 anos) e o tempo de amenorreia ≥ 1 ano após o último período menstrual é adotado como o principal critério para definir esse marco biológico – sendo, portanto, um diagnóstico retrospectivo.[2]

- Mas, esse critério clínico para caracterizar a menopausa nas usuárias de anticonceptivos hormonais não é aplicável, tendo em vista que as modificações no padrão do sangramento uterino induzidas por esse grupo de métodos[3,4] – podem ocorrer sangramentos cíclicos de privação com contraceptivos combinados mesmo após a menopausa ou amenorreia durante o uso de contraceptivos com progestágenos isolados.[5]

- A proposta deste capítulo é apresentar as recomendações existentes para o diagnóstico da menopausa dentro desse contexto e colaborar na determinação do melhor momento para a suspensão de métodos anticonceptivos.

INTRODUÇÃO

Pesquisas epidemiológicas apontam que o uso de contraceptivos varia significamente entre os países, sendo também influenciado por diferenças etárias, culturais e econômicas.[4]

A Tabela 25.1 ilustra a distribuição do uso de diferentes contraceptivos por mulheres do Reino Unido (UK) e Estados Unidos (USA) após os 40 anos e mostra que na perimenopausa 16% a 20% das mulheres fazem uso de métodos contraceptivos hormonais – aqueles formulados só com progestágenos: pílula, injetável trimestral com acetato de medroxiprogesterona de depósito (AMP-D), implante e sistema intrauterino liberador de levonorgestrel (SIU-LNG) ou os combinados: pílula, adesivo transdérmico, anel vaginal e injetável mensal.

Tabela 25.1 Uso de contraceptivos por mulheres na perimenopausa (%).

Método	40-44 anos (UK)	45 -49 anos (UK)	40-44 anos (USA)
Nenhum	25	28	31
Pílula	10	13	8
Condom	21	11	8
Coito Interrompido	6	4	1
SIU-LNG	3	4	<1
DIU	9	11	<1
Injetável	2	4	1
Implante	0	1	<1
Adesivo	1	0	<1
Natural	4	5	2
Outro	0	1	1
Laqueadura	18	19	35
Vasectomia	28	30	13

Fonte: Lader D. Contraception and Sexual Health 2008/09. Opinions Survey Report nº 41.UK Office National Statistics. Chandra A, Martinez GM, Mosher WD, Abma JC, Jones J. Fertility, Family Planning and Reproductive Health of US Women: data for the 2002 National Survey of Family Growth. Vital Health Stat. 2005; (25):1-160.

Nota-se, também, na Tabela 26.1, que 25% a 30% das mulheres na perimenopausa não faziam uso de nenhum método contraceptivo.[5,6] Esses dados preocupam. pois ainda existe o risco potencial de gravidez – 25% dos ciclos menstruais com duração de 50-60 dias, típicos do período da transição menopausal tardia, são ovulatórios.[7]

E nas mulheres que engravidam nesse período, é grande a prevalência de gestações não planejadas e de complicações obstétricas – 1 em cada 4 gestações terminam em aborto e é maior a incidência de anormalidades fetais, abortos tardios

> e partos prematuros quando comparadas com gestantes mais jovens, destacando a importância da orientação contraceptiva efetiva.[8]
>
> Além disso, o uso de anticonceptivos hormonais têm benefícios na perimenopausa, particularmente reduzindo as irregularidades menstruais, os problemas com sangramentos uterinos anormais e os sintomas vasomotores muito comuns nessa fase.[9]
>
> Assim, as mulheres saudáveis e sem contraindicações para uso de contraceptivos hormonais: não tabagistas, não hipertensas e sem fatores de risco para doenças cardiovasculares, poderiam utilizar contraceptivos com baixas doses até a menopausa – recomendação nível I.[2]

DIAGNÓSTICO DA MENOPAUSA E INTERPRETAÇÃO DOS EXAMES LABORATORIAIS EM USUÁRIAS DE ANTICONCEPTIVOS HORMONAIS

Contraceptivos hormonais combinados suprimem o aumento de FSH (Hormônio Folículo Estimulante). Por isso, a determinação sérica de FSH deve ser realizada no final da pausa de 7 dias. E como são comuns as flutuações hormonais durante a perimenopausa, os especialistas recomendam adotar o critério de 2 determinações séricas de FSH ≥ 30 UI/l, com intervalos de 6-8 semanas, antes de suspender os anticonceptivos hormonais combinados.[1]

Do ponto de visto fisiológico, o aumento de FSH no intervalo livre de hormônios é explicada pela redução da população folicular ovariana e diminuição da produção da Inibina B pelas células da granulosa.[10]

Alguns pesquisadores recomendam avaliar FSH no 14º dia de intervalo livre de hormônios para afastar a possibilidade de resultados falso-negativos. Entretanto, é importante ter em mente que existem mulheres na pós-menopausa que mesmo com a descontinuação de duas semanas do conceptivo hormonal não alcançam esse critério quantitativo de FSH.[11]

A Tabela 25.2 apresenta a interpretação dos exames laboratoriais que sugerem menopausa em mulheres com amenorréia de pelo menos 12 meses ou em uso de diferentes contraceptivos hormonais e as recomendações quanto a necessidade de anticoncepção.

RECOMENDAÇÕES

A perimenopausa *per se* não inviabiliza nenhum método contraceptivo. Assim, a mulher pode utilizar aquele método que melhor atenda as suas necessidades e preferências – levando em conta o perfil clínico, psicossocial e as evidências sobre eficácia, riscos, efeitos adversos e benefícios secundários.[9]

Do ponto de vista de contracepção existe a recomendação de manter o uso do método até a menopausa. Mas, quando esse marco biológico é obscurecido pelo uso de anticonceptivos hormonais – uma das opções seria manter o uso até 56 anos, quando 95% das mulheres são estéreis pela falência ovariana.[1]

A investigação a partir dos 50 anos da elevação do FSH no intervalo livre de hormônios é outra alternativa para esse grupo de mulheres e, via de regra, permite o diagnóstico da maioria das mulheres na pós-menopausa.[8]

Tabela 25.2 Resultados clínico-laboratoriais sugestivos de menopausa em mulheres com amenorreia ≥ 1 ano ou em uso de contraceptivos hormonais.

Potencial reprodutivo limitado – Mas, ainda precisam de anticoncepção
FSH ≥ 20IU/l
ou
Contagem de folículos antrais < 4-6

Não precisam mais de contracepção
Amenorreia ≥ 12 meses
ou
2 FSH ≥ 30 UI/L com intervalo de 6-8 semanas
ou
Idade ≥ 60 anos

Não precisam mais de contraceptivos hormonais combinados
≥ 50 Anos
2 FSH ≥ 30 UI/L com intervalo de 6-8 semanas obtidos no 7º ou 14º dias da pausa da pílula/adesivo/anel vaginal/injetável mensal

Não precisam mais de contracepção com AMP-D
≥ 50 anos
2 FSH ≥ 30 UI/l obtidos nos dias das aplicações com intervalo 90 dias

Fonte: Badwin MK, Jensen JT. Contraception during the perimenopause. Maturitas 2013; 76:235-42.

CONSIDERAÇÕES FINAIS

Na perimenopausa as mulheres necessitam de contracepção para evitar gestações não planejadas e o momento ideal para suspender a contracepção coincide com a menopausa.

O critério idade de 56 anos pode ser adotado para suspender o anticonceptivo hormonal.

A determinação de FSH nas usuárias de contraceptivos hormonais diagnostica a maioria, mas não a totalidade, das mulheres na pós-menopausa.

Capítulo 25 — Quando Devo Suspender o Anticonceptivo Hormonal?

PONTOS-CHAVE

- Apesar do declínio da fertilidade, mulheres na perimenopausa que não desejam engravidar devem usar contracepção efetiva até a confirmação da falência da função ovariana.
- Amenorreia não é indicador de menopausa em mulheres em uso de contraceptivos hormonais em regime estendido ou em uso de implantes, sistema intrauterino liberador de levonorgestrel e AMP-D.
- Duas determinações séricas de FSH ≥ 30 UI/L, com intervalo de 6 a 8 semanas – realizados no 7º ou 14º dia do período livre de hormônios – colaboram no diagnóstico de menopausa da maioria das mulheres usando métodos contraceptivos hormonais.

Descrição de termos mais importantes

Estágios do envelhecimento reprodutivo	Características e definições
Reprodutivo tardio (Estágio Straw: -3A)	Ciclos menstruais regulares porém mais curtos, sem sintomas vasomotores, fsh aumenta na fase folicular precoce (no 2º-5º dia dos ciclos) e torna-se mais variável
Menopausa (Estágio Straw: 0)	Último período menstrual – confirmação retrospectiva, após 1 ano de amenorreia, FSH aumentado e sintomas vasomotores presentes
Transição menopausal	Alterações nos ciclos menstruais – essa fase coincide com modificações endócrinas envolvendo o eixo hipotálamo-hipófise-ovariano
Transição menopausal precoce (Estágio Straw: -2)	Aumento na duração dos ciclos menstruais em ≥ 7 dias em ciclos consecutivos
Transição menopausal tardia (Estágio Straw: -1)	Aumento no intervalo dos ciclos menstruais ≥ 60 dias, flutuações hormonais extremas, sintomas vasomotores mais frequentes e aumento de ciclos anovulatórios
Perimenopausa	Período da transição menopausal e o primeiro ano após a menopausa
Pós-menopausa	Os anos após a menopausa

REFERÊNCIAS BIBLIOGRÁFICAS

1. Baldwin Mk, Jensen JT. Contraception during the permenopause. Maturitas. 2013; 76:235-42.

2. Shifren JL, Gass MLS. NAMS Recomendations for Clinical Care of Midlife Women Working Group. The North American Menopause Society Recomendations for Clinical Care of Midlife Women. Menopause. 2014; 21(10):1038-62.

3. Harlow SD, Gass M, Hall JE, Lobo R, Maki P, Rebar RW, Sherman S, Sluss PM, Villiers TJ. STRAW + 10 Collaborative Group. Executive Summary of the States of Reproductive Aging Workshop +10: Addressing the Unfinished Agenda of Stating Reproductive Aging. J Clin Endocrinol Metab. 2012; 94(4):1159-68.

4. Hardman SM, Gebbie AE. The contraception needs of the perimenopausal woman. Best Pract Res Clin Obstet Gynaecol. 2014; 28(6):903-15.

5. Cho MK. Use of Combined Oral Contraceptives In Perimenopausal Women. Chonnam Med J. 2018; 54(3):153-8.

6. WHO Guidelines Approved by the Guidelines Review Committee. Medical Eligibility Criteria for Contraceptive Use. 5th edition. Geneva: World Health Organization 2015. Disponível em: www.who.int/about/licensing/copyright_form/en/index.html

7. Fritz M, Speroff L. Clinical gynecologic endocrinology and infertility, 8th ed. Philadelphia: Lippincott Williams & Wilkins, 2011.

8. Long ME, Faubion SS, MacLaughlin KL, Pruthi S, Casey PM. Contraception and Hormonal Management in the Perimenopause. J Womens Health. 2015; 24(1):3-10.

9. Bitzer J. Overview of perimenopausal contraception. Climacteric. 2019; 22 (1):44-50.

10. Burger H, Woods NF, Dennerstein L, Alexander JL, Kotz K, Richardson G. Nomenclature and endocrinology of menopause and perimenopause. Expert Rev Neurotherapeutics. 2007; 7(11):S35-43.

11. Castracane VD, Gimpel T, Goldzieher. When Is It Safe to Switch from Oral Contraceptives to Hormonal Replacement Therapy? Contraception. 1995; 52:371-6.

REFERÊNCIAS CONSULTADAS

WHO Guidelines Approved by the Guidelines Review Committee. Medical Eligibility Criteria for Contraceptive Use. 5th edition. Geneva: World Health Organization 2015. www.who.int/about/licensing/copyright_form/en/index.html

Bateson D, MacNamee K. Perimenopausal contraception: A practice-based approach. Aust Fam Physician. 2017; 46(6):372-7.

Delamater L, Santoro N. Management of the Perimenopause. Clin Obstet Gynecol. 2018; 61(3):419-32.

Santoro N, Isaac B, Neal-Perry G, Adel T, Weingart L, Nussbaum A, Thakur S, Jinnai H, Khosla N, Barad D. Impaired Foliculogenesis and Ovulation in Older Reproductive Aged Women. J Cl in Endocrinol Metab. 2003; 88(11):5502-9.

Somboonporn W, Panna Sunida, Temtanakitpaisan T, Kaewrudee S, Soontrapa S. Effects of the levonorgestrel-releasing intrauterine system plus estrogen therapy in perimenopausal and postmenopausal women: systematic review and meta-analysis. Menopause. 2011; 18(10):1060-6.

Santoro N, Teal S, Gavito C, Cano S, Chosich J, Sheeder J. Use of a levonorgestrel-containing intrauterine system with supplemental estrogen improves symptoms in perimenopausal women: a pilot study. Menopause. 2015; 22(12):1301-7.

capítulo **26**

Sangramento Desfavorável com Contraceptivos Combinados

▶ Ana Carolina Gandolpho
▶ Narayana Ravásio F. de Sant'Ana
▶ Rogério Bonassi Machado

DESTAQUES

- O sangramento desfavorável ou não programado da mulher em uso de contraceptivos hormonais combinados é assunto de alta frequência no consultório do ginecologista.
- A orientação diante do sangramento irregular deve ser um assunto confortável para o profissional especialista.

INTRODUÇÃO

Durante o ciclo menstrual normal o endométrio é exposto aos esteroides sexuais circulantes. É a exposição sequencial do endométrio ao estrogênio e à progesterona que leva às modificações histológicas características do ciclo menstrual.[1]

Durante a fase folicular o estradiol é o responsável pela proliferação endometrial, e a na fase lútea a progesterona transforma o endométrio proliferado em secretor. É a queda do estrogênio e da progesterona, na ausência de gravidez, que desencadeia a cascata inflamatória que leva ao sangramento menstrual.[2]

A administração de esteroides sexuais exógenos, na forma de contraceptivo hormonal, influencia dramaticamente a histologia endometrial, que tende a secretor e, com o tempo, pode tornar-se atrófico, devido ao efeito antiestrogênico dominante exercido pelo progestagênio.[3] A resposta endometrial ao contraceptivo depende da quantidade de esteroides sexuais circulante, da dose, formulação, via de absorção, momento do ciclo menstrual em que se inicia o uso e duração do uso da medicação.[2,4]

> O uso cíclico dos contraceptivos hormonais combinados (CHC) deve propiciar sangramento regular após a suspensão do mesmo, ou seja, durante o período da pausa. É o sangramento por privação hormonal e o sangramento que ocorre fora desse período é considerado anormal, incluindo os sangramentos leves ou mesmo aqueles que não geram necessidade de troca higiênica, chamados de escape ou *spotting*.[5]
>
> O mecanismo exato do sangramento não programado, associado ao uso de contracepção hormonal, ainda necessita ser explicado. As evidências até o momento apontam a fragilidade dos vasos sanguíneos superficiais do endométrio como uma característica problemática consistente. Ainda, alterações locais da resposta endometrial aos esteroides, integridade estrutural, perfusão tecidual e fatores angiogênicos locais também parecem contribuir.[4]

PADRÃO DE SANGRAMENTO ESPERADO COM CONTRACEPTIVOS COMBINADOS

O aconselhamento prévio sobre o padrão de sangramento esperado diante do método escolhido reduz preocupações e estimula a continuidade do uso.

Há inúmeras formulações e tipos de contraceptivos, sendo os de tomada oral coloquialmente chamados de "pílula". As mais comuns contém de 15 a 35 mcg de etinilestradiol (EE), associado a um progestagênio. Ainda, a dose pode ser constante (monofásica) ou variada (bifásica ou trifásica), e uma nova categoria, a quadrifásica, contendo estradiol e dienogeste, utilizada para tratamento de sangramento uterino anormal devido à alta taxa de amenorreia associada ao seu uso.[6-8]

O sangramento irregular é comum nos primeiros três a quatro meses de uso do CHC, ocorrendo em até 30% das usuárias no primeiro ciclo.[9-11]

Após os primeiros três meses de uso, o sangramento não programado está frequentemente associado a tomadas irregulares não constantes da pílula, mas pode estar associado a tabagismo, interação medicamentosa, dificuldade de absorção do medicamento, vômitos ou diarreia frequentes. A dose do estrogênio também está associada a sangramento irregular, no entanto, as mulheres devem usar a menor dose de EE que promova um bom controle do ciclo.[11,12] Isso porque o impacto hepático do EE resulta em elevação da SHBG e de fatores da coagulação, além da ativação do sistema renina-angiotensina-aldosterona, que promove a vasoconstrição. A exposição a doses altas de EE, está associada a risco aumentado de eventos tromboembólicos e por este motivo, apesar de apresentarem bom controle do sangramento, não são utilizados na atualidade. O controle do ciclo parece ser mais eficaz com contraceptivo oral combinado (COC) contendo 30 a 35 mcg de EE do que 20 mcg ou menos. Resultado este que foi também relatado na revisão da Cochrane publicada no ano de 2013, onde observou-se que o uso de contraceptivos com 20 mcg de EE foi associado a maiores distúrbios menstruais quando comparado ao uso de maiores doses de estrogênio. Os dados não indicam a troca da medicação por uma de maior dose se a mulher já estiver em uso de 30 mcg de EE, no entanto, para algumas mulheres parece melhorar o padrão de sangramento.[12,13]

O sangramento intermenstrual é ligeiramente mais frequente em mulheres que iniciam o uso estendido do CHC, mesmo que mais de 90% dessas mulheres desenvolvam amenorreia dentro dos primeiros 12 meses. Um estudo randomizado controlado demonstrou que após 9 meses de uso contínuo de COC as usuárias apresentaram menos dias de sangramento não programado quando comparadas às que utilizavam de maneira cíclica.[14] Aquelas em regime contínuo devem ser aconselhadas que sangramento não programado pode ocorrer, assim como períodos de pequeno fluxo, sem significar falha na contracepção.[15]

Há no mercado apenas um anel vaginal contraceptivo, liberador diário de EE 15 mcg e etonogestrel 120 mcg. O anel permanece por 21 dias intravaginal, sendo então removido para os 7 dias de pausa, permitindo o sangramento. Devido à sua absorção linear e contínua pela mucosa vaginal, o anel promove controle tão bom ou melhor do ciclo, quando comparado aos COC, sendo o sangramento irregular comum a ambos os métodos nos primeiros meses.[16,17]

O padrão inicialmente irregular, com tendência à resolução em longo prazo, ou à amenorreia no uso contínuo, também é encontrado nas usuárias do adesivo contraceptivo. Entretanto, dentre os métodos CHC, é o que promove maior exposição estrogênica e por isso não é o mais utilizado em ciclo estendido.[18]

DIAGNÓSTICO

O diagnóstico do sangramento desfavorável da mulher em uso de CHC engloba:

1. História clínica (vide Tabela 26.1);
2. Exclusão de infecções sexualmente transmissíveis;
3. Exame do colo do útero e histórico do rastreio de câncer cervical;
4. Afastar possibilidade de gestação.

Através da história clínica o profissional avalia a necessidade de exames complementares ao exame físico.

DIAGNÓSTICOS DIFERENCIAIS DE SANGRAMENTO UTERINO ANORMAL

- Pólipo endometrial ou cervical;
- Gestação tópica ou ectópica;
- Distúrbios endócrinos;
- Cervicite, displasia cervical ou carcinoma de colo de útero;

- Coagulopatias;
- Hiperplasia endometrial ou câncer de endométrio;
- Presença de leiomiomas.

Tabela 26.1 Pontos a serem investigados na história clínica da mulher que apresenta sangramento irregular ou desfavorável em uso de contraceptivo hormonal combinado.

- Preocupações próprias sobre o método (medo de falha contraceptiva).
- Uso consistente do método? Reforçar orientação.
- Qual formulação e via utilizada atualmente, e por quanto tempo.
- Uso concomitante de medicações que podem interagir com o contraceptivo, principalmente as de metabolização hepática através das enzimas do citocromo P450 via CYP3A4.
- Patologia que possa afetar a absorção oral do contraceptivo (cirurgia bariátrica disabsortiva, diarreia crônica, vômitos).
- Histórico de patologia cervical e exames prévios de rastreio.
- Risco para Infecção Sexualmente Transmissível (menor de 25 anos, troca de parceiro ou mais de um parceiro no último ano).
- Padrão de sangramento anterior ao uso do contraceptivo, no início do uso e atualmente.
- Possibilidade de gestação.

QUANDO SE RECOMENDA AVALIAÇÃO DO ENDOMÉTRIO?

A biópsia endometrial é indicada nos casos de suspeita de hiperplasia ou câncer de endométrio. A doença é de baixa prevalência em mulheres em idade fértil, e o uso de contraceptivos hormonais diminui ainda mais o risco.[19] Em geral, recomenda-se avaliação endometrial em mulheres acima de 45 anos que apresentam fatores de risco para câncer de endométrio (obesidade, histórico de anovulação crônica ou síndrome metabólica) e sangramento irregular persistente após os primeiros 3 meses de uso do método hormonal combinado, ou que apresentam mudança no padrão de sangramento.

TRATAMENTO

A primeira atitude frente ao sangramento não programado é reforçar a orientação sobre o método, uma vez que o escape é geralmente benigno e se resolve com o tempo. Confirmar o uso regular do método, lembrando que os progestagênios apresentam diferente meias-vidas e índices uterotróficos, e por isso algumas formulações de contraceptivo oral apresentam mais sangramento de disrupção quando a tomada ocorre irregularmente.[20] Neste caso, considerando a dificuldade de lembrança diária, uma possibilidade seria oferecer anel vaginal ou adesivo transdérmico, que não exigem aderência diária ao método, como forma de reduzir a frequência dos escapes.

As opções de tratamento para aquelas que estão incomodadas com o sangramento não programado dependem do ciclo utilizado pela mulher (Figura 26.1). No regime cíclico, a troca da formulação é o mais indicado. Aumentar a dose do progestagênio, ou mesmo estrogênio, se possível; usar um progestagênio diferente.[10,21] Se em uso de contraceptivo oral monofásico, a troca por um multifásico com maior dose de estrogênio e menor dose de progestagênio no início do ciclo pode oferecer maior estabilidade endometrial. Ainda, a troca da via de absorção pode ser realizada, especialmente nos casos de possibilidade de dificuldade na absorção secundária a gastropatias, diarreia crônica e vômitos frequentes.[10]

No regime contínuo, em vigência de sangramento frequente após o período inicial de adaptação, recomenda-se pausa de 4 das e então reiniciar o uso do método.[22]

O uso de anti-inflamatórios não hormonais, assim como do antifibrinolítico ácido tranexâmico, tem sido recomendado na tentativa de parar o sangramento de disrupção em uso de CHC, mas não tem efeito em longo prazo.[10,11,21,23,24]

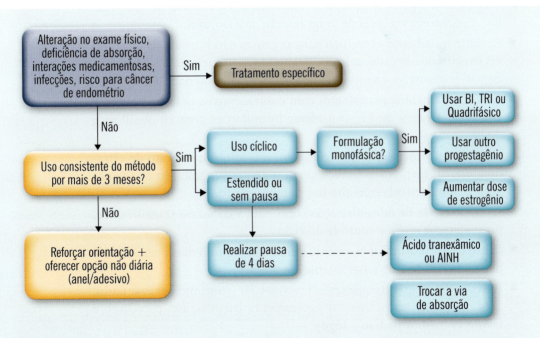

■ **FIGURA 26.1** Opções frente ao sangramento desfavorável em uso de contracepção hormonal combinada.

CONSIDERAÇÕES FINAIS

O sangramento não programado em vigência do uso de CHC desafia o ginecologista, uma vez que, por muitas vezes, estes métodos são escolhidos justamente pela possibilidade de controle do ciclo e programação da menstruação. Neste capítulo abordamos os parâmetros esperados frente ao sangramento na usuária de contracepção combinada, assim como o diagnóstico diferencial e opções de tratamento.

Aumentar a satisfação com o método contraceptivo é importante para que a mulher se sinta confortável, segura e aderente ao tratamento escolhido.

PONTOS-CHAVE

- Previamente à prescrição de um contraceptivo combinado, deve-se orientar sobre o método escolhido quanto ao período de adaptação e possibilidade de irregularidade menstrual no início do uso.
- Não trocar o método escolhido antes dos 3 primeiros meses de uso. A tendência é de o sangramento concentrar-se no período da pausa após este prazo.
- Tranquilizar a paciente quanto à manutenção da eficácia (se uso regular), mesmo em vigência de sangramento desfavorável.
- Realizar tratamento específico para as causas não hormonais de possível irregularidade (interação medicamentosa, uso irregular do método, déficit de absorção, causas estruturais, infecciosas ou neoplásicas).
- Para sangramentos persistentes com contraceptivos orais combinados contendo 15 mcg de EE, considerar formulações com 20 ou 30 mcg de EE.
- Considerar o uso de formulações com estradiol ou valerato de estradiol, que apresentam associação com potentes progestagênios (dienogeste e nomegestrol) com alto índice uterotrófico.
- A troca da via de administração (oral para vaginal ou transdérmica) pode oferecer melhor controle do ciclo.
- O uso de antifibrinolítico ou anti-inflamatório por 5 dias parece ser de benefício em caso de sangramento esporádico.
- Em caso de escapes frequentes em uso de CHC contínuo, realizar pausa de 4 dias pode transformar o sangramento irregular em previsível, e favorecer melhor padrão a seguir.

REFERÊNCIAS BIBLIOGRÁFICAS

1. Noyes RW, Hertig AT, Rock J. Dating the endometrial biopsy. Am J Obstet Gynecol. 1975; 122:262-263.

2. Jabbour HN, Kelly RW, Fraser HM, Critchley HOD. Endocrine regulation of menstruation. Endocr Rev. 2006; 27:17-46.

3. Critchley HO, Kelly RW, Brener RM, Baird DT. The Endocrinology of menstruation- a role for the immune system. Clin Endocrinol (Oxf). 2001; 55(6):701-10.

4. Smith OP, Critchley HO. Progestogen only contraception and endometrial breakthrough bleeding. Angiogenesis. 2005; 8:117-126.

5. Bachmann G, Korner P. Bleeding patterns associates with oral contraceptive use: a review of the literature. Contraception. 2007; (3):182-9.

6. Akerlund M, Rode A, Westergaard J. Comparative profiles of reliability, cycle control and side effects of two oral contraceptive formulations containing 150 micrograms desogestrel and either 30 micrograms or 20 micrograms ethinyl oestradiol. Br J Obstet Gynaecol. 1993; 100:832-888.

7. Edelman A, Koontz SL, Nichols M, Jensen JT. Continuous oral contraceptives: are bleeding patterns dependent on the hormones given? Obstet Gynecol. 2006; 107:657-665.

8. Jensen JT, Parke S, Mellinger U, Machlitt A, Fraser IS. Effective treatment of heavy menstrual bleeding with estradiol valerate and dienogest: a randomized controlled trial. Obstet Gynecol. 2011; 117(4):777-787.

9. Hatcher RA, Trussell J, Nelson AL, Cates W Jr, Stewart FH, Kowal D, editors. Contraceptive Technology. 19th revised edition. New York, NY: Ardent Media; 2007.

10. Foran T. The management of irregular bleeding in woman using contraception. AFP. 2017; 46(10):717-20.

11. Villavicencio J, Allen RH. Unscheduled bleeding and contraceptive choice: increasing satisfaction and continuation rates. J Contracept. 2016 Mar 31; 7:43-52.

12. Gallo MF, Nanda K, Grimes DA, Lopez LM, Schulz KF. 20 µg versus >20 µg estrogen combined oral contraceptives for contraception. Cochrane Database of Syst Rev. 2013; (2):CD003989.

13. Rosenberg MJ, Meyers A, Roy V. Efficacy, cycle control, and side effects of low- and lower-dose oral contraceptives: a randomized trial of 20 micrograms and 35 micrograms estrogen preparations. Contraception. 1999; 60(6):321-329.

14. Miller L, Hughes JP. Continuous combination oral contraceptive pills to eliminate withdrawal bleeding: a randomized trial. Obstet Gynecol. 2003; 101(4):653-661.

15. Speroff L, Darney PD. A Clinical Guide for Contraception. 5th ed. Philadelphia: Wolters Kluwer Health/Lippincott Williams and Wilkins; 2011.

16. Westhoff C, Osborne LM, Schafer JE, Morroni C. Bleeding patterns after immediate initiation of an oral compared with a vaginal hormonal contraceptive. Obstet Gynecol. 2005; 106(1):89-96.

17. Bjarnadottir RI, Tuppurainen M, Killick SR. Comparison of cycle control with a combined contraceptive vaginal ring and oral levonorgestrel/ ethinyl estradiol. Am J Obstet Gynecol. 2002; 186(3):389-395.

18. Ortho Evra (norelgestromin/ethinyl estradiol transdermal system) [product information]. Raritan, NJ: Ortho-McNeil-Janssen Pharmaceuticals, Inc.; 2010.

19. Scottish Intercollegiate Guidelines Network (SIGN). Investigation of Post-Menopausal Bleeding (Section 2: Risk of Endometrial Cancer) (SIGN Publication

No. 61). 2002. 8 CEU GUIDANCE. FSRH 2009. Disponível em: http://www.sign.ac.uk/guidelines/fulltext/61/index.html [Accessed 2 June 2019]

20. Chabbert-Buffet N, Jamin C, Lete I, Lobo P, Nappi RE, Pintiaux A, et al. Missed pills: frequency, reasons, consequences and solutions. The European Journal of Contraception & Reproductive Health Care. 2017; 22(3):165-169.

21. Guillebaud J. Contraception: Your questions answered. 5th edn. London: Churchill Livingstone, 2009.

22. Jensen JT, Garie SG, Trummer D, Elliesen J. Bleeding profile of a flexible extended regimen of ethinylestradiol/drospirenone in US women: An open-label, three-arm, active-controlled, multicenter study. Contraception. 2012; 86(2):110-18.

23. Faculty of Sexual & Reproductive Healthcare Clinical Guidance. Management of Unschedules Bleeding in Women Using Hormonal Contraception. 2009 Royal College of Obstetricians and Gynaecologists, England, Clinical Guidance on topic (Internet, las updated 2009; cited 23/06/2019). Disponível em: https://www.rcog.org.uk/globalassets/documents/guidelines/unscheduledbleeding23092009.pdf

24. Schrager S. Abnormal Uterine Bleeding Associated with Hormonal Contraception. Am Fam Physician. 2002; 65(10):2073-80.

capítulo 27

Cefaleia e Enxaqueca na Contracepção Hormonal

▶ Zsuzsanna Ilona Katalin de Jármy Di Bella
▶ Jarbas Magalhães
▶ Fábio Fernando Araújo

DESTAQUES

■ A cefaleia é uma entidade de 2 a 4 vezes mais comum na mulher, e acomete principalmente as mulheres no menacme, denotando a influência hormonal. A classificação das cefaleias é complexa, mas os tipos mais prevalentes em ordem de frequência são a cefaleia tensional, a enxaqueca sem aura e com aura.

■ A cefaleia tensional não se associa a flutuações hormonais, estando mais relacionada a alterações emocionais. Por outro lado, as enxaquecas menstruais estão relacionadas à queda estrogênica do final da segunda fase do ciclo menstrual, e podem ser controladas com anovulatórios de uso contínuo ou poucos dias de intervalo livre de hormônios.

■ Sem dúvida, a enxaqueca com aura, felizmente menos comum, é a mais prejudicial à saúde feminina, pois está associada a um aumento de risco de eventos isquêmicos arteriais cerebrais. Dessa forma, contraindica-se o uso de métodos contraceptivos hormonais combinados nas portadoras de enxaqueca com aura pelo maior risco de eventos tromboembólicos. Os progestagênios isolados, independente da via de administração, podem ser prescritos.

■ O tratamento da cefaleia pode ser realizado com medidas gerais ou medicamentoso, que inclui uso de analgésicos, anti-inflamatórios, anticonvulsivantes e agentes serotoninérgicos, e mais recentemente os anticorpos monoclonais.

INTRODUÇÃO

Cefaleia é qualquer sintoma de dor ou desconforto no crânio e/ou na face. A prevalência da cefaleia ao longo da vida é referida por 94% dos homens e 99% das mulheres, sendo que 70% das pessoas apresentaram o sintoma no último ano, segundo estudo da Sociedade Brasileira de Cefaleia.[1] Em geral, são leves e passageiras, não necessitando de tratamento. Porém quando comprometem as atividades habituais, necessitam de medicamentos e seguimento adequado. Por sua vez, a enxaqueca acomete 22% das mulheres, com pico de prevalência entre 30 a 50 anos. A enxaqueca sem aura responde por 75% dos casos.[1]

No outro extremo, a enxaqueca com aura pode preceder um acidente vascular cerebral, uma das principais causas de mortalidade nas mulheres.[2,3] Apesar da baixa incidência desta afecção no menacme, a associação com outros fatores de risco como uso de contraceptivo hormonal combinado, tabagismo, hipertensão, síndrome metabólica, sedentarismo, estresse, trombofilias e antecedentes pessoais e familiares, aumentam o risco.

CLASSIFICAÇÃO

Segundo a Sociedade Internacional de Cefaleia, as cefaleias são classificadas de forma resumida em:[4]

A) Cefaleias primárias
- cefaleia tipo tensional
- enxaqueca (migrânea)
- cefaleia trigeminal autonômica
- outras

A) Cefaleias secundárias
- traumas na cabeça ou pescoço
- alterações articulares, infecciosas ou vasculares, cranianas ou cervicais
- problemas intracranianos não vasculares, atribuídas a substâncias ou à sua retirada, infecções e alterações da homeostase
- cefaleia ou dor facial atribuída a alterações cranianas ou cervicais

(olhos, ouvidos, nariz, seios da face, dentes, boca ou de estrutura facial ou cervical)
- associadas a alterações psiquiátricas

C) Neuropatias craniana dolorosa e outras dores faciais

D) Outras alterações com cefaleia

Cefaleia Primaria

A cefaleia primária é desencadeada por neurotransmissores que atuam sobre o componente vascular do tecido nervoso, cujo mecanismo está para ser totalmente elucidado. As sensações de dor ou distúrbios de sensibilidade, tanto intra como extracerebrais são transmitidas ao tálamo, via nervo trigêmeo. As cefaleias primárias não apresentam alterações ao exame neurológico clínico e de imagem, sendo o diagnóstico baseado na anamnese.[4]

Cefaleia tensional

É o tipo mais prevalente das cefaleias primárias. O componente emocional (estresse) é muito frequente, e pode ser considerável tanto no desencadear como no das crises. Frequentemente associa-se a quadros depressivos, ansiedade, fadiga, fome, alterações do sono. Em muitos casos a cefaleia é acompanhada por aumento da tensão muscular no couro cabeludo, face e pescoço. Não têm sido encontrados importantes componentes hormonais e familiares. Este tipo de cefaleia pode ser episódico ou crônico. Na cefaleia episódica, as crises duram até 15 dias ao mês, por pelo menos 30 minutos. Já na cefaleia tensional crônica, as crises aparecem com maior frequência, e o diagnóstico deve ser reavaliado em 3 meses.[4]

Enxaqueca sem aura ou migrânea comum

Este tipo de cefaleia é menos frequente que a cefaleia tensional, porém mais frequente que as enxaquecas com aura. Define-se como migrânea a enxaqueca que ocorre por 8 ou mais dias por mês e como migrânea crônica quando ocorre por 15 ou mais dias por mês por pelo menos 3 meses.[4] Por comprometer as atividades habituais com maior intensidade estas pacientes são mais encaminhadas aos neurologistas. A migrânea pode ter até 5 fases, mas nem sempre ocorrem todas: sintomas premonitórios, aura, cefaleia, sintomas associados e a recuperação.[1] Dura de 4 a 72 horas podendo ocorrer sinais premonitórios, que cursam com alterações do humor, do apetite, bocejos e retenção de líquidos. Na sequência, surge a cefaleia latejante ou em pontadas, de localização unilateral, de início lento e progressivo. Pode ser associada a náuseas e/ou fotofobia e fonofobia.[1,4]

Enxaqueca com aura

A migrânea precedida ou acompanhada de aura aumenta o risco de acidente vascular cerebral, e por isso é fundamental diagnosticá-la adequadamente. As auras são fenômenos neurológicos que antecedem a crise dolorosa (de minutos até uma hora), podendo acompanhar parcialmente a duração da crise que se instala gradativamente. A aura visual é a mais comum e ocorre em 90% das vezes. A descrição da aura é difícil, mas caracteriza-se como figura de ziguezague que se alastra para os lados e transforma-se numa convexidade lateral com bordos cintilantes angulados seguidos de pontos de escotomas. Muitas mulheres percebem ainda formigamentos e adormecimentos de parte do corpo na sequência, e algumas tem dificuldades na fala, como a afasia.[4,5]

As crises de enxaquecas podem ser desencadeadas pelas causas mais diversas, como: mudança de tempo, estresse, ansiedade e depressão, fadiga, fumo, odores, sons, determinados alimentos, álcool, drogas e alterações hormonais. Pioram com as atividades habituais, tosse ou espirro. Podem ser acompanhadas de confusão mental, paresias e parestesias leves em um lado do corpo e/ou algum distúrbio da fala. Os antecedentes familiares podem estar presentes. As crises de enxaqueca podem ser previstas com certa frequência quando são periódicas e conhecidos seus fatores desencadeantes: enxaqueca menstrual, de estresse repetitivos ou fadiga crônica. É comum a queixa de fadiga e leve confusão mental após a crise. A ocorrência de enxaqueca com aura não exclui a paciente de ter episódios de enxaqueca sem aura.

Cefaleia trigeminal autonômica

É bem menos frequente, acomete 1 a cada 1.000 pessoas, ocorrendo em 75% das vezes em homens entre 30 e 50 anos. Destas, destaca-se a cefaleia em salvas (*cluster headache*), intensas e acompanhadas por manifestações autonômicas.[4]

Cefaleias Secundárias

Entre as numerosas causas de cefaleia secundária estão: hipertensão arterial, intoxicações do tipo alimentar, por álcool, drogas, doenças infecciosas, vasculopatias, trombofilias, retiradas de substâncias (álcool, drogas, medicamentos), traumas, alterações da homeostase ou da estrutura craniana, problemas psiquiátricos, tumores e iatrogênicas.

Todavia, apesar das cefaleias serem tão comuns no menacme, existem alguns sinais de alerta que são apresentados no Quadro 27.1.

Quadro 27.1 Sinais de alerta para cefaleia.

- Início súbito, intenso, e duradouro, que interrompe o sono
- Mudança nas características da cefaleia habitual e da aura
- Desencadeada por esforços físicos ou atividade sexual
- Comprometimento do estado geral associado a febre, vômitos e dispneia
- Associação com distúrbios de visão (diplopia e anisocoria) e audição, paralisia facial, secreção nasal purulenta
- Comprometimento do nível de consciência
- Rigidez de nuca
- Convulsões
- Associação com trauma, infecções ou fatores de risco pra doenças cardiovasculares

---

DIAGNÓSTICO

Na anamnese estão os principais desafios para se chegar ao diagnóstico, pois muitas vezes os sintomas das cefaleias primárias, bem como os sintomas e sinais das cefaleias secundárias são superponíveis. Particularmente distinguir a enxaqueca com aura e sem aura é muito importante, e por vezes dificultosa. A orientação para fazer o registro diário das crises e dos demais fatores associados pode ser especialmente útil nas cefaleias frequentes.[6,7]

CEFALEIA E HORMÔNIOS

A cefaleia tensional é a mais comum no menacme, e manifesta-se de forma variável, não associada ao ciclo menstrual. Por sua vez, a enxaqueca associa-se à diminuição do estrogênio, por isso manifesta-se no final da fase lútea, na pausa da pílula combinada, na puberdade e perimenopausa, e no pós-parto. Por outro lado, é menos comum na fase folicular, na gestação e no uso contínuo da pílula.[8]

O efeito estrogênico no córtex cerebral ocorre por 3 vias distintas:

- difusão do estrogênio periférico para o sistema nervoso central;
- conversão da testosterona e androstenediona pela aromatase pré-sináptica no cérebro;
- síntese de estrogênio no cérebro a partir do colesterol.

Mecanismos genômicos alteram a expressão dos receptores estrogênicos modulando a síntese, liberação e transporte de neurotransmissores envolvidos em processos de dor e inflamação. Ao que parece, a queda superior a 10 µg de estradiol é suficiente para desencadear a enxaqueca em mulheres suscetíveis.[8]

Para se considerar enxaqueca menstrual é necessário que ocorra em pelo menos dois terços dos ciclos menstruais. Habitualmente é sem aura, inicia-se nos 2 últimos dias do ciclo e perdura ainda por 3 dias do próximo ciclo.[4] Aproximadamente de 35% a 50% das mulheres adultas com migrânea apresentam a enxaqueca menstrual, sendo essa incidência também observada nas adolescentes. Nelas, o pico de incidência de migrânea com aura é dos 12 aos 13 anos e da migrânea sem aura dos 14 aos 17 anos.[4]

Embora o declínio do estrogênio esteja mais associado com a ocorrência de enxaquecas, relata-se o desequilíbrio no sistema inibitório dos receptores de membrana celular do GABA (ácido gama-aminobutírico), causados por metabólitos da progesterona ou no nível do sistema nervoso central como desencadeantes da enxaqueca também.[9]

CEFALEIA E ANTICONCEPÇÃO HORMONAL

A anticoncepção hormonal tem efeito protetor sobre as migrâneas sem aura, pois a anovulação previne a queda súbita de estrogênio da segunda fase do ciclo menstrual. Por outro lado, contraindica-se os hormônios combinados nas mulheres com enxaqueca com aura, pois existe aumento de risco tromboembólico arterial, principalmente acidentes vasculares cerebrais isquêmicos. O aumento da incidência de AVC em usuárias de contraceptivos hormonais combinados tem sido atribuído a associação de etinilestradiol e um progestagênio. O risco trombogênico foi muito atenuado com o uso das pílulas com doses estrogênicas baixas (30 mcg de etinilestradiol ou menos).[10] Tem-se esperança na redução desse risco, com o emprego de estrogênios naturais, como o estradiol, nas pílulas combinadas, embora na categorização de riscos, a Organização Mundial da Saúde (OMS) ainda não difere os riscos entre os diferentes métodos combinados.

De forma geral, a cefaleia que se inicia com o uso de um contraceptivo hormonal combinado é de baixa intensidade e curta duração, e com tendência a desaparecer em poucos meses. Na maioria destes casos, há necessidade de pouco ou nenhum analgésico, e costuma ser a variante tensional.[11] Atualmente, recomenda-se mudar o contraceptivo combinado nas mulheres com cefaleia forte ou com piora no uso desses métodos. Por outro lado, existem cefaleias e migrâneas que melhoram ou desaparecem no uso de anovulatórios, principalmente no uso contínuo dos mesmos ou com pequeno intervalo livre de hormônios (pausa reduzida).

A OMS, bem como o CDC (*Central Control of Disease*), estabeleceram critérios de elegibilidade para a indicação de métodos contraceptivos na cefaleia e migrânea, e o conteúdo da última edição de ambas é apresentado no Quadro 27.2.[12]

Dessa forma, nas portadoras de cefaleia tensional pode-se utilizar qualquer método contraceptivo, porém se a cefaleia surge no uso de contraceptivo combinado, o critério de elegibilidade torna-se categoria 2 (benefício é superior ao risco teórico ou real). Na mulher com enxaqueca sem aura, se houver piora do qua-

dro no uso do contraceptivo combinado, a categoria torna-se 3 (riscos teóricos ou reais superiores ao benefício), devendo-se preferencialmente interromper o uso. Por sua vez, a OMS classifica as mulheres acima de 35 anos e portadoras de enxaqueca sem aura em uso de contraceptivo combinado como categoria 3 e caso haja piora da enxaqueca no uso de combinado categoria 4 (contraindicação absoluta). Ressalta-se, ainda, que nas mulheres que têm enxaqueca com aura, mesmo sendo usuárias de progestagênio isolado, são categorizadas como critério de elegibilidade 3 na continuidade dos sintomas.

No Quadro 27.3 observa-se os riscos relativos de acidente vásculo-cerebral conforme o uso de contraceptivos hormonais e o tipo de enxaqueca.

Quanto menor o intervalo livre de hormônios, ou seja, o número de dias de pausa entre uma cartela de pílula e a próxima, menores os sintomas de cefaleia. Sendo assim, no uso cíclico de método combinado de 21 dias, com pausa de 7 dias, existe a possibilidade de troca da pílula para outras com pausas de apenas 4 dias ou 2 dias, ou ainda o uso estendido flexível.

Quadro 27.2 Critérios de Elegibilidade OMS (2015) e CDC (2016).			
Contraceptivos	**Cefaleias moderadas ou fortes**	**Enxaqueca sem aura**	**Enxaqueca com aura**
Combinados (qualquer via)	1	2	4
Progestagênio isolado (qualquer via)	1	1	1
DIU de cobre	1	1	1

Quadro 27.3 Risco Relativo de acidente vásculo-cerebral em usuárias de contraceptivos hormonais e tipo de enxaqueca.[13]

■ Enxaqueca com aura com contraceptivo combinado	RR 6,1 (CI 95% 3,1 – 12,1)
■ Enxaqueca com aura sem contraceptivo combinado	RR 2,7 (CI 95% 1,9 – 3,7)
■ Enxaqueca sem aura com contraceptivo combinado	RR 1,8 (CI 95% 1,1 – 2,9)
■ Enxaqueca sem aura sem contraceptivo combinado	RR 2,2 (CI 95% 1,9 – 2,7)

TRATAMENTO DA CEFALEIA

O objetivo é aliviar os sintomas nas crises. Se necessário, instituir o tratamento profilático para minimizar os casos crônicos. O tratamento das crises de cefaleias se faz com medidas gerais e medicamentos, sendo raramente indicada a cirurgia.

Entre as medidas gerais, estão as orientações que visam combater os fatores desencadeantes. Combater o estresse é fundamental e pode ser iniciado com medidas simples como: evitar situações conflitivas, repouso em quarto escuro e olhos fechados, compressas frias na testa, banhos quentes, massagem, relaxamento, acupuntura, *biofeedback*, evitar fumo e álcool, banhos quentes e terapia comportamental cognitiva. Os exercícios físicos e de relaxamento também são oportunos.[14]

Para as crises de cefaleia leve a moderada, o tratamento pode ser iniciado com analgésicos como aspirina e paracetamol. A depender da evolução do quadro pode-se lançar mão dos anti-inflamatórios e outros medicamentos, além da acupuntura. Entre outros medicamentos estão os triptanos, antidepressivos, barbitúricos e derivados do ergot. Além disso, pode ser necessária a combinação de medicamentos, outras vias de administração que não a via oral, e a administração de antieméticos. Em princípio não se preconiza a utilização de opioides ou ansiolíticos, como medicação de primeira linha nas crises e nas recorrências das cefaleias.[14]

Os triptanos são inibidores dos receptores da sertralina elevando os níveis da serotonina e norepinefrina no cérebro, causando vasoconstrição e rebaixamento do limite da dor. Eles são as drogas preferenciais para as enxaquecas de intensidade leve a moderada. No entanto, deve-se ter cautela com seu efeito vasoconstritor, em casos de hipertensão não controlada e na insuficiência hepática, como também na associação de inibidores da monoaminoxidase.

Por sua vez, o cloridrato de amitriptilina é um antidepressivo com propriedades sedativas. Desconhece-se o seu mecanismo de ação por completo. Sabe-se que não é inibidor da monoaminoxidase e não age primordialmente por estimulação do sistema nervoso central.

As cefaleias tensional e as enxaquecas são crônicas em 40% dos casos, e para elas podem ser indicados os antidepressivos tricíclicos, anticonvulsivantes e betabloqueadores (propranolol, metoprolol e timolol). Entre os anticonvulsivantes, utiliza-se o topiramato e o ácido valproico.

O manejo da cefaleia em salva tem início com a orientação às pacientes sobre hábitos que desencadeiam as crises. As drogas utilizadas para o manejo da crise de cefaleia em salvas são a ergotamina, 1 a 3 mg ao dia (endovenosa, intramuscular ou subcutânea) e os triptanos (sumatriptano, 6 mg, via subcutânea ou 20 mg intranasal). Para as cefaleias em salvas intensas recomenda-se: ergotamina (1 a 3 mg ao dia endovenoso, intramuscular ou subcutâneo); e sumatriptano (6 mg, via subcutânea, ou 20 mg intranasal).

Para os casos crônicos, indica-se a prednisona 40 mg, iniciando-se a retirada após três dias de tratamento, num ritmo de 5 mg ao dia. Entre os bloqueadores de canais de cálcio sugere-se o verapamil (240 a 320 mg/dia).Mais recentemente, têm sido indicado os anticorpos monoclonais (mAbs), que agem como antagonistas do peptídeo relacionado ao gene da calcitonina (CGRP) e são prescritos para prevenção dos episódios de migrânea, para pacientes que tenham pelo menos 4 episódios mensais, sendo disponível em nosso país o erenumabe, que atua no receptor do CGRP. Outros mAbs agem sobre o CGRP, como o eptinezumabe, o fremanenumabe e o galcanezumabe.[15] O CGRP é um neuropeptídeo que modula a sinalização nociceptiva, encontra-se aumentado durante a migrânea e tem efeito vasodilatador. O erenumabe age profilaticamente diminuindo os episódios de migrânea com poucos efeitos colaterais e não tem ação hepática, pois não é metabolizado pelo citocromo p 450. Indica-se a dose de 70 mg subcutâneos mensalmente, podendo se utilizar 140 mg nos casos mais graves.[16]

INTERAÇÕES MEDICAMENTOSAS

É muito importante considerar a ocorrência de interações medicamentosas no tratamento das cefaleias e dos métodos hormonais contraceptivos.[17]

Um exemplo clássico é o topiramato, que é metabolizado pelo fígado via CYP3A4, assim como acontece com os estrogênios e progestagênios. Assim, existe uma diminuição desses hormônios em até 50% nas usuárias de topiramato na dose diária de 200 mg/dia.[18,19]

Essa indução do metabolismo hormonal mediada pelo topiramato também acontece nas usuárias de implante hormonal liberador de etonogestrel, embora pelos Critérios de Elegibilidade da OMS esteja na categoria 2 (benefícios são superiores ao risco real ou teórico).[17-19]

REFERÊNCIAS BIBLIOGRÁFICAS

1. Speciali JG, Kowacs F, Jurno ME, Bruscky IS, Carvalho JJF, Fantini FGMM, Carvalho EHT, Pires LA, Fialho DB, Prado GF. Protocolo nacional para diagnóstico e manejo das cefaleias nas unidades de urgência do Brasil. Academia Brasileira de Neurologia – Departamento Científico de Cefaleia da Sociedade Brasileira de Cefaleia. 2018. acesso em 10 de julho de 2019. Disponível em: https://sbcefaleia.com.br/images/file%205.pdf

2. Carvalho DS. Cefaleias primárias e secundárias. In- Doenças neurológicas Cap 263. In- Borges DR. Atualização Terapêutica de Prado, Ramos, Vale. 25ª Ed. Artes Médicas. S. Paulo. 2014; p1295.

3. Lidegaard O, Løkkegaard E, Jensen A, Skovlund CW, Keiding N. Thrombotic stroke and myocardial infarction with hormonal contraception. N Engl J Med. 2012,14; 366(24):2257-66.

4. Headache Classification Committee of the International Headache Society (IHS). The International Classification of Headache Disorders, 3rd edition (beta version). Cephalalgia. 2013; 33:629-808.

5. WHO. Identifying migraine headaches and auras. WHO and Johns Hopkins Bloomberg School of Public Health/Center for Communication Programs. Family Planning. A global handbook for providers. Update 2011. Baltimore - Geneva. 2011; 368-70.

6. National Institute of Neurological Disorders and Stroke. Department of Health and Human Services Bethesda, MD 20892-2540. Headache Hope Through Research. NIH Publication Nº. 09-158. August 2009; 50. Acesso em 10 de julho de 2019.

7. SIGN. Scottish Intercollegiate Guidelines Network. Diagnosis and management of headache in adults. 2008; 10. www.sign.ac.uk. Acessado em 10 de julho de 2019.

8. Ribeiro VC, Correia L, Ferreira A, Machado AI. Cefaleia e hormonas. Acta Obst Gin Portug. 2017; 11(3):182-8.

9. Martin VT, Allen JR, Houle TT, Powers SW, Kabbouche MA, O'Brien HL, Hershey AD. Ovarian hormones, age and pubertal development and their association with days of headache onset in girls with migraine: An observational cohort study. Cephalalgia. 2017; 38(4):707-17.

10. Petitti DB. Hormonal contraceptives and arterial thrombosis-not risk-free but safe enough. N Engl J Med. 2012; 366(24):2316-8.

11. Melhado EM, Bigal ME, Galego AR, Galdezzani JP, Queiroz LP. Headache classification and aspects of reproductive life in young women. Arq Neuropsiquiatr. 2014; 72(1):17-23.

12. Medical Eligibility Criteria for Contraceptive Use. 5th Edition. 2015. Disponível em: https://apps.who.int/iris/bitstream/10665/181468/1/9789241549158_eng.pdf. Acesso em 10 de julho de 2019.

13. Champaloux SW, Tepper NK, Monsour M, Curtis KM, Whiteman MK, Marchbanks PA, Jamieson DJ. Use of combined hormonal contraceptives among women with migraines and risk of ischemic stroke. Am J Obstet Gyn. 2017; 216(5):489.e.1-489.e7.

14. American Academy of Neurology. Summary of Evidence-based Guideline for CLINICIANS Update: Pharmacologic Treatment for Episodic Migraine Prevention in Adults©. 2007 American Academy of Neurology. Acessado em 10 de julho de 2019.

15. Sacco S, Bendtsen L, Ashina M, Reuter U, Terwindt G, Mitsikostas DD, Martelletti P. European headache federation guideline on the use of monoclonal antibodies acting on the calcitonin gene related peptide or its receptor for migraine prevention. J Headache Pain. 2019; 20(6):2-33.

16. Tepper S Ashina M, Reuter U, Brandes JL, Dolezil D, Silberstein S, Winner P, Leonardi D, Mikol D, Lenz R. Safety and efficacy of erenumab for preventive treatment of chronic migraine: a randomized, double-blind placebo-controlled phase 2 trial. Lancet Neurol. 2017; 16(6):425-34.

17. Reddy DS. Clinical pharmacokinetic interactions between antiepileptic drugs and hormonal contraceptives. Expert Rev Clin Pharmacol. 2010; 3(2):183-92.

18. Rosenfeld WE, Doose DR, Walker SA, Nayak RK. Effect of topiramate on the pharmacokinetics of an oral contraceptive containing norethindrone and ethinyl estradiol in patients with epilepsy. Epilepsia. 1997; 38(3):317-23.

19. Viana M, Terreno E, Goadsby P, Nappi R. Topiramate for migraine prevention in fertile women: reproductive counseling is warranted. Cephalalgia. 2014; 34(13):1097-9.

capítulo 28

Sintomas Tpm-"Like" na Pausa dos Contraceptivos Combinados

▶ Narayana Ravásio F. de Sant'Ana
▶ Rogério Bonassi Machado
▶ Ana Carolina Gandolpho

DESTAQUES

- Os sintomas TPM-''like'' na pausa dos contraceptivos combinados é assunto rotineiro no consultório do ginecologista.
- A tomada de decisão pelo especialista, frente ao quadro da paciente, contribui para melhora da qualidade de vida da mulher em questão.

INTRODUÇÃO

Os sintomas relacionados ao ciclo menstrual, sejam eles de ordem física, emocional ou cognitiva, são bastante comuns, podendo atingir até 85% das mulheres no menacme.[1]

A ovulação é um pré-requisito para o aparecimento dos sintomas cíclicos que ocorrem, fundamentalmente, durante a fase lútea e se resolvem dentro de poucos dias após o início da menstruação. Dependendo da intensidade, os sintomas poderão interferir na qualidade de vida das mulheres, caracterizando, assim, a Síndrome Pré-Menstrual (SPM) com seus diferentes graus.[1]

Caracteristicamente a SPM se apresenta sob a forma de múltiplas manifestações, não se observando casos em que ocorra apenas uma alteração isolada. Em uma mesma mulher, os sintomas não são sempre os mesmos e a intensidade destes pode flutuar a cada ciclo. É bastante vasta a lista dos sintomas representativos da síndrome, podendo ser afetivos, cognitivos e comportamentais, neurovegetativos e somáticos, como: ansiedade, irritabilidade, labilidade emocional, tensão, tristeza, agressividade, atividade diminuída, autoconfiança diminuída, crises de choro, desatenção, fadiga, descuido da aparência, agitação, alteração do apetite (anorexia, "desejos" ou ânsia por alimentos ricos em carboidratos ou salgados), acne, dismenorreia, dor/distensão abdominal, alterações intestinais (constipação intestinal, diarreia), mastalgia, cefaleia, náusea, oligúria, edema/ganho de peso, alterações urinárias, dentre outros.[2]

O transtorno disfórico pré-menstrual (TDPM) é considerado como um subtipo e também a forma mais grave da SPM, com prevalência de 3% a 8%, representado predominantemente pelos sintomas de ansiedade, irritabilidade e labilidade do humor.[3]

A maioria das mulheres busca ajuda por volta dos 30 anos, após 10 anos ou mais convivendo com os sintomas. Portanto, esse sofrimento constitui um problema de saúde pública, com consequências importantes nas áreas pessoal, econômica e de equidade para as mulheres afetadas e para a sociedade.[3]

Embora não se conheçam os exatos mecanismos que envolvem o desenvolvimento dos sintomas, avanços na compreensão de que os hormônios ovarianos são capazes de modular os sistemas neurotransmissores no cérebro e os sistemas circadianos que influenciam o humor, o comportamento e a cognição, torna incontestável a existência de conexão entre oscilações hormonais e ocorrências dos sintomas relacionados ao ciclo menstrual.[4]

As flutuações dos hormônios esteroides ovarianos, na fase lútea, resultam em alterações do sistema 5-hidroxitriptâmino (5-HT) no cérebro. O 5-HT é um neurotransmissor serotoninérgico implicado na regulação do humor e da ansiedade, como também na regulação do apetite, do sono e da excitação. Além disso, os hormônios sexuais ovarianos modulam a expressão e os efeitos farmacológicos do receptor do ácido gama-aminobutírico (GABA). O GABA é considerado um regulador primário de afeto e do funcionamento cognitivo.[5]

A interação entre esses sistemas é multifatorial e complexa, sendo improvável que um fator etiológico simples e único explique os sintomas do TDPM. A ligação entre as funções dos hormônios ovarianos e os neurotransmissores aponta para o que parece ser uma cadeia de eventos que pode ser afetada pela alteração ou manipulação de vários links, tanto no nível central quanto periférico.[5]

Os contraceptivos hormonais combinados, compostos tanto por componente estrogênico quanto progestogênico associados, têm sido estudados quanto à sua capacidade em aliviar os sintomas presentes na SPM e TDPM. A maior parte desses contraceptivos hormonais, entretanto, apresenta como componente progestogênico derivados da 19-nortestosterona, o que possibilita o surgimento de eventos adversos similares aos da SPM, tais como retenção hídrica e irritabilidade. Dessa forma, apesar de serem capazes de inibir a ovulação, estabilizando as variações hormonais, o uso dos anticoncepcionais hormonais combinados apresenta efeitos divergentes, com algumas mulheres referindo grande melhora no quadro clínico e outras se queixando de piora. A exemplo disso, ensaio clínico randomizado prospectivo utilizando contraceptivo hormonal trifásico composto por etinilestradiol (dose de 35 µg), associado à noretindrona (doses de 0,5 mg; 1,0 mg e 0,5 mg), pelo período de três meses consecutivos, não demonstrou benefício em termos de alívio dos sintomas de edema e mastalgia em mulheres com queixa de SPM de moderada à grande intensidade.[6]

Na maioria dos atuais COC, a diferença entre elas se dá pelo nível de etinilestradiol (EE) e a natureza do progestagênio escolhido. O EE apresenta impacto hepático, com incremento do substrato de renina e, consequentemente, ativação do sistema renina-angiotensina-aldosterona (SRAA), levando à vasoconstrição e à retenção de sódio e água. Menores doses estrogênicas parecem exercer menor impacto sobre o SRAA, assim como a utilização de progestagênios com característica antimineralocorticoide, como a drospirenona.[7]

No que se refere aos sintomas físicos e emocionais relacionados ao ciclo menstrual, estudos com o COC contendo drospirenona (DRSP) 3 mg + EE 30 mcg em regime de uso tradicional 21/7, mostrou melhora dos sintomas pré-menstruais, como edema, mastalgia, ganho de peso e alteração do humor.[8]

Estudos com essa mesma formulação contraceptiva, porém com menor dose de etinilestradiol (20 mcg), utilizados no esquema 24+4 (24 dias de uso seguidos com intervalo de 4 dias de pausa), demonstraram grandes benefícios no tratamento do TDPM, como já dito, a forma mais severa da síndrome pré-menstrual, determinando assim a aprovação desta formulação contraceptiva para o tratamento dos sintomas físicos e emocionais da TDPM pelos órgãos regulatórios.[9]

Contribuindo para a evolução dos COC e paralelamente à redução da dose estrogênica, novos regimes contraceptivos orais foram introduzidos, incluindo os regimes com pausas mais curtas e os regimes de ciclo estendido, que compreendem a utilização contínua ou com pausas em intervalos maiores do que o tradicional.[10-15] A análise da literatura pertinente vem demonstrando questionamento sobre os reais benefícios da pausa contraceptiva, com intuito de produzir sangramento cíclico mensal.[16]

O sangramento durante a pausa contraceptiva deve-se fundamentalmente à privação hormonal, com supressão das gonadotrofinas, à semelhança do estradiol e da progesterona, que se mantêm em níveis constantes durante o tempo em que o COC for utilizado; o endométrio apresenta-se com padrão secretor, tendendo à atrofia, em decorrência da ação progestacional predominante. Por outro lado, o substrato fisiológico da menstruação normal inclui intensa flutuação hormonal, além de aspectos histológicos endometriais definidos – proliferativo e secretor – respectivamente, na primeira e segunda metade do ciclo.[17]

Dessa maneira, o conhecimento das diferenças entre a menstruação normal e o sangramento por privação durante a pausa contraceptiva representa elemento preponderante ao se analisar criticamente a real necessidade do intervalo livre da pílula.[17]

Embora algumas mulheres que usam contraceptivos orais desejam manter o sangramento de privação por razões culturais, outras preferem sangrar menos frequentemente. Pesquisas demonstram que aproximadamente 60% das mulheres com idade entre 15 a 49 anos gostariam de sangrar menos do que mensalmente ou não sangrar mais, o que sob esse ângulo, não existiria racionalidade científica para a pausa mensal. As razões para desejar sangrar com menos frequência pode variar entre mais higiene, melhora de qualidade de vida, e menos queixas relacionados ao ciclo menstrual.[18]

Seguindo esta última razão mencionada, deve-se considerar percentual não desprezível de mulheres que apresentam maior prevalência de sintomas relacionados ao ciclo menstrual durante a pausa contraceptiva do que durante o uso dos comprimidos ativos.[19] A ocorrência dos sintomas parece estar relacionada ao rápido declínio dos níveis séricos dos esteroides sexuais durante o intervalo livre de hormônios que determina importante flutuação hormonal endógena e o aparecimento dos sintomas na última semana de pílulas, com extensão durante o período de pausa, à semelhança do que ocorre num ciclo sem uso dos contraceptivos. Por outro lado, a redução da flutuação hormonal endógena, através do regime de ciclo estendido, está associada à diminuição dos sintomas relacionados ao ciclo menstrual.[20]

Nos últimos anos, vários estudos clínicos vêm sendo publicados nesse sentido.

Em 2003, um estudo observacional prospectivo seguiu mulheres utilizando COC composto por EE 30 mcg e DRSP 3 mg, sendo que 175 utilizaram a associação em esquema de ciclo estendido (42 a 126 dias de uso ininterrupto) e 1.221 o fizeram em esquema cíclico tradicional (21/7). Os investigadores observaram que no ciclo estendido (em comparação ao tradicional) houve melhora da dismenorreia (65%*versus* 50%, respectivamente, p = 0,0016) e do edema (49% *versus* 34%, respectivamente, $p < 0,0001$); além de maior alívio na sensibilidade mamária (50% *versus* 40%, respectivamente, p = 0,0046).[21]

Ainda nesse mesmo ano de 2003, um ensaio pequeno (n = 32) estudou a associação EE 20 mcg com levonorgestrel (LNG) 100 mcg por seis ciclos, comparando o esquema contínuo (168 dias de uso sem pausa) ao esquema tradicional. Os autores encontraram menos dias com inchaço (0,7 versus 11,1 dias, respectivamente, p = 0,04) e dismenorreia (1,9 *versus* 13,3 dias, respectivamente, $p <$ 0,01)no grupo de uso contínuo.[22]

Em 2006, Coffee *et al.* avaliaram os efeitos da mudança do esquema tradicional de COC para o esquema de ciclo estendido de EE 30 mcg com DRSP 3 mg, por 168 dias em 102 mulheres, por meio de escore de 17 sintomas físicos e emocionais. Encontraram, no grupo do ciclo estendido, redução estatisticamente significante desse escore.[23]

Em 2008, foi publicado um estudo randomizado, duplo-cego, com 62 mulheres, que comparou o uso contínuo (por 168 dias) ao uso em regime tradicional (21/7) do COC contendo EE 20 mcg e noretisterona (NETA) 1 mg. Quanto aos sintomas relacionados à menstruação, os pesquisadores encontraram melhora no grupo contínuo em comparação ao cíclico na escala de dor (variação em relação ao basal: -5,8 *versus* +2,6, respectivamente, p = 0,01) e na escala de mudança de comportamento (variação em relação ao basal: -3,0 *versus* +1,4, respectivamente, p = 0,04).[24]

Os efeitos da mudança de COC composto por EE 30 mcg e DRSP 3 mg de regime tradicional (21/7) para regime de ciclo estendido (84/7) foram avaliados por Seidman *et al.* em 103 pacientes. Em relação ao basal, quando as pacientes haviam usado pílula em esquema tradicional, eles encontraram (estendido *versus* tradicional, respectivamente): redução de menorragia (sangramento intenso: 8,3 *versus* 28,4%, $p < 0,05$), distensão abdominal (20,8 *versus* 56,0%, $p < 0,05$), sensibilidade mamária (15,3 *versus* 41,3%, $p < 005$), humor depressivo (16,7 *versus* 36,7%, $p < 0,05$) e irritabilidade (20,8 *versus* 51,4%, $p < 0,05$).[25]

Um estudo brasileiro, randomizado, aberto, comparou os esquemas 28/7 e 168/7 da pílula composta por EE 30 mcg e DRSP 3 mg quanto aos sintomas relacionados à menstruação. Os pesquisadores encontraram redução para os grupos contínuo e cíclico, respectivamente, de 52% e 37% nas queixas de dismenorreia, de 54% e 21% nas queixas de cefaleia, e de 76% e 54% nas queixas de náusea. Houve redução de 89%, no grupo contínuo, da queixa de aumento de apetite, contra redução de 43%, no cíclico. Todas essas reduções foram estatisticamente significantes apenas para o grupo de uso contínuo em relação ao basal. O edema foi reduzido com significância em ambos os grupos (70% e 57% de redução em relação ao basal nos grupos contínuo e cíclico, respectivamente). A mastalgia reduziu-se em ambos, porém, com significância apenas no grupo cíclico (41% *versus* 73% para contínuo e cíclico, respectivamente). A irritabilidade diminuiu 53% no grupo contínuo e 43% no cíclico; porém, sem alcançar significância estatística em nenhum dos grupos.[18]

Um estudo mexicano avaliou o uso, em ciclo estendido (42/7), de uma pílula contendo EE e DRSP, o anel vaginal e o adesivo transdérmico, por 12 meses ($n = 120$), e encontrou redução com significância estatística da mastalgia e dor menstrual em relação ao basal.[26]

Uma revisão sistemática da Cochrane Library informa que os poucos estudos de pílula anticoncepcional em regime de ciclo estendido que abordaram os sintomas menstruais concluíram que esse regime foi melhor em termos de cefaleia, irritação genital, cansaço, inchaço e dor menstrual,[27] o que também foi observado no estudo publicado por RBM *et al.*, com a associação EE20/DRSP3, que demonstrou que seu uso em regime estendido, após 168 dias de tratamento, não foi inferior ao regime cíclico dessa mesma formulação em regime 24/4 para o alívio dos sintomas pré-menstruais.[28]

DIAGNÓSTICO

A SPM pode ser definida como um conjunto de sintomas físicos, emocionais e comportamentais que aparecem no período pré-menstrual, com resolução rápida após o início da menstruação. Os sintomas são cíclicos e recorrentes.

Conforme a manifestação principal, a SPM pode ser definida em quatro grupos:

- **A,** se predomina ansiedade, irritabilidade ou tensão nervosa;
- **H,** se predomina edema, dores abdominais, mastalgia e ganho de peso;
- **C,** com cefaleia, podendo ser acompanhada por aumento de apetite, desejo de doces, fadiga, palpitação e tremores;
- **D,** se o quadro depressivo é preponderante, com insônia, choro fácil, esquecimento e confusão.

Cada um estaria relacionado a fatores desencadeantes diferentes.

Devemos diferenciá-la clinicamente de outras patologias que podem ser agravadas no período pré-menstrual, como as desordens de ansiedade, os transtornos depressivos, as psicoses, as crises epilépticas, a bulimia, os transtornos de personalidade, enxaqueca, asma e algumas alergias. Sintomas de endometriose, síndrome dos ovários micropolicísticos, desordens tireoidianas, desordens do sistema adrenal, hiperprolactinemia e panhipopituitarismo podem mimetizar os sintomas da SPM.

A utilização dos critérios do *Diagnostic and Statistical Manual of Mental Disorders* – quarta edição (DSM-IV), em associação ao preenchimento de diários prospectivos por pelo menos dois ciclos menstruais consecutivos, é atualmente reconhecida como o modo prático de confirmação diagnóstica do transtorno disfórico pré-menstrual (TDPM).

Para se ter critérios para o diagnóstico do TDPM, deve-se encontrar, pelo menos, 5 ou mais dos seguintes sintomas presentes, incluindo pelo menos um entre os 4 primeiros:

1. Humor deprimido, sentimentos de falta de esperança ou pensamentos autodepreciativos;
2. Ansiedade acentuada, tensão, sentimentos de estar com os "nervos à flor da pele";
3. Significativa instabilidade afetiva;
4. Raiva ou irritabilidade persistente e conflitos interpessoais aumentados;
5. Interesse diminuído pelas atividades habituais;
6. Dificuldade em se concentrar;
7. Letargia, fadiga fácil ou acentuada falta de energia;
8. Alteração acentuada do apetite (excessos alimentares ou anorexia);
9. Hipersonia ou insônia;
10. Sentimentos subjetivos de descontrole emocional;

11. Outros sintomas físicos, como a retenção hídrica e outras manifestações como a enxaqueca, aumento da secreção vaginal, dores vagas generalizadas, diarreia, constipação, sudorese, acne, herpes, crises asmáticas, aumento de peso temporário, dores lombares e ciáticas, distúrbios alérgicos, crises cíclicas de hipertrofia da tiroide, aerofagia, estados hipoglicêmicos e crises convulsivas.

O assunto está longe de um consenso, com controvérsias sobre fatores de risco e de proteção, bem como sobre o nível de limitação que a SPM traz para a vida das mulheres.

Um estudo mostrou que um terço das mulheres relataram sofrimento de apenas um ou dois dias e mais de 10% declararam vigência por mais de uma semana. As 63,8% restantes foram afetadas por três a sete dias. A multiplicidade de sintomas, não necessariamente concomitantes, poderia interferir na duração do quadro.[29]

TRATAMENTO

A SPM pode ser tratada em diferentes níveis, de acordo com as necessidades da paciente. Primeiro, a paciente deve entender o processo pelo qual está passando. Em segundo lugar, conforme os sinais e sintomas predominantes, algumas medidas gerais podem ser úteis para aliviar os quadros mais leves, como a atividade física, a prática de esportes, de atividades relaxantes e terapia cognitivo-comportamental. Deve-se usar roupas adequadas, ter repouso suficiente, alimentação leve e variada, menor ingestão de sódio eágua, visando reduzir a retenção hidrossalina.

A maioria dos estudos sistemáticos tem avaliado a eliminação das flutuações hormonais e supressão da ovulação ou a "correção" da desregulação dos neurotransmissores com medicamentos antidepressivos ou ansiolíticos, que podem ser prescritos associados ou não aos contraceptivos hormonais.

Inibidores Seletivos de Recaptação da Serotonina

São atualmente considerados pertencentes à classe farmacológica mais eficaz no tratamento dos sintomas relacionados à SPM, bem como sua forma mais intensa, o TDPM.

Uma revisão sistemática sobre os benefícios do uso dos inibidores seletivos de recaptação da serotonina (ISRS) para os sintomas relacionados à SPM severa e TDPM, que incluiu 29 estudos e um total de 2.964 mulheres, mostrou que os ISRS são efetivos para o tratamento da SPM e do TDPM (OR = 0,40; IC95% = 0,31-0,51). Nenhum ISRS demonstrou vantagens em relação aos demais e não houve diferença significativa em relação aos efeitos adversos. Doses intermitentes foram consideradas menos efetivas (OR = 0,55; IC95% = 0,45-0,68) que os regimes de uso contínuo

(OR = 0,28; IC95% = 0,18-0,42).[30] Outra revisão sistemática envolvendo 15 estudos concluiu que o uso contínuo e o intermitente têm eficácia equivalentes.[31]

Até o momento, apenas três substâncias foram aprovadas pela *Food and Drug Administration* (FDA) – órgão do governo norte-americano que regula alimentos e medicamentos – para o tratamento do TDPM: a fluoxetina, a sertralina e a paroxetina CR. Esses medicamentos, todos ISRS, tiveram sua prescrição aprovada tanto para uso contínuo como intermitente, durante a fase lútea ou de sete a dez dias antes do início do ciclo menstrual. As doses diárias recomendadas são de 10 mg a 20 mg para fluoxetina; 10 mg a 30 mg para paroxetina e 25 mg a 50 mg para sertralina.[32]

Outros Antidepressivos

A clomipramina é um antidepressivo tricíclico que age bloqueando a recaptação de serotonina e de noradrenalina, principalmente da primeira. A desvantagem da clomipramina, por ser um tricíclico, estaria em sua menor tolerabilidade, quando comparada com os ISRS e outros antidepressivos mais modernos.

O alprazolam 0,25 mg diários ou em duas tomadas diárias, com uso limitado à fase lútea sintomática, bem como a buspirenona, tem demonstrado ser mais efetivo que o placebo (principalmente para os sintomas de tensão e irritabilidade), entretanto com eficácia menor que os ISRS.[33]

Contraceptivos Hormonais

Como já explanado, os anticoncepcionais hormonais combinados contendo a drospirenona como componente progestogênico, e utilizados em regimes de ciclo estendido ou em pausas mais curtas, demonstram melhoras nos sintomas pré-menstruais. Sua prescrição deve seguir as recomendações de elegibilidade da Organização Mundial da Saúde (OMS).

Suplementos Alimentares e Herbais

Uma metanálise para avaliação da suplementação de vitamina B6 no tratamento dos sintomas da SPM, que incluiu um total de dez estudos randomizados, duplo-cegos, controlados, demonstrou melhora dos sintomas físicos e emocionais, porém considerava que a maioria dos estudos existentes era de baixa qualidade. Um estudo envolvendo o uso de 80 mg de vitamina B6 diariamente mostrou efeitos superiores à administração do placebo para o controle dos sintomas de humor, mas não para os sintomas físicos.[34]

Um estudo prospectivo, realizado entre 2000 e 2005, foi realizado com o objetivo de avaliar as flutuações na regulação do cálcio em pacientes com e sem o TDPM. O estudo observou que o metabolismo do cálcio variou significativamente entre os dois grupos. Cálcio sérico total, cálcio ionizado e cálcio urinário, pH, PTH, e 1,25-dihidroxivitamina D [1,25(OH)2D] variaram significativamente.[35] Outro estudo que avaliou o uso de cálcio 600 mg em duas tomadas diárias comparando com o placebo, em 466 mulheres com TDPM, apresentou como resultado 48% de eficácia para a redução dos sintomas emocionais, contra 30% do grupo controle.[36]

Uma revisão sobre TDPM cita que o suplemento de *V. agnus castus* pode exercer algum papel no controle das oscilações de humor e irritabilidade associadas à SPM por sua ação agonista dopaminérgica que possivelmente leva à diminuição dos níveis de FSH e prolactina.[29] Um estudo comparando o uso de *V. agnus castus* com fluoxetina mostrou que *V. agnus castus* apresentou melhores resultados para controle dos sintomas físicos enquanto a fluoxetina foi melhor para os sintomas emocionais.[37]

Outros Tratamentos

Outras opções de tratamento para as alterações mamárias que podem ocorrer na SPM incluem o uso de bromocriptina, anti-inflamatórios não esteroidais e a espironolactona. Um estudo mostrou que a espironolactona poderia agir nos sintomas físicos e emocionais.[29]

Uma metanálise demonstrou que os agonistas da GnRH melhoram de forma significante os sintomas de SPM, tanto físicos quanto psicológicos. No entanto, o uso de agonistas da GnRH leva ao estado de menopausa induzida, caracterizada por sintomas pós-menopáusicos típicos, incluindo perda óssea e sintomas vasomotores. Apesar de melhorar os sintomas de SPM, essa alternativa de tratamento deve ser evitada ao máximo por conta do custo e efeitos colaterais.[38]

CONSIDERAÇÕES FINAIS

A SPM/TDPM desafia o ginecologista, uma vez que se apresenta sob a forma de múltiplas manifestações. Neste capítulo abordamos resumidamente os principais tópicos relacionados à sintomatologia durante a pausa dos contraceptivos combinados, assim como o diagnóstico diferencial e opções de tratamento.

PONTOS-CHAVE

- O preciso mecanismo etiológico da SPM permanece desconhecido, entretanto, a atividade cíclica ovariana e os efeitos do estradiol e progesterona sobre os neurotransmissores (serotonina e ácido gama-aminobutírico) apresentam-se como um dos possíveis mecanismos fisiopatológicos dessa síndrome.
- Modificações no estilo de vida, suplemento de cálcio, vitamina B12 e *V. agnus castus* são opções não farmacológicas razoáveis.
- Apesar de serem capazes de inibir a ovulação, estabilizando as flutuações hormonais, o uso dos anticoncepcionais hormonais combinados, a depender da natureza do progestagênio, apresenta efeitos divergentes, com algumas mulheres referindo grande melhora no quadro clínico e outras se queixando de piora.
- Estudos recentes nessa linha apontam que menores doses estrogênicas e a escolha de um progestagênio com atividade antimineralocorticoide, são eficazes no tratamento

da SPM e do TDPM, preferencialmente em regime com pausas mais curtas e regime de ciclo estendido ou podendo ser utilizado concomitantemente ou não com os inibidores seletivos de recaptação da serotonina.

- O assunto está longe de um consenso, sendo necessários estudos complementares.

REFERÊNCIAS BIBLIOGRÁFICAS

1. ACOG Practice Bulletin 15. Premenstrual Syndrome: Clinical Management Guidelines for Ostetricans-Gynecologists. 2000; 1-9.

2. Petracco A. Síndrome da Tensão-Menstrual (Síndrome Pré-Menstrual), In: Halbe HW. Tratado de Ginecologia. 2a. ed. São Paulo: Roca. 1993; 63:615-21.

3. Sadler C, Smith H, Hammond J, Bayly R, Borland S, Panay N, et al. Lifestyle factors, hormonal contraception, and premenstrual symptoms: the United Kingdom Southampton Women's Survey. J Womens Health (Larchmt). 2010; 19:391-6.

4. Schmidt PJ et al. Differential behavioral effects of gonadal steriods in women with and in those without premenstrual syndrome. N Engl J Med. 1998; 338(4): 209-16.

5. Rapkin AJ, Mikacich JA. Premenstrual syndrome and premenstrual dysphoric disorder in adolescents. Curr Opin Obstet Gynecol. 2008; 20:455-63.

6. Graham CA, Sherwin BB. A prospective treatment study of premenstrual symptoms using a triphasic oral contraceptive. J Psychosom Res. 1992; 36:257-66.

7. Machado RB et al. Effects of two different oral. contraceptives on total body water: a randomized study. Contraception. 2006; (73)4:344-7.

8. Borenstein J et al. Effect of an oral contraceptive containing ethinyl estradiol and drospirenone on premenstrual sympto-matology and health related quality of life. J Reprod Med. 2003; (48)2:79-85.

9. Yonkers KA et al. efficacy of a new low--dose oral contraceptive with drospirenone in premenstrual dysphoric disorder. Obstet Gynecol. 2005; (106)3:492-501.

10. Gestodene Study Group 324. Cycle control, safety and efficacy of a 24- day regimen of gestodene 60 µg and ethinylestradiol 15 µg and a 21-day regimen of desogestrel 150 µg/ethinylestradiol 20 µg. Eur J Contracept Reprod Health Care. 1998; (4)2:17-25.

11. Bachmann G et al. Efficacy and safety of a low-dose 24-day combined oral contraceptive containing 20 mcg ethinylestradiol and 3 mg drospirenone. Contraception. 2004; (70)3:191-198.

12. Miller L, Hughes JP. Continuous combination oral contraceptive pills to eliminate withdrawal bleeding: a randomized trial. Obstet Gynecol. 2003; (101)4:653-61.

13. Anderson FD, Hait H. A multicenter, randomized study of an extended cycle oral contraceptive. Contraception. 2003; (68)2:89-96.

14. Machado RB et al. Clinical and metabolic aspects of the continuous use of a contraceptive association of ethinylestradiol (30µg) and gestodene (75µg). Contraception. 2004; (70):365-370.

15. Archer DF et al. Evaluation of a continuous regimen of levonorgestrel/ethinyl estradiol: phase 3 study results. Contraception. 2006; (74)6:439-445.

16. Sulak, P.J. Continuous oral contraception: changing times. Best Practice & Research Clinical Obstetrics and Gynaecology. 2008; (22)2:355-374.

17. Speroff L, DeCherney A. Evaluation of a new generation of oral contraceptives. The advisory board for the new progestins. Obstet Gynecol. 1993; 81(6):1034-47.

18. Machado RB et al. Percepção do sangramento mensal entre usuárias de contraceptivos hormonais orais combinados. Reprod Clim. 2001; (16)3:199-205.

19. Sulak PJ et al. Hormone withdrawal symptoms in oral contraceptive users. Obstet Gynecol. 2000; (95)2:261-6.

20. Kuehl TJ et al. Pituitary-ovarian hormone levels and symptoms in oral contraceptive users: comparison of a 21/7-day and extended regimen. J Reprod Med. 2008; (53)4:266-70.

21. Sillem M, Schneidereit R, Heithecker R, Mueck AO. Use of an oral contraceptive containing drospirenone in an extended regimen. Eur J Contracept Reprod Health Care. 2003; 8(3):162-9.

22. Kwiecien M, Edelman A, Nichols MD, Jensen JT. Bleeding patterns and patient acceptability of standard or continuous dosing regimens of a low-dose oral contraceptive: a randomized trial. Contraception. 2003; 67(1):9-13.

23. Coffee AL, Kuehl TJ, Willis S, Sulak PJ. Oral contraceptives and premenstrual symptoms: comparison of a 21/7 and extended regimen. Am J Obstet Gynecol. 2006; 195(5):1311-9.

24. Legro RS, Pauli JG, Kunselman AR, Meadows JW, Kesner JS, Zaino RJ et al. Effects of continuous versus cyclical oral contraception: a randomized controlled trial. J Clin Endocrinol Metab. 2008; 93(2):420-9.

25. Seidman DS, Yeshaya A, Ber A, Amodai I, Feinstein I, Finkel I et al. A prospective follow-up of two 21/7 cycles followed by two extended regimen 84/7 cycles with contraceptive pills containing ethinyl estradiol and drospirenone. Isr Med Assoc J. 2010; 12(7):400-5.

26. Bustillos-Alamilla E, Zepeda-Zaragoza J, Hernãndez-Ruiz MA, Briones-Landa CH. Combined hormonal contraception in cycles artificially extended. Ginecol Obstet Mex. 2010; 78(1):37-45.

27. Edelman A, Gallo MF, Jensen JT, Nichols MD, Grimes DA. Continuous or extended cycle vs. cyclic use of combined hormonal contraceptives for contraception. Cochrane Database of Systematic Reviews. In: The Cochrane Library, 2011, Issue 08, Art. No. CD004695. DOI: 10.1002/14651858. CD004695.pub3.

28. Machado RB et al. Effects of an extended flexible regimen of an oral contraceptive pill containing 20 μg ethinylestradiol and 3 mg drospirenone on menstrual-related symptoms: a randomised controlled trial. Eur J Contracept Reprod Health Care. 2017 Feb; 22(1):11-16. doi: 10.1080/13625187.2016.1239077. Epub 2016 Sep 29.

29. Pearlstein T, Steiner M. Premenstrual dysphoric disorder: burden of illness and treatment update. J Psychiatry Neurosci. 2008; 33(4):291-301.

30. Shah NR, Jones JB, Aperi J, Semtov R, Karne A, Borenstein J. Selective serotonin reuptake inhibitors for premenstrual syndrome and premenstrual dysphoric disorder: a meta-analysis. Obstet Gynecol. 2008; 111(5):1175-82.

31. Dimmock PW, Wyatt KM, Jones PW, O'Brien PM. Ef cacy of selective serotonin-reuptake inhibitors in premenstrual syndrome: a systematic review. Lancet. 2000; 356:1131-6.

32. Landén M, Nissbrandt H, Allgulander C, Sörvik K, Ysander C, Eriksson E. Placebo-controlled trial comparing intermittent

and continuous paroxetine in premenstrual dysphoric disorder. Neuropsychopharmacology. 2007; 32(1):153-61.

33. Cheniaux E. Tratamento da disforia prémenstrual com antidepressivos: revisão dos ensaios clínicos controlados. J Bras Psiquiatr. 2006; 55(2):142-7.

34. Kashanian M, Mazinani R, Jalalmanesh S. Pyridoxine (vitamin B6) therapy for premenstrual syndrome. Int J Gynaecol Obstet. 2007; 96(1):43-4.

35. Thys-Jacobs S, McMahon D, Bilezikian JP. Cyclical changes in calcium metabolism across the menstrual cycle in women with premenstrual dysphoric disorder. J Clin Endocrinol Metab. 2007; 92(8):2952-9.

36. Thys-Jacobs S, Starkey P, Bernstein D, Tian J. Calcium carbonate and the premenstrual syndrome: effects on premenstrual and menstrual symptoms. Premenstrual Syndrome Study Group. Am J Obstet Gynecol. 1998; 179:444-52.

37. Atmaca M, Kumru S, Tezcan E. Fluoxetine versus Vitex agnus castus extract in the treatment of premenstrual dysphoric disorder. Hum Psychopharmacol. 2003; 18(3):191-5.

38. Nevatte T, O'Brien PM, Bäckström T, Brown C, Dennerstein L, Endicott J, et al. ISPMD consensus on the management of premenstrual disorders, Arch. Womens Ment. Health. 2013; (16):279-291.

capítulo 29

Quando o Regime Contínuo Pode Fazer a Diferença?

▶ Cristina Aparecida Falbo Guazzelli
▶ Luís Felipe Barreiras Carbone
▶ Thiago Falbo Guazzelli

INTRODUÇÃO

Os contraceptivos hormonais orais são um dos métodos reversíveis mais utilizados no mundo desde a sua industrialização, em 1960, e apesar da introdução de novos contraceptivos sua preferência permanece elevada. Com o passar dos anos muitas alterações ocorreram na sua formação, tanto nas doses hormonais utilizadas, quanto em relação ao tipo de seus componentes, para melhorar eficácia, padrão de sangramento e principalmente reduzir os efeitos colaterais elevando, desta forma, a tolerabilidade do seu uso.[1]

Outra modificação conhecida, e atualmente muito comentada, é a relacionada aos tipos de regime de uso dos métodos hormonais combinados orais.

Inicialmente os contraceptivos eram prescritos para ciclos de 28 dias, apresentados em embalagens com 21 pílulas, normalmente conhecidos como regime cíclico ou tradicional. Esse esquema ainda é muito utilizado e tem sido difundido mundialmente. As pacientes são orientadas a usar 21 pílulas que contêm estrogênio e progestagênio na mesma dose, isto é, são hormônio-ativas, seguidas por um intervalo livre (sem hormônio) de sete dias ou o uso de 7 pílulas placebo.[2] O objetivo desse esquema é induzir sangramento por privação hormonal a cada 28 dias. Historicamente esta utilização, este sangramento programado, servia para imitar um ciclo menstrual mensal, facilitando a aceitação do método pela comunidade em geral, pela Igreja, e dando segurança à mulher que não estava grávida.[1,2] O intervalo programado livre de hormônios, seguido pelo sangramento por privação, foi planejado por razões culturais e religiosas, não por qualquer necessidade fisiológica.[1]

Desde então diversas variações deste esquema original (21/7 dias), vem sendo elaboradas. Algumas destas modificações ainda mantêm o ciclo de 28 dias, mas com diferença no tempo de intervalo livre de hormônio, isto é, uma redução deste período para quatro ou dois dias (24/4 e 26/2 dias). Estes regimes são denominados de regime tradicional com intervalo livre de hormônio encurtado.[3,4]

A justificativa para o desenvolvimento e marketing destes regimes alternativos é o reconhecimento da presença de sintomatologia ligada à permanência do período de sete dias livre de hormônio. Atualmente, com a redução das doses hormonais, o intervalo está associado a menor supressão pituitária-ovariana, permitindo desta forma o desenvolvimento folicular ovariano, com produção endógena de estradiol e possível ovulação. Neste caso, o número de falhas do anticoncepcional se elevaria. Além disso, o maior espaço sem hormônio pode causar sintomas que levam à descontinuação e, consequentemente, à gravidez não planejada.[3]

Atualmente, muitas mulheres procuram seus ginecologistas desejando diminuição da frequência e intensidade do sangramento menstrual, o que torna a eliminação do intervalo livre de hormônios uma opção atraente.

Outros regimes foram introduzidos e não são recentes, têm sido estudados desde 1970.[3,4] A literatura não tem um consenso na definição da terminologia utilizada. Alguns autores conceituam regime estendido como qualquer uso de método hormonal combinado por mais de 28 dias, com intervalo livre de hormônio programado, ou diminuído, com a intenção de reduzir ou espaçar o sangramento.[3,4] Outro conceito, segundo o consenso canadense de 2007, é a utilização de anticoncepcional hormonal combinado por via oral, transdérmica ou vaginal, por dois ou mais ciclos consecutivos, com intervalo livre de hormônio de 7 dias. O uso deste método pode ser de 42, 63 ou 84 dias, com parada de 7 dias.[5]

O esquema mais comum aprovado nos Estados Unidos pela *Food and Drug Administration* (FDA) contém 84 comprimidos com 7 dias de intervalo, o que significa que as mulheres podem apresentar um sangramento programado a cada 3 meses.[4] Variações desta forma de regime estendido incluem os denominados de adaptados e flexíveis.[4]

Mais recentemente foi introduzido o regime estendido flexível, conceituado quando a usuária suspende a tomada das pílulas devido à presença de sangramento ou por preferência, escolha devido à necessidade pessoal.[4] O regime adaptado é denominado quando a suspensão dos hormônios é marcada pela presença de manchas ou sangramento não programado.[4]

Regime contínuo é aquele no qual o uso do anticoncepcional hormonal combinado oral é ininterrupto, não há parada, não existe intervalo livre de hormônio.[4]

Esquemas estendidos e contínuos diminuem ou eliminam os sangramentos programados, mas as usuárias necessitam ser informadas que inicialmente, nos primeiros 3 a 4 meses, pode ocorrer um aumento de sangramento irregular ou a presença de manchas. A melhora do perfil de sangramento, associada aos beneficios do método hormonal, aumenta o grau de satisfação, tolerabilidade e continuidade do uso pela paciente, e estes fatores contribuem para uma melhor eficácia contraceptiva.[4]

O primeiro anticoncepcional projetado especificamente para uso prolongado foi aprovado pelo FDA em 2003 e era constituído por etinilestradiol (30 mcg) e levonorgestrel (150 mcg), para uso de 84 dias consecutivos, seguido por sete pílulas inertes. Desde então, uma grande variedade de contraceptivos entraram no mercado.[4]

Formulações mais recentes substituíram o intervalo livre de hormônios por pílulas de baixa dose de estrogênio (10 mcg EE) para melhorar a supressão da ovulação e também diminuir os sintomas relacionados à retirada de hormônios.

POR QUE MUDAR O REGIME DE USO DOS ANTICONCEPCIONAIS HORMONAIS COMBINADOS?

A menstruação e as queixas relacionadas a este período têm um grande impacto econômico tanto sobre as mulheres quanto na sociedade em geral, pois devido à falta no trabalho ou na escola, alguns estudos referem redução de 25% na produtividade.[5, 6]

O custo econômico devido à presença de distúrbios menstruais como dismenorreia, cefaleia e o aumento de sangramento são estimados em cerca de 8% do total dos salários das mulheres americanas, constituindo uma perda econômica relevante e que pode ser alterada.[6]

A utilização de anticoncepcional em regime tradicional reduz a sintomatologia, mas algumas usuárias referem piora da cefaleia, dor pélvica ou cólica durante o intervalo livre de hormônio.[7] Uma explicação para a exacerbação destas queixas é a queda do nível de estradiol endógeno.[7]

Estes efeitos causam redução na satisfação, resultando em abandono do uso dos métodos hormonais. Estes resultados podem ser observados na literatura, que refere uma taxa de descontinuidade maior que 45% em doze meses.[8]

A utilização de regime estendido ou contínuo além de proporcionar diminuição ou ausência de sangramento, também pode ser indicado para tratar alguns distúrbios relacionados com o ciclo menstrual, como a síndrome pré-menstrual, dismenorreia, cefaleia, alteração de sangramento, endometriose.[9,10]

Em uma revisão publicada em 2014, os autores avaliaram doze ensaios clínicos randomizados e concluíram que a redução de sintomatologia (dismenorreia, cefaleia, irritabilidade, cansaço, inchaço) foi maior com a utilização de regime estendido/contínuo quando comparada às usuárias com o regime tradicional.[10] Onze dos doze estudos relataram que o padrão de sangramento entre os regimes foi equivalente, ou melhor, com o de ciclos estendidos ou contínuos ao longo do tempo.[10]

Além disso, o regime contínuo de método hormonal combinado é frequentemente utilizado como tratamento para endometriose, especialmente no período pós-operatório, sendo observada melhora significativa nos escores de dor.[11] Estes resultados foram confirmados em revisão sistemática publicada em 2015, que comparou seu uso com o de regime de uso tradicional. Os autores relataram diminuição da recorrência de dismenorreia, dor pélvica inespecífica e de endometriomas.[12]

O REGIME ESTENDIDO/CONTÍNUO É EFICAZ?

A taxa de falha para a utilização de forma adequada do anticoncepcional hormonal em regime tradicional (21/7 dias) é de 0,3% e estimada em 9% para uso rotineiro, devido ao uso incorreto por esquecimento ou atraso dos comprimidos.[13]

O mecanismo de ação deste método é principalmente através da inibição de ovulação e alteração do muco cervical que se torna espesso, hostil à penetração dos espermatozoides. O maior risco de falha na utilização do contraceptivo ocorre no final da cartela, ou seja, no atraso do reinício da tomada, após o período livre de hormônio ou no uso de placebo, aumentando a chance de ovulação.[13]

No passado, a utilização de maiores doses hormonais eram capazes de manter a inibição da ovulação por mais tempo, mas atualmente com a redução há um aumento na probabilidade de crescimento do folículo e possível ovulação após 7 dias de intervalo livre de hormônio. O encurtamento deste período tem mostrado uma boa supressão ovariana, impedindo dessa forma a ovulação e melhorando a eficácia.[14]

Com relação ao regime estendido/contínuo, ele teoricamente melhora a su-

pressão ovariana e diminui o risco de falha, pois tende a reduzir a chance de erro na tomada e no esquecimento diário, diminuindo desta maneira a incidência de gravidez não planejada. Mas, em revisão publicada pela Cochrane em 2014, não foi observada alteração de eficácia quando comparada ao regime tradicional.[10]

O REGIME ESTENDIDO/CONTÍNUO É SEGURO?

Os estudos demonstram que o regime de uso estendido/contínuo, em relação às alterações metabólicas associadas ao perfil lipídico e de hidrato de carbono, apresenta segurança semelhante aos anticoncepcionais hormonais combinados orais utilizados em regime tradicional.[10] Com relação à incidência de fenômenos tromboembólicos, não há evidências de alteração de riscos quando comparado ao regime tradicional.[10]

Outra preocupação frequente é em relação ao retorno da fertilidade após a suspensão do método. A volta aos ciclos ovulatórios costuma ser rápida, 1 a 3 meses, semelhante ao regime tradicional.[15]

As indicações para o uso de regime estendido/contínuo obedecem aos mesmos critérios elaborados pela Organização Mundial de Saúde para a utilização de anticoncepção hormonal para regime tradicional.[16]

E AS MULHERES DESEJAM CONHECER E UTILIZAR ESTES NOVOS REGIMES?

Alguns estudos têm mostrado que um grande número de mulheres, independente da presença de sintomatologia perimenstrual, deseja reduzir ou não ter sangramento.[17] Pesquisa entre mulheres de vários países, incluindo o Brasil, relatou que aproximadamente 60% delas gostariam de adiar o sangramento algumas vezes e 50% desejariam ter a flexibilidade para determinar o seu início.[17] No geral, 34% das mulheres mudariam a frequência do sangramento para apenas uma vez a cada dois ou três meses.[17] Estes dados mostram a necessidade de aconselhamento e informação sobre as diversas formas de uso do método hormonal combinado.

ORIENTAÇÕES GERAIS

As orientações devem ser semelhantes às observadas no regime tradicional.

As usuárias necessitam ser informadas com relação ao padrão de sangramento. No regime contínuo a ausência de sangramento é comum, chegando a ocorrer em 56% a 81% das mulheres na dependência do anticoncepcional utilizado e esta incidência tende a aumentar com o tempo de uso.[18-20]

No início da utilização da anticoncepção hormonal combinada em regime contínuo pode ocorrer algum sangramento irregular semelhante ao que aconteceria no uso da forma tradicional. Independente do regime de uso, todos os contraceptivos hormonais estão associados ao sangramento irregular ou manchas nos primeiros três ou quatro meses de uso, que tendem a melhorar ou desaparecer com o tempo.[18-20]

CONSIDERAÇÕES FINAIS

A utilização de regime estendido/contínuo é segura, eficaz, com boa taxa de continuidade e satisfação pela usuária.

Atualmente as mulheres procuram métodos anticoncepcionais para a redução na frequência e intensidade dos sangramentos programados, sendo a indicação de regime estendido/contínuo propícia nesta situação.

Inicialmente, de forma semelhante ao regime tradicional, podem ocorrer sangramentos irregulares ou manchas que tendem a diminuir/desaparecer com o estender do uso. A incidência de amenorreia tende a aumentar após 6 meses de utilização.

A prescrição dos anticoncepcionais hormonais combinados necessita ser individualizada, buscando satisfazer as necessidades de cada mulher, melhorando não apenas a sintomatologia mas a qualidade de vida.

REFERÊNCIAS BIBLIOGRÁFICAS

1. Pincus G. Control of conception by hormonal steroids. Science. 1966; 153:493-500.
2. Burkman R, Bell C, Serfaty D. The evolution of combined oral contraception: im-

proving the risk-to-benefit ratio. Contraception. 2011; 84:19-34.
3. Loudon NB, Foxwell M, Potts DM et al. Acceptability of an oral contraceptive that reduces the frequency of menstruation: the tri-cycle pill regimen. Br Med J. 1977; 2(6085):487-90.

4. Benson LS, Micks EA. Why Stop Now? Extended and Continuous Regimens of Combined Hormonal Contraceptive Methods. Obstet Gynecol Clin North Am. 2015; 42(4):669-81.

5. Canadian Consensus Guideline on Continuous and Extended Hormonal Contraception, 2007. J Obstet Gynaecol Can. 2007; 29(7 Suppl 2):S1.

6. Kaunitz AM. Menstruation: choosing whether... and when. Contraception. 2000; 62:277-84.

7. Sulak PJ, Scow RD, Preece C et al. Hormone withdrawal symptoms in oral contraceptive users. Obstet Gynecol. 2000; 95:261-6.

8. Vaughan B, Trussell J, Kost K et al. Discontinuation and resumption of contraceptive use: results from the 2002 National Survey of Family Growth. Contraception. 2008; 78:271-83.

9. Cote I, Jacobs P, Cumming D. Work loss associated with increased menstrual loss in the United States. Obstet Gynecol. 2002; 100:683-7.

10. Edelman A1, Micks E, Gallo MF, Jensen JT, Grimes DA. Continuous or extended cycle vs. cyclic use of combined hormonal contraceptives for contraception Cochrane Database Syst Rev. 2014; 29(7):CD004695.

11. Vercellini P, Frontino G, De Giorgi O et al. Continuous use of an oral contraceptive for endometriosis-associated recurrent dysmenorrhea that does not respond to a cyclic pill regimen. Fertil Steril. 2003; 80(3):560-3.

12. Zorbas KA, Economopoulos KP, Vlahos NF. Continuous versus cyclic oral contraceptives for the treatment of endometriosis: a systematic review. Arch Gynecol Obstet. 2015; 292(1):37-43.

13. Trussell J. Contraceptive failure in the United States. Contraception. 2011; 83(5):397-404.

14. Klipping C, Duijkers I, Trummer D et al. Suppression of ovarian activity with a drospirenone-containing oral contraceptive in a 24/4 regimen. Contraception. 2008; 78(1):16-25.

15. Anderson FD, Gibbons W, Portman D. Long-term safety of an extended-cycle oral contraceptive (Seasonale): a 2-year multicenter open-label extension trial. Am J Obstet Gynecol. 2006; 195(1):92-6.

16. World Health Organization. Medical eligibility criteria for contraceptive use 5th ed Geneva. WHO 2015. Acesso em junho de 2019. Disponível em: www.who.int/reproductivehealth/publications/family_planning/MEC-5/en/

17. Szarewski A1, von Stenglin A, Rybowski S. Women's attitudes towards monthly bleeding: results of a global population--based survey. Eur J Contracept Reprod Health Care. 2012; 17:270-283.

18. Miller L, Hughes JP. Continuous combination oral contraceptive pills to eliminate withdrawal bleeding: a randomized trial. Obstet Gynecol. 2003; 101(4):653-61.

19. Archer DF, Jensen JT, Johnson JV et al. Evaluation of a continuous regimen of levonorgestrel/ethinyl estradiol: phase 3 study results. Contraception. 2006; 74(6):439-45.

20. Edelman AB, Koontz SL, Nichols MD et al. Continuous oral contraceptives: are bleeding patterns dependent on the hormones given? Obstet Gynecol. 2006; 107(3):657-65.

Seção 7

PREVENÇÃO SECUNDÁRIA EM PATOLOGIA DO TRATO GENITAL INFERIOR

30 Citologia Oncótica × Teste de DNA-HPV: Qual Melhor? 285

31.1 Atipias Citológicas Escamosas na Colpocitologia Oncológica: Como Abordar? 293

31.2 Atipias Citológicas Glandulares na Colpocitologia Oncológica Como Abordar? 300

32 Neoplasia Intraepitelial Cervical Grau 1: Tratamento Sempre Conservador? 307

33 Neoplasia Intraepitelial Cervical (NIC) Tipo 2: Quando Observar? 315

34 Neoplasia Intraepitelial Vaginal: Como Abordar? 323

PREVENÇÃO SECUNDÁRIA EM PATOLOGIA DO TRATO GENITAL INFERIOR

▶ Marcia Fuzaro Terra Cardial

O Papilomavírus Humano (HPV) é o agente causal necessário para o desenvolvimento do câncer cervical uterino, sendo identificado em praticamente todos os casos em que são utilizados métodos de detecção altamente sensíveis. Pode causar, também, neoplasia intraepitelial e invasiva no trato respiratório (nasossinusal, laringe, traqueia, brônquios), trato digestório superior (mucosa oral, orofaringe, esôfago) e, em especial, na mucosa anogenital, nos quais cerca de 90% dos casos de câncer de vagina e de ânus, bem como 25% a 35% dos casos de vulva estão relacionados a este vírus. São conhecidos cerca de 200 tipos de HPV e 40 deles infectam o trato genital inferior, sendo divididos em grupos de alto (HR) e baixo risco (LR) oncogênico, baseado em evidências epidemiológicas estabelecidas sobre sua associação com lesões benignas, pré-cancerosas e oncológicas. O desenvolvimento de câncer está associado à persistência do HPV oncogênico, que leva à transformação celular, progressão da doença para lesões pré-cancerosas e, se ininterrupto, ao câncer invasivo. De todas as neoplasias associadas ao HPV, o câncer do colo do útero é, sem dúvida, o mais importante, causando morbidade e mortalidade significativas em todo o mundo.

Segundo as estimativas da GLOBOCAN 2018, são diagnosticados cerca de 18,1 milhões casos de câncer no mundo com 9,6 mortes por ano e o câncer de colo de útero é o quarto mais comum em mulheres, com incidência de 570.000 novos casos, com 310.000 mortes anuais. A maioria, 85% dos casos e 87% do total de mortes, ocorre nos países em desenvolvimento, pelo acesso precário aos cuidados de saúde para imunização, detecção precoce e tratamento de lesões, considerados respectivamente prevenção primária, secundária e terciária. Em nosso país estima-se que ocorram 16.370 casos novos para cada ano do biênio 2018-2019 e 5.727 óbitos por câncer do colo do útero (BRASIL, 2017).

As estratégias de rastreamento eficazes devem ter uma taxa de cobertura minima de 50% e idealmente de 80% da população-alvo e, para tanto, a organização do sistema é indispensável. Em nosso país continental o desafio está relacionado a áreas de difícil acesso ao sistema de saúde. Atualmente, nos países desenvolvidos, o método introduzido tem sido o teste DNA HPV com ou sem citologia associada, demonstrando maior sensibilidade de detecção de lesões precursoras e permitindo, se negativo, maior espaçamento do exame com mais segurança, além de permitir a autocoleta, vencendo barreiras geográficas.

O método, a faixa etária e periodicidade devem ser estabelecidos nacionalmente.

No Brasil, o controle de câncer do colo do útero integra o Plano de Ações Estratégicas para o Enfrentamento das Doenças Crônicas Não Transmissíveis (DCNT) e o Ministério da Saúde, por meio da publicação "Diretrizes para o Rastreamento do Câncer do Colo do Útero 2016", recomenda o exame citopatológico em mulheres assintomáticas com idade entre 25 e 64 anos, a cada três anos, após dois exames anuais consecutivos normais, sendo que o teste DNA HPV ainda não faz parte do rastreio no país. As diretrizes têm o importante papel de apresentar fluxogramas mínimos para que o tratamento adequado seja realizado em todo país, com disponibilidade dos métodos terapêuticos, no intuito de reduzir as taxas de incidência e mortalidade por câncer cervical uterino. Nos capítulos a seguir, discutiremos as condutas atuais para lesões de colo e vagina.

As estratégias de vacinação, rastreio e tratamento são ferramentas indispensáveis que, se colocadas em prática, podem levar à extinção do câncer de colo de útero no Brasil e no mundo.

capítulo 30

Citologia Oncótica × Teste de DNA-HPV:
Qual o Melhor?

▶ Neila Maria de Góis Speck
▶ Adriana Bittencourt Campaner

INTRODUÇÃO

O câncer do colo do útero é a terceira neoplasia mais frequente em mulheres brasileiras e a quarta causa de mortalidade. Grande variação regional é observada, refletindo os diferentes níveis de desenvolvimento das regiões; nosso país, com dimensões territoriais continentais, tem diversidade nas taxas de incidência desta neoplasia. A taxa atual é de 15 casos por 100.000 mulheres/ano, com menor incidência na região sudeste, com 10 casos/100.000 e maior incidência na região norte, com 26 casos/100.000. Apesar da mortalidade e incidência serem altas no Brasil, na última década vem sendo observada uma discreta redução nessas cifras.[1]

Em nosso meio apenas 20% dos casos de câncer do colo do útero são diagnosticados em estadio inicial (Estadio I), que são os identificados nos programas de rastreamento. Cerca de 80% dos casos são diagnosticados em mulheres que não estão realizando exames rotineiros. Isto indica baixa cobertura da população-alvo e/ou baixa eficiência do programa de rastreamento vigente.[1]

O rastreamento organizado é também chamado de base populacional, onde todas as pessoas da população-alvo são convocadas para a realização do teste. Já no rastreamento oportunístico as pessoas participam de acordo com a procura espontânea ao serviço de saúde.

O rastreamento do câncer de colo uterino no Brasil ainda é realizado por meio da citologia oncótica cérvico-vaginal em mulheres sexualmente ativas de 25 a 64 anos. O rastreamento oportunístico, que é o que acontece no Brasil, é de baixa eficiência porque grande número de mulheres fora da população-alvo é rastreada ou por estar fora da faixa etária ou realizando o teste com intervalo menor do que o recomendado. E o mais importante é que o rastreamento oportunístico deixa de rastrear parte da população-alvo, atingindo portanto baixa cobertura.

Se considerarmos que a nossa população-alvo é de cerca de 50 milhões de mulheres, e que a recomendação é de que sejam realizados exames a cada três anos, cerca de 17 milhões de mulheres deveriam realizar o exame anualmente. O Sistema Único de Saúde (SUS) realiza anualmente cerca de 10 milhões de exames; entretanto, como o nosso programa é oportunístico, sabemos que boa parte desses exames é realizada fora das recomendações, então a taxa de cobertura é baixa. Cinquenta por cento dos médicos ainda realizam o exame anualmente e apenas 10% seguem a recomendação de exame trienal. Além de 20% desses exames serem realizados abaixo dos 25 anos, às vezes até abaixo dos 20 anos.[2]

Em países que adotam programas organizados de rastreamento, as mulheres são convocadas principalmente de forma individual, por carta. A convocação é realizada baseada em registros de base populacional na maior parte dos programas. Para que isso aconteça a mulher deve estar inserida num sistema de informação capaz de identificar as pacientes-alvo.

Uma questão importante no rastreamento do câncer do colo do útero, que contribui para a baixa eficiência do programa, é a baixa sensibilidade da citologia como teste de rastreamento e a dificuldade de se estabelecer um controle de qualidade deste teste. Estudos demonstraram a superioridade da pesquisa do DNA-HPV (ou teste de HPV) na detecção de lesões precursoras e câncer, às custas de uma discreta redução da especificidade. Levando-se em conta que as lesões precursoras e o câncer são decorrentes da infecção persistente por HPV oncogênico, o diagnóstico da infecção por testes moleculares estratifica o risco.

O principal valor do teste HPV é o seu alto valor preditivo negativo, ou seja, um exame negativo praticamente assegura a ausência de doença por um longo período de tempo. Já a presença do teste positivo estratifica a mulher para exames subsidiários, como a citologia e, se alterada, a colposcopia. O teste de DNA-HPV pode ser utilizado como método de rastreamento primário e o intervalo de cinco anos entre os exames é seguro. O teste de HPV, por ser automatizado, permite um controle de qualidade mais eficiente e pode ser uma estratégia para aumentar a cobertura se considerarmos a possibilidade de atingir com mais facilidade a população com dificuldade de acesso ao serviço de saúde. Isso porque com o teste de HPV é possível oferecer a técnica da autocoleta, com discreta perda da sensibilidade e especificidade.

O EXAME CITOLÓGICO COMO MÉTODO DE RASTREIO

A citologia oncótica é o método mais utilizado ainda em todo o mundo como método de rastreamento do câncer de colo uterino, porém apresenta sensibilidade baixa nas lesões de alto grau, em torno de 53%, sendo que quase a metade dos casos serão perdidos por esta técnica. Ter-

-se-á exames falso-negativos ou insatisfatórios. Dependerá da repetição constante do rastreamento para, em um segundo momento, identificar a mulher doente, perdendo-se muitas vezes lesões num primeiro ciclo de prevenção.[3]

Para que haja uma boa estratégia de rastreamento com a citologia oncótica, com efetividade na diminuição das taxas de câncer, segundo a Organização Mundial da Saúde (OMS), 80% da população-alvo necessita ser examinada. Nos países onde a cobertura foi acima de 50%, com intervalo a cada três a cinco anos, as taxas de morte por este câncer foram inferiores a três por 100 mil mulheres por ano e nos países com cobertura de 70%, essa taxa é igual ou menor a duas mortes por 100 mil mulheres por ano.[4] No Brasil o rastreamento ainda é oportunístico, sem organização dos orgãos de saúde para convocação da população-alvo. Assim, a mulher é submetida ao exame quando procura o serviço de saúde por outra razão, muitas vezes fora do grupo-alvo, e sem seguir a padronização recomendada pelo Ministério da Saúde. Muitas mulheres são rastreadas em excesso, mas grande parte da população feminina, principalmente aquelas viventes em regiões longínquas do país, não são submetidas ao teste.[5]

Em 2016, o Ministério da Saúde, por meio do Instituto Nacional de Câncer (INCA), recomendou:

- O início da coleta deve ser aos 25 anos de idade para as mulheres que já iniciaram atividade sexual, independente da idade de início e número de parceiros. O intervalo entre os exames deve ser de três anos, após dois exames negativos, com intervalo anual;

- Os exames devem seguir até os 64 anos e serem interrompidos quando, após essa idade, as mulheres tiverem pelo menos dois exames negativos consecutivos nos últimos cinco anos. Para mulheres com mais de 64 anos e que nunca realizaram o exame citopatológico, deve-se realizar dois exames com intervalo de um a três anos. Se ambos forem negativos, essas mulheres podem ser dispensadas de exames adicionais;

- O rastreamento em gestantes deve seguir as recomendações de periodicidade e faixa etária como para as demais mulheres, sendo que a procura ao serviço de saúde para realização de pré-natal deve sempre ser considerada uma oportunidade para o rastreio;

- Não há indicação para rastreamento do câncer do colo do útero em mulheres que ainda não iniciaram atividade sexual. Essas recomendações não se aplicam a mulheres com história prévia de lesões precursoras do câncer do colo uterino. Mulheres submetidas à histerectomia total por lesões benignas, sem história prévia de diagnóstico ou tratamento de lesões cervicais de alto grau, podem ser excluídas do rastreamento, desde que apresentem exames anteriores normais.[6]

O TESTE DE DNA-HPV COMO MÉTODO DE RASTREIO

Há aumento da sensibilidade para 96% no diagnóstico das lesões de alto grau, ou mais grave, do colo uterino com o uso de testes de DNA-HPV. Mulheres com HPV de alto risco, mesmo antes de manifestar qualquer alteração, já serão identificadas e melhor avaliadas, com seguimento mais constante. Porém, a especificidade do teste é menor, pelo fato de que nem toda a infecção presente acarretará lesão. A infecção pelo HPV predomina em mulheres jovens, abaixo de 30 anos, onde a maioria delas tem caráter transitório.

Estes testes apresentam alto valor preditivo negativo, assegurando a inexistência de doença frente ao resultado negativo. Já quanto ao valor preditivo positivo, necessitamos de outro exame subsidiário frente à positividade do teste para se diagnosticar se há doença ou não.

Os métodos comerciais vigentes, e aprovados pelos orgãos de saúde, são a captura híbrida II® (CH) (Qiagen), que identifica os 13 principais tipos de HPV oncogênicos (16, 18, 31, 33, 35, 39, 45, 51, 52, 56, 58, 59 e 68) e o PCR Cobas® (Roche) que identifica 14 tipos de HPV de alto risco, diferenciando o 16 e 18 de outros tipos (31, 33, 35, 39, 45, 51, 52, 56, 58, 59, 66, 68). Esta tecnologia já foi validada no diagnóstico das lesões de colo uterino de grau 2 ou maior (NIC2+) em diferentes estudos e populações, e apresenta sensibilidade elevada. No estudo ALTS, a Captura Híbrida 2 (HC2®) apresentou 95,9% e 96,3% de sensibilidade, respectivamente,

para detecção de NIC2 e NIC3 confirmados histologicamente. Outra metanálise publicou resultados de sensibilidade de 92,5% (95% IC: 90,1-94,9) e 95,6% (95% IC: 92,8-98,4), respectivamente, para detecção de NIC2 e NIC3.[7,8]

Nos EUA foi aprovado, em 2014, a utilização do Cobas como teste primário e isolado de rastreio para mulheres acima de 25 anos, onde a citologia só seria feita de forma "reflexa" quando o teste é positivo para outros tipos de HPV. Se o teste for negativo, não é feita a citologia e deve ser novamente rastreada em 3 a 5 anos; se o teste for positivo para o HPV 16 e/ou 18, a mulher é encaminhada de imediato para a colposcopia.

As recomendações atuais das sociedades médicas têm utilizado ainda o "coteste", que é a citologia com a captura híbrida II para mulheres acima de 30 anos. Se a citologia for negativa com CH positiva, duas estratégias são orientadas: repetir o coteste em 12 meses ou genotipar os HPV 16 e 18; caso positivo, realizar colposcopia imediata. Na repetição do teste em 12 meses, se a CH mantiver positiva ou a citologia apresentar alterações ASCUS+, a mulher deverá ser encaminhada à colposcopia. Se a CH for negativa, ela será novamente rastreada em 3 anos.[3]

A genotipagem para os HPV 16 e 18 vem tomando espaço como método de rastreio, pois a persistência de infecção por estes tipos de HPV associa-se com alto risco de desenvolver NIC III ou mais, com 17% e 13% respectivamente em 10 anos, quando comparado a 3% dos outros HPV de alto risco.[9]

CITOLOGIA *VERSUS* TESTE DE DNA-HPV

Em estudo incluindo quatro ensaios clínicos randomizados, com 176.464 mulheres de 20 a 64 anos, rastreadas com citologia oncótica × teste de DNA-HPV, seguidas por seis anos e meio, analisou-se o risco cumulativo de aparecimento de câncer cervical. O risco de câncer aos dois anos e meio de seguimento foi de 0,79 com a citologia e mais baixo com o teste de DNA-HPV, que foi de 0,45. A incidência cumulativa era de 4,6 por 100.000 mulheres e 8,7 por 100.000 em 3 e 5 anos de seguimento com o teste de DNA-HPV e 15,4 por 100.000 e 36 por 100.000 em 3 e 5 anos no braço da citologia. Como conclusão, a inserção do teste de DNA-HPV confere 60% a 70% de acréscimo de proteção contra o câncer quando comparado à citologia. Além de recomendar o uso desta estratégia a partir dos 30 anos e com intervalo de 5 anos.[10]

Em outra análise, POBASCAM, 330.000 mulheres foram rastreadas com três estratégias e com seguimento de cinco anos: citologia × citologia e teste de DNA-HPV × teste de DNA-HPV isolado. O teste de DNA diagnosticou adicionalmente 79 casos de pré-câncer em 100.000 mulheres e 30 casos de câncer em 100.000 mulheres em comparação com a citologia. A incidência de lesões pré-câncer e câncer em cinco anos para a citologia foi de 0,36, para a citologia com o teste de DNA-HPV foi de 0,16 e para o teste de DNA-HPV isoladamente foi de 0,17, estas duas últimas estratégias não diferindo estatisticamente. Todos os benefícios do aumento da sensibilidade foram atribuídos ao teste de DNA-HPV. Observou-se que a partir do terceiro ano de seguimento a citologia começa ter acréscimo da incidência das lesões, e com as duas estratégias com teste de DNA-HPV, observa-se que o acréscimo é a partir do quinto ano.[11]

Achados semelhantes foram encontrados no estudo ATHENA, em 2015, com cerca de 47.000 mulheres, onde as estratégias baseadas no teste de DNA-HPV foram mais seguras do que a citologia isoladamente. Com a realização da genotipagem para os HPV 16 e 18, identificou-se uma em dez mulheres com lesão de alto grau, apesar da citologia ser negativa e uma em quatro mulheres nas citologias com AS-CUS. O risco absoluto de lesão de alto grau na genotipagem positiva dos HPV 16 e 18 foi significativamente superior do que quando era positivo para os outros tipos de HPV de alto risco. A positividade dos HPV 16 e 18 diferenciam a mulher como de alto risco para o desenvolvimento de lesões. Nesta população, consequentemente haverá um número maior de encaminhamento para a colposcopia.[12]

Estratégias com o teste de DNA-HPV podem ser realizadas com autocoleta, assim contemplando a população que não tem acesso a profissionais de saúde. Em 2.000 mulheres a positividade para o HPV foi de 12,3%, semelhante às taxas de positividade quando o exame foi coletado por profissional da saúde.[13]

O MUNDO NO RASTREIO

Em 2018, a Organização Mundial de Saúde (OMS) estabeleceu que o teste de DNA-HPV deve fazer parte da lista de exames essenciais à saúde feminina em mulheres acima de 30 anos, como método de rastreio no diagnóstico das lesões de alto grau ou pior.[14]

A Sociedade Americana de Oncologia, por meio do Colégio Americano de Ginecologistas (ACOG), e a Associação Americana de Patologia Cervical e Colposcopia (ASCCP) recomendam para mulheres de 21 a 30 anos a citologia oncótica como método de rastreio a cada três anos, e para mulheres acima de 30 anos até 65 anos o teste de DNA-HPV isoladamente ou associado à citologia (coteste) a cada cinco anos, com nível de recomendação A.[15]

No Congresso da Federação Internacional de Ginecologia e Obstetrícia (FIGO) em novembro de 2018, no Rio de Janeiro, a OMS fez uma chamada para erradicação do câncer de colo do útero até o ano de 2030, com a proposta de vacinar 90% das meninas com 15 anos, rastrear 70% das mulheres com teste de DNA-HPV entre 35 e 45 anos, com expectativa de redução de 30% da mortalidade por câncer de colo uterino.[16]

No Brasil o rastreio ainda continua com a citologia oncótica exclusiva, conforme recomendação do Ministério da Saúde. Mas as sociedades científicas são simpatizantes à nova tecnologia com a inserção do teste de DNA-HPV. Assim, a Febrasgo, em 2018, apresentou um dossiê com proposta de rastreamento do câncer de colo uterino (Figura 30.1).[17]

CONSIDERAÇÕES FINAIS

Os testes de DNA-HPV, por apresentarem melhor sensibilidade, representam a melhor estratégia de rastreamento do câncer de colo uterino para mulheres acima de 30 anos. A citologia oncótica teria sua indicação apenas após o teste de DNA-HPV positivo, ou para mulheres abaixo de 30 anos.

Se há possibilidade da realização da genotipagem, com identificação dos HPV 16 e 18, a estratificação das mulheres de maior risco determinará, nesta população, a realização de colposcopia imediata. Para os outros tipos de HPV, a citologia reflexa irá determinar se é necessário a colposcopia ou apenas o controle em um ano.

A autocoleta pode ser uma estratégia para as populações viventes em áreas restritas aos profissionais de saúde.

A organização do sistema é fundamental para que se atinja o objetivo de diminuição da incidência e mortalidade por este tipo de câncer.

Capítulo 30 — Citologia Oncótica X Teste de DNA-HPV: Qual o Melhor?

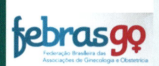

DOSSIÊ DE ESTRATÉGIAS DO RASTREAMENTO DO CÂNCER DE COLO UTERINO NO BRASIL

Proposta da Febrasgo para rastreamento do câncer de colo uterino, como acréscimo às diretrizes do ano de 2016 do MS-INCA

1. Organizar o sistema de rastreamento, tornando-o organizado a partir de uma base populacional.
2. Inserção do teste de DNA-HPV como teste primário seguido de citologia oncótica em meio líqueido para os casos positivos.
3. Como teste primário se houver a inserção da genotipagem, as mulheres positivas para o HPV 16/18 serão encaminhadas diretamente à colposcopia as positivas para outros HPV não 16/18 terão a citologia oncótica em meio líquido como segundo exame.
4. Utilizar auto-coleta com teste de DNA-HPV para mulheres que rejeitam o exame profissional, ou àquelas vivenes em áreas longingua.

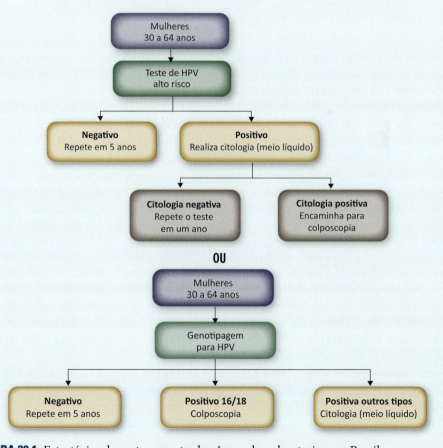

■ **FIGURA 30.1** Estratégias do rastreamento do câncer do colo uterino no Brasil.

REFERÊNCIAS BIBLIOGRÁFICAS

1. Schilithz AOC et al. Estimativa 2016 para Incidência de Câncer no Brasil. Instituto Nacional do Câncer José de Alencar Gomes da Silva. 2015; p. 25-113.

2. Derchain S, Teixeira JC, Zeferino LC. Organized, population-based cervical cancer screening program: It would be a good time for Brazil now. Rev Bras Ginecol Obstet. 2016; 38:161-3.

3. ASCCP Guidelines - 2012, American Society for Colposcopy and Cervical Pathology. Journal of Lower Genital Tract Disease. 2012; 16(3):00Y00.

4. Anttila A. et al. Cervical cancer screening policies and coverage in Europe. European Journal of Cancer. 2009; 4(15):2649-58.

5. Instituto Nacional de Câncer José Alencar Gomes da Silva. Monitoramento das ações de controle dos cânceres do colo do útero e de mama. Informativo Detecção Precoce. Rio de Janeiro, ano 4, no. 1, jan./abr. 2013.

6. Diretrizes Brasileiras para o Rastreamento do Câncer do Colo do Útero. Instituto Nacional de Câncer José Alencar Gomes da Silva. Coordenação de Prevenção e Vigilância. Divisão de Detecção Precoce e Apoio à Organização de Rede. 2a. ed. Rev Atual Rio de Janeiro: INCA, 2016.

7. Solomon D et al. Comparison of Three Management Strategies for Patients with Atypical Squamous Cells of Undetermined Significance: Baseline Results from a Randomized Trial. Journal National Cancer Institute. 2001; 93(4):293-99.

8. Stoler MH et al. High-Risk Human Papillomavirus Testing in Women With ASC-US Cytology: Results From the ATHENA HPV Study. Am J Clin Pathol. 2011; 135(3):468-75.

9. Khan MJ et al. The elevated 10-year risk of cervical precancer and cancer in women with human papillomavirus (HPV) type 16 or 18 and the possible utility of type-specific HPV testing in clinical practice. J Natl Cancer Inst. 2005; 97:1072-79.

10. Ronco G et al. International HPV swg. Efficacy of HPV-based screening for prevention of invasive cervical cancer: follow-up of four european randomised controlled trials. Lancet. 2014; 383:524-2.

11. Katki HA et al. How might HPV testing be integrated into cervical screening? www.thelancet.com/oncology 2012; 13.

12. Wright TC Jr et al. The ATHENA human papillomavirus study: design, methods, and baseline results. Am J Obstet Gynecol. 2012; 206:46.e1-11.

13. Lorenzi AT et al. Self-collection for high-risk HPV detection in Brazilian women using the care HPVTM test. Gynecol Oncol. 2013; 131(1):131-4.

14. WHO headquarters. Geneva, 16-20 April 2018. World Health Organization Model List of Essential In Vitro Diagnostics – 1a. edition (2018).

15. U.S. Preventive Services Task Force (USPSTF). Final recommendation statement on cervical cancer screening in average-risk women. August 21, 2018. Disponível em: https://www.uspreventiveservicestaskforce.org/Announcements/News/Item/final-recommendation-statement-screening-for-cervical-cancer

16. Congresso Mundial da Federação Internacional de Ginecologia e Obstetrícia (FIGO) – Novembro 2018. Rio de Janeiro (Brasil).

17. De Góis Speck NMG, Carvalho JP. Dossiê de Estratégias do Rastreamento do Câncer de Colo Uterino da FEBRASGO, 2018. Disponível em: www.febrasgo.org.br

capítulo 31

31.1 Atipias Citológicas Escamosas na Colpocitologia Oncológica:
Como Abordar?

▶ Cecília Maria Roteli Martins
▶ Renata Robial

INTRODUÇÃO

O exame de citologia cervical foi classificado como exame padrão para o rastreamento do câncer de colo uterino e de suas lesões precursoras desde sua introdução em 1941 por Papanicolaou e Traut.[1] O teste do papilomavírus como estratégia de rastreamento aumentou a detecção de câncer de colo uterino e permitiu maior estratificação do risco.

Dentre as alterações citológicas cervicais, a mais comumente encontrada são as células escamosas atípicas de significado indeterminado (ASC-US). Segundo estudo realizado em 965.360 citologias cervicais de mulheres de 30 a 64 anos, o resultado encontrado foi de 2,8% ASC-US entre 96% de resultados negativos. O restante se distribuiu entre lesões de baixo grau (0,97%) e lesões de alto grau.[2]

O risco de câncer cervical invasivo em mulheres com ASC-US é baixo quando comparado com as outras alterações da citologia, uma vez que a maioria dos casos de ASC-US (1/3 a 2/3) não está associada com o HPV oncogênico. Ao contrário, os resultados de atipias celulares em que não é possível descartar malignidade (ASC-H), o risco de lesão mais grave ou mesmo câncer invasor é significativamente mais alto.[3]

A seguir três tabelas modificadas do estudo Kaiser Permanente Medical Program, nos Estados Unidos, com aproximadamente um milhão de amostras de citologia cervical, em que foi avaliado o risco de doença maligna ou pré-maligna em cinco anos, em mulheres entre 30 e 64 anos, 25 e 29 anos e 21 e 24 anos, com ASC-US e ASC-H na citologia (Tabelas 31.1 a 31.3).[4]

Foi demonstrado que nas mulheres de 30 a 64 anos, o resultado de ASC-US na citologia isolada apresenta baixo risco para lesões mais graves, assim como o resultado ASC-US com teste de HPV negativo.[4]

Tabela 31.1 Risco de malignidade de ASC-US com duas estratégias (30 a 64 anos).[4]

	Citologia ASC-US %	ASC-US + teste HPV negativo %	Citologia ASC-H %[*]
NIC 2+	6,9	1,1	35
NIC 3+	2,6	0,43	18
Câncer	0,18	0	2,6

*Resultados com citologia isolada já que com ASC-H não foi coletado DNA HPV.

No mesmo estudo, mulheres com idade de 25 a 29 anos, que fizeram seguimento por 5 anos, o risco de lesões mais graves somente é significativo com os resultados de ASC-H.

Tabela 31.2 Risco de malignidade de ASC-US com duas estratégias (25 a 29 anos).[4]

	Citologia ASC-US %	ASC-US+ teste HPV positivo %	ASC-US+ teste HPV negativo %	Citologia ASC-H %
NIC 3+	3,9	7,1	0,59	24
Câncer	0,12	0,16	0,018	1,5

Ainda nas mulheres com idade de 21 a 24 anos que fizeram seguimento por 5 anos, somente aparece um baixo risco de NIC3 nos resultados de ASC-US com presença de HPV oncogênico.

Tabela 31.3 Risco de malignidade de ASC-US com duas estratégias (21 a 24 anos).[4]

	Citologia ASC-US %	ASC-US+ teste HPV positivo %	ASC-US+ teste HPV negativo %	ASC-H %
NIC 3+	3,0	4,4	0,57	16
Câncer	0,032	0,055	0	0

A atual terminologia dos resultados de citologia cervical incluem a categoria células escamosas atípicas (ASC) que não são consideradas normais e nem preenchem critério para pré-malignidade (neoplasia intraepitelial escamosa). O ASC pode ser caracterizado como significado indeterminado (ASC-US) ou como células atípicas escamosas que não podem excluir lesão intraepitelial de alto grau (ASC-H).[5]

ASC-US E HPV-POSITIVO PERSISTENTE

Resultados de citologia com ASC-US acompanhados de teste HPV positivo persistente e colposcopia negativa representam um desafio, pois a infecção persistente por HPV representa risco para o aparecimento do câncer invasor. De acordo com as diretrizes americanas, essas mulheres necessitam de colposcopia anual. Já nos resultados de ASC-US com HPV positivo persistente e colposcopia negativa, é importante certificar que não há lesão perdida sendo, portanto, mandatório a coleta de amostra endocervical.[6]

ASC-US E HPV-NEGATIVO PERSISTENTE

Resultados de citologia com ASC-US, acompanhados de HPV negativo persistente, geralmente representam atrofia ou inflamação. Com base nos *guidelines*, essas mulheres podem ser seguidas com citologia cervical e DNA HPV a cada 3 anos, se não apresentarem sangramento uterino anormal ou pós-coito e o exame ginecológico normal.[6]

AVALIAÇÃO DE ASC-US CONFORME *GUIDELINE* AMERICANO[7]

Mulheres com 25 anos ou mais – Há duas possibilidades

1. Teste de DNA HPV (teste reflexo) e de acordo com o resultado do seguimento:
    - **HPV-negativo**: Repetir citologia e teste DNA HPV em 3 anos
    - **HPV-positivo**: Colposcopia

2. Alternativa repetir citologia em um ano
    - Negativa – Rotina
    - ASC-US ou a lesão mais grave: colposcopia

Na colposcopia, a amostra endocervical deve ser coletada se não houver lesão visível ou a colposcopia for insatisfatória. Procedimento diagnóstico excisional (cone) não é recomendado. Desde 2012 a colposcopia direta, após um resultado de ASC-US isolado, não é recomendada por diretrizes americanas.[7]

Resultados da colposcopia: seguir conforme protocolo para ausência de lesões ou NIC1 e NIC2/3.[7]

ASC-US (*CÉLULAS ATÍPICAS DE SIGNIFICADO INDETERMINADO*)

Recomendações Conforme Protocolo INCA[8]

A prevalência de doença pré-invasiva e câncer em mulheres com citologia de ASC-US é baixa e, assim, o tratamento baseado apenas no aspecto colposcópico não é indicado nesta situação. A conduta varia de acordo com a idade da mulher.

ASC-US em mulheres com 30 anos ou mais: repetir em 6 meses. É importante avaliar antes da segunda coleta a presença de infecção genital e/ou atrofia e tratar quando necessário. Após dois exames subsequentes negativos, com intervalo de seis meses, a mulher retornará ao rastreamento com citologia trienal.

Exame sugestivo de lesão intraepitelial ou câncer: encaminhar para colposcopia.

Mulheres abaixo de 30 anos deverão repetir a citologia em um ano. Após dois exames subsequentes negativos, a paciente deverá retornar ao rastreamento citológico trienal.

Exame sugestivo de lesão intraepitelial ou de câncer: encaminhar para colposcopia.

Quando a colposcopia apresentar resultados anormais maiores (sugestivos de NIC2 ou NIC3 ou suspeita de invasão) deve-se realizar biópsia. Resultado de biópsia NIC2 ou lesão mais grave, prescrever tratamento conforme protocolo.

Colposcopia satisfatória (JEC visível) e achados colposcópico menores (sugestivos de NIC1) em mulheres com menos de 30 anos, a biópsia poderá ser dispensada se rastreamento prévio negativo para lesão intraepitelial ou câncer. Esse seguimento deverá ser realizado na unidade básica de saúde (UBS), com exames citopatológicos semestrais até 2 exames consecutivos negativos. Mulheres com JEC não visível ou parcialmente visível deverão ter avaliação do canal endocervical e a conduta deverá seguir o resultado apresentado neste exame.

Mulheres com mais de 30 anos e achados colposcópicos anormais, com história de NIC 2, NIC3, câncer ou rastreamento prévio desconhecido, deverão se submeter à colposcopia com biópsia. Mulheres com JEC não visível ou parcialmente visível deverão ter avaliação do canal endocervical e a conduta seguir o resultado apresentado neste exame. Resultado negativo ou ASC-US: seguimento deverá ser na UBS com exame citopatológico semestral até dois resultados consecutivos negativos, quando então a mulher deverá retornar à rotina trienal.

Resultado de maior relevância: seguir conforme protocolo.

Mulheres até 24 anos

Apresentam maior incidência de infecção por HPV e a maioria são infecções transitórias. Por este motivo esta faixa etária não faz parte da população-alvo para rastreamento do câncer de colo. Caso ela tenha sido submetida ao exame citopatológico e apresentado ASC-US, essa mulher deverá repetir a citologia em 3 anos; novo exame normal, deve reiniciar rastreamento aos 25 anos. Se novo ASC-US ou achado de maior gravidade, a colposcopia deverá ser realizada aos 25 anos.

Gestantes

Seguir protocolo de mulheres não grávidas e biopsiar somente se suspeita de invasão.

Mulheres na Pós-menopausa

O resultado de ASC-US na pós-menopausa muitas vezes está somente relacionado à atrofia, sendo assim é recomendado o tratamento com estrogênios tópicos antes de realizar a próxima coleta de citologia.

Imunossuprimidas

Mulheres imunossuprimidas com resultado citológico de ASC-US deverão ser encaminhadas para colposcopia já no primeiro exame alterado. Caso a colposcopia seja negativa, ausência de lesão intraepitelial ou câncer, a mulher deverá ser acompanhada semestralmente até dois exames negativos. Após esse período, seguir recomendação de rastreamento específico para essas mulheres.

ASC H (*ATIPIA CELULAR ESCAMOSA NÃO PODENDO EXCLUIR LESÃO DE ALTO GRAU*)

São as atipias celulares de significado indeterminado, com maior possibilidade de se relacionar à histologia de lesão intraepitelial escamosa de alto grau. A frequência de ASC-H no Brasil foi a menor dentre todas as alterações citológicas: 8,8% em 2013.[8]

A conduta, segundo as diretrizes do Ministério da Saúde, é encaminhar todas as mulheres com ASC-H para colposcopia. Na presença de Zona de Transformação tipo 1 ou 2, e achados anormais maiores, pode ser realizada biópsia ou excisão tipo 1 ou 2.[8]

Na presença de achados colposcópicos anormais e Zona de Transformação (ZT) tipo 3, que corresponde à Junção Escamocolunar (JEC) não visível, deve-se realizar a biópsia e avaliação do canal endocervical e a conduta específica dependerá do resultado da biópsia. Se a histologia resultar em Lesão Intraepitelial de Alto Grau (HSIL), seguir recomendação específica. Nos casos negativos ou de Lesão Intraepitelial de Baixo Grau (LSIL), repetir citologia e colposcopia em seis meses.[8]

Na ausência de achados colposcópicos anormais e ZT tipo 2 ou 3 (JEC parcial ou totalmente invisível), o canal endocervical deve ser investigado. Se o exame desse material mantiver o mesmo resultado ou mais grave, excluída lesão vaginal, é recomendável a excisão tipo 3 para diagnóstico. Se a histologia for negativa, indicam-se novas citologia e colposcopia em seis meses. O controle deverá ser semestral e se fará com citologia e colposcopia e/ou teste DNA HPV.[8]

Algumas Situações Especiais

- Mulheres até 24 anos: deverão ser encaminhadas para colposcopia; a biópsia deve ser realizada na presença de achados colposcópicos maiores e a recomendação específica se HSIL histológico. Se a colposcopia apresentar achados colposcópicos menores ou normalidade, o controle citológico será anual.[8]

- Gestantes: realizar colposcopia; a biópsia deve ser feita somente na suspeita de invasão. Após 90 dias do parto realizar controle.

- Mulheres após a menopausa: recomenda-se estrogenioterapia prévia à colposcopia ou ao controle citológico.

- Imunossuprimidas: a conduta será a mesma das demais mulheres.[8]

Resultados de citologia com ASC-H, segundo as recomendações americanas (ASCCP), devem ser avaliados com colposcopia. O teste de DNA HPV não deve ser realizado, uma vez que esses resultados apresentam grande chance de infecção por HPV oncogênico e o teste não traz nenhum benefício na condução desses casos. A colposcopia, que segue um resultado de ASC-H, deve ser adequada com a visão total da zona de transformação. Se a colposcopia apresentar-se inadequada, deve ser considerada uma avaliação do canal endocervical e até mesmo uma excisão da zona de transformação.

Nas gestantes com ASC-H recomenda-se atenção para os casos de metaplasia imatura que podem confundir os examinadores e são característicos da gestação. Assim, as gestantes com resultado de ASC-H devem ser avaliadas com colposcopia e a biópsia ser realizada apenas se houver um achado indicativo de lesão de alto grau. A avaliação de canal endocervical durante a gestação somente deverá ser realizada com escova suave e a curetagem de canal está contraindicada.

COMPARAÇÃO DE TRIAGEM COM TESTE HPV E COM REPETIÇÃO DA CITOLOGIA

A triagem do DNA HPV é mais efetiva para detectar NIC 2,3 ou câncer cervical. O teste de HPV reflexo tem a vantagem adicional de liberar a paciente de uma segunda visita para coleta do DNA HPV. O teste de DNA HPV resulta em menos mulheres referenciadas para colposcopia como estratégia nos casos de ASC-US, reduzindo custo e desconforto para a paciente.[9]

ADOLESCENTES RASTREADAS INADVERTIDAMENTE

A recomendação de iniciar o rastreamento a partir de 21 anos de idade, de acordo com as recomendações americanas (ACOG, US Preventive Task Force, ASCCP, ACS e ASCP), assinala que a conduta frente ao resultado anormal nas adolescentes que forem rastreadas inadvertidamente, deve seguir as recomendações para as mulheres de 21 a 24 anos de idade.

Esta conduta conservadora é baseada na baixa incidência de câncer de colo uterino nas adolescentes (0,15 por 100.000 mulheres/ano nos EUA), assim como é baixa nas mulheres de 21 a 24 anos (1,4 por 100.000 mulheres/ano).[7]

REFERÊNCIAS BIBLIOGRÁFICAS

1. Papanicolaou GN, Traut HF. The diagnostic value of vaginal smears in carcinoma of the uterus. AM J Obstet Gynecol. 1941.

Tabela 31.4 Recomendações nacionais e americanas para a conduta inicial com base nas alterações citopatológicas.

Diagnóstico citológico	Idade	Conduta inicial
ASC-US	< 25	Repetir em 3 anos * #
	25-29	Repetir em 1 ano *
	≥ 30	Teste DNA HPV #
ASC-H	Todas	Colposcopia *#
AGC	Todas	Colposcopia *#
		+ amostra endometrial #

Fonte: tabela modificada com com base nas Diretrizes Brasileiras para o Rastreamento do Câncer de colo de útero 2016 (*) e ASCCP 2013(#).[7,8]

2. Katki HA, et al. Benchmarking CIN 3+ risk as the basis for incorporating HPV and Pap cotesting into cervical screening and management guidelines. J Low Genit Tract Dis. 2013; 17(5 Suppl 1):S28.

3. ASCUS-LSIL Triage Study (ALTS) Group. Results of a randomized trial on the management of cytology interpretations of atypical squamous cells of undetermined significance. Am J Obstet Gynecol. 2003; 188(6):1383.

4. Katki HA et al. Five-year risks of CIN 3+ and cervical cancer among women with HPV testing of ASC-US Pap results. J Low Genit Tract Dis. 2013; 17(5 Suppl 1):S36.

5. Solomon D, Davey D, Kurman R, et al. The 2001 Bethesda System terminology for reporting results of cervical cytology. JAMA. 2002, 287:2114.

6. Demirtas GS, Akman L, et al. Clinical significance of ASCUS and ASC-H cytological abnormalities: a six-year experience at a single center. Eur J Gynaecol Oncol. 2015; 36:150.

7. Saslow D, Solomon D, Lawson HW, Killackey M, Kulasingam SL, Cain J, et al. American Cancer Society, American Society for Colposcopy and Cervical Pathology, and American Society for Clinical Pathology Screening Guidelines for the Prevention and Early Detection of Cervical Cancer. Ca Cancer J Clin. 2012; 62:147-172.

8. BRASIL. Instituto Nacional de Câncer José Alencar Gomes da Silva. Coordenação de Prevenção e Vigilância. Divisão de Detecção Precoce e Apoio à Organização de Rede. Diretrizes brasileiras para o rastreamento do câncer do colo do útero. – 2ª. ed. rev. atual. – Rio de Janeiro: INCA, 2016.

9. Cuzick J, Myers O, Lee JH, et al. Outcomes in Women With Cytology Showing Atypical Squamous Cells of Undetermined Significance With vs Without Human Papillomavirus Testing. JAMA Oncol. 2017; 3:1327.

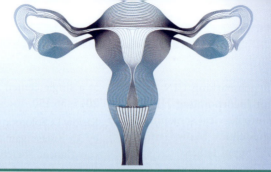

31.2 Atipias Citológicas Glandulares na Colpocitologia Oncológica: Como Abordar?

▶ Cecília Maria Roteli Martins
▶ Renata Robial

INTRODUÇÃO

Células glandulares atípicas (AGC) são achados pouco frequentes na citologia cervical, encontrados em aproximadamente 0,1% a 2,1% das amostras. O AGC na citologia cervical usualmente tem origem no epitélio glandular da endocérvice ou no endométrio.[1,2] O resultado de citologia com AGC pode estar associado a pólipos e metaplasia assim como a neoplasias, incluindo adenocarcinoma de endométrio, colo, e mais raramente neoplasias do ovários, tubas e trato gastrointestinal. O risco de malignidade é maior quando o achado é AGC favorecendo neoplasia ou adenocarcinoma endocervical *in situ* (AIS). O risco de adenocarcinoma em mulheres com idade inferior a 35 anos, mesmo com resultado de AGC favorecendo neoplasia, é menor, mas permanece o risco de NIC2 ou lesão mais grave escamosa independente da idade. Assim, é importante uma avaliação cuidadosa frente a um resultado de AGC favorecendo neoplasia independente da faixa etária.[3]

Em estudo recente foi demonstrado que o resultado de AGC, dentro de um programa de rastreamento de câncer cervical, está associado a risco de câncer do colo, principalmente nas mulheres entre 30 e 39 anos de idade, mesmo após 15 anos de acompanhamento. Também nesse trabalho o diagnóstico histopatológico mais comum foi o adenocarcinoma. Então, de acordo com essa publicação, o tempo de acompanhamento das mulheres frente a um resultado de AGC não pode ser inferior a 15 anos.[4]

O carcinoma escamoso é o mais frequente no mundo, porém tem sido observado um aumento na incidência de adenocarcinoma (particularmente em mulheres jovens) em países como Estados Unidos, Itália e Suécia. O rastreamento do adenocarcinoma parece ser menos eficiente do que o do carcinoma escamoso, uma vez que as lesões precursoras glandulares se desenvolvem dentro do canal endocervical, dificultando a coleta através da citologia.[5,6]

Algumas evidências indicam que os cofatores que contribuem para a progressão do adenocarcinoma nas células infectadas por HPV são diferentes daqueles que contribuem para progressão do carcinoma escamoso. O tabagismo e paridade elevada, associados ao risco de carcinoma escamoso, parecem não ter associação com o adenocarcinoma, enquanto a obesidade, que não está associada ao carcinoma escamoso, em alguns trabalhos apresenta associação com o adenocarcinoma. Os HPV 16, 18 e 45 são os tipos mais frequentes detectados nos adenocarcinomas.[7]

TERMINOLOGIA

Segundo a terminologia de Bethesda 2001, as atipias glandulares são assim classificadas:[8]

- Células Glandulares Atípicas (AGC): endocervical, endometrial, ou sem outras especificações;
- Atipias de Células Glandulares favorecendo neoplasia: endocervical, endometrial, ou sem outras especificações;
- Adenocarcinoma endocervical *in situ* (AIS);
- Adenocarcinoma.

A terminologia adotada nas últimas diretrizes brasileiras para o rastreamento do câncer de colo do útero, atualizadas em 2016, foram estabelecidas as categorias diagnósticas:

- Células glandulares atípicas de significado indeterminado, possivelmente não neoplásicas (AGC-US);
- Células glandulares atípicas de significado indeterminado em que não se pode excluir lesão intraepitelial de alto grau (AGC-H).

E sempre que possível, deve-se mencionar a provável origem da atipia. Considera-se a categoria atipias em células glandulares como de alto risco, pois a ela encontra-se uma associação com NIC 2 e 3 ou câncer em 15% a 56% dos casos, sendo as NIC mais comuns em pacientes com menos de 40 anos e as neoplasias invasivas mais frequentes em pacientes acima dessa idade. Até o momento não foi estabelecida conduta diferente para essa subdivisão da AGC.[9]

DIAGNÓSTICO E TRATAMENTO

Para todas as mulheres com diagnóstico de AGC em qualquer subcategoria ou AIS (exceto células endometriais atípicas) a colposcopia e amostra endocervical são recomendadas independente do resultado de exames de HPV. Essa amostra endocervical pode ser obtida por escovado ou curetagem de canal. Atualmente, a preferência tem sido o escovado.[9]

Considerando as evidências extraídas dos ensaios clínicos que compararam o desempenho da curetagem endocervical frente ao escovado endocervical, se conclui que ambas as técnicas têm desempenho diagnóstico semelhante.[10] Nessas situações em que é necessária a avaliação do canal endocervical antes de indicar uma conização, é preferível a utilização do escovado endocervical para exame citopatológico por menor probabilidade de material inadequado para exame, e este deve ser realizado de forma cuidadosa, introduzindo a escova e rodando por 3 a 5 giros por toda a extensão do canal.[11]

Amostra endometrial é recomendada em conjunto com a colposcopia e amostra endocervical em mulheres com 35 anos ou mais em todas as categorias de AGC e AIS. Amostras endometriais também são recomendadas em mulheres abaixo de 35 anos com risco aumentado de neoplasia de endométrio (anovulação crônica, ovários policísticos, sangramento uterino anormal, obesidade). O ultrassom transvaginal e a histeroscopia têm sido indicados nestes casos para avaliar o endométrio. Para mulheres com resultado de atipia endometrial a avaliação inicial preferencial é limitada às amostras endometriais e endocervicais, e se os resultados dessas amostras forem negativos, então indicar colposcopia.[11-13]

Para mulheres com AGC sem outras especificações, nas quais NIC2 ou lesão mais grave não forem identificados, realizar uma nova citologia e, se disponível, um teste de HPV após 12 e 24 meses do achado de AGC. Se os dois exames (coteste) forem negativos, então um novo coteste estará indicado em 3 anos. Na impossibilidade do teste de HPV, faz-se o seguimento semestral por 24 meses (4 amostras negativas). Se algum resultado de acompanhamento for anormal, uma nova colposcopia está indicada.[14]

Nos casos de resultados de avaliações com atipia endocervical, endometrial ou glandular não especificadas, em que não se encontre neoplasia glandular mas sim NIC2 ou lesão mais grave, o seguimento deverá ser de acordo com o protocolo de neoplasias escamosas de alto grau.[15]

Para mulheres com AGC favorecendo neoplasia ou AIS na citologia, se a investigação inicial não identificar neoplasia é recomendado diagnóstico excisional. Recomenda-se procedimento que possibilite avaliação das margens e uma amostra endocervical após a excisão.[15-16]

É importante enfatizar que segundo as diretrizes nacionais, atualizadas em 2016, ainda não foi adotada a utilização dos testes de DNA HPV, embora haja recomendações nas principais diretrizes internacionais e das sociedades de especialidades aqui no Brasil.[15]

Gestantes

A avaliação inicial segue as mesmas recomendações, exceto que curetagem endocervical e amostragem endometrial não deverão ser realizadas.[15-16]

Mulheres de 21-24 anos

Nas mulheres de 21 a 24 anos que forem encontradas alterações glandulares, deverão ser seguidas e tratadas igual às outras faixas de idade.[15-16]

Teste de HPV

Em recente revisão sistemática e metanálise, realizada com mulheres acima de 50 anos com resultado de AGC e teste de HPV de alto risco negativo, foi demonstrado um elevado risco de doença fora do colo do útero (endométrio, tubas e ovários).[17]

ADENOCARCINOMA *IN SITU* (AIS)

AIS é um diagnóstico de doença glandular pré-maligna, sendo o único precursor conhecido do adenocarcinoma invasor do colo uterino. Na maioria dos casos, o diagnóstico e o tratamento adequados irão permitir a prevenção da doença invasiva. O intervalo de tempo entre o AIS e o aparecimento de invasão parece ser de pelo menos 5 anos, permitindo assim a oportunidade de rastrear e intervir no processo.[11]

AIS é quase sempre assintomático e na maioria dos casos é detectado através de achados anormais de células glandulares na citologia. O diagnóstico é histológico e sempre com amostras obtidas por biópsia dirigida pela colposcopia, escovado ou curetagem endocervical, ou ainda como produto de conização.[14-15]

Na colposcopia de AIS os achados geralmente são mínimos e pode ser difícil determinar os limites da lesão, quando identificada. O escovado ou curetagem de canal endocervical, em mulheres com achados glandulares anormais na citologia, deverá sempre ser realizado. Se a biópsia e a amostra de canal forem negativas, a avaliação deverá prosseguir com conização e/ou biópsia de endométrio. Em mulheres acima de 35 anos, com fatores de risco ou com sintomas de neoplasia endometrial, devem ter amostras endometriais avaliadas, e a ultrassonografia e histeroscopia têm sido indicadas.[15-16]

Após o diagnóstico de AIS por biópsia, está indicado o tratamento excisional, conização, quando a determinação da profundidade da excisão é dificultada porque o AIS geralmente se estende no canal cervical. Ele pode ser multifocal e não contínuo, portanto, a margem negativa na peça cirúrgica não garante que a lesão tenha sido completamente retirada. Por essa razão, a histerectomia é o tratamento de escolha para mulheres com prole constituída, ao invés do tratamento excisional.[13-15]

A conização pode ser realizada por bisturi a frio, excisão por alça (excisão da zona de transformação – EZT) ou laser. Pela nomenclatura atual, é utilizado o termo EZT tipo 3 para essas técnicas de conização. Não existem evidências que a técnica escolhida interfira com os resultados. No AIS a técnica com o bisturi a frio permite que o espécime apresente melhor interpretação das margens pela melhor profundidade e extensão do espécime, sem artefatos de calor, que geralmente atrapalham a visualização das margens, e permite a marcação da peça de acordo com a posição do relógio, facilitando a localização da lesão.[17,18]

Muitas vezes o diagnóstico é feito após um tratamento excisional com alça, o que não muda o acompanhamento. A excisão com laser também apresenta artefatos térmicos como o tratamento com alça, mas a qualidade do espécime é semelhante à técnica do bisturi a frio. Entretanto, o laser apresenta, em nosso país, a dificuldade do acesso pelo custo.[15]

Em alguns protocolos existe a indicação de realizar a curetagem de canal endocervical durante a conização; se negativa, pode indicar a ausência de doença residual. Os dados da literatura são conflitantes em relação a essa prática.[18]

Importante ressaltar que algumas mulheres com a biópsia positiva para AIS, não irão apresentar AIS no espécime resultante da conização. Entretanto, essas mulheres têm um diagnóstico histológico de AIS, devendo ser acompanhadas como aquelas que têm espécime com AIS e conização com margens negativas.[16,17]

O tratamento padrão para AIS após o cone é a histerectomia. A alternativa de apenas conização visando a preservação da fertilidade, somente nas mulheres com margens negativas na conização, resulta em acompanhamento com citologia e teste de HPV em intervalos regulares, pois apresentam alto risco de doença residual ou adenocarcinoma. O risco de doença residual é alto para as mulheres com margens comprometidas após conização, sendo nestes casos mais indicado a histerectomia (discutido com a paciente).[17]

A Sociedade Americana de Colposcopia e Patologia Cervical e o Colégio Americano de Obstetrícia e Ginecologia recomendam o acompanhamento de mulheres com AIS após conização com citologia e teste de HPV para tipos oncogênicos. A citologia (com ou sem curetagem de canal), junto com o teste de HPV, a cada 6 meses. A colposcopia também pode ser realizada, mas geralmente é insatisfatória pela dificuldade de visualizar toda a extensão da zona de transformação. Após 4 resultados negativos, tanto da citologia quanto do teste de HPV, o intervalo pode ser estendido para 12 meses.[17,18]

Também de acordo com a Sociedade Americana de Colposcopia e Patologia Cervical e o Colégio Americano de Obstetrícia e Ginecologia, após a histerectomia por AIS, o acompanhamento deverá ser de acordo com o seguinte protocolo: citologia vaginal e teste de HPV de alto risco da cúpula vaginal em 6 e 12 meses após a cirurgia. Se normais, deverão ser repetidos anualmente indefinidamente. Se a citologia ou o teste de HPV forem anormais, a colposcopia e a curetagem de canal estão indicados. Se os resultados do acompanhamento apresentarem AIS recorrente, está indicada a reconização ou histerectomia.[15,17]

Porém, relembrando, que nas atuais diretrizes nacionais (2016) para serem seguidas nos serviços públicos, a biologia molecular ainda não foi implantada. Nas jovens, mesmo com menos de 25 anos, a conduta não mudará, considerando logicamente a questão reprodutiva, que assim como nas demais, caso haja interesse, o adenocarcinoma *in situ* terá seu tratamento restrito à conização. Nas gestantes, exceto na suspeita de invasão, a biópsia pode não ser realizada, a conduta exclui amostra endometrial, e o procedimento excisional, quando indicado, será realizado no período após o parto, em torno de 90 dias depois.[15]

REFERÊNCIAS BIBLIOGRÁFICAS

1. Clinical significance of atypical glandular cells on cervical cytology. Schnatz PF, Guile M, O'Sullivan DM, Sorosky JI Obstet Gynecol. 2006 Mar; 107(3):701-8.

2. Namugenyi SB, Balsan MJ, Glick SN, et al. Prevalence and genotype distribution of human papillomavirus in cytology specimens containing atypical glandular cells: a case-control study. J Clin Virol. 2013; 58:432–6.

3. Zhao C, Florea A, Onisko A, Austin RM. Histologic follow-up results in 662 pa-

tients with Pap test findings of atypical glandular cells: results from a large academic womens hospital laboratory employing sensitive screening methods. Gynecol Oncol. 2009; 114:383Y9.

4. Wang J, Andrae B, Sundström K, et al. Risk of invasive cervical cancer after atypical glandular cells in cervical screening: nationwide cohort study. BMJ : British Medical Journal. 2016; 352:i276.

5. Castanon A, Landy R, Sasieni PD. Is cervical screening preventing adenocarcinoma and adenosquamous carcinoma of the cervix1. Int J Cancer. 2016 Sep 1; 139(5):1040-5. doi: 10.1002/ijc.30152. Epub 2016 May 6.

6. Castellsagué X1, Díaz M, de Sanjosé S, Muñoz N, Herrero R, Franceschi S, Peeling RW, Ashley R, Smith JS, Snijders PJ, Meijer CJ, Bosch FX; International Agency for Research on Cancer Multicenter Cervical Cancer Study Group. Worldwide human papillomavirus etiology of cervical adenocarcinoma and its cofactors: implications for screening and prevention. J Natl Cancer Inst. 2006 Mar 1;98(5):303-15.

7. Holl K, Nowakowski AM, Powell N, McCluggage WG, Pirog EC, Collas De Souza S, Tjalma WA, Rosenlund M, Fiander A, Castro Sánchez M, Damaskou V, Joura EA, Kirschner B, Koiss R, O'Leary J, Quint W, Reich O, Torné A, Wells M, Rob L, Kolomiets L, Molijn A, Savicheva A, Shipitsyna E, Rosillon D, Jenkins D. Human papillomavirus prevalence and type-distribution in cervical glandular neoplasias: Results from a European multinational epidemiological study. Int J Cancer. 2015 Dec 15; 137(12):2858-68.

8. Solomon D, Davey D, Kurman R, et al. The 2001 Bethesda system: terminology for reporting results of cervical cytology. JAMA. 2002; 287:2114–9.

9. Massad LS et al. 2012 updated consensus guidelines for the management of abnormal cervical cancer screening tests and cancer precursors. J Low Genit Tract Dis. 2013 Apr;17(5 Suppl 1):S1-S27.

10. Verdoodt F, Jiang X, Williams M, Schnatz PF, Arbyn M. High-risk HPV testing in the management of atypical glandular cells: A systematic review and meta-analysis. Int J Cancer. 2016 Jan 15; 138(2):303-10.

11. Lee KR, Flynn CE. Early invasive adenocarcinoma of the cervix. Cancer 2000; 89:1048.

12. Plaxe SC, Saltzstein SL. Estimation of the duration of the preclinical phase of cervical adenocarcinoma suggests that there is ample opportunity for screening. Gynecol Oncol. 1999; 75:55.

13. Lea JS. Endocervical curettage at conization to predict residual cervical adenocarcinoma in situ. Gynecol Oncol. 2002; 87(1):129.

14. Saslow D, Solomon D, Lawson HW, Killackey M, Kulasingam SL, Cain J et al. American Cancer Society, American Society for Colposcopy and Cervical Pathology, and American Society for Clinical Pathology Screening Guidelines for the Prevention and Early Detection of Cervical Cancer. Ca Cancer J Clin. 2012; 62:147-172.

15. BRASIL. Instituto Nacional de Câncer José Alencar Gomes da Silva. Coordenação de Prevenção e Vigilância. Divisão de Detecção Precoce e Apoio à Organização de Rede. Diretrizes brasileiras para o rastreamento do câncer do colo do útero. – 2. ed. rev. atual. – Rio de Janeiro: INCA, 2016.

16. Castle PE, Jeronimo J, Temin S, Shastri SS. Screening to prevent invasive cervical cancer: ASCO resource-stratified clinical practice guideline. J Clin Oncol. 2017.

17. Smith RA, Andrews KS, Brooks D, Fedewa SA, Manassaram – Baptiste D, Salow D, et al. Cancer screening in the United States, 2017. A review of current American Cancer Society guidelines and current issues in cancer screening. CA Cancer J Clin. 2017.

18. Goksedef BP, Api M Kaya O Gorgen H, Tarlaci A, Cetin A. Diagnostic accuracy of two endocervical sampling method: randomized controlled trial Archives Gynecology Obstetrics. 2013; 287(1): 117-122.

capítulo 32

Neoplasia Intraepitelial Cervical Grau 1:
Tratamento Sempre Conservador?

▶ André Luis Ferreira Santos

INTRODUÇÃO

As Neoplasias Intraepiteliais Cervicais (NIC) são lesões escamosas induzidas pelo papilomavírus humano (HPV) e precursoras do câncer do colo uterino. São divididas em graus 1, 2 e 3, conforme o comprometimento do epitélio. Atualmente são classificadas em Lesão Intraepitelial de Baixo Grau ou LSIL (do acrônimo em inglês de *Low-grade Squamous Intraepithelial Lesion*), que se refere ao NIC1, e Lesão Intraepitelial de Alto Grau ou HSIL (*High-grade Squamous Intraepithelial Lesion*), que inclui NIC 2 e NIC 3, representando também o potencial evolutivo dessas lesões. Essa nova e atual terminologia, o "*Lower Anogenital Squamous Terminology Standardization Project*" (*The LAST Project*), foi adotada mundialmente e no Brasil para todas as lesões escamosas genitais induzidas pelo HPV, tanto para os diagnósticos citológicos como para os histológicos.[1,2]

As infecções pelo HPV são normalmente transitórias, e a lesão mais frequente é a de baixo grau, a NIC 1, que regride espontaneamente em mais de 70% dos casos após alguns anos. Menos de 10% evoluem para alto grau, e menos de 1% para câncer. Portanto, o diagnóstico histológico de NIC 1 representa apenas a manifestação da infecção ativa pelo HPV, com tendência de evolução benigna, altos índices de regressão e clareamento da infecção. Por isso, atualmente não há mais controvérsias quanto ao manejo conservador de NIC 1, sendo preferível fazer apenas o seguimento citológico e/ou teste do DNA-HPV objetivando o diagnóstico das verdadeiras lesões precursoras do câncer, que são NIC 2 e 3 (principalmente o grau 3), quando é necessário o tratamento para evitar o carcinoma invasor.[3-6]

Prevenção Secundária em Patologia do Trato Genital Inferior

DIAGNÓSTICO

O rastreamento atual dessas lesões no serviço público do Brasil ainda é realizado pela citologia cervical em mulheres a partir de 25 anos de idade e o manejo das alterações citológicas segue as diretrizes brasileiras de 2016 para indicar colposcopia e biópsia dirigida (Quadro 32.1).[2]

Quadro 32.1 Indicações de colposcopia conforme diretrizes brasileiras.

Diagnóstico citopatológico		Faixa etária	Conduta inicial
Células escamosas atípicas de significado indeterminado (ASCUS)	Possivelmente não neoplásicas (ASC-US)	< 25 anos	Repetir em 3 anos
		Entre 25 e 29 anos	Repetir a citologia em 12 meses
		≥ 30 anos	Repetir a citologia em 6 meses
	Não se podendo afastar lesão de alto grau (ASC-H)		Encaminhar para colposcopia
Células glandulares atípicas de significado indeterminado (AGC)	Possivelmente não neoplásicas ou não se podendo afastar lesão de alto grau		Encaminhar para colposcopia
Células atípicas de origem indefinida (AOI)	Possivelmente não neoplásicas ou não se podendo afastar lesão de alto grau		Encaminhar para colposcopia
Lesão de baixo grau (LSIL)		< 25 anos	Repetir em 3 anos
		≥ 25 anos	Repetir a citologia em 6 meses
Lesão de alto grau (HSIL)			Encaminhar para colposcopia
Lesão intraepitelial de alto grau não podendo excluir microinvasão			Encaminhara para colposcopia
Carcinoma escamoso invasor			Encaminhar para colposcopia
Adenocarcinoma *in situ* (AIS) ou invasor			Encaminhar para colposcopia

Fonte: Diretrizes brasileiras para o rastreamento do câncer do colo do útero, INCA 2016.

Lembrando que nessas diretrizes de 2016 ainda não foram adotados os testes de DNA-HPV, embora sejam recomendados, quando possível, pelos principais protocolos internacionais e por nossas sociedades de especialidades nacionais. Sabemos hoje, que entre as mulheres com NIC, o determinante oncogênico mais importante é a persistência da infecção viral com genótipo do HPV 16 e 18.[6-12]

O diagnóstico de LSIL inicial é citopatológico e, após persistência deste diagnóstico no seguimento citológico ou na presença do HPV 16 ou 18 (detectados por biologia molecular), há indicação de colposcopia com ou sem biópsia dirigida, conforme achados. Apesar da classificação atualmente adotada, o grau da NIC ainda é utilizado separadamente (1, 2 ou 3) no diagnóstico histológico, pois há diferenças na conduta. Logo, é muito importante ficar claro que quando nos referimos aqui ao NIC 1, estamos nos reportando ao diagnóstico histológico.[1,2,7,8]

TRATAMENTO

Entre as lesões histológicas, a NIC 1 é a mais frequente nas mulheres referenciadas para colposcopia. No entanto, os estudos mostram claramente ser apenas uma manifestação da infecção pelo HPV, representando risco evolutivo muito baixo. A questão é o diagnóstico preciso da NIC 1, não mascarando as verdadeiras lesões precursoras do câncer, NIC 2 e 3. Neste contexto, as evidências atuais são altas de que os testes de DNA-HPV são melhores para excluir tais lesões. Sabemos que há muitos problemas interpretativos e com grande variação interobservacional nos exames morfológicos.[3,4,6,12-15]

Um grande estudo de coorte acompanhou 1.001 mulheres com NIC 1 histológico por longo tempo e observou uma progressão muito baixa para NIC 2 ou 3, sendo que 74% delas apresentaram regressão espontânea em 5 anos.[3] Outro importante estudo seguiu e comparou 594 mulheres com NIC 1 histológico e 570 sem NIC 1 com a genotipagem do HPV e concluiu que NIC 1 não representou risco significativo de progressão para NIC 3.[15]

Destacamos um *trial* randomizado envolvendo 415 mulheres brasileiras e canadenses com NIC 1 histológica, no qual foi avaliado o risco de progressão, comparando os grupos com tratamento excisional, com excisão da zona de transformação (EZT) e com apenas seguimento, e não houve diferença nos resultados.[16] Outro *trial* randomizado avaliando o manejo de um grande número de mulheres com NIC 1 histológico, concluiu baixa taxa de progressão para NIC 2 ou 3 em 3 anos.[17]

Um grande estudo de coorte em base populacional nas mulheres suecas, publicado recentemente, acompanhou cerca de 180 mil destas com diagnósticos citológicos de atipias escamosas indeterminadas (ASCUS) e LSIL por 6 anos. Os autores concluíram que em mulheres com até 27 anos, o seguimento com citologia é seguro. A partir de 28 anos, recomendaram a indicação de colposcopia.[18] Outro grande estudo de coorte, também populacional, realizado em mulheres de Taiwan, recrutou cerca de 53 mil delas com diagnóstico citológico de LSIL e seguimento em torno de 5 anos. Neste estudo, os autores concluíram que o tratamento com crioterapia e EZT reduzem significativamente a progressão para NIC 3 ou mais.[19] É importante salientar que nestes dois estudos citados o seguimento foi realizado a partir do diagnóstico citológico.

Quando for optado pelo tratamento das mulheres com NIC 1, este pode ser abrasivo ou excisional, pois as evidências avaliando as alternativas de tratamento não mostraram técnica superior em termos de falha ou morbidade.[20]

Portanto, os estudos de revisão sistemática, grandes coortes e *trials* randomizados envolvendo mulheres com NIC 1 histológico mostraram que a conduta mais adequada é a conservadora (seguimento), evitando procedimentos invasivos e com maior custo, além dos possíveis efeitos iatrogênicos nessas mulheres, jovens em sua grande maioria.[3,6,12,14-17]

Pelo exposto, respondemos ao ponto-chave deste subtema. Didaticamente separamos, a seguir, o manejo das mulheres com diagnósticos citológico e histológico de NIC 1, segundo as diretrizes brasileiras atuais:[2]

Diagnóstico citológico de LSIL (NIC 1): conduta conforme faixa etária

1. Abaixo de 25 anos: não devem realizar citologia cervical oncótica; caso o exame seja realizado, seguir orientação específica para situações especiais;
2. A partir de 25 anos: recomendável repetir citologia cervical oncótica em 6 meses;
3. Após 2 controles citológicos negativos subsequentes, retornar ao rastreio trienal. Se algum dos resultados for positivo, encaminhar a colposcopia.

Diagnóstico histológico de NIC 1

1. Inicialmente manter controle citológico semestral até 2 resultados normais e retorno posterior ao rastreio trienal;
2. Persistência de LSIL/NIC 1: o seguimento citológico deverá ser mantido até que os exames retornem à normalidade. Caso o diagnóstico seja mantido por mais de 24 meses, encaminhar para colposcopia. A manutenção do seguimento ou tratamento são aceitáveis na ausência de achados maiores na colposcopia. Recomenda-se individualizar o atendimento considerando a idade, paridade e preferências da paciente. Se optado pelo tratamento, este será conforme a visualização da junção escamocolunar (JEC). Entre as opções terapêuticas consolidadas, temos o laser, a eletrocauterização, criocauterização e a excisão da zona de transformação com alta frequência.

Nas mulheres imunossuprimidas, há maior prevalência de lesões precursoras e câncer, por isso devem ser encaminhadas diretamente para colposcopia após o primeiro exame citológico mostrando LSIL. Quando indicado, o tratamento deve ser excisional; seguimento citológico anual, e poderá incluir colposcopia, a critério clínico do médico assistente.[2,21]

Em resumo, a Figura 32.1 mostra um fluxograma proposto para o manejo de NIC 1 histológico, segundo as nossas sociedades de especialidades à luz das evidências científicas.[8,10]

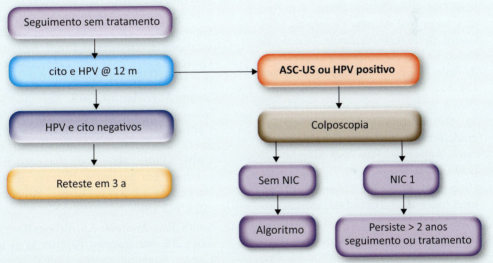

ASCCP – American Society for Colposcopy and Cervical Pathology.

■ **FIGURA 32.1** Fluxograma para o manejo de NIC 1 histológico em mulheres com 25 anos ou mais.
Fonte: Santos ALF, Martins CMR. 2018.[10]

CONSIDERAÇÕES FINAIS

Conforme apresentado, podemos afirmar que, frente ao diagnóstico inicial de NIC 1, devemos ser conservadores no manejo, optando pelo seguimento, que pode ser apenas com citologia ou também utilizando o teste de DNA-HPV (principalmente a genotipagem para os subtipos 16 e 18). Na persistência da lesão após 24 meses, ou na discordância diagnóstica entre os métodos utilizados, considerando a idade, desejo reprodutivo e risco para lesões mais graves, o tratamento é aceitável.

REFERÊNCIAS BIBLIOGRÁFICAS

1. Darragh TM, Colgan TJ, Thomas Cox J, Heller DS, Henry MR, Luff RD et al. The Lower Anogenital Squamous Terminology Standardization project for HPV-associated lesions: Background and consensus recommendations from the College of American Pathologists and the American Society for Colposcopy and Cervical Pathology. Int J Gynecol Pathol. 2013; 32:76-115.

2. Diretrizes Brasileiras para o Rastreamento do Câncer do Colo do Útero / Inst. Nac. de Câncer José Alencar Gomes da Silva. Coord. de Prev. e Vigilância. Divisão de Detecção Precoce e Apoio à Organização de Rede. 2 a Ed. Rev. Atual. Rio de Janeiro: INCA. 2016.

3. Bansel N, Wright JD, Cohen CJ, Herzog TJ. Natural history of established low grade cervical intraepithelial (CIN 1) lesions. Anticancer Res. 2008 May-Jun; 28 (3B):1763-6.

4. Holowaty P, Miller AB, Rohan T, To T. Natural history dysplasia of the uterine cervix. J Natl Inst. 1999 Feb 3; 91 (3):252-8.

5. Santos AL, Derchain SF, Sarian LO, Martins MR, Morais SS, Syrjanen KJ. Perfomance of pap smear and human papilloma virus testing in the follow-up of women with cervical intraepithelial neoplasia grade 1 managed conservatively. Acta Obstet Gynecol Scand. 2006; 85 (4):444-50.

6. Liu M, Yan X, Zhang M, Li X, Li S, Jing M. Influence of human papillomavirus infection on the natural history of cervical intraepithelial neoplasia 1: a meta-analysis. Biomed Res Int. 2017; 2017:8971059. doi: 10.1155/2017/8971059.

7. World Health Organization: WHO Guidelines for Screening and Treatment of Precancerous Lesions for Cervical Cancer Prevention: WHO Guidelines Approved by the Guidelines Review Committee. Geneva, Switzerland, World Health Organization. 2013.

8. Saslow D, Solomon D, Lawson HW, Killackey M, Kulasingam SL, Cain J et al. American Cancer Society, American Society for Colposcopy and Cervical Pathology, and American Society for Clinical Pathology Screening Guidelines for the Prevention and Early Detection of Cervical Cancer. Ca Cancer J Clin. 2012; 62:147-172.

9. Zeferino LC, Bastos JB, Vale DBAPD, Zanine RM, Melo YLMF, Primo WQSP et al. Guidelines for HPV-DNA testing for cervical cancer screening in Brazil. Rev Bras Ginecol Obstet. 2018 Jun; 40 (6):360-368. doi: 10.1055/s-0038-1657754.

10. Santos ALF, Martins CMR. Biologia molecular em patologia genital inferior. In: Cardial MFT, Campaner AB, Santos ALF, Speck NMG, Barbosa MTA, Martins CMR, editors. Manual de diagnóstico e condutas em patologia do trato genital inferior. 1a ed. Rio de Janeiro: Atheneu. 2018; 143-148.

11. Smith RA, Andrews KS, Brooks D, Fedewa AS, Manassaram-Baptiste D et al. Cancer screening in the United States, 2019: a review of current American Cancer Society guidelines and current issues in Cancer Screening. Ca Cancer J Clin. 2019; 69:184-210.

12. Castle PE, Glass AG, Rush BB, Scott DR, Wentzensen N, Gage JC et al. Clinical human papillomavirus detection forecasts cervical cancer risk in women over 18 years of follow-up. J Clin. 2012 Sep 1; 30 (25):3044-50. doi: 10.1200/JCO.2011.38.8389

13. Santos AL, Derchain SF, Calvet FB, Martins MR, Dufloth RM, Martinez EZ. Perfomance of cervical cytology with review by different observers and hybrid capture II in the diagnosis of cervical intraepithe-

lial neoplasia grades 2 and 3. Cad. Saúde Pública. 2003 Jul-August; 19 (4):1029-37.

14. Stoller MH, Schiffman M. Atypical squamous cells of undetermined significance--low-grade squamous intraepithelial lesion triage study (ALTS) group: interobserver reproductibility of cervical cytologic and histologic interpretations: realistic estimates from the ASCUS-LSIL Triage Study. JAMA. 2001; 285(11):1500-05.

15. Castle PE, Gage JC, Wheeler CM, Shiffman M. The clinical meaning of a cervical intraepithelial neoplasia grade 1 biopsy. Obstet Gynecol. 2011 Dec; 118(6):1222-9. doi: 10.1097/AOG.ObO13e318237caf4.

16. Elit L, Levine MN, Julian JA, Sellors JW, Lytwyn A, Change S et al. Expectant management versus immediate treatment for low-grade cervical intraepithelial neoplasia: a randomized trial in Canada and Brazil. Cancer. 2011 Apr 1; 117(7):1438-45. doi: 10.1002/cncr.25635

17. Gurumurthy M, Cotton SC, Sharp L, Smart L, Little J, Wough N et al. Postcolposcopy management of women with histologically proven CIN 1: resilt from Tombola. J low Genit Tract Dis. 2014 Jul; 18(3):203-9. doi: 10.1097/LGT.ObO13e3182a1772c.

18. Sundstrom K, Elfstrom KM, Wang J, Andrae B, Dillner J, Sparen P. Folow-up of women with cervical cytological abnormalities showing atypical squamous cells of undetermined significance or low--grade squamous intraepithelial lesion: a nationwide cohort study. Am J Obstet Gynecol. 2017 Jan; 216(1):48.e-48.e15. doi: 10.1016/j.ajog.2016.07.042.

19. Tai YJ, Chen YY, Hsu HC, Chiang CJ, You SL, Chen HC et al. Clinical management and risk reduction in women with low--grade squamous intraepithelial lesion cytology: a population-based cohort study. PLoS One. 2017 Dec 28; 12 (12):e0188203. doi: 10.1371/journal.pone.0188203.

20. Martin-Hirsch PP, Paraskevaidis E, Bryant A, Dickinson HO. Surgery for cervical intraepithelial neoplasia. Cochrane Database Syst Rev. 2013 Dec 4; (12):CDOO1318. doi: 10.1002/14651858. CDOO1318.pub3.

21. American College of Obstetricians and Gynecologists. ACOG practice bulletin n. 117: gynecologic care for women with human immunodeficiency virus. Obstetrics and Gynecology. 2010; 116 (6):1492-1509.

capítulo 33

Neoplasia Intraepitelial Cervical (NIC) Tipo 2:
Quando Observar?

▶ Eduardo Borges Coscia
▶ Alexandre Vicente de Andrade

DESTAQUES

■ A prevalência do diagnóstico citopatológico (CCO) de Lesão Intraepitelial Escamosa de Alto Grau do Colo Uterino (LIEAG/HSIL) no Brasil foi de 0,26% entre todos os exames realizados e de 9,1% dos exames alterados em 2013. Cerca de 70% a 75% das mulheres com citologia de HSIL apresentam confirmação histopatológica. Dados da literatura indicam a HSIL como a verdadeira lesão precursora do carcinoma epidermoide do colo uterino. Sendo assim, rotineiramente, há indicação para o tratamento dessas lesões, impedindo a sua progressão para a neoplasia invasiva.[1]

■ Por outro lado, a taxa de regressão das lesões intraepiteliais, especialmente do tipo NIC 2, mas também em casos de NIC 3, foi demonstrada em mulheres jovens e tem motivado recomendações mais conservadoras.[2]

INTRODUÇÃO

O diagnóstico de neoplasia intraepitelial cervical ocorre comumente em mulheres em idade reprodutiva e o tratamento padrão com excisão da zona de transformação do colo uterino, embora eficaz, é associado a complicações obstétricas como incompetência do istmo cervical, abortamento espontâneo e aumento do risco de parto prematuro. A conduta conservadora para casos de NIC1 é amplamente estabelecida. No entanto, a condução dos casos de pacientes com NIC 2 permanece discutível. Evidências sugerem que a NIC 2 em mulheres jovens tem taxa de regressão de 40% – 74% dentro de dois anos do diagnóstico. Há, no entanto, maior apreensão em relação ao manejo conservador da NIC 2 em mulheres acima de 30 anos, especialmente quanto ao risco de progressão para câncer e adesão do paciente ao seguimento.[3]

A taxa de regressão espontânea de lesões intraepiteliais do tipo NIC 3 também pode ser observada em mulheres jovens e tem permitido opção mais conservadora. Além da observação e seguimento, entre as recomendações terapêuticas alternativas surge a possibilidade de tratamentos destrutivos.[1] Apesar disso, o simples seguimento de mulheres com diagnóstico inequívoco de NIC 3 não é unânime nas publicações e merece atenção e individualização de cada caso. O tratamento excisional ainda permanece como a condução padrão para essas pacientes.[1,2,3]

No Reino Unido é comum e indicado o manejo conservador para NIC 2. Existe motivação considerável dos profissionais de saúde e das pacientes para evitar danos em futuras gestações. Isto é relevante pois a média de idade materna do primeiro parto nos países dessa região aumentou para 28,8 anos em 2016; com 54% de todos os nascidos-vivos ocorridos em mães com mais de 30 anos. É importante que sejam estabelecidos critérios de inclusão para o manejo conservador da NIC 2, como por exemplo: diagnóstico confirmado na biópsia cervical, ausência de qualquer evidência de câncer, idade inferior a 30 anos e desejo reprodutivo, colposcopia adequada com a zona de transformação totalmente visualizada (tipo 1 ou 2) e consentimento pós-informado.[3]

De acordo com as Diretrizes Brasileiras para o Rastreamento do Câncer do Colo do Útero, o acompanhamento com citologia e colposcopia deve ser a primeira opção para as mulheres com HSIL e idade inferior a 25 anos, seguindo as seguintes recomendações:

■ Nos casos em que a biópsia revelar NIC 2, deve-se dar preferência à conduta expectante por 24 meses, porém, o tratamento também é aceitável caso não possa ser assegurado o acompanhamento adequado. O seguimento deverá ser feito com exame citopatológico e colposcopia semestrais nos primeiros dois anos. Após esse período, se houver persistência da lesão, optar pelo tratamento excisional ou destrutivo. É importante salientar que o tratamento destrutivo só deverá ser realizado se a lesão for restrita à ectocervix e a Junção Escamo Colunar (JEC) for visível.

■ Para os casos em que a biópsia revelar NIC 3, o seguimento semestral por dois anos é recomendado nas mulheres até 20 anos. Nas demais, entre 21 e 24 anos, recomenda-se tratamento excisional (EZT), mas o seguimento citológico e colposcópico semestral por dois anos ou até completar 25 anos também é aceitável.[1]

O resumo das recomendações para pacientes com idade inferior a 25 anos com CCO compatível com HSIL está representado na Figura 33.1.

Neoplasia Intraepitelial Cervical (NIC) Tipo 2: Quando Observar?

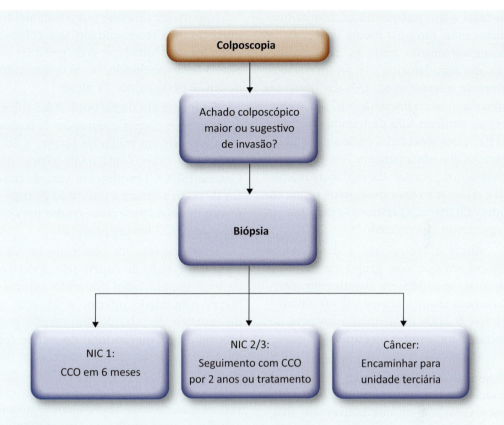

FIGURA 33.1 Fluxograma de recomendações de conduta para mulheres até 24 anos com diagnóstico citopatológico de HSIL.
Fonte: adaptada do texto das Diretrizes Brasileiras para o Rastreamento do Câncer do Colo do Útero 2016.

Referência na especialidade, a Sociedade Americana de Colposcopia e Patologia Cervical (ASCCP) sugere em suas diretrizes a observação e o seguimento como preferenciais para as mulheres jovens com diagnóstico de NIC 2, aceitável para mulheres jovens com diagnóstico histopatológico de transição NIC 2/3, porém não recomendado para mulheres com critérios inequívocos de NIC 3.[4]

A revisão de Silver M.I. e colaboradores estudou os resultados clínicos obtidos de 2.417 pacientes inicialmente não tratadas, com idades entre 21 e 39 anos, no período de 2003 a 2015. Entre as mulheres incluídas nesta coorte, 428 (17,7%), 1.670 (69,1%) e 319 (13,2%) tiveram um diagnóstico de índice de NIC1, NIC 2 e NIC 2/3, respectivamente. As pacientes com diagnóstico definitivo de NIC 3 foram excluídas do estudo.[5] Os autores dissertam sobre a alta incidência de NIC 2 e as incertezas da sua história natural. Desta forma, parte das pacientes concordam e optam por não serem submetidas a um tratamento excisional imediatamente. Em uma média de 4 anos de acompanhamento, entre as 2.417 mulheres, aproximadamente 30% foram tratadas. Durante o seguimento, 43% das pacientes com diagnóstico inicial de NIC 2 não receberam nenhum tipo de tratamento. Entre as pacientes observadas e não submetidas à excisão, aproximadamente 20% preencheu os critérios para sair da vigilância intensiva e retornar ao rastreamento de rotina em intervalo trienal. O restante se manteve em seguimento especializado.[5]

Ainda é controversa a definição do tempo em que esse grupo de mulheres deve ser mantido em seguimento intensivo com exames semestrais ou anuais.[4,5] Houve 6 casos de neoplasia invasiva detectados na amostra do estudo.[5]

Tendo em vista a importância do diagnóstico histopatológico definitivo da lesão para esse grupo especial de pacientes jovens, sempre que houver um diagnóstico citológico de HSIL, a colposcopia deve ser indicada. O tratamento imediato, ou seja, o "ver e tratar" é inaceitável. Quando o diagnóstico de NIC 2, ou mais, não é confirmado histologicamente, a observação semestral por até 24 meses com CCO e colposcopia é recomendada, desde que o exame colposcópico seja adequado e o resultado citológico seja compatível com LSIL ou inferior. Se durante o acompanhamento for identificada uma lesão colposcópica maior ou a citologia de HSIL persistir durante 1 ano, a biópsia é recomendada. Caso a HSIL persista por 24 meses sem identificação de NIC em estudo histopatológico de biópsia do colo uterino, recomenda-se o procedimento excisional diagnóstico.[1,4]

Importante salientar que o tratamento imediato será recomendado se a colposcopia for inadequada, se o diagnóstico de NIC 3 for estabelecido, ou se o resultado de NIC 2 persistir por 24 meses.[4]

Com base em dados publicados sobre as taxas de evolução e regressão de lesões intraepiteliais em mulheres jovens, a Sociedade de Ginecologia e Obstetrícia do Canadá (SOGC) mudou em suas diretrizes de prática clínica a indicação de tratamento imediato para conservador para os casos de NIC 2 nessa população.

Recentemente foi publicado no Canadá um estudo de coorte retrospectivo de base populacional realizado em mulheres com idade inferior a 25 anos e diagnóstico de NIC 2 comprovado por biópsia. A população total do estudo foi de 636 mulheres. Houve regressão do status da lesão cervical em 73,1% das pacientes. Concluiu-se que a gestão conservadora parece uma abordagem segura e justificada para mulheres com menos de 25 anos.[6]

A introdução dos biomarcadores no estudo da patologia do trato genital inferior aumentou consideravelmente o espectro de informações, direcionando e tornando ainda mais específicas as condutas terapêuticas.

O denominado *The LAST Project ("Lower Anogenital Squamous Terminology Standardization Project")*, baseia-se em critérios morfológicos e na aferição por imuno-histoquímica de biomarcadores no epitélio escamoso do trato genital inferior. A terminologia *last* é, dessa forma, a mais atual nomenclatura aplicada às lesões intraepiteliais cervicais, dividindo-as em dois grupos: LSIL (*"Low-grade Squamous*

Intraepithelial Lesion") e HSIL ("*High-grade Squamous Intraepithelial Lesion*").[7]

Os critérios morfológicos que definem os dois grupos de lesões intraepiteliais são:

- LSIL: Proliferação de células escamosas ou metaplásicas com características nucleares anormais, incluindo o aumento de tamanho, membranas nucleares irregulares e relação nuclear-citoplásmica aumentada. Há pouca maturação citoplasmática no terço inferior do epitélio, mas a maturação começa no terço médio e é normal no terço superior. Figuras mitóticas são limitadas ao terço inferior do epitélio.

- HSIL: Proliferação de células escamosas ou metaplásicas com características nucleares anormais, incluindo aumento do tamanho nuclear, membranas nucleares irregulares e aumento da relação nuclear-citoplasmática acompanhada por figuras mitóticas. Existe pouca ou nenhuma diferenciação citoplasmática no terço médio e superficial do epitélio. As figuras mitóticas não se limitam ao terço inferior do epitélio e são encontradas na metade e/ou até o terço superficial do epitélio.

A maior parte das infecções do trato genital inferior causadas pelo HPV resulta em uma LSIL, que regride espontaneamente em quase 90% dos casos. As lesões intraepiteliais de alto grau, ou HSIL, resultam da infecção persistente pelo HPV, com integração do genoma viral decorrente da presença do DNA – HPV de alto risco oncogênico e super expressão dos seus genes E6/E7. É amplamente definido que os subtipos de HPV oncogênicos 16 e 18 são os mais prevalentes.[1,4,7]

O biomarcador p16 é conhecido no contexto da biologia do HPV e reflete a ativação dos genes E6/E7 indicando proliferação celular intensa. A pesquisa do p16 por imuno-histoquímica é recomendada quando o diagnóstico morfológico diferencial entre NIC 2 e NIC 3 não é estabelecido, mas principalmente com intuito de diferenciar tais lesões (NIC 2/3) de alterações que simulam uma lesão pré-neoplásica (como por exemplo metaplasia escamosa imatura, atrofia, alterações epiteliais reparadoras). Resultados fortes e difusos do bloco p16 positivo confirmam a categorização de doença intraepitelial de alto grau.[7,8]

Segundo Darragh e colaboradores, somente o p16 pode ser utilizado isoladamente para guiar as recomendações diagnósticas em relação às lesões escamosas do colo uterino. Os biomarcadores ProEx C e Ki-67 tiveram dados similares, mas a literatura foi insuficiente sobre a recomendação independente para sua aplicação. Pode-se optar pelo uso desses marcadores nos casos com coloração de p16 indeterminada ou em conjunto.[7]

Em outro estudo conduzido por Miyamoto e colaboradores, foram avaliadas retrospectivamente 122 mulheres com diagnóstico de NIC 2 no período de 2004 a 2011 no Japão. As pacientes foram acompanhadas com CCO e colposcopia pelo período de 2 anos. O objetivo foi comparar a expressão de células positivas para p16 e Ki-67 por imuno-histoquímica em pacientes com progressão, persistência ou regressão da NIC 2. A análise identificou 59 mulheres com progressão da doença, 35 com persistência e 28 com regressão da NIC 2. A frequência de imunocoloração intensa para o p16 foi de 80% no grupo onde houve progressão, 51% no grupo com persistência e 50% no grupo que apresentou regressão da doença. A diferença entre os grupos foi estatisticamente significativa ($P = 0,008$). A frequência de expressão do Ki-67 em mais de 50% das células foi de 75% no grupo de progressão, 57% no grupo de persistência e 43% no grupo de regressão. Também houve diferença significativa entre os grupos de progressão e regressão ($P = 0,004$). A taxa de tabagismo no grupo com progressão foi significativamente maior que no grupo com regressão ($P = 0,032$). Não houve diferenças entre os grupos em termos da frequência de infecção por HPV de alto risco.

Os resultados indicam que entre as pacientes observadas com diagnóstico de NIC 2, a imuno-histoquímica positiva para p16 e Ki-67 esteve fortemente associada à progressão da doença.[9]

Outros estudos também apontam a análise do p16 como um preditor da diminuição do diagnóstico de NIC 2, determinado inicialmente por critérios morfológicos, mas que após a identificação da super expressão do p16 seriam reclassificados como uma lesão do tipo LSIL.

O artigo de Maniar e colaboradores, do Departamento de Patologia da Universidade de Chicago, publicado em 2015, buscou determinar a frequência com que o diagnóstico de lesão de grau intermediário (-IN 2) do trato anogenital inferior seria rebaixado com base nos resultados do p16, e se o status p16 era preditivo de lesões subsequentes de maior grau. Os resultados indicam que o uso das recomendações da terminologia LAST resultaria em aproximadamente um terço de diagnósticos equivocados (-IN 2) que seriam rebaixados para o LSIL. A associação significativa da expressão de p16 com um risco maior de HSIL sugere que o uso desse biomarcador para avaliar diagnósticos duvidosos (-IN 2) em espécimes do trato anogenital inferior provavelmente pode prever o grau da lesão com mais precisão, evitando dessa forma procedimentos de excisão desnecessários.[8]

Por fim, uma revisão sistemática envolvendo 43 estudos e milhares de pacientes, avaliou a sensibilidade e especificidade absoluta e relativa de p16 no que diz respeito às lesões do colo uterino. O desfecho primário para lesões cervicais foi a avaliação da imunorreatividade absoluta de p16. O desfecho secundário foi avaliação da imunorreatividade relativa do p16 *versus* o teste do HPV. A pesquisa de p16 foi mais específica do que o teste HPV--DNA para avaliação de possibilidade de progressão das lesões.

Dessa forma, a pesquisa de p16 deve ser considerada um biomarcador de NIC 2 ou NIC 3, indicando uma alta possibilidade de regressão da doença ou até o risco de evolução para carcinoma invasivo.[10]

PONTOS-CHAVE

- A terminologia Last é a nomenclatura atual aplicada às lesões intraepiteliais cervicais, dividindo-as em dois grupos: LSIL e HSIL.
- O diagnóstico de neoplasia intraepitelial cervical ocorre comumente em mulheres em idade reprodutiva e o tratamento padrão com excisão da zona de transformação do colo uterino pode estar associado a complicações obstétricas.
- A taxa de regressão de lesões intraepiteliais, especialmente do tipo NIC 2, mas também em casos de NIC 3, foi demonstrada em mulheres jovens e tem motivado recomendações mais conservadoras.
- O manejo conservador parece seguro e justificado para mulheres jovens com NIC 2, especialmente as com idade inferior a 25 anos.
- A conduta conservadora deve ser a primeira opção para mulheres com diagnóstico de NIC 3 com idade inferior a 20 anos.
- A pesquisa do p16 por imuno-histoquímica é recomendada quando o diagnóstico morfológico diferencial entre NIC 2 e NIC 3 não é estabelecido, mas principalmente com intuito de diferenciar tais lesões (NIC 2/3) de alterações que simulam uma lesão pré-neoplásica.
- Resultados fortes e difusos do bloco p16 positivo confirmam a categorização de doença intraepitelial de alto grau (HSIL).
- Entre as mulheres com diagnóstico de NIC2, a imuno-histoquímica positiva para p16 e Ki-67 esteve fortemente associada à progressão da doença.

REFERÊNCIAS BIBLIOGRÁFICAS

1. INCA. Diretrizes Brasileiras para o Rastreamento do Câncer do Colo do Útero [Internet]. 2016; 13-40. Available from: http://www1.inca.gov.br/inca/Arquivos/DDiretrizes_para_o_Rastreamento_do_cancer_do_colo_do_utero_2016_corrigido.pdf%0Ahttp://www1.inca.gov.br/inca/Arquivos/Diretrizes_rastreamento_cancer_colo_utero.pdf%0Ahttp://bvsms.saude.gov.br/bvs/publicacoes/inca/rast

2. Moscicki AB, Cox JT. Practice Improvement in Cervical Screening and Management (PICSM): Symposium on Management of Cervical Abnormalities in Adolescents and Young Women. J Low Genit Tract Dis. 2010; 14(1):73-80.

3. Godfrey MAL, Nikolopoulos M, Garner JE, Adib TR, Mukhopadhyay D, Rains JS et al. Conservative management of cervical intraepithelial neoplasia grade 2 (CIN2) in women under 30 years of age: A cohort study. Eur J Obstet Gynecol Reprod Biol [Internet]. 2018; 228:267–73. Disponível em: https://doi.org/10.1016/j.ejogrb.2018.07.018

4. Massad LS, Einstein MH, Huh WK, Katki HA, Kinney WK, Schiffman M et al. 2012 Updated Consensus Guidelines for the Management of Abnormal Cervical Cancer Screening Tests and Cancer Pre-

cursors. Obstet Gynecol. 2013; 121(4): 829-46.

5. Silver MI, Gage JC, Schiffman M, Fetterman B, Poitras NE, Lorey T et al. Clinical outcomes after conservative management of cervical intraepithelial neoplasia grade 2 (CIN2) in Women Ages 21-39 Years. Cancer Prev Res. 2018; 11(3):165-70.

6. Loopik DL, Bekkers RLM, Massuger LFAG, Melchers WJG, Siebers AG, Bentley J. Justifying conservative management of CIN2 in women younger than 25 years – A population-based study. Gynecol Oncol [Internet]. 2019; 152(1):82-6. Disponível em: https://doi.org/10.1016/j.ygyno.2018.10.038

7. Darragh TM, Colgan TJ, Cox JT, Heller DS, Henry MR, Luff RD et al. The Lower Anogenital Squamous Terminology Standardization Project for HPV-Associated Lesions: Background and Consensus Recommendations from the College of American Pathologists and the American Society for Colposcopy and Cervical Pathology. Arch Pathol Lab Med [Internet]. 2012 Oct; 136(10):1266-97. Disponível em: http://www.archivesofpathology.org/doi/abs/10.5858/arpa.LGT200570

8. Maniar KP, Sanchez B, Paintal A, Gursel DB, Nayar R. Role of the biomarker p16 in downgrading-IN 2 diagnoses and predicting higher-grade lesions. Am J Surg Pathol. 2015; 39(12):1708-18.

9. Miyamoto S, Hasegawa J, Morioka M, Hirota Y, Kushima M, Sekizawa A. International Journal of Gynecology and Obstetrics The association between p16 and Ki-67 immunohistostaining and the progression of cervical intraepithelial neoplasia grade 2. Int J Gynecol Obstet [Internet]. 2016; 134:20-3. Disponível em: http://dx.doi.org/10.1016/j.ijgo.2015.12.005

10. Savone D, Carrone A, Riganelli L, Merlino L, Mancino P, Panici PB. Management of HPV-related cervical disease: role of p16INK4a immunochemistry. Review of the literature. Tumori. 2016; 102(5):450-8.

Referências consultadas

https://www.inca.gov.br/sites/ufu.sti.inca.local/files//media/document//diretrizes-paraorastreamentodocancerdocolodoutero_2016_corrigido.pdf

https://www.uspreventiveservicestaskforce.org/Page/Document/UpdateSummaryFinal/cervical-cancer-screening

http://www.asccp.org/Default.aspx

https://www.archivesofpathology.org/doi/full/10.5858/arpa.LGT200570

https://www.gynecologiconcology-online.net/article/S0090-8258(18)31353-2/fulltext

capítulo **34**

Neoplasia Intraepitelial Vaginal:
Como Abordar?

▶ Adriana Bittencourt Campaner
▶ Neila Maria de Góis Speck

INTRODUÇÃO

A neoplasia intraepitelial vaginal (NIVA) é uma entidade rara e representa 0,4% de todas as neoplasias intraepiteliais do trato genital inferior; sua incidência foi relatada como sendo 100 vezes menor do que a respectiva lesão do colo uterino, isto é, a neoplasia intraepitelial cervical (NIC). A prevalência das NIVA, no entanto, vem aumentando constantemente ao longo das últimas décadas, devido aos melhores métodos de rastreio, como a citologia cervicovaginal e a colposcopia, bem como uma maior consciencialização da condição.[1]

As NIVA representam o estágio pré-canceroso da doença escamosa invasiva da vagina, sendo caracterizada histologicamente por atipias em células escamosas limitadas ao epitélio. Podem ser classificadas em NIVA 1, NIVA 2 e NIVA 3 (ou carcinoma *in situ*), de acordo com a espessura do epitélio acometido: até 1/3 do epitélio, até 2/3 dessa espessura e mais de 2/3 do epitélio acometido, respectivamente. Se as células atípicas ultrapassam a membrana basal, caracteriza-se o carcinoma invasivo. Atualmente também tem sido utilizado os termos Lesão Intraepitelial Escamosa de Baixo Grau Vaginal para NIVA1 e Lesão Intraepitelial Escamosa de Alto Grau Vaginal para as NIVAs 2 e 3.[2]

Essas lesões são provocadas pelo papilomavírus humano (HPV), em geral sincrônicas às neoplasias intraepiteliais de colo do útero (NIC) e/ou vulva (NIV). O HPV 16 é o principal tipo viral associado ao desenvolvimento das NIVA.[3-5]

Os fatores de risco para o desenvolvimento de uma NIVA são similares aos das lesões de NIC. A histerectomia prévia por NIC aumenta consideravelmente o risco para NIVA, bem como o tratamento por neoplasia intraepitelial ou invasora do colo do útero e pós-radioterapia de câncer cervical uterino. A chance de uma

NIVA aparecer, após uma histerectomia por NIC varia de 5% a 10%.[6,7] Outros fatores de risco incluem a história de irradiação pélvica, tabagismo e imunos-supressão. Mulheres HIV positivas têm risco oito vezes maior de manifestarem uma lesão intraepitelial de vulva, vagina ou períneo comparado às mulheres HIV negativas. A faixa etária de acometimento da NIVA tem caído, em decorrência da infecção por HPV, o que anteriormente era descrito na 6ª década de vida.[2]

O potencial maligno dessas lesões é provável, porém a história natural das NIVA não é bem definida. Há uma diferença de cerca 10 a 15 anos entre uma mulher com NIVA 1 ou NIVA 2/3. Sabe-se que a progressão para o câncer invasor é menor que nos casos de NIC. Na literatura há poucos estudos sobre o potencial maligno das NIVA de alto grau, cujo risco de progressão para o câncer mostrou-se entre 2% e 12%.[8-11]

Aho et al.[12] acompanharam 23 pacientes com NIVA por pelo menos 3 anos sem tratamento. Em proporção elevada, as lesões de NIVA (50%) eram multifo-cais e aproximadamente metade das lesões estava associada à NIC ou neoplasia intraepitelial vulvar (NIV) concomitante. A progressão para o carcinoma vaginal invasivo ocorreu em dois (9%) casos, a persistência em três (13%) casos e a re-gressão da NIVA ocorreu em 18 (78%) casos.

Um total de 576 pacientes com NIVA 1-3 foram incluídas no estudo de Kim et al.[1] A distribuição dos casos foi a seguinte: NIVA 1 31,1%, NIVA 2 45,3% e NIVA 3 23,6%. Do total, 4 pacientes com NIVA 3 (3,2%) desenvolveram câncer vaginal invasivo durante o período de acompanhamento, com tempo médio para o diag-nóstico de câncer de 21,4 meses (variação de 5 a 44 meses). Na análise multiva-riada, a positividade para o HPV de alto risco e o método de tratamento foram considerados como fatores de risco independentes para recidiva e progressão.

QUADRO CLÍNICO

Em geral as NIVA são assintomáticas. A maioria das lesões são HPV induzidas e podem ocorrer em conjunto com outras manifestações desse vírus no trato genital inferior. Com certa frequência, observa-se a presença de lesões verrucosas associadas em vulva e vagina, o que pode gerar descon-forto local, prurido ou secreção com odor. Eventualmente, alguns casos podem evoluir com sangramento pós-coito discreto.[2,13]

DIAGNÓSTICO

As dificuldades no diagnóstico das NIVA decorrem de sua baixa incidência, bem como do fato de serem assintomáticas e ainda pela sua localização, que pode ficar encoberta pelas abas do espéculo. O exame que alerta para a presença das NIVA é a citologia oncótica alterada, frente à colposcopia normal. O exame colposcópico da vagina (vaginoscopia), empregando o ácido acético e a solução de Lugol é um passo propedêutico importante e bastante sugestivo de NIVA, sendo confirmado pelo exame histopatológico.[2,13]

Capítulo 34 — Neoplasia Intraepitelial Vaginal: Como Abordar?

O local de maior acometimento das NIVA é o terço superior da cavidade vaginal e geralmente as lesões são multicêntricas, na parede posterior, de forma circular e levemente elevadas, frequentemente com superfície espiculada. A avaliação colposcópica da vagina deve compreender a inspeção das paredes laterais, anterior e posterior.[2,5,12]

Diakomanolis *et al.*[14] revisaram os registros de 102 pacientes com NIVA e observaram as seguintes médias de idade: 44,5, 47,8 e 61,8 anos, respectivamente para NIVA 1, NIVA 2 e NIVA 3 ($p < 0,001$). Todas as pacientes apresentavam citologias anormais. A localização das lesões no terço superior da vagina foi observada em 80% dos casos.

Dodge *et al.*[9] avaliaram retrospectivamente 121 pacientes com NIVA. A média de idade das pacientes foi de 35 anos, sendo que 41% das pacientes fumavam, 27% tinham história de doenças sexualmente transmissíveis, 22% tinham história de cirurgia para tratamento de NIC e 23% histerectomia total. O terço superior da vagina foi o local mais acometido e 61% das lesões eram multifocais. NIC e NIV associadas estavam presentes em 65%.

As imagens mais frequentemente encontradas são as aceto brancas (EAB) micropapilares, de caráter isolado ou difuso, em cerca de 75% das vezes em concomitância com a NIC. De acordo com o agravo histológico, a lesão apresentará maior densidade do branco, com menor captação do iodo no teste de Schiller. As lesões de baixo grau ou NIVA 1, geralmente se apresentam como um epitélio aceto branco com os bordos irregulares e uma fina superfície espiculada, corando parcialmente com Lugol, podem ser multifocais (Figuras 34.1 a 34.3). O pontilhado fino pode ser visualizado, mas mosaico é muito pouco frequente.[2,13]

As lesões de alto grau, ou NIVA 2 e 3, exibem epitélio aceto branco mais denso, bordos mais nítidos e elevados e menor captação do iodo. Frequentemente apresentam também superfície espiculada (Figuras 34.4 a 34.6). As imagens vasculares de pontilhado e mosaico grosseiros e vasos atípicos também podem ocorrer na vagina. Estas lesões de padrão vascular atípico podem albergar um foco de invasão inicial. As lesões de vagina em paciente histerectomizada costumam ocorrer preferencialmente na linha de sutura da cúpula e nos ângulos vaginais de 3 e 9 horas, as conhecidas "orelhas de cachorro" (*ears dog*).[2,13]

Identificada a lesão, é necessária a biópsia para confirmação histopatológica, que é graduada à semelhança do colo do útero, ou de acordo com nova terminologia LAST (2012), NIVA de baixo e alto graus. A biópsia dos 2/3 superiores da vagina não requer anestesia, o mesmo não ocorrendo no 1/3 inferior que é bastante sensível. Pode ocorrer pequeno sangramento local, que é facilmente resolvido com solução de Monsel ou nitrato de prata em bastão. Na presença de diferentes lesões deve-se colocar os fragmentos em frascos diferentes.[2,13]

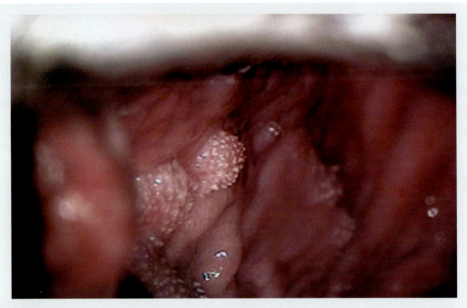

■ **FIGURA 34.1** Lesão de baixo grau em parede lateral direita (EAB tênue micropapilar), após ácido acético.

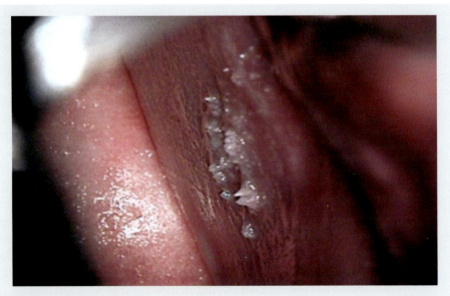

■ **FIGURA 34.2** NIVA de baixo grau em parede lateral esquerda (EAB tênue micropapilar com espículas), após ácido acético.

Capítulo 34 — Neoplasia Intraepitelial Vaginal: Como Abordar?

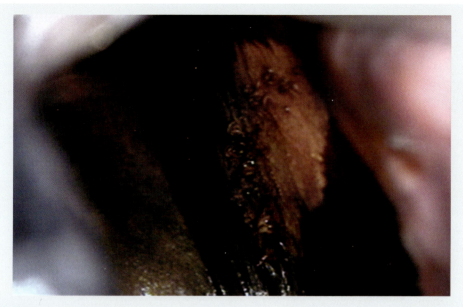

- **FIGURA 34.3** NIVA de baixo grau em parede lateral esquerda (EAB tênue micropapilar com espículas), após ácido acético e teste de Schiller.

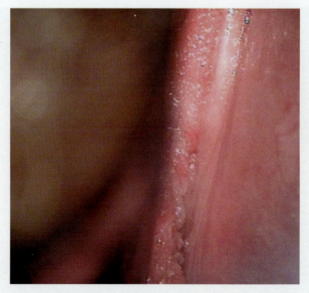

- **FIGURA 34.4** NIVA de alto grau em parede lateral direita, após ácido acético.

327

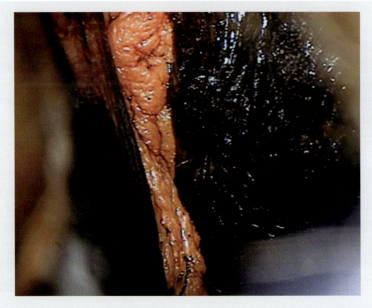

■ **FIGURA 34.5** NIVA de alto grau em parede lateral direita, após ácido acético e teste de Schiller.

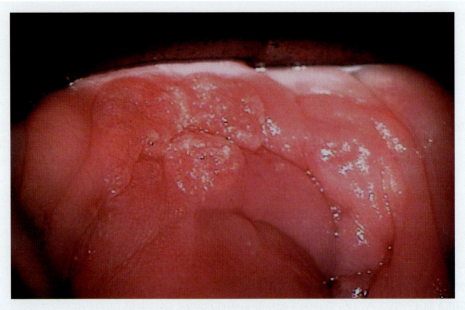

■ **FIGURA 34.6** Lesão tipo pontilhado em fórnice vaginal anterior (NIVA de alto grau).

TRATAMENTO

Devido ao aumento na incidência das NIVA em mulheres jovens, é necessária a preocupação com a preservação do órgão. Assim, técnicas conservadoras devem ser utilizadas sempre que possível. Existem diversos fatores a serem considerados na escolha do tipo de tratamento: graduação da lesão, presença de doença multifocal, risco cirúrgico, desejo em se preservar a função sexual, preferência da paciente, custos, disponibilidade de recursos, efeitos adversos, experiência do profissional de saúde e falhas terapêuticas prévias.[13,15-16]

Em virtude da elevada taxa de regressão e do baixo risco de evolução para carcinoma invasor em relação às NIVA 1, pode-se optar nestes casos pelo tratamento expectante, com controle colposcópico a cada 6 meses, tal como na conduta para NIC 1. Nas NIVA 2 e 3 em pacientes jovens, ou naquelas no menacme, tem se optado na atualidade pelo tratamento conservador, em virtude de suas frequentes recidivas, bem como no interesse em se preservar a função sexual. No entanto, em qualquer tipo de terapia deve-se primeiramente descartar doença invasiva local.[2,13,15-16]

Grande número de opções terapêuticas encontra-se disponível para o tratamento das NIVA. As lesões de baixo grau persistentes e as de alto grau (NIVA 2 e 3) podem ser tratadas com sucesso utilizando-se métodos excisionais (cirurgia de alta frequência e bisturi) e destrutivos (cauterização, laser, quimioterápicos e radioterapia) ou mais recentemente com imunomodulador tópico (imiquimode). O sucesso do tratamento, de uma forma geral, varia de 70% a 80%.[2,13,15-16]

As NIVA 2/3 localizadas no ápice vaginal, em mulheres que foram histerectomizadas por NIC, devem ser tratadas com exérese cirúrgica, com margem de pelo menos 1 cm, pelo maior risco de invasão estromal. O risco de um carcinoma invasor oculto nestes casos chega a 28%. A mesma conduta deve ser indicada para as mulheres acima dos 60 anos, pelo mesmo risco de invasão.[2,13,15-16]

Assim, todos os métodos abaixo discriminados podem ser utilizados de maneira isolada ou em associação no tratamento conservador das NIVA. As lesões únicas, bem delimitadas, podem ser tratadas com a utilização do ácido tricloroacético (ATA) a 70% ou 80%. Essa substância é um agente cáustico que promove destruição das lesões pela coagulação química de seu conteúdo proteico, seguida de descamação local. Deve ser aplicado cuidadosamente pelo médico em pequena quantidade com *swab* embebido, somente sobre as lesões. Deve ser aplicado uma vez por semana e a duração do tratamento dependerá da resposta local.[2,13,16]

A quimioterapia tópica com 5-fluorouracil tem como vantagem ser facilmente aplicada. É droga citotóxica com efeito antiproliferativo, inibindo a síntese do DNA e RNA celular, promovendo necrose da lesão; tem efeito imunoestimulador, pois estimula a liberação de interferon endógeno local; ação antiviral, pois impede a replicação do HPV. Como desvantagens na sua utilização, desconforto local como inflamação e erosão do epitélio podem ocorrer, bem como a formação de úlceras crônicas e adenose vaginal. Tem como boa indicação pacientes imunossuprimidas, com síndrome pré-neoplásica do trato genital inferior e pacientes com neoplasia persistente e/ou recidivante após tratamento convencional. Gonzales Sanchez *et al.* (2002)[17] obtiveram 77% de resposta completa em NIVA, com um ciclo de 10 semanas de tratamento.

O esquema de tratamento proposto por Krebs (1987)[18] é a utilização do creme a 5%, 2,5 gramas intravaginal por semana, no total de 10 semanas. Avaliar a cada 4 doses com intenção de identificar úlceras vaginais. Caso estejam presentes, descontinuar o uso até que a mesma se reepitelize, para evitar a formação de úlceras crônicas e/ou adenose vaginal. Recomenda-se, após a utilização do 5FU, a aplicação por 2 a 3 dias consecutivos de acetato de clostebol para minimizar os efeitos colaterais. Outro esquema proposto é o uso de 2,5 gramas quinzenal, até 6 meses, e, no caso de pacientes imunossuprimidas, manter o uso indefinidamente. Caso a paciente apresente muitos efeitos colaterais, é possível a manipulação do fármaco na concentração a 1% em gel hidrofílico.

A combinação do 5FU com outro método cirúrgico tem demonstrado respostas satisfatórias. Speck *et al.* (2004),[19] associando o 5FU após o tratamento com laser em pacientes imunossuprimidas e casos recidivantes, obtiveram resposta completa em 66%. Quando analisaram separadamente os grupos em casos recidivantes e pacientes imunossuprimidas, as taxas de resposta completa foram respectivamente 79% e 46% e resposta parcial com melhora em mais de 50% da lesão, 13% e 35% respectivamente.

A cauterização das lesões por meio de esferas de tamanho adequado (por ondas de alta frequência/megapulse) é bastante segura para uso nas paredes vaginais laterais; no entanto, deve-se tomar cuidado nas paredes anterior e posterior em virtude do risco de lesão de bexiga e reto.[2,13]

A vaporização a laser de CO_2 é excelente opção terapêutica, visto que o método é de extrema precisão cirúrgica, com seletividade sobre a área onde é aplicado, sem condução térmica, sem fibrose ou cicatriz. A profundidade de destruição é em torno de 1 a 2 mm. Para lesões pequenas, pode ser feita a vaporização em ambulatório sem anestesia; pode ser utilizado em lesões extensas, multifocais e também no caso de sincronia com lesão em colo uterino e/ou vulva. Os critérios para utilização da vaporização a laser são: a lesão ser completamente visualizada e não haver invasão estromal. No caso de lesão em cúpula após histerectomia, o laser não tem boa indicação pelo risco de manter a doença acima da linha de sutura. Se houver persistência da lesão ou recidiva, é possível repetir o tratamento com laser. O inconveniente é o custo elevado do equipamento e a sua utilização requer treinamento especializado. As taxas de sucesso nas NIVA, conforme diversos autores, variam de 68% a 87% com uma ou mais sessões, respectivamente. A recidiva ocorre, em geral, na doença multifocal (Figuras 34.7 a 34.9).[2,13]

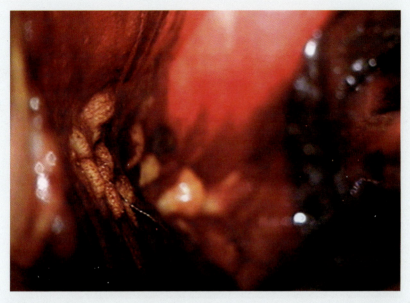

- **FIGURA 34.7** Lesões em parede vaginal lateral D – NIVA II, com teste de Schiller, submetida a uma sessão de laserterapia e após 4 semanas.

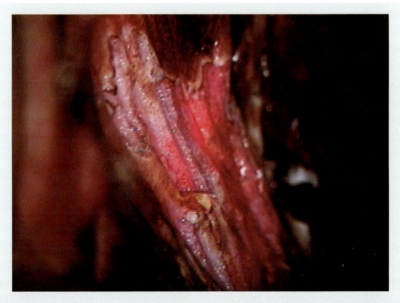

- **FIGURA 34.8** Lesões em parede vaginal lateral D – NIVA II, com teste de Schiller, submetida a uma sessão de laserterapia e após 4 semanas.

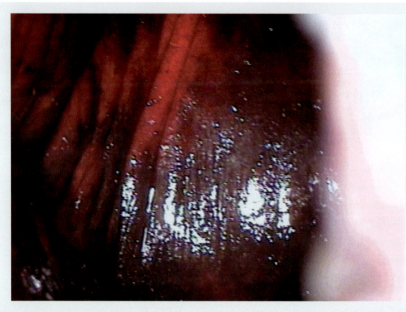

- **FIGURA 34.9** Lesões em parede vaginal lateral D – NIVA II, com teste de Schiller, submetida a uma sessão de laserterapia e após 4 semanas.

Outra modalidade terapêutica atual é o uso do imiquimode intravaginal. Não há aprovação do seu uso pela Anvisa em vagina, porém diversos trabalhos da literatura mostram resultados satisfatórios, com melhora significativa das lesões multifocais, com diminuição da gravidade histológica e resolução, em lesões persistentes após laserterapia (Figuras 34.10 e 34.11).[20-21]

Estudo realizado por Buck et al.[22] avaliou o uso interno de imiquimode em 56 mulheres (idades de 18 a 26 anos) com NIVA. O conteúdo de um sachê era colocado na vagina com aplicador uma vez por semana durante 3 semanas. A maioria das lesões localizava-se no terço superior da vagina, próximo à cérvice. A incidência de NIVA graduada pela biópsia foi de 33 casos de NIVA 1, 3 de NIVA 2 e 1 de NIVA 3. O esquema de tratamento (ciclo) foi aplicação uma vez por semana, por 3 semanas, sendo o seguimento realizado uma semana ou mais após a última dose. Se na nova avaliação não ocorresse regressão completa das lesões vaginais, outro ciclo de tratamento era iniciado. Das 56 mulheres, 14 perderam-se no seguimento; das 42 mulheres, 36 (86%) tiveram regressão completa das lesões vaginais durante o primeiro ciclo de tratamento. Das 6 pacientes restantes, 5 alcançaram cura no segundo ciclo e uma no terceiro ciclo. Do total de 26 pacientes avaliadas, após 6 meses de tratamento, 24 permaneciam sem lesões vaginais (92%).

Capítulo 34 — Neoplasia Intraepitelial Vaginal: Como Abordar?

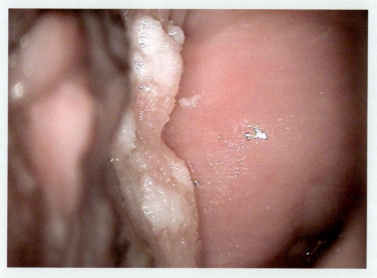

■ **FIGURA 34.10** Paciente de 24 anos com lesão vaginal persistente, diagnóstico histopatológico de NIVA I associado a condiloma, submetida a 3 sessões de laser + 10 ciclos de 5-fluorouracil, sem resposta.

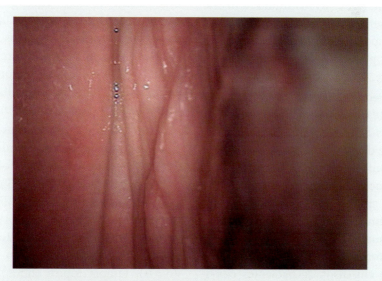

■ **FIGURA 34.11** Paciente de 24 anos com lesão vaginal persistente, diagnóstico histopatológico de NIVA I associado a condiloma, submetida a 3 sessões de laser + 10 ciclos de 5-fluorouracil, sem resposta. Após 9 ciclos de imiquimode vaginal, apresentou remissão completa das lesões.

Uma metanálise com revisão sistemática realizada por Tranoulis *et al.*[23] incluiu 94 pacientes. As proporções sumárias de mulheres com resposta completa e *clearance* de HPV foram 76,5% (IC95% 59,4-98,5) e 52,5% (IC95% 29,5-93,6), respectivamente. Os autores concluem que o uso de imiquimode a 5% para o tratamento de NIVA está associado à taxa de resposta relativamente elevada, com depuração satisfatória do HPV, enquanto que o risco de recorrências parece baixo.

A ressecção de lesão vaginal utilizando-se aparelhos de alta frequência deve ser bastante cautelosa para se evitar lesão da uretra, bexiga e reto. A mesma permite material para estudo histopatológico. Na técnica cirúrgica, recomenda-se a injeção de anestésico local, para promover o levantamento da mucosa epitelial, separando-a do tecido conjuntivo. Quando múltiplas incisões são realizadas, é necessário que sejam suturadas. A técnica não é indicada para NIVA de parede anterior e posterior pelo risco de acidentar bexiga e reto.[2,13]

A colpectomia estaria indicada primariamente nos casos de NIVA 3 de ápice vaginal pós-histerectomia. Essas afecções têm o risco de estarem envolvendo a cicatriz da cúpula e deixariam de ser tratadas adequadamente se algum método destrutivo fosse aplicado. A excisão cirúrgica também tem como vantagem, no caso, o estudo histopatológico, excluindo doença invasiva. Hoffman *et al.*[24] reportaram 28% de invasão em casos de pacientes consideradas NIVA 3. Os trabalhos mostram baixa taxa de recidiva com essa modalidade de tratamento. A técnica cirúrgica tem como inconveniente a perda sanguínea e

os hematomas, o encurtamento vaginal e as estenoses (atrapalhando a função sexual), a atonia vesical e a incontinência, além da dificuldade de abordagem em pacientes irradiadas.

A radioterapia, na forma de braquiterapia, estaria indicada apenas em casos de NIVA 3 recidivante, do tipo multifocal e extensa. As recidivas podem ocorrer em torno de 14%. É contraindicada para pacientes previamente irradiadas. Tem como consequência encurtamento e estenoses vaginais, e possibilita aparecimento de nova neoplasia induzida pela radioterapia.[2,13]

SEGUIMENTO

Após a terapêutica das lesões de NIVA, as recidivas locais são frequentes. Dessa maneira, deve-se seguir a paciente rigorosamente com citologia e colposcopia a cada 6 meses.[2,13] Diakomanolis *et al.*[14] revisaram os registros de 102 pacientes com NIVA. Recorrências após ablação a laser e vaginectomia parcial atingiram 21%. A multifocalidade afetou significativamente o risco de recorrência.

Um total de 576 pacientes com NIVA 1 a 3 foram incluídas no estudo de Kim *et al.*[1] A distribuição dos casos foi a seguinte: NIVA 1 31,1%, NIVA 2 45,3% e NIVA 3 23,6%. Nas pacientes com NIVA 1, a observação foi realizada em 29,1% dos casos e 48,8% regrediram. Nas pacientes com NIVA 2 +, o manejo incluiu observação (3,5%), terapia tópica (6,5%), ablação a laser (75,3%), excisão (14,1%) e radioterapia (0,5%), com as seguintes taxas de recidiva e progressão: 46,2%, 62,5%, 26,4%, 32,7% e 0%, respectivamente. Do total, 4 pacientes com NIVA 3 (3,2%) desenvolveram câncer vaginal invasivo durante o período de acompanhamento, com tempo médio para o diagnóstico de câncer de 21,4 meses (variação de 5,0-44,8 meses).

Dodge *et al.*[9] avaliaram retrospectivamente 121 pacientes com NIVA. Recorrências pós-terapia e progressão para câncer vaginal invasivo ocorreram em 33% e 2%, respectivamente.

REFERÊNCIAS BIBLIOGRÁFICAS

1. Kim MK, Lee IH, Lee KH. Clinical outcomes and risk of recurrence among patients with vaginal intraepithelial neoplasia: a comprehensive analysis of 576 cases. J Gynecol Oncol. 2018 Jan; 29(1):e6.

2. Federação Brasileira das Associações de Ginecologia e Obstetrícia. Manual de Orientação Trato Genital Inferior. Capítulo 18 - Neoplasia intraepitelial vaginal. 2010; p. 193.

3. Srodon M, Stoler MH, Baber GB, Kurman RJ. The distribution of low and high-risk HPV types in vulvar and vaginal intraepithelial neoplasia (VIN and VaIN). Am J Surg Pathol. 2006 Dec; 30(12):1513-8.

4. Lamos C, Mihaljevic C, Aulmann S, Bruckner T, Domschke C, Wallwiener M, Paringer C, Fluhr H, Schott S, Dinkic C, Brucker J, Golatta M, Gensthaler L, Eichbaum M, Sohn C, Rom J. Detection of Human Papillomavirus Infection in Patients with Vaginal Intraepithelial Neoplasia. PLoS One. 2016 Dec 1; 11(12):e0167386.

5. Jentschke M, Hoffmeister V, Soergel P, Hillemanns P. Clinical presentation, treatment and outcome of vaginal intraepithelial neoplasia. Arch Gynecol Obstet. 2016 Feb; 293(2):415-9.

6. Kalogirou D, Antoniou G, Karakitsos P, Botsis D, Papadimitriou A, Giannikos L. Vaginal intraepithelial neoplasia (VAIN) following hysterectomy in patients treated for carcinoma in situ of the cervix. Eur J Gynaecol Oncol. 1997; 18(3):188-91.

7. Schockaert S, Poppe W, Arbyn M, Verguts T, Verguts J. Incidence of vaginal intraepithelial neoplasia after hysterectomy for cervical intraepithelial neoplasia: a retrospective study. Am J Obstet Gynecol. 2008 Aug; 199(2):113.e1-5.

8. Rome RM, England PG. Management of vaginal intraepithelial neoplasia: a series of 132 cases with longterm follow-up. Int J Gynecol Cancer. 2000; 10:382-90.

9. Dodge JA, Eltabbakh GH, Mount SL, Walker RP, Morgan A. Clinical features and risk of recurrence among patients with vaginal intraepithelial neoplasia. Gynecol Oncol. 2001; 83:363-9.

10. Gunderson CC, Nugent EK, Elfrink SH, Gold MA, Moore KN. A contemporary analysis of epidemiology and management of vaginal intraepithelial neoplasia. Am J Obstet Gynecol. 2013 May; 208(5):410.e1-6.

11. Hodeib M, Cohen JG, Mehta S, Rimel BJ, Walsh CS, Li AJ et al. Recurrence and risk of progression to lower genital tract malignancy in women with high grade VAIN. Gynecol Oncol. 2016; 141:507-10.

12. Aho M, Vesterinen E, Meyer B, Purola E, Paavonen J. Natural history of vaginal intraepithelial neoplasia. Cancer. 1991 Jul 1; 68(1):195-7.

13. Speck NMG, Campaner AB. Neoplasia intraepitelial vaginal. In: Campaner AB, Focchi J, Chaves MANS, Speck NMG. Melhores práticas em patologia o trato genital inferior e colposcopia. Volume 1, 2018; p. 167.

14. Diakomanolis E, Stefanidis K, Rodolakis A, Haidopoulos D, Sindos M, Chatzipappas I, Michalas S. Vaginal intraepithelial neoplasia: report of 102 cases. Eur J Gynaecol Oncol. 2002; 23(5):457-9.

15. Hatch KD. Vaginal intraepithelial neoplasia (VAIN). Int Fed Gynecol Obstet. 2006; (s):s40-s43.

16. Gurumurthy M, Cruickshank ME. Management of vaginal intraepithelial neoplasia. J Low Genit Tract Dis. 2012 Jul; 16(3):306-12.

17. González Sánchez JL1, Flores Murrieta G, Chávez Brambila J, Deolarte Manzano JM, Andrade Manzano AF. Topical 5-fluorouracil for treatment of vaginal intraepithelial neoplasms. Ginecol Obstet Mex. 2002 May; 70:244-7.

18. Krebs HB. Treatment of vaginal intraepithelial neoplasia with laser and topical 5-fluorouracil. Obstet Gynecol. 1989; 73:657-60.

19. Speck NMG, Ribalta JCL, Focchi J, Costa RRl, Kesselring F, Freitas CG. Low - dose 5 - fluorouracil adjuvant in laser therapy for HPV lesions in immunosuppressed patients and cases of difficult control. Eur J Gynaec Oncol. 2004; 25:597-99.

20. Diakomanolis E, Haidopoulos D, Stefanidis K. Treatment of high-grade vaginal intraepithelial neoplasia with imiqui-mod cream. N Engl J Med. 2002 Aug 1; 347(5):374.

21. Haidopoulos D, Diakomanolis E, Rodolakis A, Voulgaris Z, Vlachos G, Intsaklis A. Can local application of imiquimod cream be an alternative mode of therapy for patients with high-grade intraepithelial lesions of the vagina? Int J Gynecol Cancer. 2005; 15(5):898-902.

22. Buck HW, Guth KJ. Treatment of Vaginal Intraepithelial Neoplasia (Primarily Low Grade) with Imiquimod 5% Cream. J Lower Genital Tract Disease. 2003; 3:290-7.

23. Tranoulis A, Laios A, Mitsopoulos V, Lutchman-Singh K, Thomakos N. Efficacy of 5% imiquimod for the treatment of Vaginal intraepithelial neoplasia-A systematic review of the literature and a meta-analysis. Eur J Obstet Gynecol Reprod Biol. 2017 Nov; 218:129-136. doi: 10.1016/j.ejogrb.2017.09.020.

24. Hoffman, MS, DeCesare, SL, Roberts, WS et al. Upper vaginectomy for in situ and occult, superficially invasive carcinoma of the vagina. Am J Obstet Gynecol. 1992; 166:30.

Seção **8**

INCONTINÊNCIA URINÁRIA DE ESFORÇO: ESTADO DA ARTE

35 Como Diferenciar a Incontinência Urinária: Baseado na Anamnese e Exame Físico?.... 339

36 Estudo Urodinâmico sem Mistério 351

37 Laser e Radiofrequência para Incontinência Urinária: Há Evidências?...........................363

38 Fita Vaginal sem Tensão (TVT) e Fita Transobturatória (TOT) 373

39 Complicações dos *Slings* 379

INCONTINÊNCIA URINÁRIA DE ESFORÇO: ESTADO DA ARTE

▶ Manoel João Batista Castello Girão

Poucas áreas do conhecimento médico guardam tamanho desafio como a Uroginecologia. Em poucos anos, conceitos tradicionais foram revistos e atualizados. Cirurgias tradicionais foram abandonadas e substituídas por outras, ditas minimamente invasivas; conceitos fundamentais foram reavaliados e muitas vezes abandonados. O conhecimento acumulado nas últimas décadas foi revisado e, recentemente, o uso de dispositivos para a correção de distopias genitais abandonado.

Neste momento, muita reflexão se faz necessária para não perdermos o conhecimento acumulado nos últimos anos, mas para também não expor pacientes e profissionais a situações de potencial risco.

Os Capítulos desta seção correspondem aos temas do livro, analisando aqueles que julgamos mais oportunos.

Ótima leitura!

capítulo 35

Como Diferenciar a Incontinência Urinária:
Baseado na Anamnese e Exame Físico?

- ▶ Pedro Sérgio Magnani
- ▶ Heitor Leandro Paiva Rodrigues
- ▶ Fernando Passador Valério

INTRODUÇÃO

A identificação correta do tipo de incontinência urinária referida por uma paciente é de extrema importância no tratamento e na melhora da sua qualidade de vida.

Os exames subsidiários vêm ocupando um espaço cada vez maior no diagnóstico da incontinência urinária. Porém, a história clínica composta pela anamnese, antecedentes pessoais, antecedentes familiares, antecedentes obstétricos, juntamente com o exame físico, continuam a ter grande importância no diagnóstico inicial e na identificação da necessidade de exames subsidiários.

Antes de qualquer estudo sobre a anamnese, antecedentes e exame físico, é necessário conhecer a epidemiologia e fatores de risco, para depois saber fazer um "screening" das pacientes mais susceptíveis e, assim, avaliar a utilidade do exame complementar a ser solicitado, evitando custos desnecessários, além de transtornos à paciente com procedimentos desconfortáveis e, por vezes, invasivos.

EPIDEMIOLOGIA

A incontinência urinária é a perda involuntária de urina.[1] A incidência é de duas a quatro vezes maior em mulheres do que em homem.[2] Apesar de não ser uma condição que aumenta o risco de mortalidade, a incontinência urinária tem um efeito devastador sobre a qualidade de vida da paciente, o que dificilmente consegue ser estimado.

Estima-se que 200 milhões de pessoas apresentem perda urinária em todo o mundo.[2] Aproximadamente 20 milhões de mulheres nos Estados Unidos apresentam essa queixa, com prevalência entre 25% e 45% das mulheres.[3] Até 77% das mulheres que residem em abrigos de idosos referem incontinência urinária. Em torno de 6% das admissões nestes abrigos são devidas a este diagnóstico. O impacto econômico da incontinência urinária atinge valores entre 19 e 76 bilhões de dólares por ano.[4]

As mulheres da etnia branca possuem 44% de prevalência, com isso apresentam um maior risco de desenvolver incontinência urinária durante a vida, enquanto a etnia negra pode ser considerada como um fator de proteção, já que possuem 17%.[5]

A incontinência pode ser classificada em: esforço, urgência e mista. A incontinência urinária aos esforços corresponde a 52% dos casos de incontinência nas mulheres abaixo de 65 anos; 37% terão incontinência urinária mista e 11% terão incontinência de urgência isoladamente,[6] conforme o Gráfico 35.1.

A prevalência da incontinência urinária aumenta após os 40 anos, com um pico na quinta e sexta décadas de vida, conforme ilustrado na Figura 35.1.[4]

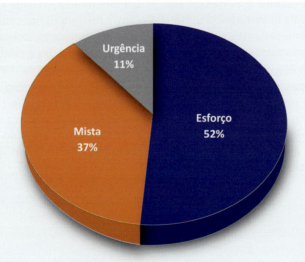

■ **GRÁFICO 35.1** Casos de incontinência urinária.

Capítulo 35 — Utilização da Propedêutica Clínica no Diagnóstico: dos Diferentes Tipos de Endometriose

Apesar da alta prevalência e da importância que esta doença vem ganhando nos últimos anos, a incontinência urinária continua sendo subdiagnosticada e subtratada. Apenas 25% das mulheres que apresentam a perda urinária, procuram atendimento médico e tratamento. O estigma negativo provocado pela perda de urina e a consideração de que tal sintoma seria parte do envelhecimento normal, fazem com que a paciente não procure atendimento médico.

A incontinência urinária provoca grande impacto negativo na qualidade de vida, na saúde e no bem-estar físico, psicológico, social e econômico da paciente. Altas taxas de ansiedade e depressão, isolamento social, diminuição na participação das atividades domésticas, redução do sono, internação hospitalar, infecção urinária, prejuízo na vida sexual, fraturas decorrentes de quedas e redução da produtividade laboral são percebidas em pessoas com os diversos tipos de perdas urinárias.[2,3,6]

A presença de polaciúria e noctúria associadas à urgência urinária, com ou sem incontinência, na ausência de infecção urinária ou outra doença óbvia, é conhecida por síndrome da bexiga hiperativa e chega a atingir 16,9% das mulheres.

As mulheres com síndrome da bexiga hiperativa e incontinência urinária mista apresentam pior qualidade de vida, além de níveis de ansiedade e depressão maiores quando comparados com as pacientes com incontinência urinária de esforço. Por esta razão, as mulheres com urgência,

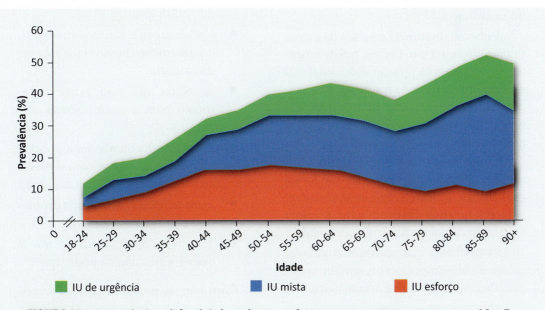

■ **FIGURA 35.1** Extraído (modificado) de Aoki, Y. *et al*. Urinary incontinence in women. Nat. Rev. Dis. Primers 3, 17042 (2017).[4]

incontinência de urgência, noctúria e polaciúria procuram mais frequentemente tratamento médico.[6]

Fatores de Risco para a Incontinência Urinária

Diversos fatores estão relacionados com o risco para o desenvolvimento de incontinência urinária, entre eles, o avançar da idade é o fator mais importante em todos os estudos.[2,6]

A gravidez, principalmente acima de 3 a 4 filhos, também é considerada fator de risco. Os partos vaginais, múltiplos, instrumentalizados, com segundo período do parto arrastado, com recém-nascidos acima de 3,5 kg e em mulheres acima de 30 anos, são causas predisponentes ao desenvolvimento de incontinência urinária. Esses fatores estão associados à lesão do assoalho pélvico, seja a parte muscular ou neurológica.[2,5,6]

A obesidade aumenta o risco de incontinência urinária em 4 vezes, possivelmente pelo aumento da pressão abdominal e da pressão intravesical. As mulheres com perda maciça de peso, seja espontaneamente ou por tratamento cirúrgico, apresentam grande melhora da perda urinária.[3,6]

As mulheres na pós-menopausa, em uso de reposição hormonal ou que foram submetidas à histerectomia apresentam aumento no risco da incontinência, apesar da relação causal ainda ser desconhecida.

As mulheres que realizam atividades físicas de alto impacto apresentam maior prevalência de incontinência urinária.[2]

Alguns hábitos, como a ingesta abusiva de cafeína e tabagismo, aumentam a perda urinária.[5]

Diversas comorbidades como acidente vascular cerebral, diabetes, demência, asma, artrite, constipação intestinal crônica, tosse crônica, incontinência fecal, insuficiência cardíaca congestiva, estão mais incidentes na população de mulheres com perdas urinárias frequentes.[3]

SCREENING

Apesar do impacto negativo da incontinência urinária, as mulheres demoram de 3 a 5 anos para procurar atendimento médico e tratamento da incontinência urinária. Essa demora no diagnóstico e tratamento deve-se ao fato de:

- Considerar a incontinência urinária como consequência normal do envelhecimento;[7]
- Considerar a perda urinária como consequência habitual da gravidez e do parto;[4]
- Considerar a cirurgia como o único tratamento possível para a perda urinária;[7]
- Acreditar que não existe tratamento para a incontinência urinária;[7]
- Ter vergonha ou não ter a oportunidade de conversar com o médico sobre a incontinência urinária;[7]
- Estar ocupada com outros problemas e prioridades na família;[2]
- Ter medo do desconforto que o exame ginecológico pode trazer.[4]

Com isso, as mulheres passam a conviver e esconder a incontinência urinária em suas vidas diárias, seja pela restrição de ingesta hídrica, mudanças de hábitos de higiene, micções frequentes mantendo a bexiga sempre vazia ou isolamento social.[7]

Pela alta prevalência da incontinência urinária e grande morbidade, *The Women's Preventive Services Initiate*, um órgão ligado ao American College do Obstetricians e Ginecologists (ACOG), passou a recomendar, a partir de 2018, o rastreio ou *screening* da incontinência urinária. Essa recomendação está associada a grandes benefícios para a paciente na instituição de tratamentos de eficácia já comprovada e sem prejuízos detectáveis à saúde da paciente.[8]

Esse rastreio é realizado anualmente no consultório médico e baseado na elaboração de anamnese detalhada, de exame físico ginecológico específico e no uso de questionários de qualidade de vida validados para o diagnóstico da incontinência urinária.[8]

O rastreio possibilitaria a instituição de medidas de prevenção primária como os exercícios para o assoalho pélvico, principalmente durante e após a gravidez e o parto. Além disso, permitiria a intervenção conservadora e não cirúrgica baseada em mudanças do estilo de vida, perda de peso, orientações dietéticas, controle de comorbidades, reabilitação da musculatura do assoalho pélvico e uso de medicações (anticolinérgicos, estrogênios tópicos, β3-miméticos, etc).

ANAMNESE

A anamnese deve ser minuciosa, iniciando pela caracterização do tipo de perda urinária, a quanto tempo vem acontecendo, se houve piora dos sintomas, situações desencadeantes e se houve comprometimento da qualidade de vida.

A *International Urogynecological Association* (IUGA) e a *International Continence Society* consideram a incontinência urinária de esforço (IUE) como sendo aquela que ocorre devido a um aumento abrupto da pressão abdominal, como ocorre na tosse, espirro ou esforço físico. Já a incontinência de urgência (IUU) é definida com uma vontade premente e inadiável de urinar onde, geralmente, há um fator desencadeante como barulho de água, molhar as mãos e estresse. Na IUU a perda ocorre por contração da musculatura detrusora, levando ao esvaziamento total da bexiga, enquanto que na IUE a perda ocorre apenas no pico de pressão abdominal, em jatos curtos.

Além dos dois grandes grupos de perda urinária, podemos encontrar queixas mistas, onde a IUE e a IUU se apresentam na mesma paciente, e a incontinência com perda insensível, onde a paciente não percebe a perda urinária nem o fator desencadeante. Este último tipo de incontinência pode ser uma manifestação clínica de retenção crônica pela hipocontratilidade do músculo detrusor ou pela presença de obstrução infravesical.

É importante estabelecer quando as perdas iniciaram para que se possa eliminar fatores externos, como o uso de medicamentos que têm ações sobre o trato urinário (exemplos: betabloqueadores e diuréticos).

Outros sintomas e sinais devem ser questionados: enurese noturna (perda de urina durante o sono), noctúria (necessidade de acordar várias vezes para urinar), perda urinária durante o coito, sensação de esvaziamento incompleto após a micção e necessidade de adotar posições específicas ao urinar.

A ingestão hídrica e os hábitos miccionais também devem ser investigados detalhadamente. Atualmente, as mulheres têm sido estimuladas a ingerirem grande quantidade de água, muitas vezes bem acima das suas necessidades diárias, levando ao aumento da produção de urina e agravando sintomas de incontinência.

De igual importância é saber qual o intervalo entre as micções e se o ato é realizado em local estressante, com tempo restrito. Muitas mulheres passam longos períodos sem urinar por trabalharem em lugares com sanitários insalubres ou por simples hábito de só realizarem suas necessidades em casa. Pacientes com esse tipo de conduta podem apresentar bexiga com alta complacência e baixa sensibilidade.[9]

Outras alterações também devem ser questionadas nessa primeira abordagem, como a presença de incontinência fecal ou de gases e dificuldade evacuatória que devem ser valorizadas, principalmente em mulheres idosas onde aparecem com grande frequência.

Queixas de frouxidão vaginal, sensação de prolapsos ou necessidade de manobras para terminar a micção também têm grande importância no diagnóstico da IU, uma vez que podem fornecer uma estimativa da integridade das estruturas do assoalho pélvico.

Após esclarecer o tipo e os sintomas que acompanham a queixa de perda urinária, deve-se investigar os antecedentes pessoais, familiares e obstétricos, também de suma importância para o estabelecimento de um diagnóstico inicial e para traçar uma linha de investigação.

Antecedentes Pessoais

Nos antecedentes pessoais é importante saber se a paciente já foi submetida a algum tipo de cirurgia uroginecológica, não só para incontinência urinária, como também para correções de prolapsos dos diversos compartimentos.

Antecedentes de correções de fístulas (vesicovaginais, ureterovaginais e uretrovaginais) ou exérese de tumores de bexiga e uretra também devem ser investigados, uma vez que pacientes que se submeteram a cirurgias desse tipo podem apresentar incontinência urinária, muitas vezes com sintomas atípicos, com diminuição da complacência e aumento da sensibilidade vesical.

Cirurgias da pelve como histerectomia, ressecção de tumores pélvicos como tumores de reto e sigmoide também devem ser questionadas, pois tais procedimentos podem lesar nervos responsáveis pela micção ou alterar músculos e fáscias que dão sustentação aos órgãos pélvicos.[10]

Referências de litíase e outras doenças do aparelho urinário também devem ser investigadas, assim como doenças da coluna vertebral como hérnias de disco, tumores e cirurgias que podem cursar com sintomas urinários como disúria, polaciúria, esvaziamento incompleto, além dos diversos tipos de incontinência urinária. As doenças da coluna vertebral ainda podem ser causa de IUU neurogênica, além de bexiga neurogênica hipocontratil.

Pacientes portadoras de tumores pélvicos, como miomas uterinos, podem queixar-se de incontinência urinária ou polaciúria, principalmente nos casos de miomas da parede anterior do útero. Dados como esses são importantes à medida que o tratamento não deve visar a incontinência propriamente dita, mas o controle da doença de base.[11]

Algumas alterações metabólicas como o diabetes que levam a neuropatias periféricas, além das doenças neurológicas degenerativas, propriamente ditas, podem levar a alterações miccionais importantes. Pesquisas sobre diabetes melitus têm mostrado inclusive alterações do colágeno nas fáscias responsáveis pela sustentação dos órgãos pélvicos, predispondo o aparecimento de IUE e prolapsos.

Doenças do sistema nervoso central como Alzheimer, Parkinson, alguns tipos de demência, além de Acidente Vascular Cerebral, entre outras, podem cursar com sintomas de bexiga hiperativa, retenção urinária e dissinergia vésico-esfincteriana.

Esquizofrenia e outras alterações psiquiátricas também devem ser inqueridas, pois podem levar a distúrbios miccionais, pela própria doença ou mesmo por efeito colateral dos medicamentos utilizados.

Outras doenças como cardiopatia e hipertensão podem ser importantes no diagnóstico, uma vez que diversos medicamentos rotineiramente utilizados, como betabloqueadores e diuréticos, têm ação direta sobre o trato urinário.

Ainda nos antecedentes pessoais deve-se inquerir sobre hábitos ou vícios como fumo e alcoolismo. O efeito deletério do tabaco e do álcool sobre o trato urinário e sobre a micção estão bem comprovados, podendo levar a diversos tipos de incontinência, principalmente a IUU. Ainda neste sentido, é importante investigar o uso de drogas ilícitas.

O uso abusivo de cafeína, tanto no café, como chás e refrigerantes deve ser pesquisada, assim como a ingestão frequente de alimentos condimentados ou cítricos na forma de fruta "*in natura*" ou sucos, pois podem ser causa, assim como o álcool e o fumo, de sintomas de bexiga hiperativa.[12]

Antecedentes Familiares

No interrogatório dos antecedentes familiares deve ser investigada a história de prolapsos e incontinência urinária em familiares próximos, visto que estudos mostram haver correlação genética entre a presença de prolapso e incontinência urinária em pacientes que apresentam polimorfismo de genes relacionados ao metabolismo do colágeno e elastina do assoalho pélvico.[13]

Antecedentes Obstétricos

Nos antecedentes obstétricos é importante estabelecer o número de gestações, tipo de parto (normal, cesárea, instrumentalizado), apresentação fetal (cefálico, pélvico, córmico), peso dos conceptos, tempo de trabalho de parto, se foi necessária a realização de episiotomia, se houve complicações no parto como rotura perineal, hemorragia ou lesão vesical.

Sabe-se que a gestação e o parto têm papel importante na gênese dos prolapsos genitais e da incontinência urinária tanto de esforço como de urgência. Estudos mostraram que 21% das mulheres apresentam avulsão dos músculos do assoalho pélvico após o seu primeiro parto vaginal, com importante repercussão na sua vida sexual e nos sintomas de disfunção do assoalho pélvico.[14]

Além do trauma direto do feto sobre a musculatura e fáscias do assoalho pélvico, o parto pode causar alterações urinárias pela compressão e estiramento de nervos pélvicos, principalmente do nervo pudendo.

Deve-se, ainda, esclarecer se as queixas de IU têm relação com o ganho de peso durante a gestação, pois este parece ser um fator determinante no aparecimento da perda urinária tanto durante a gravidez como após o parto.

Além da gravidez, o status hormonal pode contribuir para o aparecimento de incontinência tanto de urgência como de esforço. Sabe-se que a prevalência de IU aumenta com a idade, atingindo seu ápice na mulher na pós-menopausa.

Uma vez terminado o interrogatório, é possível estabelecer um diagnóstico provisório que, pode ou não, ser confirmado posteriormente, mas que já permite a formulação de uma linha de raciocínio, quando associada ao exame físico (Gráfico 35.2).

EXAME FÍSICO

Um exame geral, associado a um exame ginecológico criterioso, pode ser o fator determinante entre iniciar um tratamento ou solicitar um exame desnecessário.

Já no exame físico geral é possível encontrar dados interessantes na elucidação do diagnóstico, como o IMC mostrando obesidade.

O impacto do peso tem sido bastante estudado na literatura em relação à IU. Um Programa para Reduzir a Incontinência pela Dieta e Exercício (PRIDE),

patrocinado pelo NIDDK (*National Institute of Diabetes and Digestive and Kidney Diseases*) tem evidenciado que a redução de peso resultou em grande diminuição de frequência de episódios de IU relatados, com uma tendência a manter este resultado se o peso for controlado por 12 meses.[15]

O achado de alterações cardiológicas como arritmias é importante à medida que elas podem contraindicar alguns tipos de tratamento para bexiga hiperativa. Assim como a presença de edema de membros inferiores pode ser indício de uma cardiopatia incipiente e apresentar noctúria, sem qualquer relação com a fisiopatologia primária da incontinência urinária.

A simples observação da paciente ao entrar no consultório pode dar pista sobre doenças neurológicas de base, como dificuldade ao deambular, alterações do equilíbrio ou da fala, que podem ser causa de alterações urinárias; lesões de extremidades, mostrando um possível diabetes avançado ou outra neuropatia periférica, com consequente efeito sobre o mecanismo da micção. Outras lesões como dermatite urêmica em períneo e face interna da coxa dão ideia da gravidade da perda urinária.

No exame físico específico ginecológico deve-se pesquisar possíveis prolapsos, tumores e cistos vaginais ou uretrais, pois podem causar obstrução infravesical levando à IU por retenção crônica. Os prolapsos, principalmente os de compartimento anterior, além de obstrução crônica, podem ser uma demonstração da fragilidade das fáscias e da musculatura pélvica.

Capítulo 35 — Utilização da Propedêutica Clínica no Diagnóstico: dos Diferentes Tipos de Endometriose

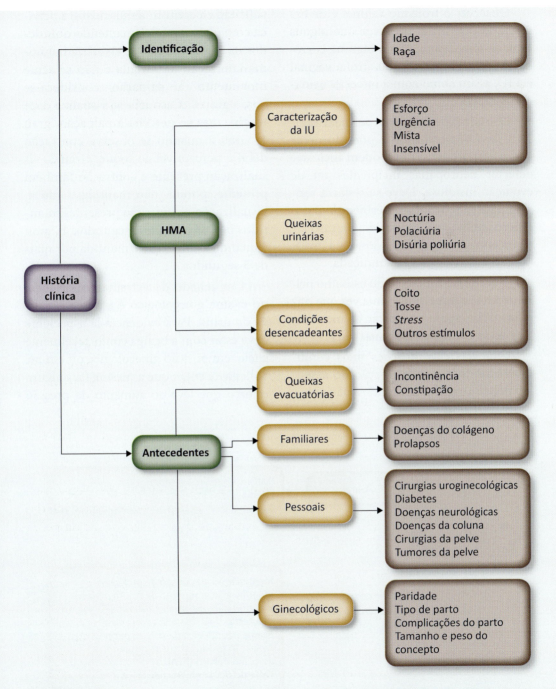

■ **GRÁFICO 35.2** Esquema para investigação da incontinência urinária pela história clínica.

Observar o trofismo vaginal é de extrema importância, uma vez que alguns estudos têm demonstrado alguma correlação entre a hipotrofia ou atrofia vaginal e a IU, assim como com a infecção urinária de repetição.

O exame neurológico perineal também deve ser realizado e pode fornecer dados importantes, que podem inclusive detectar neuropatias incipientes ou de evolução insidiosa. Deve-se testar a sensibilidade tátil de todo o períneo além dos reflexos bulbo anal e clitoridiano; caso estejam abolidos ou diminuídos, uma investigação especializada está indicada.

A avaliação funcional do assoalho pélvico (AFA) é importante, uma vez que traz informações sobre a condição da musculatura do assoalho pélvico e suas fáscias.

Uma das classificações mais comumente adotada para avaliação do assoalho pélvico é a de Ortiz, onde a paciente é solicitada a contrair a musculatura pélvica com o examinador mantendo dois dedos na vagina. Se não se visualiza nenhuma contração da fúrcula e não se sente movimento à palpação considera-se como grau 0. Caso não se visualize contração, mas se perceba à palpação, grau 1. Grau 2 quando se observa contração débil e perceptível ao toque. Grau 3, visualização presente e contração também presente, porém, não mantida. Grau 4, visualização e contração presentes, mantidos por menos que 5 segundos. E, grau 5 quando a contração é mantida por mais de 5 segundos.

Um achado de extrema importância no exame ginecológico é a perda objetiva de urina. Para evidenciá-la a paciente deve estar com a bexiga confortavelmente cheia, em posição ginecológica ou em pé. Solicita-se então que a mesma faça algum esforço que leve ao aumento da pressão

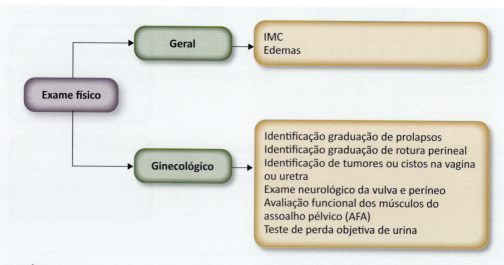

■ **GRÁFICO 35.3** Esquema para investigação da incontinência urinária pelo exame físico.

abdominal como tossir ou manobra de valsalva. Se houver perda o teste é positivo para incontinência urinária de esforço.

Após uma história clínica e um exame físico minuciosos é possível estabelecer-se uma hipótese diagnóstica mais precisa e, portanto, um plano de ação mais efetivo.

E assim, iniciar tratamento clínico ou fisioterápico, além de orientação de hábitos de vida sem a necessidade de exames subsidiários dispendiosos e constrangedores. Tais exames ficariam reservados aos casos refratários e com possibilidade de indicação cirúrgica.

PONTOS-CHAVE

- Incontinência urinária de esforço;
- Incontinência urinária de urgência;
- Incontinência urinária mista;
- Anamnese;
- Exame físico;
- Síndrome da bexiga hiperativa.

REFERÊNCIAS BIBLIOGRÁFICAS

1. Haylen BT, de Ridder D, Freeman RM, Swift SE, Berghmans B, Lee J et al. An international urogynecological association (IUGA)/international continence society (ICS) joint report on the terminology for female pelvic floor dysfunction. Neurourol Urodyn [Internet]. 2009. Disponível em: http://doi.wiley.com/10.1002/nau.20798

2. Contreras O. Stress urinary incontinence in the gynecological practice. International Journal of Gynecology & Obstetrics. 2004; 86:S6-S16. Disponível em: doi:10.1016/j.ijgo.2004.05.004

3. Coyne KS, Kvasz M, Ireland AM, Milsom I, Kopp ZS, Chapple CR. Urinary incontinence and its relationship to mental health and health-related quality of life in men and women in Sweden, the United Kingdom, and the United States. Eur Urol. 2012; 61:88-95.

4. Aoki Y, Brown HW, Brubaker L, Cornu JN, Daly JO, Cartwright R. Urinary incontinence in women. Nat Rev Dis Primers. 2017; 3, 17042. Disponível em: https://www.ncbi.nlm.nih.gov/pubmed/28681849

5. Minassian VA, Stewart WF, Wood GC. Urinary Incontinence in Women. Obstet Gynecol [Internet]. 2008 Feb; 111(2, Part 1):324-31. Disponível em: http://content.wkhealth.com/linkback/openurl?sid=WKPTLP:landingpage&an=00006250-200802000-00011

6. Irwin GM. Urinary Incontinence. Prim Care Clin Off Pract [Internet]. 2019 Jun 1 [cited 2019 Jun 23]; 46(2):233-42. Disponível em: https://www.sciencedirect.com/science/article/pii/S0095454319300077?via%3Dihub

7. Perera J, Kirthinanda DS, Wijeratne S, Wickramarachchi TK. Descriptive cross sectional study on prevalence, perceptions, predisposing factors and health

seeking behaviour of women with stress urinary incontinence. BMC Women's Health. 2014; 14:78.

8. O'Reilly N, Nelson HD, Conry JM, Frost J, Gregory KD, Kendig SM et al. Screening for Urinary Incontinence in Women: A Recommendation From the Women's Preventive Services Initiative. Ann Intern Med. [Epub ahead of print 14 August 2018]; 169:320-328.

9. Reynolds WS, Kowalik C, Delpe SD, Kaufman M, Fowke JH, Dmochowski R. Toileting behaviors and bladder symptoms in women who limit restroom use at work: a cross-sectional study. J Urol [Internet]. 2019 May 6. Disponível em: http://www.jurology.com/doi/10.1097/JU.0000000000000315

10. Brown JS, Sawaya G, Thom DH, Grady D. Hysterectomy and urinary incontinence: A systematic review. Lancet (Lond Engl). 2000; 356 (August (9229):535-9.

11. Mourgues J, Villot A, Thubert T, Fauvet R, Pizzoferrato AC. Uterine myomas and lower urinary tract dysfunctions: A literature review. J Gynecol Obstet Hum Reprod. 2019 Mar 21. pii: S2468-7847(18)30582-8. doi: 10.1016/j.jogoh.2019.03.021. [Epub ahead of print]

12. Tähtinen RM, Auvinen A, Cartwright R, Johnson TM, Tammela TLJ, Tikkinen KAO. Smoking and bladder symptoms in women. Obstet Gynecol. 2011; 118: 643-8.

13. Campeau L, Gorbachinsky I, Badlani GH, Andersson KE. Pelvic floor disorders: Linking genetic risk factors to biochemical changes. BJU International. 2011; 108: 1240-1247.

14. Van Delft KWM, Thakar R, Sultan AH, Inthout J, Kluivers KB. The natural history of levator avulsion one year following childbirth: A prospective study. BJOG: An International Journal of Obstetrics and Gynaecology. 2015; 122:1266-1273.

15. Subak LL, Wing R, West DS, Franklin F, Vittinghoff E, Creasman JM et al. Weight loss to treat urinary incontinence in overweight and obese women. N Engl J Med. 2009; 360:481-490.

capítulo 36

O Estudo Urodinâmico Sem Mistério

▶ Silvia da Silva Carramão
▶ Susane Mei Hwang
▶ Antonio Pedro F. Auge

INTRODUÇÃO

O Estudo Urodinâmico (EUD) é um exame complementar para o diagnóstico e melhor compreensão do mecanismo fisiopatológico da disfunção do trator urinário inferior.[1]

A Incontinência Urinária (IU) pode ser decorrente de Incontinência Urinária de Esforço (IUE), Incontinência Urinária de Urgência (IUU), Incontinência Urinária Mista (IUM), incontinência por bexiga neurogênica ou por fístula (vesicovaginal, ureterovaginal ou uretravaginal).[2]

O objetivo do estudo urodinâmico é diagnosticar, confirmar e documentar objetivamente os sintomas urinários, de modo a esclarecer os diagnósticos diferenciais e melhor planejar o tratamento a ser instituído.[1]

Atualmente, existem questionamentos quanto à necessidade deste exame em todas os pacientes com incontinência urinária, por se tratar de exame invasivo, uma vez que exige a cateterização vesical para a sua realização e causa constrangimento em algumas pacientes.

O EUD pode ser dispensado quando a IUE for claramente demonstrada durante o exame físico, no momento no qual a paciente refere que a bexiga está confortavelmente cheia e perde urina com Manobras de Valsalva.[3,4]

O diagnóstico da IU tem indicação do EUD nas seguintes situações:[3,4]

- Impossibilidade ou inabilidade para fazer o diagnóstico baseado na sintomatologia;
- A IUE não foi demonstrada no exame físico com manobras de Valsalva;

- Suspeita clínica de bexiga neurogênica ou disfunção do trato urinário baixo;
- Predomínio de sintomas de urgência miccional nos casos de IUM;
- Evidência de disfunção de esvaziamento;
- Volume residual elevado.

Incontinência urinária de esforço complicada:[3]

- IUE ou IUU com falha no tratamento;
- Recidiva de IUE após tratamento cirúrgico;
- Dificuldade de esvaziamento vesical com suspeita de hipocontratilidade do detrusor;
- Incontinência urinária contínua com suspeita de fístula vesicovaginal;
- Suspeita de obstrução infravesical, principalmente em pacientes com queixa de incontinência de urgência sem resposta ao tratamento clínico ou com dificuldade de micção após a realização de cirurgias para correção de IUE;
- Bexiga neurogênica;
- Pacientes portadoras de prolapso de órgãos pélvicos (POP) estádios III e/ou IV para investigação de incontinência urinária oculta;
- Crianças com complexos distúrbios miccionais e de continência;
- Cirurgia prévia para correção do POP.

Recomendações necessárias para realizar o estudo urodinâmico:

1. Anamnese completa e adequado exame físico;
2. Explicar em linguagem compreensível ao paciente como será realizado o exame;
3. Solicitar exame de urina I e urocultura previamente ao exame para excluir infecção do trato urinário (ITU); o exame não deve ser realizado na vigência de ITU.

O EUD é dividido em 3 fases:[5]

1. Fluxometria;
2. Cistometria;
3. Estudo miccional ou estudo de fluxo e pressão.

FLUXOMETRIA

Avalia o volume urinado em mililitro (mL), dividido pelo tempo de fluxo em segundos(s).

O ideal é que seja realizada em ambiente privativo, no momento em que a paciente refira que a bexiga está confortavelmente cheia. A fórmula para o cálculo do volume percentual urinado é realizada pelo volume urinado dividido pelo somatório do volume urinado com o volume residual. O valor fisiológico seria superior a 80% do volume vesical.[6]

$$\text{Volume percentual urinado} = \frac{\text{Volume urinado}}{\text{Volume urinado + Volume residual}}$$

Valores Obtidos na Fluxometria

- Volume urinado: para a avaliação adequada da fluxometria recomenda-se que a paciente tenha urinado volume igual ou superior a 150 mL.[1,2,3]
- Padrão da curva de fluxo: a forma normal do fluxo é uma curva com formato de sino (Figura 36.1). Quando a velocidade do fluxo está reduzida ou há modificação do padrão da curva, principalmente apresentando um fluxo em forma achatada, indica dificuldade do esvaziamento vesical que pode ser decorrente da hipoatividade do detrusor ou de obstrução infravesical. Curvas achatadas e espiculadas sugerem micção com auxílio da prensa abdominal.
- A velocidade do fluxo máximo é a velocidade máxima do fluxo ($Q_{máx}$). O $Q_{máx}$ é considerado normal quando o seu valor é superior ou igual a 12 mL/seg. Os valores do $Q_{máx}$ variam conforme a idade, podendo ser superiores a 25 mL/seg em mulheres mais jovens e menores em mulheres acima de 70 anos.[6,7]
- A velocidade do fluxo médio é o volume esvaziado dividido pelo tempo de fluxo. A velocidade do fluxo (Q_{med}) tem valores normais acima de 10 mL/seg.[6,7]

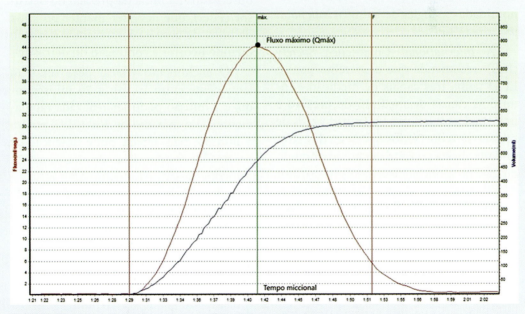

- **FIGURA 36.1** Fluxometria – aspecto da curva em formato de sino.

- Tempo miccional de fluxo em segundos.

Após o término da micção a paciente será cateterizada para iniciar a cistometria. Durante esta sondagem se verifica o volume residual. O volume residual fisiológico deve ser inferior a 20% do volume urinado e, em média, costuma ser inferior a 50 mL.

CISTOMETRIA

O exame começa com o início do enchimento vesical e termina quando a paciente referir desejo intenso e inadiável de urinar.

Trata-se do registro contínuo da relação entre a pressão e o volume da bexiga durante a fase de enchimento vesical. Os objetivos desta fase são avaliar a sensação e capacidade vesical, atividade detrusora, complacência vesical, avaliação de perda de urina à Valsalva registrando a pressão de perda ao esforço (PPE) e também denominada em inglês de *Valsalva leak point pressure* (VLPP).[5,6]

A *International Continence Society* (ICS)[6] recomenda que o aparelho para o EUD tenha três canais de medição, sendo dois canais de medição de pressão e um canal para o fluxo. Os transdutores de pressão são conectados ao cateter de extremidade aberta ou selada contendo líquido ou gás, ou a um microchip. O transdutor é calibrado contra a pressão atmosférica, tendo a borda inferior da sínfise púbica como o nível de referência zero. A pressão tem como unidade de referência cm H_2O.[5]

O cateter padrão a ser utilizado neste exame é o cateter de duplo lúmen transuretral de 6 *French* (Fr). Em serviços que não o disponham, pode ser substituído por dois cateteres de Nelaton, sendo um de 6 Fr e outro de 8 Fr. O cateter de 6 Fr será acoplado ao transdutor de pressão vesical e o de 8 Fr será utilizado para a infusão do líquido. Outro cateter fechado com balão contendo água é inserido no ânus para avaliação da Pressão Abdominal (Pabd).[5,6,7]

A linha da Pressão do detrusor (Pdet) será aferida pela diferença entre a Pressão Vesical (Pves) e a Pabd, de modo que quando a Pves aumentar e a Pabd não se modificar, observaremos elevação da Pdet, indicando que o detrusor se contraiu e elevou a Pves (Figura 36.2).[7]

$$\text{Pressão detrusora} = \text{Pressão vesical} - \text{Pressão abdominal}$$

Os picos de pressão induzidos por Valsalva ou tosse devem ser registrados pelos canais de pressão intravesical (Pves) e pressão abdominal (Pabd), mas não são observados na linha da pressão do detrusor (Pdet), que deve ser manter próxima da linha de base e só apresentar elevação quando ocorrer a contração do detrusor.

O enchimento vesical deve ser feito lentamente entre 10 mL a 20 mL/segundo, e a infusão pode ser realizada rapidamente até o máximo de 100 mL/s, porém a infusão mais rápida pode desencadear contrações involuntárias do detrusor.[6,7] A primeira sensação de enchimento vesical é quando o enchimento se torna consciente pela paciente. O primeiro desejo miccional refere-se à sensação normal que levaria a paciente a urinar em momento oportuno, porém, que ainda pode ser adiado. O desejo normal ocorre entre 150 mL e 250 mL. A capacidade cistométrica máxima é determinada quando a paciente referir um forte e inadiável desejo de urinar.[5,6]

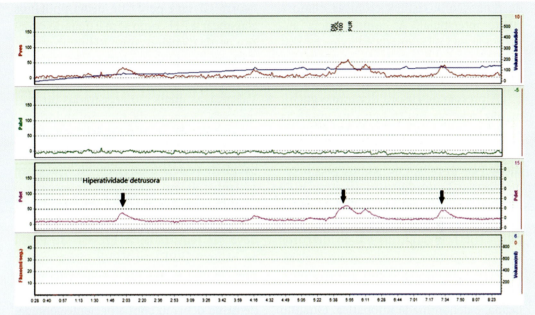

- **FIGURA 36.2** As setas indicam hiperatividade detrusora. Observe que não há aumento da pressão abdominal.

A capacidade cistométrica fisiológica varia entre 300 mL e 600 mL. Volumes inferiores a 300 mL podem sugerir alteração da capacidade da bexiga se distender, geralmente associada a lesões por processos inflamatórios prévios, como por exemplo, as cistites crônicas ou por irradiação na cistite actínica. Capacidade vesical superior a 600 mL, principalmente quando a paciente não refira perceber a sensação vesical de plenitude, pode estar associada a lesões neurológicas que cursam com a bexiga neurogênica.[5,6]

A pressão vesical inicial fisiológica é inferior a 10 cm H_2O. Durante o armazenamento de urina a bexiga deve se distender e acomodar o volume sem elevação expressiva desta pressão. A capacidade da bexiga de acomodar o volume urinário, se distendendo sem elevação significante da pressão, é denominada de complacência vesical.[5,6]

Calculamos a complacência vesical pela diferença entre o volume vesical infundido (Volume final – volume inicial) dividido pela diferença entre a pressão vesical inicial e a pressão vesical final ao término do enchimento vesical. A complacência vesical normal é superior a 30 mL/cmH_2O e inferior a 100 mL/cm H_2O.[5,6]

$$\text{Complacência vesical} = \frac{\text{Vol f} - \text{Vol i}}{\text{PV f} - \text{PV i}}$$

A complacência vesical diminuída está relacionada com doenças nas quais a paciente foi submetida à radiação pélvica, ou sofreu cirurgia de cistectomia parcial por tumores vesicais, infecções urinárias de repetição, e cistites crônicas como a cistite intersticial. A complacência aumentada está relacionada à bexiga neurogênica, onde a perda de sensibilidade ao enchimento vesical é marcante.

A pressão detrusora durante o enchimento deve ser muito baixa na ausência de contrações involuntárias do detrusor. A hiperatividade do detrusor (HD) é definida pela presença das contrações involuntárias (CI) do detrusor (Figura 36.2) durante o enchimento vesical; a presença da HD faz o diagnóstico de Bexiga Hiperativa (BH). Quando as CI do detrusor são consequentes a lesões neurológicas, a BH é classificada como neurogênica. Quando não há lesão neurológica identificada, é denominada idiopática. Quando ocorre CI sem perda de urina podemos classificar a BH como seca e quando ocorre a perda de urina como BH molhada.[5,6,7]

Durante a cistometria a paciente é instruída a tossir e realizar Manobras de Valsalva, as quais são registradas no exame pela elevação da pressão abdominal e pressão vesical. Habitualmente, devem ser realizadas a partir da metade da capacidade vesical fisiológica, ou seja, entre 150 mL e 300 mL. Durante as manobras, o examinador deve observar o meato uretral e a perda de urina involuntária pela uretra deve ser registrada. A Pressão de Perda ao Esforço (PPE) ou VLPP será a menor pressão vesical que provocou perda involuntária de urina (Figura 36.3). Se a perda de urina ocorreu com a paciente sentada,

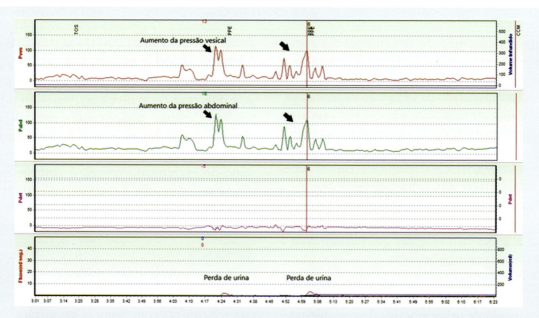

■ **FIGURA 36.3** As setas indicam aumento da pressão abdominal e vesical provocadas pelas manobras de esforço e a perda urinária concomitante (IUE). Observe que não há aumento da pressão detrusora.

consideramos que a avaliação da PPE está finalizada, caso contrário, solicitamos à paciente para ficar em pé e repetimos as manobras de esforço. A PPE < 60 cm H_2O indica IUE por lesão esfincteriana uretral. A PPE superior a 90 cm H_2O está associada à hipermobilidade uretral; valores entre 60 e 90 cm H_2O são denominados intermediários.[6,7]

Também podemos avaliar o Perfil Pressórico Uretral (PPU), retirando o cateter de infusão e tracionando lentamente o cateter acoplado ao transdutor de pressão ou de preferência usando o cateter com microchip uretral: trata-se da pressão intraluminal uretral (PU) com a bexiga em repouso. A Pressão Máxima de Fechamento Uretral (PMFU) é igual à diferença entre a pressão uretral máxima e a pressão vesical. O comprimento funcional da uretra (CFU) é o comprimento uretral onde a PU é superior a PV.[5,6]

O CFU normal tem em média 3 cm e a PMFU normal está entre 40 e 60 cm H_2O. A PMFU inferior a 20 cm H_2O está associada à IUE por lesão esfincteriana. Porém a ICS concluiu que a utilidade clínica do PMFU é indeterminada e atualmente não tem sido utilizada rotineiramente.[6,7]

Quando a paciente referir forte e inadiável desejo de urinar, finaliza-se a cistometria e inicia-se o estudo miccional que é o estudo da relação entre fluxo e pressão.

ESTUDO MICCIONAL OU ESTUDO FLUXO-PRESSÃO

Tem como finalidade avaliar a função de esvaziamento vesical, analisando as pressões vesical, abdominal e detrusora, juntamente com o fluxo urinário (Figura 36.4).

A velocidade do fluxo urinado depende tanto da contratilidade do detrusor como da resistência uretral ao fluxo.[5,6,7]

Durante o esvaziamento, a função uretral pode ser:[7]

a) Normal;

b) Obstrutiva: decorrente de hipercontratilidade do esfíncter uretral e do assoalho pélvico ou por compressão uretral seja por tumor, prolapso ou por estrutura anormal (como por exemplo: compressão por tela de *sling*).

Uma curva de fluxo lento, pode estar associada à hipocontratilidade do detrusor, onde a Pdet é inferior a 20 cm H_2O e não é adequada para o esvaziamento vesical. No entanto, algumas mulheres podem apresentar velocidade do fluxo normal com Pdet baixa. Isso pode decorrer de micção com aumento da pressão abdominal para compensar a ausência da contração do detrusor ou por relaxamento uretral.[5,6,7]

O estudo de fluxometria livre e a avaliação do volume residual podem ser suficientes para avaliar a micção normal da paciente. Mas se o quadro clínico indica suspeita de obstrução infravesical (OIV), o estudo miccional deve ser realizado para melhor avaliação.[7]

Se a Pdet for superior a 40 cm H_2O, ou seja, uma hipercontratilidade do detrusor, associada à velocidade de fluxo baixa, tem-se o diagnóstico de OIV. Provavelmente, algo obstrui a uretra, uma vez que o detrusor eleva a sua pressão para vencer esta resistência e esvaziar a bexiga. No entanto, para definir o diagnóstico de OIV em mulheres é importante correlacionar dados clínicos, radiológicos e urodinâmicos.[6,7]

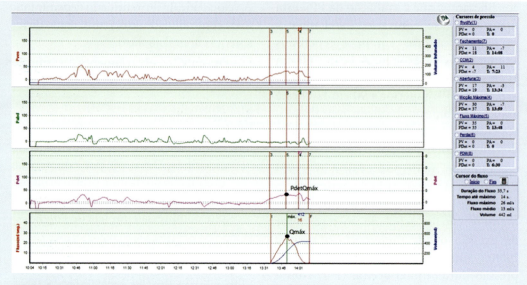

FIGURA 36.4 Estudo miccional.
PdetQ$_{máx}$: pressão detrusora no fluxo máximo
Q$_{máx}$: fluxo máximo

Na OIV por anormalidade anatômica, seja por compressão tumoral ou por antecedente de cirurgia prévia para IUE, observa-se elevada pressão do detrusor e fluxo de curva lenta, arrastada.[6,7]

Vários estudos tentaram estabelecer valores de normalidade para o Q$_{máx}$, Q$_{med}$, Pdet de abertura e Pdet durante a micção, mas os estudos não estabeleceram um protocolo a ser seguido.[8,9,10]

No ano de 2000, Lemack e Zimmern[8] concluíram que mulheres com Q$_{máx}$ < 11 mL e Pdet > 21 cm H$_2$O, eram consideradas obstruídas. Salvatore et al., 2000,[9] definiram obstrução quando Q$_{máx}$ < 15 mL/s e P$_{det}$ maior que 60 cm H$_2$O.

Se a Pdet for superior a 40 cm H$_2$O, ele está hipercontrátil e pode-se interpretar como OIV. Quando a Pdet for inferior a 20 cm H$_2$O, não há OIV; valores entre 20 e 40 cm H$_2$O são melhor interpretados correlacionando com a clínica da paciente.[7]

Para melhor avaliação de disfunções do esvaziamento vesical foram criados nomogramas (Shchäefer, Abrams-Griffith, ICS, Blaivas-Groutz)[10] que estabelecem gráficos úteis no diagnóstico da OIV. Porém, muitos destes nomogramas foram criados baseados no estudo miccional de homens, que ao serem portadores de hiperplasia prostática, apresentam mais sintomas de OIV. Isso dificulta a interpretação destes gráficos para as mulheres. A presença de prolapso genital acentuado ou a presença dos cateteres uretrais também podem obstruir parcialmente o fluxo urinado, levando a um diagnóstico errôneo de obstrução em mulheres.

Blaivas et al., 2000,[11] desenvolveram um nomograma estudando 600 mulheres durante o estudo miccional (Figura 36.5). Neste estudo, quando $Q_{máx} \leq 12$ mL/s combinado a Pdet ≥ 20 cm H_2O indica alguma obstrução infravesical (Figura 36.6).

Resumindo, o estudo de fluxometria livre e a avaliação do volume residual podem ser suficientes para avaliar a micção normal da paciente. Mas se o quadro clínico indica suspeita de obstrução infravesical, o estudo miccional deve ser realizado, para melhor avaliação.[7]

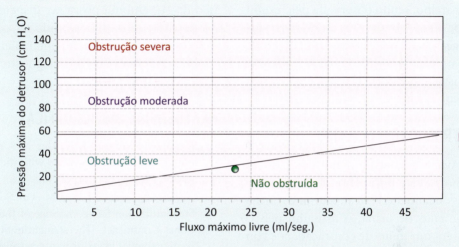

■ **FIGURA 36.5** Nomograma de Blaivas-Groutz de paciente com fluxo miccional normal.

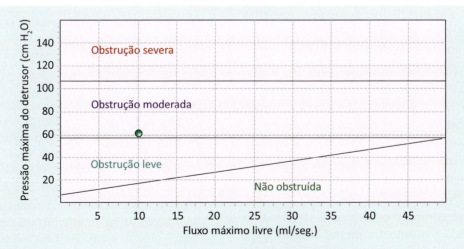

■ **FIGURA 36.6** Nomograma de Blaivas-Groutz de paciente com obstrução infravesical.

Na obstrução infravesical por anormalidade anatômica, seja por compressão tumoral ou por antecedente de cirurgia prévia para IUE, observamos elevada pressão do detrusor e fluxo de curva lenta, arrastada.[6,7]

O estudo miccional é um exame invasivo, uma vez que a paciente deve urinar com os cateteres uretral e anal conectados ao aparelho, sendo observada pelo examinador. Essas circunstâncias podem constranger a paciente, ocasionando dificuldade para desencadear a micção fisiológica. Por isso, os dados devem ser interpretados com cautela.

ELETROMIOGRAFIA (EMG)

Avalia a contração muscular do assoalho pélvico durante o armazenamento e o esvaziamento vesical. Durante o armazenamento de urina, o assoalho pélvico mantém um tônus de contração, que contribui para o fechamento uretral. Após a inibição do sistema simpático e ativação do sistema parassimpático com estímulo para a contração do detrusor, o assoalho pélvico e o esfíncter uretral relaxam para permitir o esvaziamento vesical.[6,7]

A atividade muscular pode ser avaliada por eletrodos de agulha ou eletrodos de superfície colocados sobre a pele do corpo perineal e esfíncter anal. Se durante o enchimento vesical, a eletromiografia apresentar atividade reduzida ou ausente, indica falha no mecanismo uretral de fechamento.[7]

Durante a micção fisiológica, o detrusor se contrai e os músculos do assoalho pélvico e o esfíncter uretral relaxam para permitir o esvaziamento vesical. A EMG auxilia no diagnóstico da dissinergia vesicoesfincteriana, que mostra contração da musculatura do assoalho pélvico durante a fase de esvaziamento vesical. Nesse caso, observa-se uma dificuldade de esvaziamento vesical, devido à contração do assoalho pélvico em momento inapropriado.[2,7]

Após o exposto concluímos que o estudo urodinâmico é uma ferramenta propedêutica complementar para o diagnóstico da IU, embora possa ser dispensado no diagnóstico da IUE, e pode ser considerado um registro documental, além de muito nos auxiliar para o diagnóstico de disfunções miccionais.

REFERÊNCIAS BIBLIOGRÁFICAS

1. Flesh G, Brubaker L, Eckler K. Urodynamic evaluation of women with incontinence. Up to date; nov, 2018.

2. Abrams P, Cardozo L, Fall M et al. Society, Standardization Sub-committee of International Continence. The standardisation of terminology of lower urinary tract disfunction: report from Standadization Sub-committee of the International Continence Society. Neurourol Urodyn. 2002; (21):167-178.

3. Nager CW, Brubaker L, Litman HJ et al. A randomized trial of urodnamic testing before stress-incontinence surgery. N Engl J Med. 2012; 366:1987.

4. Kobashi KC, Albo ME, Dmochowski RR, Cinsberg DA, Goldman HB, Colmelsky A, Kraus SR, Sandhu JS, Shepler T, Treadwell JR, Vasavada S, Lemack GE. Surgical Treatment of Female Stress Urinary Incontinence: AUA/SUFU – Guideline. Urology J. 2017; 198(4):875-883.

5. Karram MM, Mahdy A. Urodinâmica: Indicações, técnicas, interpretação e utilidade clínica. e cirurgia Uroginecologia reconstrutiva pélvica. Tradução da 4ª Edição. Elsevier. 2016; 130-156.

6. Schäefer W, Abrams P, Liao L, Mattiason A, Pesce F, Spangberg A, Sterling AM, Zinner NR, van Kerrebroeck P. International Continence Society. Good urodinamic practices: uroflllowmetry, filling cystometry, and pressure-flow studies. Neurourol Urodyn. 2002; 21:261.

7. Griffiths D, Höfner K, van Mastrigt R, Rollema HJ, Spängberg A, Gleason D. The standardisation of terminology of lower urinary tract function: Pressure-Flow Studies of voiding, urethral resistance and urethral obstuction. Neurourol Urodyn. 1997; 16(1):1-18.

8. Lemack GE, Zimmern PE. Pressure flow analysis may aid in identifying women with outflow obstruction. J Urol. 2000; 163:1823.

9. Salvatore S, Khullar V, Cardozo LD et al. Urodynamic parameters in obstructed women. Neurourol Urodyn. 2000; 19:480.

10. Jiang D, Anger JT. Nomograms Practical Urodynamics for the Clinician, 113-123.

11. Blaivas JG, Groutz A. Bladder outlet obstruction nomogram for women with lower urinary tract symptomatology. Neurourol Urodyn. 2000; 19:553-564.

capítulo 37

Laser e Radiofrequência para Incontinência Urinária:
Há Evidências?

▶ Zsuzsanna Ilona Katalin de Jármy Di Bella
▶ Marair Gracio Ferreira Sartori
▶ Ana Maria Homem Torres de Melo Bianchi Ferraro

DESTAQUES

■ As técnicas de energia aplicadas na vagina e na vulva, principalmente com o intuito de melhorar queixas funcionais urinárias e sexuais, surgiram aproximadamente há 10 anos, mas a literatura ainda não tem estudos robustos e de seguimento em longo prazo. Tão pouco se conhece as complicações, as necessidades de reaplicações e sua taxa de sucesso.

■ Por outro lado, surgiram como técnicas promissoras para a síndrome geniturinária da pós-menopausa, na melhora dos sintomas de frouxidão vaginal e melhora da incontinência urinária. A possibilidade de efeitos positivos vaginais e vulvares semelhante à hormonioterapia torna essas técnicas particularmente interessantes em mulheres com contraindicação ao estrogênio como o câncer de mama. Revisões sistemáticas baseadas em estudos prospectivos não comparativos dão sustentação para essas afirmações.

■ Várias sociedades médicas se posicionaram recentemente deixando claro a necessidade de estudos randomizados comparativos e de seguimento prolongado para a disseminação da laserterapia fracionada e da radiofrequência microablativa em ginecologia.

■ Estudos para avaliação dos efeitos da energia no tratamento da incontinência urinária, tanto de esforço quanto associado à urgência, são promissores, mas ainda não se conhece os parâmetros ideais de indicação dessa terapêutica.

INTRODUÇÃO

O LASER (*Light Amplification by Stimulated Emission of Radiation*) é uma energia luminosa que se transforma em calor ao entrar em contato com tecidos biológicos. Essa energia em forma de luz (feixe paralelo, concentrado e monocromático) é gerada por meio de estimulação elétrica. De acordo com a temperatura, a energia térmica vaporiza, carboniza, coagula, estimula a neocolagênese ou apenas aquece. A luz age no metabolismo energético celular da mitocôndria aumentando a síntese de adenosina trifostato.[1]

O LASER de CO_2 é utilizado em dermatologia há mais de 50 anos, sendo que no início as complicações como cicatrizes, manchas e feridas eram comuns na aplicação facial. Em nosso país, o LASER de CO_2 fracionado microablativo foi introduzido em 2007, minimizando os efeitos colaterais, pois sua ação é em micropontos formando microzonas térmicas, existindo áreas expostas e não expostas. Anos depois, iniciou-se a aplicação do LASER na vagina e vulva, de forma similar à pele facial.

A água tecidual absorve a energia da luz e a transforma em calor. O LASER de CO_2 emite comprimentos de onda de 10600 nm e tem alta afinidade com a água.[1] Já o LASER de Erbium, também utilizado em uroginecologia, emite um comprimento de onda de 2.940 nm e tem o poder de absorção pela água 10 vezes maior que o LASER de CO_2. Dessa forma, o dano térmico respectivamente do LASER de CO_2 e de Erbium é respectivamente de 50 a 150 nm e de 10 a 20 nm, tornando o LASER de Erbium três vezes menos doloroso que o do LASER de CO_2. Porém, este último é mais hemostático.[1]

Por sua vez, a radiofrequência transforma a emissão de onda eletromagnética, situada na faixa entre 30 KHz e 300 MHz, em energia térmica, sendo que os aparelhos de alta frequência microablativos, utilizados com finalidade similar ao LASER fracionado, trabalham na faixa de 4 MHz. A radiofrequência foi aplicada inicialmente na ginecologia para a vaporização tecidual e tratamento de lesões HPV induzidas.[2]

Existem diferentes equipamentos de radiofrequência, podendo ser não ablativa ou microablativa, esta última com importante potencial de uso em uroginecologia.[2]

A radiofrequência não ablativa tem aparelhos em configuração monopolar, bipolar, tripolar e multipolar. O modo monopolar atinge a profundidade de 3 a 6 mm, enquanto o modo bipolar atinge apenas 2 mm de profundidade. Ambos produzem remodelação do colágeno, sendo empregados na flacidez vulvar.[3]

O modo tripolar agrupa as configurações mono e bipolar mais utilizadas em dermatologia para flacidez tecidual ou para quebra de septos de gordura. Por sua vez, o modo multipolar age na derme e epiderme, sendo mais ativa na derme e não no tecido celular subcutâneo.[4]

Na radiofrequência não ablativa, que trabalha com temperatura até 40ºC para desnaturação e remodelamento do colágeno, há necessidade da aplicação da energia com movimentos contínuos e semilunares, e já existe publicação científica mostrando aumento do volume dos lábios vulvares e diminuição das rugas, além da melhora da função sexual.[5]

Questiona-se a duração dos efeitos da radiofrequência não ablativa e a necessidade do uso de gel hidrofílico para sua aplicação, que promove hidratação da pele, podendo interferir nos resultados.

A modalidade não ablativa atua por transmissão de calor, mantendo a epiderme intacta. Já a modalidade microablativa, causa dano térmico na epiderme em micropontos.

A radiofrequência fracionada microablativa utiliza microagulhas equidistantes que liberam corrente de modo bipolar, criando áreas de pele afetadas intercaladas com áreas não afetadas semelhante ao LASER fracionado. As áreas do epitélio não atingidas pela corrente participam na recuperação das áreas afetadas.[6]

Estudos histológicos demonstram que a profundidade da ablação térmica depende do pulso e da intensidade da corrente aplicada, variando entre 100 a 150 µm. O diâmetro das colunas de ablação variam entre 80 a 120 µm.[7]

EFEITOS DA ENERGIA NO TECIDO VAGINAL

Laser Fracionado

Entre os principais efeitos destacam-se a retração do colágeno e a manutenção tecidual sem destruição. Atinge-se a temperatura tecidual de 60 °C a 65 °C, sendo que a ação tecidual ocorre na profundidade de 0,2 mm a 0,5 mm da parede vaginal. A principal ação é sobre os fibroblastos (células-chaves para neocolagênese) e na matriz extracelular, composta por fibras elásticas, proteases e glicosaminoglicanos. Dessa forma, existe retração do colágeno superficial, bem como reorganização do colágeno profundo. Além disso, existe formação de novos conglomerados proteoglicanos e ácido hialurônico, retenção de água nesse novo tecido com contração da mucosa, aumento de vasos sanguíneos culminando com melhora do trofismo vulvovaginal, caracterizada pela maior espessura do epitélio e da elasticidade vaginal.[8]

Estudo brasileiro comparando estrogenioterapia vaginal, LASER de CO_2 e a associação das terapêuticas para Síndrome Geniturinária da Menopausa (SGUM) mostrou que as duas últimas modalidades foram superiores ao estriol isolado no tocante à melhora da dispareunia, queimação e secura vaginal.[9]

Radiofrequência Microablativa

O efeito da radiofrequência microablativa é similar ao do LASER fracionado, sendo a principal diferença que o efeito térmico é originado por ondas eletromagnéticas que promoverão a desnaturação do colágeno, contração de suas fibras, ativação de fibroblastos com neocolagenogênese e remodelamento de tecido.

As ponteiras apresentam em sua extremidade 64 microagulhas de 200 µm de diâmetro e 1 mm de comprimento, distribuídas no formato de oito colunas, com oito agulhas cada. Para o tratamento da incontinência urinária, frouxidão vaginal e SGUM utiliza-se a ponteira vaginal.

No Quadro 37.1 estão apresentadas as principais diferenças entre o LASER fracionado de CO_2, o de Erbium e a radiofrequência microablativa.

INDICAÇÕES DO LASER E DA RADIOFREQUÊNCIA EM GINECOLOGIA

Por se tratar de novas tecnologias, a literatura médica ainda estuda as indicações ideais, o número de aplicações, a necessidade de reaplicações, o conhecimento de efeitos colaterais e a durabilidade dos tratamentos nas disfunções funcionais e estéticas do trato geniturinário.[10,11] Os resultados mais consistentes são na síndrome geniturinária da pós-menopausa (SGUM)

e na frouxidão vaginal, que podem cursar associadas.[4,8]

Os sintomas vaginais que caracterizam a SGUM estão relacionados ao efeito do hipoestrogenismo na pós-menopausa, como secura e ardor vaginal, dispareunia, prurido, vestibulodínia e sangramentos na relação sexual.[12]

Em decorrência do uso disseminado do LASER previamente à publicação de dados consistentes pela literatura, o FDA (*Food and Drug Administration*) emitiu um alerta, em julho de 2018, atualizado quatro meses depois, direcionado para as pacientes e provedores da Saúde sobre o uso de equipamentos de energia para o rejuvenescimento vaginal e procedimentos cosméticos vaginais.[13]

O FDA afirma que o uso do LASER e da radiofrequência ainda não tem dados de segurança e efetividade para procedimentos cosméticos vaginais, para SGUM,

Quadro 37.1 Principais diferenças entre os diferentes tipos de energia.

	Laser fracionado CO_2	Laser fracionado Erbium	Radiofrequência microablativa
Necessidade de espéculo	Gaiola própria	Gaiola própria	Espéculo de metal encapado ou descartável
Aplicação de gaze umedecida	não	não	sim
Visão direta durante procedimento	não	não	sim
Contato da ponteira com o tecido	não	não	sim
Necessidade de anestésico no introito vaginal/vulva	sim	sim	sim
Custo do aparelho	$$$	$$$$$	$

para incontinência urinária e para melhora da função sexual, além de que potenciais efeitos adversos como queimaduras, cicatrizes e dor poderiam ocorrer.[13]

Entre os principais pontos, encontra-se a orientação para pacientes e profissionais da área da saúde a reportar complicações no *MedWatch*, que é o programa de informações de segurança e efeitos adversos do FDA. Além disso, o FDA continua monitorando os materiais promocionais e mantendo investigação de violações com tomada de ação.[13]

A Febrasgo (Federação Brasileira de Ginecologia e Obstetrícia), por sua vez, também se posicionou em 2019 emitindo uma manifestação. Entre os principais pontos destaca que os procedimentos de LASER e radiofrequência devem ser realizados por ginecologista habilitado, com equipamentos de primeira linha aprovados por órgãos regulatórios para a terapia funcional da atrofia. E, ainda, que não se recomenda essas terapêuticas para a prevenção dos efeitos do envelhecimento na vagina e vulva, e que termos como cosmiatria, rejuvenescimento e embelezamento devem ser abolidos.

INDICAÇÕES DO LASER E DA RADIOFREQUÊNCIA EM UROGINECOLOGIA

Os primeiros estudos envolvendo o LASER e a radiofrequência na melhora na SGUM detectaram também melhoras em várias queixas urinárias, pois sabidamente as alterações atróficas também afetam os epitélios vesical e uretral, desencadeando sintomas como disúria, noctúria, incontinência urinária, infecções de repetição e a urgência urinária.

A energia no tecido vaginal melhora ou trata a incontinência urinária pois promove constrição da porção suburetral da vagina em até 30% além da neocolagênese, neovascularização e aumento das fibras elásticas.[14]

Estudos em andamento para o tratamento da incontinência urinária, tanto de esforço quanto na bexiga hiperativa, mostram que essas tecnologias têm resultados promissores, aparentando ser mais expressivo nas perdas urinárias aos esforços de menor gravidade. Até o momento não existem estudos comparando a laserterapia com CO_2 ou com Erbium.

Atualmente, existe estudo em andamento, registrado no REBEC (Registro Brasileiro de Estudos Clínicos), realizado pela nossa equipe, comparando o LASER de CO_2 e a radiofrequência microablativa com um grupo controle (aplicação realizada com aparelho sem energia), duplo cego, randomizado, no tratamento da incontinência urinária. Dados iniciais apresentados no Congresso Internacional da FIGO (Federação Internacional de Ginecologia e Obstetrícia), em 2018, mostram melhora da incontinência urinária de esforço (IUE) e manutenção dos resultados durante o seguimento. Assim, após 10 meses de seguimento com 3 aplicações mensais das energias, identificaram-se taxas de cura da IUE leve a moderada na ordem de 70% em ambos os grupos. Observou-se, também, significativa redução da noctúria e da queixa de perdas urinárias durante o coito, com impacto positivo em relação à qualidade de vida e sexualidade. O estudo incluiu 136 pacientes com IUE e encontra-se em andamento de forma prospectiva para fornecer informações de seguimento em longo prazo.[15]

No Quadro 37.2 descreve-se recente revisão sistemática envolvendo as bases de dados Pubmed, Google Scholar, Ovid, Embase e Cochrane, mostrando os níveis de evidência e o grau de recomendação para as diferentes afecções uroginecológicas utilizando o LASER.[16]

A maior parte dos estudos para IUE inclui séries de casos acompanhados de forma prospectiva e que utilizaram o LASER de Erbium e questionários de qualidade de vida.[17] Estudo envolvendo 175 mulheres com IUE ou incontinência urinária mista (IUM) mostrou melhora na qualidade de vida, respectivamente, em 77% e 34%, denotando melhores resultados no quadro de perda urinária de esforço exclusivo.[18]

Ainda avaliando os efeitos da laserterapia vaginal na IUE, há relatos de que mulheres normotróficas têm melhores resultados do que as com sobrepeso, assim como mulheres até 40 anos quando comparadas com mulheres acima dos 60 anos.[19]

Os parâmetros urodinâmicos tendem a melhorar após a laserterapia com incremento dos valores do fluxo médio, da sensação de primeiro desejo, do volume vesical que desencadeia o desejo imperioso de urinar e da pressão máxima de fechamento uretral.[20]

Até o momento não existem estudos randomizados e comparativos entre as técnicas de laserterapia e radiofrequência, nem estudos comparativos com padrões ouro de tratamento da SGUM, da incontinência urinária ou do prolapso genital nos estadios iniciais.

Por sua vez, outra interessante indicação para a laserterapia e a radiofrequência é a frouxidão vaginal, caracterizada por sensação de vagina larga e alargamento do introito vaginal. Ocorre em decorrência dos partos e do envelhecimento, pela hipotonia muscular que rodeia a vagina, levando a disfunções do orgasmo, alterações sensitivas vaginais e IUE.[18] É queixa comum que afeta a qualidade de vida se-

Quadro 37.2 Nível de evidência e grau de recomendação no uso do LASER.

Laser	Nível de evidência	Grau de recomendação
Atrofia vaginal e rejuvenescimento	3b/4	C
Alterações histológicas – função urinária/sexual	4	C
Impacto no microbioma vaginal	2b	B
SGUM	2b/3b	C
IUE – prolapso genital	4	D
Frouxidão vaginal	4	D
Vulvodínia	2b	B

xual de muitas mulheres independente do estado hormonal.

Existem evidências de que a radiofrequência também aumenta a densidade de pequenas fibras nervosas na derme papilar melhorando a sensibilidade, o desejo sexual e o orgasmo.[21]

Além disso, prolapsos genitais caracterizados por uretrocistocele e retocele, com seu maior ponto de descida próximo do introito vaginal, definidos como estadio I ou II da classificação de POP-q, também podem ter boa resposta às aplicações de laser ou radiofrequência.

Outra afecção de difícil tratamento é a Síndrome Dolorosa Vesical, antigamente denominada Cistite Intersticial Crônica e Síndrome da Bexiga Dolorosa, que se caracteriza por dor pélvica intensa associada ao enchimento vesical e frequência urinária aumentada. Estudo piloto em nosso serviço tem mostrado importante melhora dos sintomas após a aplicação da radiofrequência microablativa vaginal.

Ninfoplastias e marsupialização de cisto de glândula de Bartolin, também podem ser tratadas por ambas as técnicas no modo vaporização, levando à recuperação mais rápida e menos sangramento do que as técnicas cirúrgicas tradicionais.

Em relação aos critérios diagnósticos para a indicação de ambas as técnicas, prevalece a anamnese e o exame ginecológico. Embora a literatura médica ainda não apresente subsídios detalhados, os melhores resultados são obtidos nos casos menos graves de incontinência urinária, prolapso genital e sintomas de frouxidão vaginal. Já na SGUM, não existe critério específico para o uso do LASER e radiofrequência, e tem especial indicação nas

mulheres que não podem utilizar estrogenioterapia (antecedente de câncer mamário e fenômenos tromboembólicos), ou naquelas que não se adaptam à terapêutica tópica hormonal por tempo prolongado.[22]

Não há necessidade de propedêutica complementar, e não existem contraindicações descritas até o momento, salvo infecção vulvovaginal ativa. Pacientes com antecedentes de herpes devem realizar profilaxia antes da aplicação, seja da radiofrequência seja do LASER. Indica-se o famciclovir ou similar 12/12 horas por 5 dias. Quando a atrofia vulvovaginal for muito importante, pode haver dificuldade técnica de introdução da ponteira de laser ou do espéculo para a aplicação da radiofrequência.

DICAS PRÁTICAS NA APLICAÇÃO DA ENERGIA

Recomenda-se 3 aplicações com intervalos mensais em ambas as técnicas, seja a laserterapia fracionada ou a radiofrequência microablativa, para as disfunções urogenitais, como a SGUM, a incontinência urinária e a frouxidão vaginal.

Orienta-se a aplicação de anestésico local com ação cutânea (lidocaína 4% ou associação lidocaína e tetracaína) no introito vaginal e na vulva 40 minutos antes do procedimento e recomenda-se proteger a região com um filme plástico para melhor absorção do anestésico. Para as aplicações vaginais pode-se utilizar xilocaína *spray* imediatamente antes do procedimento.

O epitélio vaginal deve ser limpo com gaze umedecida com soro fisiológico em ambas as técnicas e removido os fluidos vaginais. A ação do LASER é melhor na vagina seca, enquanto na radiofrequência é preferível epitélio úmido, porém sem filme líquido que poderia levar a queimaduras. Realiza-se o mesmo para a região vulvar.

Os parâmetros de regulação do equipamento de LASER deve seguir as normas dos fabricantes que já têm prévia configuração para o tratamento da atrofia e da incontinência urinária, sendo que existem equipamentos no mercado que possuem ponteira diferenciada para a incontinência urinária.

Quando o objetivo é o tratamento da incontinência com a radiofrequência, aplica-se sob a região infrauretral dupla passagem da ponteira, entre 11 a 2 horas, porém, evita-se a superposição de aplicação, pois a manutenção de parte do tecido sem o efeito térmico é importante para o resultado final. A aplicação em todas as paredes vaginais é sempre realizada com o intuito de melhorar a neocolagênese de forma global.

Laserterapia

Existem equipamentos de LASER de CO_2 e de Erbium que são aplicados com ponteiras de 360 graus que promovem pequenas perfurações equidistantes. As calibrações dos equipamentos dependem da configuração de cada modelo, sendo que as aplicações nas paredes vaginais são realizadas a 90 graus com espelho para a IUE ou 360 graus para SGUM, numa potência média de 100 Watts 1 Hz PPS.

A camisa é introduzida até o fundo vaginal e a seguir a ponteira. Iniciam-se os disparos enquanto rotaciona-se o conjunto para atingir todas as paredes vaginais de forma igual, e vai se retirando o conjunto de centímetro em centímetro. A seguir, faz-se a aplicação vulvar com a ponteira específica. Recomenda-se o uso de dexpantenol por 3 a 5 dias na região vulvar e abstinência sexual por 7 dias.

A laserterapia tem um custo mais elevando quando comparado com a radiofrequência microablativa, sendo sua aplicação mais confortável para o ginecologista, porém não se observa o epitélio vaginal durante a aplicação do LASER.

Radiofrequência

Introduz-se um espéculo descartável na vagina e a seguir a ponteira vaginal até o fundo da vagina, realizando-se os disparos sequencialmente no sentido longitudinal, do terço superior ao inferior, sem sobreposição das aplicações, sob visão direta. Na radiofrequência microablativa indica-se o modo de baixa energia com potência de 45 Watts. A ponteira deve ser mantida paralela ao tecido vaginal e levemente pressionado contra ela. O procedimento é repetido rodando-se o espéculo para permitir a aplicação em todas as paredes vaginais. A região vestibular é a mais sensível, sendo o último local a receber os disparos.

CONSIDERAÇÕES FINAIS

Tanto a laserterapia fracionada quanto a radiofrequência microablativa são técnicas pouco invasivas, não cirúrgicas, e podem ser indicadas para o tratamento da SGUM, da incontinência urinária de esforço e da frouxidão vaginal. Recente revisão sistemática, seguida de metanálise que compilou 14 trabalhos, totalizando 542 mulheres, concluiu que houve melhora dos sintomas, melhora da qualidade de vida de mulheres na pós-menopausa, bem como recuperação da mucosa vaginal, embora os estudos tenham sido considerados de baixa qualidade e, portanto, ainda são poucas as evidências científicas para a mudança da prática clínica.[23]

REFERÊNCIAS BIBLIOGRÁFICAS

1. Badin AZ, Moraes LM, Gondek L, Chiaratti MG, Canta L. Laser lipolysis: flaccidity under control. Aesthetic Plast Surg. 2002; 26(5):335-9.

2. Sadick N, Rothaus KO. Aesthetic Applications of Radiofrequency Devices. Clin Plast Surg. 2016; 43(3):557-65.

3. Lolis MS, Goldberg DJ. Radiofrequency in cosmetic dermatology. Dermatol Surg. 2012; 38(11):1765-76.

4. Alexiades-Armenakas M, Dover JS, Arndt KA. Unipolar versus bipolar radiofrequency treatment of rhytides and laxity using a mobile painless delivery method. Lasers Surg Med. 2008; 40(7):446-53.

5. Lordêlo P, Leal MRD, Brasil CA, Santos JM, Lima MCNPC, Sartori MGF. Radiofrequency in female external genital cosmetics and sexual function: a randomized clinical trial. Int Urogynecol J. 2016; 27(11):1681-7.

6. Kamilos MF, Borrelli CL. Nova opção terapêutica na síndrome geniturinária da menopausa: estudo piloto utilizando radiofrequência fracionada microablativa New therapeutic option in genitourinary syndrome of menopause. Einstein. 2017; 15(4):445-51.

7. Shin MK, Choi JH, Ahn SB, Lee MH. Histologic comparison of microscopic treatment zones induced by fractional lasers and radiofrequency. J Cosmet Laser Ther. 2014; 16(6):317-23.

8. Vizintin, M. Lukac, M. Kazic and M. Tettamanti. Erbium laser in gynecology, Climact. 2015; 18(Suppl 1):4-8.

9. Cruz VL, Steiner ML, Pompei LM, Strufaldi R, Fonseca FLA, Santiago LHS, Wajsfeld T, Fernandes CE. Randomized, double-blind, placebo-controlled clinical trial for evaluating the efficacy of fractional CO_2 laser compared with topical estriol in the treatment of vaginal atrophy in postmenopausal women. Menopause. 2017; 25(1).

10. Salvatore S, Nappi RE, Zerbinati N, Calligaro A, Ferrero S, Origoni M, Candiani M, Maggiore LRU. A 12 week treatment with fractional CO2 laser for vulvovaginal atrophy: a pilot study. Clim. 2014; 17: 363-9.

11. Domochowski RR, Avon M, Ross J, Cooper JM, Kaplan R, Love B, Kohli N, Albala D, Singleton B. Transvaginal radiofrequency treatment of the endopelvic fascia: a prospective evaluation for the treatment of genuine stress urinary incontinence. J Urol. 2003; 169(3):1028-32.

12. Kim HK, Kang SY, Chung YJ, Kim JH, Kim MR. The Recent Review of the Genitourinary Syndrome of Menopause. J Menopausal Med. 2015; 21(2):65-71.

13. Gambacciani M, Torelli MG, Martella L et al. Rationale and design for the Vaginal Erbium Laser academy Study (VELAS): an international multicenter observational study on genitourinary syndrome of menopause and stress urinary incontinence. Climateric. 2015; 18(suppl I):43-8.

14. FDA warns against use of energy-based devices to perform vaginal rejuvenation or vaginal cosmetic procedures: FDA safety communication.

15. Tadir Y, Gaspar A, Lev-Sagie A, Alexiades M, Alinsod R, Bader A, Calligaro A, Elias JA, Gambaciani M, Gaviria JE, Iglesia CB, Selih-Martinec K, Mwesigwa PL, Ogrinc UB, Salvatore S, Scolio P, Zerbinati N, Nelson JS. Light and energy based therapeutics for genitourinary syndrome of menopause: consensus and controversies. Lasers Surg Med. 2017; 49(2):137-59.

16. Seki AS, Bianchi-Ferraro AMTHM, Sartori MGF, Girão MJBC, Jármy-Di Bella ZIK. Intravaginal radiofrequency and LASER in treatment of stress urinary incontinence RCT. Anais da International Federation of Gynecology and Obstetric Congress, 2018, Rio de Janeiro.

17. Preti M, Vieira-Baptista P, Digesu GA, Bretschneider CE, Damaser M, Demirkesen O, Heller DS, Mangir N, Marchitelli C, Mourad S, Moyal-Barracco M, Peremateu S, Tailor V, Tarcan T, De EJB, Stockdale CK. The clinical role of LASER for vulvar and vaginal treatments in gynecology and female urology: an ICS/ISSVD best practice consensus document. J Low Genit Tract Dis. 2019; 23(2):151-60.

18. Ogrinc U, Sencar S, Lenasi H. Novel minimally invasive laser treatment of urinary incontinence in women: Laser in Surgery and Medicine. 2015; 47:689-97.

19. Fistonic N, Fistonic I, Gustek SF, et al. Minimally invasive, non-ablative Er: YAG laser treatment of stress urinary incontinence in women- a pilot study. Lasers Med Sci. 2016; 31(4):635-43.

20. Quereshi AA, Tenenbaum MM, Myckatyn TM. Nonsurgical vulvovaginal rejuvenation with radiofrequency and laser devices: a literature review and comprehensive update for aesthetic surgeons. Aesthetic Surg J. 2017; 1-10.

21. Gold M, Andriessen A, Bader A, Alinsod R, French ES, Huerette N, Kolodchenko Y, Krychman M, Murrmann S, Samuels J. Review and clinical experience exploring evidence, clinical efficacy, and safety regarding non surgical treatment of feminine rejuvenation. J Cosmet Dermatol. 2018 Jun; 17(3):289-297.

22. Rabley A, O' Shea T, Terry Russell, Byun S, Moy ML. Laser therapy for genitourinary syndrome of menopause. Current Urol Reports. 2018; 19-83.

23. Pitsouni E, Grigoriadis T, Falagas ME, Salvatore S, Athanasiou S. Laser therapy for the genitourinary syndrome of menopause. A systematic review and meta-analysis. Maturitas. 2017; 103:78-88.

capítulo 38

Fita Vaginal sem Tensão (TVT) e Fita Transobturatória (TOT)

▶ Marair Gracio Ferreira Sartori
▶ Zsuzsanna Ilona Katalin de Jármy Di Bella

INTRODUÇÃO

A incontinência urinária de esforço é uma condição que afeta negativamente a qualidade de vida das mulheres. O tratamento dessa afecção pode ser clínico, com reabilitação funcional de assoalho pélvico, ou cirúrgico quando as medidas clínicas não forem eficazes.

Ao longo dos anos, diversas técnicas cirúrgicas foram descritas para o tratamento dessa afecção. Até 1996, a cirurgia padrão-ouro no tratamento da IUE foi a cirurgia de Burch, para mulheres sem defeito esfincteriano, não obesas e sem prolapso genital significativo. Ainda para essas mulheres, ou para as com prolapso genital, defeito esfincteriano ou obesidade, a técnica de *sling* pubovaginal de aponeurose do reto abdominal estava indicada.

Nos anos finais da década de 1990, a técnica minimamente invasiva denominada TVT foi disponibilizada, mudando os conceitos cirúrgicos até então seguidos. A cirurgia de Burch e os *slings* de aponeurose visavam o reposicionamento do colo vesical em posição retropúbica e a nova técnica de TVT se apoiava no conceito da Teoria Integral, estabilizando a uretra e mimetizando a função dos ligamentos pubouretrais.

Em 2001, nova técnica foi descrita, utilizando a via transobturatória, com a finalidade de diminuir o risco de perfuração vesical, descartando, assim, o uso da cistoscopia intraoperatória, até então obrigatória na via retropúbica.

Rapidamente, os *slings* sintéticos tornaram-se o novo padrão ouro no tratamento da IUE, com resultados bastante satisfatórios e com baixas taxas de complicação.

As duas técnicas entraram no arsenal cirúrgico dos ginecologistas e urologistas, permitindo com que muito mais pacientes se beneficiassem do tratamento cirúrgico. Ambas as técnicas mostraram-se eficazes e com baixas taxas de complicação. Com esse número muito maior de pacientes tratadas cirurgicamente, passou-se a observar mais complicações. Questões como exposição da tela, infecções, dor e dispareunia passaram a ser amplamente discutidas, e diversos estudos foram publicados comparando as técnicas cirúrgicas entre si.

Nessa exposição, procuraremos descrever as vantagens e desvantagens dos *slings* sintéticos retropúbicos e transobturadores, para que possamos escolher a opção mais adequada para cada paciente.

SLING SINTÉTICO RETROPÚBICO

Nessa técnica, as agulhas são passadas no espaço retropúbico e a faixa é posicionada sem tensão na uretra média, mais próxima ao meato uretral do que quando se usa faixa de aponeurose. O *sling* assume um formato de "U" (Figura 38.1). A passagem da agulha pode ser feita de baixo--para-cima ou de cima-para-baixo, a depender do produto comercial escolhido.

Por estarem disponíveis há mais tempo, há mais dados de eficácia em longo prazo dos *slings* retropúbicos. As taxas de cura em curto prazo ficam entre 70% e 95%. Um estudo de coorte prospectiva, com 11 anos de seguimento após a TVT, mostrou taxa subjetiva de cura de 77%.[1] Em pacientes com defeito esfincteriano intrínseco, as taxas foram de cerca de 75% de cura e de 12% de melhora significativa.[2]

Uma das principais complicações intraoperatórias é a perfuração vesical durante a passagem das agulhas, que ocorre em 3% a 5% dos casos. Por esse motivo, é imperativa a realização de uretrocistoscopia nesse procedimento. Caso seja identificada a transfixação vesical, a agulha e a faixa devem ser removidas, passando-se novamente. Pacientes com cirurgias anteriores envolvendo o espaço retropúbico têm maior risco de perfuração vesical durante a passagem do *sling* retropúbico.

Outras complicações descritas durante o procedimento são a lesão de grandes vasos e a intestinal. Essas lesões ocorrem raramente, quando a agulha é passada muito lateralmente, atingindo artéria ou veia ilíaca ou femoral, ou quando se adentra a cavidade peritoneal, lesando alças intestinais. Deve-se ter cuidado especial em pacientes com múltiplas cirurgias pélvicas anteriores, quando podem existir aderências entre alças e sínfise púbica ou espaço de Retzius.

Após a cirurgia, a paciente pode desenvolver retenção urinária, dificuldade miccional ou bexiga hiperativa. Em geral, a retenção urinária total decorre do tensionamento excessivo da faixa, requerendo intervenção para remoção, secção ou reposicionamento da faixa o mais breve possível. A manutenção de sonda vesical de demora por 7 a 10 dias pode ser opção para o tratamento de retenção urinária com esvaziamento vesical parcial.

Sintomas irritativos vesicais no pós--operatório costumam ser temporários. Porém, se persistentes, podem indicar graus variados de obstrução ao fluxo urinário causado pelo *sling*.

A extrusão da faixa de polipropileno para a vagina pode ocorrer em qualquer tempo de pós-operatório, com incidência de 1% a 3%. Se houver extrusão de grande área, ou corrimento persistente, ou ainda distúrbios na relação sexual, a área exposta deverá ser removida

SLING SINTÉTICO TRANSOBTURADOR

Nessa técnica, as agulhas são passadas pelo forame obturador, posicionando a faixa do mesmo modo que o *sling* sintético retropúbico, na uretra média e sem tensão, porém, em formato um pouco mais horizontalizada (Figura 38.1). As agulhas são passadas de fora-para-dentro (*outside-in*) ou de dentro-para-fora (*inside-out*), a depender do produto comercial.

As taxas de cura em curto prazo variam entre 60% a 90% em diversos estudos. No entanto, as definições de cura variam amplamente entre os ensaios, o que prejudica a comparação de resultados.

Quando se avaliam mulheres com defeito esfincteriano intrínseco, as taxas de cura são inferiores às obtidas com os *slings* retropúbicos. Pacientes com *sling* retropúbico atingiram taxas de cura em curto prazo de 87% e em longo prazo de 78%, *versus* taxas de cura para *sling* transobturador de 78% e 52%, respectivamente. Após 3 anos, a necessidade de reoperação de mulheres com defeito esfincteriano foi de 20% quando o primeiro *sling* foi transobturador e de apenas 1,4% quando retropúbico.[3]

Perfuração vesical ocorre muito raramente nos *slings* transobturatórios, atingindo cerca de 0,3%, já que as agulhas não passam pelo espaço retropúbico.

Pode ocorrer disfunção miccional, em cerca de 3% a 8% dos *slings* transobturatórios, em geral mais leves e com menor necessidade de lise da faixa do que ocorre nos *slings* retropúbicos.

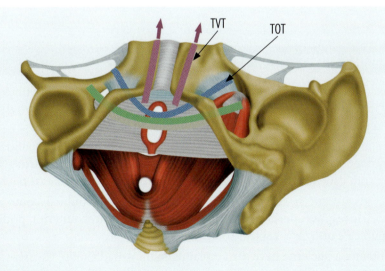

■ **FIGURA 38.1** Representação esquemática do posicionamento das faixas retropúbicas (TVT) ou transobturatórias (TOT).

Uma das complicações pós-operatórias mais comuns dessa técnica é a queixa de dor ou parestesia na raiz coxa, em até 15% das pacientes. Por vezes, a dor é incapacitante, requerendo intervenção para retirada da faixa, o que nem sempre resolve o problema.

Lesão de nervo ou de vasos obturatórios é muito rara. A incidência de extrusão vaginal da faixa é similar ao descrito para *slings* retropúbicos.

SLING SINTÉTICO RETROPÚBICO X TRANSOBTURADOR

Várias revisões sistemáticas seguidas de metanálises foram publicadas nos últimos anos comparando os *slings* sintéticos entre si e com demais cirurgias para incontinência urinária de esforço. As conclusões desses estudos são bastante parecidas.

Fusco *et al.* (2017)[4] fizeram revisão sistemática, analisando todos os estudos randomizados e separando os ensaios de acordo com a qualidade dos mesmos. Observaram taxas de cura objetivas superiores para os *slings* retropúbicos (Tabela 38.1).

Oliveira *et al.* (2019)[5] observaram que os *slings* retropúbicos têm taxas de cura objetivas e subjetivas mais altas, porém com mais risco de retenção urinária, lesões vasculares, hematomas e perfuração vesical. Os *slings* transobturatórios cursaram com mais dor na coxa ou na perna, lesões neurológicas e perfuração vesical.

Já Kim *et al.* (2019)[6] observaram taxas de cura maiores nos *slings* retropúbicos, porém, sem diferenças nas taxas de complicações.

Brazzelli *et al.* (2019),[7] em estudo de custo-efetividade para as cirurgias de correção de incontinência urinaria de esforço, sugerem que, ao longo da vida, o *sling* retropúbico é, em média, a cirurgia menos onerosa e mais eficaz.

CONSIDERAÇÕES FINAIS

As taxas de cura são maiores e mais duradouras para os *slings* retropúbicos. Portanto, pacientes mais jovens, com quadros mais graves de perda de urina, como defeito esfincteriano, ou pacientes que têm atividade física intensa, se beneficiam dessa técnica.

No entanto, as disfunções miccionais podem comprometer a qualidade de vida. Assim, mulheres com distúrbios de esvaziamento vesical antes da cirurgia devem ser estudadas com cautela antes de qualquer procedimento cirúrgico.

Nos casos em que se suspeita de fibrose no espaço retropúbico, como antecedente de endometriose grave, peritonite, cirurgias anteriores, Burch anterior, pode-se evitar a via retropúbica e utilizar a via transobturadora.

No entanto, a paciente deve ser amplamente informada sobre os riscos e complicações das cirurgias, podendo até mesmo optar por não usar faixa sintética. Nessa situação, a indicação cirúrgica retorna aos anos 1980: cirurgia de Burch ou *sling* de aponeurose.

Tabela 38.1 Comparações entre TVT-RP e TVT-O. Metanálise dos estudos randomizados e análise sensitiva dos estudos de alta qualidade.

TVT-RP x TVT-O	Todos estudos randomizados					Estudos de alta qualidade				
	Continência urinária									
	número de pacientes	OR	IC	p	diferença favorece...	número de pacientes	OR	IC	p	diferença favorece...
Qualquer definição de continência	1374	1,1	0,9-1,5	0,27	-	355	0,9	0,42-2,1	0,92	-
cura objetiva	4796	0,8	0,7-0,9	0,02	TVT-RP	3079	0,7	0,6-0,9	0,006	TVT-RP
cura subjetiva	3247	0,8	0,7-0.9	0,03	TVT-RP	2361	0,8	0,7-1,0	0,77	-
	Complicações									
	número de pacientes	OR	IC	p	diferença favorece...	número de pacientes	OR	IC	p	diferença favorece...
Perfuração vesical/vaginal	6335	2,5	1,8-3,3	<0,0001	TVT-O	2993	2,4	1,5-1,7	0,002	TVT-O
Hematoma	3619	2,6	1,4-4,8	0,002	TVT-O	999	2,6	0,8-8,4	0,11	-
Erosão vaginal	4367	0,6	0,4-0,9	0,03	TVT-RP	1405	0,5	0,3-0,9	0,03	TVT-RP
ITU	3149	1,3	1,0-1,6	0,04	TVT-O	1302	1,2	0,9-1,7	0,13	-
Disfunção miccional	2429	1,6	1,2-2,3	0,002	TVT-O	1018	1,5	0,8-2,1	0,27	-
Taxa de reoperação	3126	1,1	0,6-1,9	0,66	-	778	1,3	0,4-3,8	0,6	-

Fonte: adaptada de Fusco F, Abdel-Fattah M, Chapple CR, Creta M, La Falce S, Waltregny D, Novara G. Updated Systematic Review and Meta-analysis of the Comparative Data on Colposuspensions, Pubovaginal Slings, and Midurethral Tapes in the Surgical Treatment of Female Stress Urinary Incontinence. Eur Urol. 2017 Oct; 72(4):567-591.

REFERÊNCIAS BIBLIOGRÁFICAS

1. Nilsson CG, Palva K, Rezapour M, Falconer C. Eleven years prospective follow-up of the tension-free vaginal tape procedure for treatment of stress urinary incontinence. Int Urogynecol J Pelvic Floor Dysfunct. 2008 Aug; 19(8):1043-7.

2. Rezapour M, Falconer C, Ulmsten U. Tension-Free vaginal tape (TVT) in stress incontinent women with intrinsic sphincter deficiency (ISD)--a long-term follow-up. Int Urogynecol J Pelvic Floor Dysfunct. 2001; 12(2):S12-14.

3. Schierlitz L, Dwyer PL, Rosamilia A, Murray C, Thomas E, De Souza A, Hiscock R. Three-year follow-up of tension-free vaginal tape compared with transobturator tape in women with stress urinary incontinence and intrinsic sphincter deficiency. Obstet Gynecol. 2012 Feb; 119(2 Pt 1):321-7.

4. Fusco F, Abdel-Fattah M, Chapple CR, Creta M, La Falce S, Waltregny D, Novara G. Updated Systematic Review and Meta--analysis of the Comparative Data on Colposuspensions, Pubovaginal Slings, and Midurethral Tapes in the Surgical Treatment of Female Stress Urinary Incontinence. Eur Urol. 2017 Oct; 72(4):567-591.

5. Oliveira LM, Dias MM, Martins SB, Haddad JM, Girão MJBC, Castro RA. Surgical Treatment for Stress Urinary Incontinence in Women: A Systematic Review and Meta-analysis. Rev Bras Ginecol Obstet. 2018 Aug; 40(8):477-490.

6. Kim A, Kim MS, Park YJ, Choi WS, Park HK, Paick SH, Kim HG. Retropubic versus Transobturator Mid Urethral Slings in Patients at High Risk for Recurrent Stress Incontinence: A Systematic Review and Meta-Analysis. J Urol. 2019 Jul; 202(1):132-142.

7. Brazzelli M, Javanbakht M, Imamura M, Hudson J, Moloney E, Becker F, Wallace S, Omar M I, Shimonovich M, MacLennan G, Ternent L, Vale L, Montgomery I, Mackie P, Saraswat L, Monga A, Craig D. Surgical treatments for women with stress urinary incontinence: the ESTER systematic review and economic evaluation. Health Technol Assess. 2019 Mar; 23(14):1-306.

capítulo **39**

Complicações dos *Slings*

▶ Thais Villela Peterson
▶ Renato Sugahara Hosoume

DESTAQUE

- Os *slings* de uretra média são os procedimentos mais comumente realizados para o tratamento da incontinência urinária de esforço. Recentemente, seu uso tem sido questionado por estar relacionado às complicações com o emprego de tela vaginal. Para que essa técnica possa ser utilizada com êxito, o conhecimento da técnica cirúrgica adequada é crucial, assim como o diagnóstico e manejo mais apropriado de suas complicações.

INTRODUÇÃO

A incontinência urinária de esforço feminina (IUE) é uma condição altamente prevalente e que provavelmente se tornará ainda mais comum com o aumento da expectativa de vida e consequente envelhecimento da população. A prevalência estimada ao longo da vida de uma mulher submetida à cirurgia para IUE é de 13,6%.[1] A colocação de *slings* sintéticos de uretra média (SUM) tornou-se padrão ouro para a correção da IUE, pois é um procedimento com morbidade limitada, eficácia duradoura e menos invasivo que outras opções, como a colocação de *sling* pubovaginal de aponeurose ou a uretropexia retropúbica.[2]

Recentemente, a utilização de SUM tem sido colocada em cheque, principalmente depois da divulgação de uma notificação pública, em 2008, pelo "*Food and Drug Administration*" (FDA),[3] informando médicos e pacientes sobre eventos adversos relacionados ao uso de tela cirúrgica em cirurgias do assoalho pélvico. Eles relataram "complicações sérias associadas à colocação transvaginal de tela cirúrgica para correção de prolapso de órgão pélvico e incontinência urinária". Com os desdobramentos dessa publicação, os *slings* foram proibidos em alguns países, como Reino Unido e Austrália.

Quando avaliamos apenas os SUM, separadamente das telas vaginais de prolapso, notamos uma taxa de complicações baixa;[2,4] porém muitas pacientes se queixam de não terem sido informadas dos riscos potenciais das cirurgias propostas, e muitos médicos não têm muita experiência no diagnóstico e tratamento das complicações.

Desse modo, essa revisão tem por objetivo auxiliar no reconhecimento e tratamento adequados das principais complicações dos SUM. Além disso, a seleção adequada de pacientes a serem submetidas a esse tipo de cirurgia, e de uma ampla discussão e esclarecimento dos possíveis benefícios, riscos, e complicações mais frequentes são fundamentais.

DIAGNÓSTICO

As complicações das cirurgias de colocação de SUM dependem principalmente do tipo de tela utilizada, da técnica cirúrgica correta, da seleção adequada da paciente e da experiência do cirurgião. A colocação do SUM consiste na passagem de uma pequena tira de fita de polipropileno através do espaço retropúbico ou obturador, com pontos de entrada ou saída no abdome inferior ou na virilha, respectivamente. Ainda existem os *slings* de incisão única, em que a tela é ancorada no músculo obturatório e não há exteriorização pela pele.

Atualmente, recomenda-se que as faixas utilizadas sejam de polipropileno tipo I – macroporoso, monofilamentar, que permite a penetração de células do sistema imune nos interstícios e a incorporação de fibras de colágeno. O uso prévio de telas microporosas (tipo III) foi associado ao encapsulamento de tela e altas taxas de exposição e infecção.[4,5]

As complicações podem ser intraoperatórias e pós-operatórias, conforme ilustrado na Tabela 39.1.

Tabela 39.1 Principais complicações relacionadas aos SUM.

Complicações de SUM	
Intraoperatórias	Pós-operatórias
Perfuração vesical	Dor
Lesão uretral	Disfunção miccional
Lesão vascular	Exposição da tela
Lesão intestinal	Perfuração da tela para bexiga/uretra

A seguir, abordaremos o diagnóstico e o tratamento das principais complicações intra e pós-operatórias relacionadas à utilização dos SUM.

Diagnóstico das Complicações Intraoperatórias

Perfuração vesical

A lesão vesical é mais frequente durante a passagem da agulha na via retropúbica. A Figura 39.1 exemplifica a imagem cistoscópica de uma lesão vesical. A ocorrência desse tipo de complicação varia de 1% a 34% entre os estudos, e parece estar relacionada à experiência do cirurgião. Outros possíveis fatores de risco incluem: cesárea anterior, colpossuspensão prévia, índice de massa corpórea (IMC) inferior a 30 kg/m^2, retocele e anestesia local.[6]

Para seu diagnóstico, a cistoscopia é imprescindível nesse tipo de procedimento. É importante a repleção vesical adequada, que permita a completa visualização da bexiga. A repleção parcial pode esconder uma lesão, que pode ficar em área de dobra da mucosa.

Lesão uretral

A lesão uretral durante a cirurgia para colocação de SUM é rara, e pode acontecer durante a dissecção inicial ou durante a passagem das agulhas. Seu reconhecimento e tratamento imediatos reduzem complicações como a extrusão da tela e as fístulas uretrovaginais.[6]

Para sua prevenção, deve-se realizar uma dissecção vaginal cuidadosa, de preferência com a paciente sondada, e o plano da dissecção deve ser lateral à fáscia periuretral.

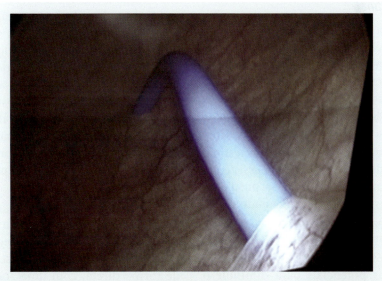

■ **FIGURA 39.1** Cistoscopia intraoperatória de perfuração vesical durante a passagem de um *sling* retropúbico.
Fonte: Linder BJ, Elliott DS. Synthetic Midurethral Slings: Roles, Outcomes, and Complications. Urol Clin North Am. 2019; 46(1):17-30.

Seu diagnóstico é realizado com a identificação da sonda na área da dissecção, ou por cistoscopia, que deve ser realizada rotineiramente após a passagem das agulhas.

Lesão vascular

As lesões vasculares podem variar muito em relação à sua gravidade, podendo incluir desde pequenos hematomas, hematomas maiores que requerem intervenção, e até lesão de vasos maiores que necessitem de cirurgia imediata.[7] O conhecimento da anatomia é essencial para evitar lesão de vasos ilíacos e obturatórios. Mais comumente, pequenos sangramentos são provenientes da dissecção vaginal.[8]

Hematomas pélvicos clinicamente identificados foram relatados em 0,7% a 8% das mulheres após colocação de *slings* retropúbicos e 0% a 2% após colocação de *slings* transobturatórios.[4]

Lesão intestinal

Embora raras (0,02% dos casos), a lesão e a perfuração do intestino delgado representam uma complicação grave, ocorrendo principalmente com a via retropúbica.[8] Fatores de risco para tal complicação incluem cirurgia abdominal ou pélvica prévia e correção prévia de hérnia inguinal.[6]

Deve-se suspeitar de lesão intestinal em casos de dor abdominal persistente, febre e drenagem fecaloide ou purulenta das incisões de saída do *sling* abdominal. Na suspeita, a paciente deverá ser submetida a exames de imagem: radiografia de abdome e tomografia computadorizada.

Técnicas potenciais para diminuir o risco de lesão intestinal incluem o uso do posicionamento de Trendelenburg e os *slings* transobturatórios, que não passam pelo espaço retropúbico.

Diagnóstico das Complicações Pós-operatórias

Disfunção miccional

A disfunção miccional (DM) pós-SUM pode apresentar uma variedade de sintomas e gravidades, desde retenção urinária completa ou dificuldade persistente de micção, anormalidades do fluxo urinário, modificação da postura durante a micção, com ou sem resíduo pós-miccional (RPM) aumentado. Sintomas de bexiga hiperativa (BH), como frequência, urgência e incontinência urinária de urgência (IUU) também podem estar presentes.[9]

Tal complicação pode ocorrer secundariamente à urgência urinária persistente (que estava presente no pré-operatório), urgência miccional de novo e/ou obstrução infravesical.

É mais frequente com a via retropúbica em relação à transobturadora.[4] No estudo ToMUS, a taxa de intervenção cirúrgica para disfunção miccional com seguimento de 24 meses foi de 3% para *sling* retropúbico e 0% para *sling* transobturador.[10] Outros potenciais preditores para essa complicação incluem cirurgia de prolapso concomitante, menor pico de fluxo na fluxometria, micção por mecanismo que não a contração detrusora e presença de comorbidades (acessada pela pontuação do índice de comorbidade de Charlson).[11]

Na ausência de sintomas, a avaliação do RPM é obrigatória antes da alta do paciente após a colocação de *slings* de uretra média. Essa avaliação pode ser realizada de forma direta, com uma sondagem de alívio, ou com o uso de ultrassom, que tem a vantagem potencial de evitar o desconforto e os riscos de infecção associados à sondagem.[9]

Circunstâncias intraoperatórias (como injeção tecidual com grandes quantidades de fluidos), estresse no pós-operatório, dor, efeito anestésico persistente e ingestão de narcóticos, podem levar à disfunção miccional temporária que provavelmente se resolverá com uma conduta conservadora. Além disso, a presença de edema, coleção/hematoma, ou até mesmo o tampão vaginal ou o reto cheio, podem influenciar na micção.[9]

Para melhor avaliação dessas condições, e independentemente do tempo de aparecimento da disfunção miccional pós-SUM, recomenda-se um exame físico detalhado específico.

A avaliação da mobilidade do colo vesical pode ter grande utilidade, a medida que a não mobilidade do colo vesical, quando não presente no pré-operatório, aponta para a possibilidade de obstrução mecânica com SUM.[9]

Infecções urinárias, que podem mimetizar a disfunção miccional, devem ser descartadas.

Cistoscopia e/ou ultrassonografia da bexiga são indicados sempre que houver suspeita de SUM intravesical, especialmente em casos de sintomas irritativos graves. Também podem diagnosticar angulação ou acotovelamento uretral, cicatrizes e fios de sutura que podem contribuir para os sintomas.

O estudo urodinâmico pode ser útil, porém não há consenso sobre os parâmetros da fluxometria livre ou do estudo miccional que definam uma obstrução infravesical. São importantes as comparações de pressão do detrusor no pré e pós-operatório, a curva de fluxo urinário e o RPM. O estudo videourodinâmico pode fornecer informação adicional, como a morfologia da bexiga, uretra e colo vesical durante o esvaziamento da bexiga.

A eletromiografia pode auxiliar a diferenciar entre a obstrução anatômica e a obstrução funcional. A obstrução funcional pode ser devida à micção disfuncional (aumento da atividade eletromiográfica durante a micção, indicativo de um relaxamento inadequado do assoalho pélvico). Essas pacientes respondem bem à fisioterapia do assoalho pélvico, em oposição à reoperação.[12]

Um estudo interessante demonstrou que o ultrassom pode ser usado para medir a distância entre o *sling* e a camada longitudinal do músculo liso da uretra. Postulou-se que a intervenção precoce poderia ser implementada para aliviar a DM se a distância for < 3 mm, mas essa abordagem não foi avaliada em outros trabalhos.[13]

Dor

Acredita-se que a fisiopatologia da dor provocada pela colocação de telas vaginais seja multifatorial. No pós-operatório imediato, a dor pode estar relacionada ao trauma direto a órgãos pélvicos, nervos, parede abdominal ou à formação de hematoma. O início tardio da dor pode estar relacionado à contratura/inflamação da tela, exposição da tela e/ou erosão, infecção da tela, aprisionamento do nervo (obturador/nervo pudendo), tensão excessiva, infecção ou formação de fístula. A colocação de um braço de fita através de um músculo pode resultar em síndrome miofascial.[14]

Acredita-se que a dor seja mais comum em pacientes com síndromes generalizadas de dor, como a fibromialgia. Cuidados específicos e aconselhamento detalhado devem ser realizados antes de qualquer cirurgia de continência nesses grupos de pacientes.[15]

A dor vaginal pode ser de natureza constante ou intermitente, desencadeada por atividade como micção ou relação sexual. Outros sítios potenciais de dor incluem a uretra, bexiga, parede abdominal, costas, coxa, virilha e/ou dor pélvica generalizada.[15]

O *sling* retropúbico é mais comumente associado à lesão do nervo ilioinguinal, enquanto o transobturatório está mais relacionado ao nervo obturatório.

O *sling* transobturatório está mais comumente associado à dor na virilha. A ocorrência de dor está tipicamente localizada na área inguinal e na coxa medial ao longo da distribuição do nervo obturador e pode ser relatada por até 15% a 32% dos pacientes. Acredita-se que essa dor esteja relacionada ao dano direto ao nervo obturatório ou aprisionamento do nervo. A dor também pode ser muscular e relacionada à tensão entre a fita e os músculos adutores. A dispareunia/dor vaginal pode ser secundária à banda parauretral de fita transobturadora. Não há dados suficientes para a comparação da dor entre os *slings* transobturatórios de dentro para fora e de fora para dentro.[15]

O diagnóstico desta complicação é geralmente clínico, com história e exame físico detalhados, em que se procura acessar se a tela é palpável, se está exposta, localizar a dor, eventuais pontos de gatilho e sua relação anatômica com a tela.

Um exame neurológico, com avaliação da topografia da dor, alteração de sensibilidade e força muscular, pode ser necessário, assim como exames de neurofisiologia, incluindo a condução de nervos.[16]

Exposição de tela

A exposição de tela ocorre quando a tela do SUM fica exposta no epitélio vaginal, ocorrendo em 1,5% a 2% dos casos, em seguimentos de longo prazo.[1,2] Os fatores de riscos associados à exposição da tela são: atrofia vaginal, cirurgia para correção de prolapso concomitante, diabetes mellitus, cirurgia bariátrica prévia, anemia pré-operatória e tabagismo.[6,17]

A paciente pode ser assintomática ou apresentar sangramento vaginal, corrimento vaginal, sensação de irritação na região vaginal, dispareunia, disfunção miccional e o parceiro da paciente pode relatar dor durante a relação sexual. O exame ginecológico deve ser realizado com metade do espéculo e iluminação adequada. A inspeção pode mostrar desde pequenas áreas de granulação até exposição da tela no epitélio vaginal (Figura 39.2). Palpação cuidadosa deve ser realizada para identificar o percurso completo do SUM.

De acordo com a história clínica e o exame físico, pode ser necessária a realização de cistoscopia, principalmente em casos que há suspeita de perfuração vesical ou uretral.[17] O ultrassom pode ser útil em casos selecionados, e deve ser realizado por profissional experiente.

A perfuração do SUM para a uretra é rara (< 1%). Fatores de risco incluem vascularização diminuída pela dissecção vaginal excessiva ou atrofia vaginal, tensão excessiva do *sling* ou não identificação da perfuração no intraoperatório.

Uma revisão do Centro Cochrane comparou os resultados e complicações dos SUM transobturatórios e retropúbicos. Seus principais achados estão resumidos na Tabela 39.2.[4]

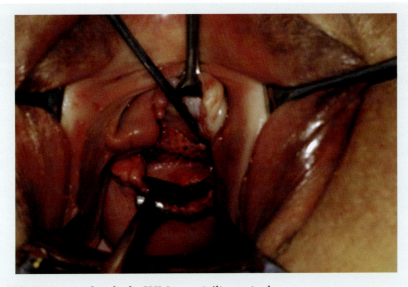

FIGURA 39.2 Exposição da tela do SUM no epitélio vaginal.
Fonte: Linder BJ, Elliott DS. Synthetic Midurethral Slings: Roles, Outcomes, and Complications. Urol Clin North Am. 2019; 46(1):17-30.

Tabela 39.2 Comparação de complicações entre SUM transobturatórios e retropúbicos segundo metanálise da Cochrane, publicada em 2017.[4]

Complicação	RR	IC (95%)	Número de mulheres	Via mais comum da ocorrência da complicação
Perfuração vesical	0,13	0,08-0,20	6.372 (40 ERC*)	retropúbico
Disfunção miccional	0,53	0,43-0,65	6.217 (37 ERC*)	retropúbico
Urgência de novo	0,98	0,82-1,17	4.923 (31 ERC*)	semelhante
Dor na virilha	4,12	2,71-6,27	3.221 (18 ERC*)	transobturatório
Dor supra púbica	0,29	0,11-0,78	1.105 (4 ERC*)	retropúbica
Exposição	1,13	0,78-1,65	4.743 (31 ERC*)	semelhante
Cirurgia para IUE recorrente (em seguimento > 5 anos)	8,79	3,36-23		transobturatório

RR = risco relativo; IC = intervalo de confiança; * estudos randomizados controlados.

A Tabela 39.3 resume os principais métodos diagnósticos e fatores de risco associados a complicações relacionadas aos SUM.

Incontinência Urinária de Esforço: Estado da Arte

Tabela 39.3 Principais métodos diagnósticos e fatores de risco associados a complicações relacionadas aos SUM.

Complicação	Via mais comum	Diagnóstico	Fatores de risco
Perfuração vesical	▪ retropúbica	▪ cistoscopia	▪ cesárea prévia ▪ IMC < 30 kg/m² ▪ retocele ▪ colpossuspensão prévia ▪ anestesia local
Perfuração uretral	▪ retropúbica ou transobturatória	▪ exame físico ▪ cistoscopia	▪ dissecção
Lesão vascular	▪ retropúbica	▪ exame físico ▪ tomografia	
Lesão intestinal	▪ retropúbica	▪ quadro clinico ▪ tomografia ▪ RX abdome	▪ cirurgia abdominal ou pélvica prévia ▪ correção de hérnia
Disfunção miccional	▪ retropúbica	▪ Resíduo pós-miccional ▪ Estudo urodinâmico, incluindo estudo miccional ▪ USG tridimensional	▪ cirurgia de prolapso concomitante ▪ menor pico de fluxo na fluxometria ▪ micção por um mecanismo que não a contração detrusora ▪ comorbidades
Exposição de tela	▪ retropúbica ou transobturatória	▪ exame físico ▪ exame sob anestesia ▪ USG tridimensional ▪ RM: se infecção ▪ exame fluoroscópico/TC: suspeita de fistula urinária ▪ extrusão uretral/vesical: uretrocistoscopia	▪ atrofia vaginal ▪ cirurgia para correção de prolapso concomitante ▪ tabagismo
Dor	▪ retropúbica (dor suprapúbica) ou transobturatória (dor na virilha)	▪ exame neurológico ▪ neurofisiologia, incluindo exames de condução de nervos ▪ exame sob anestesia ▪ USG tridimensional	▪ síndromes dolorosas (fibromialgia)

TRATAMENTO

Perfuração Vesical

Após diagnóstico de perfuração vesical pela agulha do SUM, ou se a fita estiver muito próxima da mucosa, deve-se remover a agulha e passar novamente. Não há consenso sobre o tempo de sondagem vesical de demora. Alguns autores recomendam deixar a paciente sondada por período maior (de 3 a 7 dias), enquanto outros advogam que, em casos mais simples, a paciente pode ficar sondada pelo tempo habitual.[6]

Lesão Uretral

Preconizamos o reparo primário da uretra com a utilização de fios absorvíveis (fio de Vicryl ou Monocryl 4.0) e a paciente deve permanecer com sonda de Foley para auxiliar o processo de cicatrização, geralmente por cerca de 7 dias. O *sling* não deve ser colocado nesta cirurgia, mas sim em um segundo tempo após completa cicatrização uretral.[7]

Lesão Vascular

Casos de sangramento menores que ocorrem durante a dissecção vaginal geralmente são autolimitados, e resolvem com pontos hemostáticos, com o ajuste da fita ou com o fechamento do epitélio vaginal e colocação de tampão vaginal.

A lesão de grandes vasos é rara e requer reconhecimento imediato, exploração cirúrgica e reparo. Há relatos na literatura do uso de intervenção endovascular, incluindo a embolização em tais casos.[6]

Finalmente, pode-se notar a presença de um hematoma pélvico, ou no intraoperatório durante a cistoscopia como uma massa extrínseca comprimindo a bexiga, ou no pós-operatório. Hematomas pequenos tendem a ser assintomáticos, enquanto os maiores de 100 mL estão relacionados à dor abdominal. A paciente deve ser cuidadosamente observada no pós-operatório, com análise do seu estado hemodinâmico e avaliando a necessidade de transfusão.

A maioria dos hematomas envolve o espaço retropúbico e seu tratamento tende a ser conservador. Por outro lado, em grandes hematomas retropúbicos pode-se indicar a drenagem, que parece ter melhores resultados que a aspiração.

Lesão Intestinal

A perfuração intestinal é uma séria complicação potencial e o reconhecimento imediato é crucial, com exploração abdominal e tratamento da lesão intestinal.[6]

Disfunção Miccional

A maioria dos casos melhora ou se resolve em um curto período de tempo. Numa análise secundária do estudo prospectivo TOMUS, incluindo 600 mulheres, a frequência de DV diminuiu de 20% no 1º dia pós-operatório, para 6% no 14º dia e 2% na 6ª semana do pós-operatório.[18]

Pacientes com disfunção miccional pós-operatória devem ser avaliadas quanto à infecção do trato urinário e quanto à potencial obstrução infravesical. Se não houver evidência de infecção ou obstrução, o manejo da urgência urinária persistente segue os princípios clínicos do tratamento da bexiga hiperativa.

Alfabloqueadores e agonistas colinérgicos têm sido utilizados empiricamente após a colocação de SUM ou outras cirurgias do assoalho pélvico, porém, não há estudos que comprovem o seu benefício e deve-se atentar para os possíveis efeitos colaterais.[9]

Em mulheres com DV grave ou retenção total, pode-se optar por manter a paciente cateterizada, com sonda vesical de demora (SVD) ou cateterismo intermitente limpo (CIL) Figura 39.3.

O CIL pode ser usado tanto em curto quanto médio prazo, mas também pode ser oferecido como uma opção razoável em longo prazo para pacientes que preferem evitar uma intervenção cirúrgica adicional e o consequente risco de IUE recorrente.[9]

A dilatação uretral (UD) continua a ser praticada por muitos cirurgiões, porém, há falta de evidências. Postulou-se que a dilatação (fazendo movimento de empurrar a uretra posteriormente) poderia afrouxar o SUM recém-inserido.

Esse procedimento não é isento de riscos, e pode estar associado a infecções urinárias e à erosão da tela para uretra.[6]

Quando as medidas conservadoras falham, a intervenção cirúrgica pode ser contemplada; as opções incluem:

- mobilização do *sling* (afrouxamento);
- incisão no *sling* (linha média ou lateral, uni ou bilateral);
- excisão parcial ou completa;
- uretrólise.

O momento ideal para realizar a intervenção cirúrgica é muito discutível. A mobilização precoce (até 10 a 14 dias de pós-operatório) pode ser feita se houver suspeita de obstrução e tem o benefício de manter o SUM original intacto, com subsequente menor recorrência da incontinência urinária de esforço. Por outro lado, seu principal risco é o potencial de sobretratamento para pacientes em que a disfunção miccional se resolveria espontaneamente.

Para aquelas tratadas conservadoramente, que apresentam sintomas persistentes em 4 a 6 semanas, geralmente é realizada revisão do SUM, seja na forma de incisão ou na sua excisão. A incisão do SUM no pós-operatório tardio pode ser dificultada pelo processo de cicatrização e fibrose, e em muitos casos pode não ser suficiente para resolver totalmente a sintomatologia da paciente. Nesses casos, a excisão parcial é realizada e tentamos limitar a extensão da mobilização periuretral para preservar a fixação do *sling*, o que pode ajudar a manter a continência. A uretrólise costuma ser indicada para casos refratários e mais difíceis.[9]

É importante aconselhar os pacientes que, com qualquer técnica, existe um risco de recorrência da IUE, e que a intervenção cirúrgica muito tardia pode não melhorar os sintomas de armazenamento, uma vez que a obstrução da uretra de longa data pode ter um impacto irreversível na estrutura e função da bexiga.

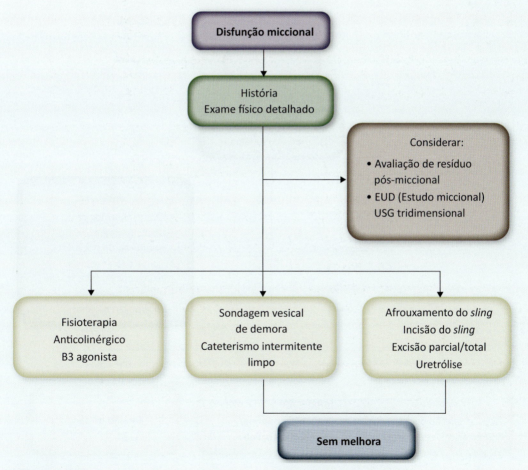

■ **FIGURA 39.3** Algoritmo de manejo da disfunção miccional.

Dor

O tratamento conservador pode ser realizado com medicamentos por via oral, como os anti-inflamatórios, uso de estrogênio por via vaginal, principalmente em mulheres na pós-menopausa com atrofia vaginal, quando a dor é associada a pequenas exposições e dispareunia, além de injeções locais de anestésico local e esteroide. Tais injeções podem ser tanto diagnósticas quanto terapêuticas.

Fisioterapia e massagem de ponto de gatilho podem ser usados, com redução dos espasmos musculares. Acupuntura ou TENS também podem ser utilizados.

O tratamento cirúrgico com remoção da tela pode melhorar a dor em muitas pacientes, embora possa haver uma sensibilização central que pode resultar em dor persistente mesmo após a remoção do estímulo doloroso. Nesta situação, a dor será muitas vezes persistente, apesar da remoção do SUM (Figura 39.4).

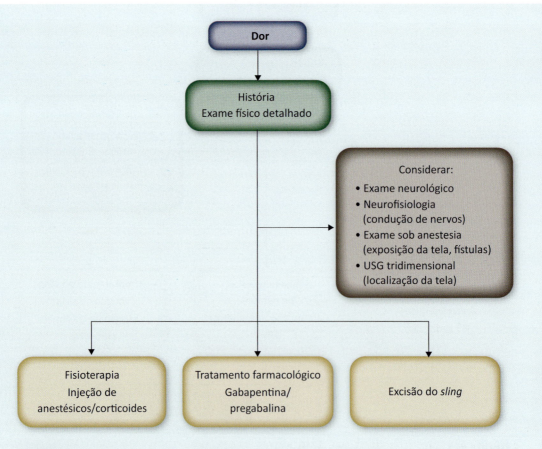

■ **FIGURA 39.4** Algoritmo de manejo da dor.

Condições preexistentes de dor, como fibromialgia, devem ser avaliadas antes da inserção de um SUM, pois isso representará um fator prognóstico para a dor pós--operatória.[15]

Exposição de Tela

As opções de tratamento para extrusão de tela incluem: observação clínica, uso de estrogênio via vaginal ou abordagem cirúrgica. A escolha do tratamento depende de alguns fatores. Deve-se avaliar se a paciente é assintomática ou não, se é sexualmente ativa e se tem dor. Além disso, é necessário avaliar o tamanho e a localização da exposição da tela (Figura 39.5).[17]

Pode-se realizar observação clínica caso a área exposta seja pequena e a pa-

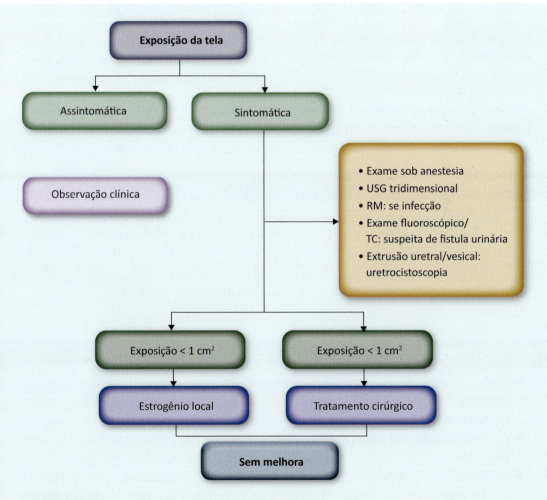

■ **FIGURA 39.5** Algoritmo de manejo da exposição da tela.

ciente não tenha queixas clínicas. Quando a paciente for sintomática, o estrogênio vaginal pode ser utilizado em casos que a área exposta é pequena, preferencialmente menor que 1 cm². [16] O estrogênio vaginal deve ser prescrito por 6 a 12 semanas. [17]

Caso o tratamento conservador não tenha sucesso, a cirurgia pode ser necessária. Quando a área exposta é pequena e facilmente visível, pode-se realizar exérese da tela exposta e suturar o epitélio vaginal sobre a área dissecada. Nos casos em que há grande área de tela exposta, é possível cobri-la com flap de mucosa vaginal. Apesar deste procedimento ter sucesso em algumas pacientes, é necessário orientar que pode haver recorrência da exposição da tela. [17]

Se as alternativas anteriores falharem, pode ser necessária a retirada parcial ou completa da tela. Em casos selecionados, como infecção ou dor associadas à tela, a sua retirada completa também deve ser considerada. Quanto mais agressiva a retirada da tela, maior a chance de a paciente evoluir com recorrência da incontinência urinária; sendo assim, as pacientes devem ser orientadas quanto aos riscos e benefícios da retirada completa da tela, incluindo não melhora da dor pélvica e da incontinência urinária de esforço.

A perfuração da tela no trato urinário inferior requer intervenções mais complexas. Técnicas minimamente invasivas com ressecção transuretral ou ablação a laser podem ser utilizadas. Tratamentos mais definitivos incluem cirurgia transvaginal ou abdominal (aberta ou laparoscópica), ou uma combinação dos dois.

CONSIDERAÇÕES FINAIS

Este artigo sumariza os principais riscos potenciais associados aos SUM no tratamento da IU pacientes devem estar cientes e bem informadas sobre essas complicações no pré-operatório, e os giões aptos a diagnosticar e tratar as complicações, o que muitas vezes pode ser desafiador.

A cirurgia para IUE com colocação de SUM continua a ser a opção de tratamento mais defi para a IUE, com uma relação taxa-complicações significativamente baixa.

PONTOS-CHAVE

- É muito importante que o cirurgião selecione a paciente adequada para a cirurgia de correção de IUE com SUM, conheça e execute a técnica cirúrgica adequada e esclareça às pacientes quanto a possíveis complicações dos procedimentos.
- Os cirurgiões devem estar confortáveis para diagnosticar e gerenciar possíveis complicações.
- As principais complicações intraoperatórias incluem sangramento, perfuração vesical e uretral, e lesão intestinal. Podem ser minimizadas com a técnica cirúrgica correta e preparo adequado da paciente.

- Para mulheres com queixas em pós-operatório de cirurgias para IUE com SUM, devemos avaliar se os sintomas podem ser causados por uma complicação relacionada à tela. Esses sintomas podem incluir: dor, corrimento, sangramento, dispareunia ou dor em parceiros sexuais; alterações urinárias, incluindo infecção recorrente, incontinência, retenção ou dificuldade para urinar; sintomas de infecção, isoladamente ou em combinação com qualquer um dos sintomas descritos acima.
- Esclarecer que, mesmo que a retirada da tela seja indicada, pode não haver resolução total dos sintomas; e nem sempre a tela pode ser totalmente retirada.

REFERÊNCIAS BIBLIOGRÁFICAS

1. Wu JM, Vaughan CP, Goode PS, Redden DT, Burgio KL, Richter HE, et al. Prevalence and Trends of Symptomatic Pelvic Floor Disorders in US Women. Obstetrics and Gynecology. 2014; 123(1):141-8.

2. Lukacz ES, Santiago-Lastra Y, Albo ME, Brubaker L. Urinary Incontinence in Women: A Review. JAMA. 2017; 318(16):1592-604.

3. United States Food and Drug Administration. Complications associated with transvaginal placement of surgical mesh in repair of pelvic organ prolapse and stress urinary incontinence. 2008.

4. Ford AA, Rogerson L, Cody JD, Aluko P, Ogah JA. Mid-urethral sling operations for stress urinary incontinence in women. Cochrane Database Syst Rev. 2017; 7:CD006375.

5. Chapple CR, Cruz F, Deffieux X, Milani AL, Arlandis S, Artibani W et al. Consensus Statement of the European Urology Association and the European Urogynaecological Association on the Use of Implanted Materials for Treating Pelvic Organ Prolapse and Stress Urinary Incontinence. Eur Urol. 2017; 72(3):424-31.

6. Linder BJ, Elliott DS. Synthetic Midurethral Slings: Roles, Outcomes, and Complications. Urol Clin North Am. 2019; 46(1):17-30.

7. Gomes CM, Carvalho FL, Bellucci CHS, Hemerly TS, Baracat F, de Bessa J et al. Update on complications of synthetic suburethral slings. Int Braz J Urol. 2017; 43(5):822-34.

8. Hengel AR, Carlson KV, Baverstock RJ. Prevention, diagnosis, and management of midurethral mesh sling complications. Can Urol Assoc J. 2017; 11(6Suppl2):S135-S40.

9. Bazi T, Kerkhof MH, Takahashi SI, Abdel-Fattah M. Committee IRaD. Management of post-midurethral sling voiding dysfunction. International Urogynecological Association research and development committee opinion. Int Urogynecol J. 2018; 29(1):23-8.

10. Richter HE, Albo ME, Zyczynski HM, Kenton K, Norton PA, Sirls LT et al. Retropubic versus transobturator midurethral slings for stress incontinence. N Engl J Med. 2010; 362(22):2066-76.

11. Linder BJ, Trabuco EC, Gebhart JB, Klingele CJ, Occhino JA, Elliott DS et al. Can Urodynamic Parameters Predict Sling Revision for Voiding Dysfunction in Women Undergoing Synthetic Midurethral Sling Placement? Female Pelvic Med Reconstr Surg. 2019; 25(1):63-6.

12. Tran H, Rutman M. Female Outlet Obstruction After Anti-incontinence Surgery. Urology. 2018; 112:1-5.

13. Rautenberg O, Kociszewski J, Welter J, Kuszka A, Eberhard J, Viereck V. Ultrasound and early tape mobilization--a practical solution for treating postoperative voiding dysfunction. Neurourol Urodyn. 2014; 33(7):1147-51.

14. MacDonald S, Terlecki R, Costantini E, Badlani G. Complications of Transvaginal Mesh for Pelvic Organ Prolapse and Stress Urinary Incontinence: Tips for Prevention, Recognition, and Management. Eur Urol Focus. 2016; 2(3):260-7.

15. Duckett J, Bodner-Adler B, Rachaneni S, Latthe P. Management of complications arising from the use of mesh for stress urinary incontinence-International Urogynecology Association Research and Development Committee opinion. Int Urogynecol J. 2019.

16. NICE Guidance – Urinary incontinence and pelvic organ prolapse in women: management: © NICE (2019) Urinary incontinence and pelvic organ prolapse in women: management. BJU Int. 2019; 123(5):777-803.

17. Giusto LL, Zahner PM, Goldman HB. Management of the Exposed or Perforated Midurethral Sling. Urol Clin North Am. 2019; 46(1):31-40.

18. Ferrante KL, Kim HY, Brubaker L, Wai CY, Norton PA, Kraus SR et al. Repeat post-op voiding trials: an inconvenient correlate with success. Neurourol Urodyn. 2014; 33(8):1225-8.

Seção 9

"UPDATE"
INFERTILIDADE CONJUGAL

40 Infertilidade Conjugal:
    Análise Crítica de Reserva Ovariana 397

41 Estímulo da Ovulação no Consultório 405

42 Síndrome de Ovários Policísticos:
    Novas Abordagens Terapêuticas 413

43 Avanços nas Técnicas Laboratoriais em
    Reprodução Assistida 425

44 Reativação do Tecido Ovariano na
    Menopausa Precoce............................... 439

"UPDATE" INFERTILIDADE CONJUGAL

▶ Artur Dzik

Os 5 temas discutidos abaixo são de interesse prático do ginecologista. A avaliação crítica da reserva ovariana pela contagem ultrassonográfica dos folículos antrais e a dosagem do hormônio antimülleriano são essenciais no prognóstico dos casais inférteis e também no aconselhamento da preservação social da fertilidade feminina.

A baixa complexidade em reprodução assistida pode ser realizada pelo ginecologista, portanto, a abordagem crítica dos protocolos de estímulo da ovulação no consultório tem muita importância na prática diária médica, sempre abordando a prevenção da gravidez múltipla.

O binômio infertilidade conjugal e síndrome dos ovários policísticos (SOP) é muito prevalente nos consultórios ginecológicos. Novas abordagens terapêuticas estão descritas neste capítulo.

Os três principais fatores prognósticos do sucesso na fertilização *in vitro* são a idade materna, o número de ovócitos coletados e a qualidade do laboratório de fertilização assistida. Neste capítulo serão abordados os principais avanços laboratoriais, como o diagnóstico genético pré-implantacional e novos métodos de cultivo embrionário, como as estufas fechadas com monitorização contínua (*time lapse*) e o cultivo estendido até o estágio de blastocisto.

Por fim, detalharemos os avanços na terapêutica reprodutiva em situações de extrema queda da reserva ovariana como na menopausa precoce, através das técnicas videolaparoscópicas de reativação do tecido ovariano.

capítulo 40

Infertilidade Conjugal:
Análise Crítica da Reserva Ovariana

▶ Artur Dzik
▶ Thomas Gabriel Miklos

INTRODUÇÃO

A fertilização *in vitro* e a transferência de embriões (FIVeTE) ou simplesmente fertilização *in vitro* (FIV) torna-se uma realidade, na terapêutica de casais inférteis, a partir do nascimento de Louise Brown em julho de 1978, em Oldham, na Inglaterra.[1] Em 1976, o grupo da Clínica Bourn Hall obtém a primeira gravidez pela técnica de FIV que resultou em prenhez ectópica.[2] O primeiro nascimento pela técnica de FIV é obtido pelo grupo inglês a partir da fertilização de um único ovócito captado em ciclo natural, depois de haver realizado 100 ciclos induzidos sem sucesso. Existem atualmente mais de 5 milhões de crianças nascidas por técnicas de reprodução assistida. O resultado da FIV depende diretamente da resposta ovariana à estimulação ovariana exógena. A importância deste fato justifica o estudo dos vários fatores prognósticos da intensidade da resposta ovariana à esta estimulação. Os principais fatores prognósticos são: idade da paciente e reserva ovariana.

A pesquisa da reserva ovariana consiste em avaliar de forma indireta o patrimônio folicular em seu aspecto quantitativo. Nesta investigação temos:

1. **Testes estáticos ou basais**: Hormônio Antimülleriano (AMH); Hormônio Folículo Estimulante (FSH); Estradiol (E2); Inibina B.
2. **Testes dinâmicos**: Teste do Citrato de Clomifeno (*Challenge Test* de Navot); Teste de estimulação do GnRH-a (GnRH *Agonist Stimulation Test* – GAST); teste de estimulação com FSH (*Exogenous FSH Ovarian Reserve Test* – EFORT).
3. **Exames de imagens**: Contagem de folículos antrais (CFA); Volume ovariano.

IDADE

Na fisiologia humana a mulher tem o máximo de concentração de oócitos ainda na vida intrauterina na vigésima semana de gestação, com aproximadamente 7 milhões de oócitos. A partir deste momento o patrimônio folicular sofre uma queda quantitativa e irreversível através da apoptose dos gametas. Ao nascimento, a menina apresenta aproximadamente 2 milhões de oócitos e na menarca 400 mil. Aos 35 anos de idade a mulher tem um patrimônio folicular por volta de 25 mil oócitos, chegando na menopausa com 1 mil.

Observa-se que a partir dos 35 anos de idade, aproximadamente, há um aumento acelerado da queda do patrimônio folicular, e acredita-se que este fenômeno seja determinado geneticamente. Faddy e col. (1992) apresentaram a hipótese de que 13 anos antes da idade da menopausa, teríamos uma idade que marca o ponto crítico do início da queda acelerada do número de folículos ou seja, queda da fertilidade, que na média corresponderia à uma idade entre 35 e 38 anos. Há também o aumento acelerado do número de oócitos de má qualidade a partir dos 30 anos, portanto, com o aumento da idade há uma diminuição na quantidade e qualidade de oócitos, onde este binômio torna-se cada vez mais significativo após os 35 anos de idade, passando a comprometer de forma significativa a fertilidade.

Um estudo com 512 pacientes em 1.101 ciclos de FIV mostrou um aumento significativo ($p < 0,01$) na taxa de gravidez de pacientes com idade inferior a 30 anos quando comparadas com mulheres com mais de 37 anos (26% e 9%, respectivamente) e diminuição significativa na taxa de abortamento nas pacientes com idade inferior a 30 anos quando comparadas com mulheres com mais de 40 anos (50% e 22% respectivamente).[3]

Nos EUA, em 2010, a taxa de nascidos-vivos resultantes de tratamentos de FIV foi de 41,5% em mulheres até 35 anos, passando para 31,9% àquelas entre 35 e 37 anos, 22,1% entre 38 e 40 anos, 12,4% para 41 e 42 anos, 5% para 43 e 44 anos e 1% àquelas acima de 44 anos.

Dados da Red Latinoamericana de Reproducción Asistida (REDLARA), que reúne 178 centros acreditados na América Latina de 15 países membros, em seu último relatório referente ao ano de 2016, mostraram que 40,9% dos ciclos de FIV foram realizados em mulheres entre 35 e 39 anos e 31,1% acima de 40 anos de idade. No Brasil, 29,4% dos ciclos de FIV foram em mulheres acima dos 40 anos. A taxa de gestação e taxa de parto por ciclo de FIV para pacientes com 35 anos foi de 35% e 28,9% respectivamente; para aquelas com 40 anos as taxas foram de 26,3% e 17,6%; com 42 anos foram de 18,6% e 11,4% e finalmente com 42 anos foram 13% e 6,6% respectivamente. A taxa de parto para pacientes acima de 40 anos quando realizado FIV com óvulos de doadoras, variou entre 30,9% e 34,1%, ficando claro o impacto da idade nos resultados de FIV.

TESTES DA RESERVA OVARIANA

FSH Basal

Foi realizado um estudo retrospectivo em 758 ciclos de FIV, correlacionando o nível do FSH basal, no terceiro dia do ciclo menstrual, com a taxa de cancelamento, taxa de gravidez e taxa de abortamento. A taxa de cancelamento foi significativamente superior ($p < 0,01$) no grupo de pacientes com FSH maior ou igual a 25 mUI/mL em relação ao grupo com FSH menor que 15 mUI/mL, (32,1% e 9,2%, respectivamente). A taxa de gravidez foi significativamente superior ($p < 0,05$) no grupo de pacientes com FSH menor que 15 mUI/mL quando comparada ao grupo de pacientes com FSH maior que 25 mUI/mL, (24% e 10,7%, respectivamente).[4]

Em 1991 foram avaliados a idade e o nível do FSH basal como fatores prognósticos independentes em 1.478 ciclos de FIV, mostrando diferença significativa ($p < 0,0001$) na taxa de gravidez entre pacientes com idade igual ou inferior a 30 anos e igual ou superior a 40 anos (28% e 12%, respectivamente). A taxa de implantação embrionária (número de sacos gestacionais obtidos por número de embriões transferidos) diminuiu com o aumento da idade. Para mulheres com idade inferior a 30 anos, entre 30 e 34 anos, entre 35 e 39 e superior a 40 anos, a taxa de implantação embrionária foi de 8,0%, 5,9%, 6,0% e 4,0%, respectivamente. A taxa de cancelamento neste trabalho não se correlacionou com a idade, variando de 4% a 9% ($p > 0,05$).[5]

Estradiol Basal

O nível sérico do E2 basal no 3° dia do ciclo menstrual foi estudado como fator prognóstico de taxa de cancelamento e taxa de gravidez em pacientes em ciclo de FIV. Foram estudados, prospectivamente, 225 pacientes em 292 ciclos de FIV correlacionando a taxa de cancelamento e taxa de gravidez em 3 grupos distintos: Grupo 1 (E2 menor que 80 pg/mL); Grupo 2 (E2 maior que 80 pg/mL e menor que 100 pg/mL) e Grupo 3 E2 maior ou igual a 100 pg/mL. A taxa de cancelamento foi de 0,4%, 18,5% e 33,3%, respectivamente ($p < 0,0001$). A taxa de gravidez foi de 37%, 14,8% e 0%, respectivamente ($p = 0,02$).[6]

Smotrich e col. (1995), analisando 1.309 ciclos de FIV, verificaram que o nível do E2 basal associado ao nível do FSH basal, se apresentou como melhor fator prognóstico na taxa de gravidez do que quando avaliados de forma isolada.[7]

Inibina B Basal

A literatura, já na década de 1990, tem reforçado a importância do papel das inibinas como fator prognóstico da reserva ovariana em pacientes submetidas à FIV. As inibinas são glicoproteínas produzidas pelas células da teca e granulosa ovariana, células de Sertoli testiculares e em pequena quantidade por tecidos extragonadais (medula óssea, cérebro, hipófise, fígado e adrenal). Trata-se de hormônios importantes de controle na retroalimentação negativa da secreção de gonadotrofinas hipofisárias. Existem, pelo menos, duas formas moleculares ativas em circulação: a inibina A e inibina B. Com o aumento da idade materna temos menor número de folículos antrais, consequentemente, baixa concentração de inibina B determinando aumento dos níveis de FSH.

Seifer e col. (1997) avaliaram o nível sérico basal de inibina B como fator prognóstico da taxa de cancelamento e taxa de gravidez clínica em 156 pacientes que se submeteram a 178 ciclos de FIV. As pacientes foram subdivididas em: grupo A, inibina B < 45 pg/mL e grupo B, inibina B > 45 pg/mL. As pacientes do grupo A apresentaram taxa de cancelamento estatisticamente superior às do grupo B (19% *versus* 5%, $p = 0,009$) e taxa de gravidez estatisticamente inferior (7% e 26%, $p < 0,009$), respectivamente.[7]

Seifer e col. (1999) estudaram 156 pacientes em ciclos de FIV subdividindo-as em: grupo A, 109 pacientes com boa resposta à estimulação ovariana controlada (>10 ovócitos) e grupo B, com 47 pacientes com má resposta (< 4 ovócitos). Estes autores encontraram diferença significativa entre os níveis séricos de inibina B basal nos dois grupos, sendo no grupo A 108,0 ± 6,0 pg/mL e no grupo B 80,2 ± 7,3 pg/mL ($p < 0,04$) e não encontraram diferença significativa entre os níveis séricos de FSH basal (5,7 ± 0,24 UI/L e 6,5 ± 0,4 UI/L para os grupos A e B, respectivamente). Concluíram, neste estudo, que mulheres com declínio da reserva ovariana apresentam queda da inibina B basal anterior à elevação do FSH basal.[7]

Dzik e col. (2000) propuseram um teste dinâmico para a avaliação da reserva ovariana, correlacionando os valores de inibina B à estimulação de FSH exógeno. Os autores concluíram que a variação de inibina B em 24 horas frente ao teste de estímulo ovariano com FSH é superior à dosagem de FSH basal, inibina B basal, E2 basal; portanto, mais adequado no *screening* de pacientes pobre respondedoras.[8]

Segundo o I Consenso Brasileiro de Indução de Ovulação em Reprodução Assistida, o FSH baixo (<15 UI/L), moderado (15 a 24,9 UI/L) e elevado (>25 UI/L) estariam associados a decrescentes taxas de gestação, 17%, 9,3%, e 3,6% respectivamente. No II Consenso Brasileiro de Indução da Ovulação, os autores relacionaram os valores basais de FSH > 10 UI/L, estradiol plasmático > 80 pg/mL e inibina B < 45 pg/mL, como preditores de baixa resposta ovariana.

AMH e CFA

O AMH, descoberto em 1940, é uma glicoproteína de 560 aminoácidos, pertencente à grande família TGF-B (*transforming growth factor*), produzida pelas células da granulosa de folículos pré-antrais e folículos antrais pequenos, sendo indetectável nos folículos maiores a 10 mm ou em folículos atrésicos. A maior parte do AMH é produzida por folículos FSH-independentes, porém aproximadamente 20% é produzido por folículos FSH-dependentes, representados pelos folículos antrais de até 10 mm.

O AMH tem como função modular a foliculogênese, inibindo o recrutamento de folículos primordiais e o crescimento de folículos pré-antrais no sentido de proteger o patrimônio folicular. Como característica, mostra que sua variação no ciclo não é estaticamente significante, podendo gerar o conforto de ser coletado em qualquer dia do ciclo menstrual. Sua variação intercíclica também não é estatisticamente significante, diferente do FSH que pode variar de forma importante de ciclo a ciclo. Ao longo dos anos, enquanto o FSH apresenta um aumento pouco significativo, neste mesmo período o AMH tem uma queda relevante, significativa, servindo assim como um bom marcador do envelhecimento ovariano.

Nelson e col. (2009) estudaram 538 pacientes de dois centros distintos submetidas à FIV, com protocolos individualizados segundo a concentração sérica do AMH. As pacientes foram estratificadas com AMH < 1 pmol/L (grupo 1), alto risco para pobre resposta frente à estimulação ovariana controlada; AMH entre ≥1 e < 5 pmol/L (grupo 2), AMH ≥ 5 e < 15 pmol/L (grupo 3). Pacientes do grupo 1 tiveram 60% dos ciclos cancelados e ausência de gestação. As taxas de gestação por ciclo para o grupo 2 nos centros 1 e 2 foram, respectivamente, 8,1% e 14,7%; para o grupo 3 as taxas foram de 23,2% e 32,9%, e para o grupo 4 as taxas de gestação foram de 31,8% e 63,6%, respectivamente. A literatura é vasta em utilizar o AMH como marcador da resposta ovariana. Em um estudo sistemático com uma casuística de 2.392 pacientes, o AMH foi o melhor marcador de resposta ovariana em ciclos de FIV quando comparado ao FSH, inibina B, E2, idade e volume ovariano. Os valores de corte do AMH em predizer pobre respondedora variam de 0,1 ng/mL a 1,26 ng/m, com sensibilidade e especificidade de 87,5% _vs_ 97% e 72% _vs_ 41%, respectivamente. Outro estudo prospectivo de 135 mulheres em programação de FIV encontraram para valores de corte de AMH ≤0,99 ng/mL, sensibilidade, especificidade, valor preditivo positivo e valor preditivo negativo de 100%, 73%, 32% e 100%, respectivamente, em predizer pobre respondedoras.[7]

Uma vez que o AMH também é produzido por folículos antrais pequenos, estes já passam a ser vistos ao ultrassom. A soma dos folículos antrais de até 10 mm identificados no exame ultrassonográfico basal de ambos os ovários recebe o nome de contagem de folículos antrais (CFA). A CFA é um marcador anatômico da reserva ovariana diretamente relacionado ao marcador bioquímico AMH. Portanto, as considerações feitas em relação à variação do AMH também se aplicam para a CFA.

Rosen e col. (2011), analisando a CFA de 881 mulheres inférteis, observaram que a CFA diminuía com o aumento da idade e isto estava associado com infertilidade, e que esta contagem era menor em pacientes inférteis quando comparada ao grupo controle.[7]

O grupo de interesse especial da ESHRE (_European Society of Human Reproduction and Embryology_) após reunião em março de 2010 em Bologna, estabeleceram o consenso na definição de pobre respondedora na estimulação ovariana controlada (EOC) para FIV. Inicialmente estabeleceram que o termo mais adequado para referir-se às pacientes que respondem de forma inadequada à EOC para FIV, seria pobre respondedora (PR) e não má respondedora ou baixa respondedora. A definição de PR baseia-se em fatores de risco incluindo ciclos anteriores e testes da reserva ovariana. Assim, define-se PR quando 2 dos 3 critérios a seguir estão presentes: 1) idade da paciente ≥ 40 anos ou qualquer fator de risco para pobre respondedora; 2) FIV anterior com ≤ 3 oócitos recuperados em protocolo convencional; 3) teste da reserva ovariana alterada –(CFA < 5 a 7 folículos; AMH

"Update" Infertilidade Conjugal

0,5 – 1,1 ng/mL). Na ausência de idade avançada e teste da reserva ovariana alterada, as pacientes serão identificadas como PR se tiverem, em dois ciclos, poucos oócitos recuperados quando em esquema de máxima estimulação com FSH.

Após o consenso acima e frente à superioridade do AMH e da CFA em relação aos outros marcadores de reserva ovariana em predizer a resposta ovariana na EOC em ciclos de FIV e identificar PR, estes marcadores passaram a ser os mais importantes, ficando o FSH como segunda opção apesar de ser mais fácil de ser solicitado na prática clínica e a um custo menor. Evidentemente, a associação de testes da reserva ovariana aumenta a sensibilidade e especificidade em predizer a resposta ovariana em ciclos de FIV ou identificar PR e àquelas de risco para síndrome do hiperestímulo ovariano. Nesta associação de testes, sugerimos a presença do AMH ou a CFA. Temos o estudo brasileiro, de Oliveira e col. (2012), que sugeriu a associação do AMH, CFA e idade da paciente em identificar pobre, normo e hiperrespondedoras em tratamentos de FIV, o qual chamou de *Ovarian Response Prediction Index* ou simplesmente ORPI. ORPI = (AMH × CFA) \ Idade, onde valores < 0,2 estariam associados a PR e ≥ 0,9 a hiper-respondedoras.[9]

Os resultados do AMH podem ser apresentados nas unidades ng/mL (ou mcg/L) ou pmoL/L, lembrando a conversão de unidades: 1 ng/mL = 7,14 pmol/L.

A avaliação da reserva ovariana, em particular a dosagem do AMH, deve ser realizada em mulheres sem o uso de contraceptivo ou qualquer medicação que interfira na foliculogênese por pelo menos 3 meses, uma vez que avalia o *pool* de folículos FSH independentes e dependentes, minimizando o viés do resultado. Uma vez avaliado na vigência do anticoncepcional hormonal oral, o valor do AMH obtido é aproximadamente 20% menor ao seu real valor.

As principais aplicações do AMH são: identificar pacientes de risco para hiper e pobre resposta à estimulação ovariana em programação de FIV, orientar na individualização do protocolo de FIV, seleção de pacientes candidatas à doação de oócitos e auxiliar no aconselhamento referente ao planejamento familiar e preservação da fertilidade social, oncológica ou em qualquer condição de risco para comprometimento da reserva ovariana. Outras possíveis aplicações ainda estão em estudo, como a capacidade em predizer a idade da menopausa, identificar e definir pacientes com SOP, seguimento de pacientes com tumor de células da granulosa, entre outras. A avaliação da reserva ovariana deve ser realizada nas pacientes inférteis, em programação de FIV, bem como àquelas com risco aumentado de comprometimento da reserva ovariana tais como: idade acima de 35 anos, história familiar de falência ovariana prematura ou menopausa precoce, mutação do gene BRCA-2, história de cirurgia pélvica e ooforoplastia (endometriomas, teratomas, tumores ovarianos malignos, etc), antecedente de tratamento de FIV com baixa resposta ovariana, endometriose avançada (estadio III e IV – ASRM), disfunção tiroidiana, doenças autoimunes, tabagismo, ISCA, pacientes pré e pós-tratamento oncológico objetivando a preservação da fertilidade.

O desafio está em encontrar o valor de corte para definir o grupo de pacientes pobre respondedoras, o consenso da ESHRE supracitado refere AMH menor 0,5 – 1,1 ng/mL. Na prática clínica muitos utilizam o valor de 1,0 ng/mL e CFA < 8 onde valores inferiores a estes apresentam alto risco de pobre resposta frente à EOC para FIV; valores inferiores a 0,5 ng/mL apresentam alto risco de cancelamento de ciclo onde a possibilidade de ovodoação deve ser considerada. Os testes acima referem-se a uma variável quantitativa e não qualitativa. Sabe-se que a principal variável para promover uma gestação é a qualidade embrionária, dependente da qualidade oocitária que está diretamente relacionada à idade da paciente numa relação inversamente proporcional.

No extremo oposto temos o grupo de pacientes hiper-respondedoras, mulheres jovens com ovários multifoliculares e as portadoras de SOP que representam um alto risco para a síndrome do hiperestímulo ovariano. Pacientes portadoras de SOP apresentam valores de AMH de 2,5 a 3 vezes superiores àquelas sem SOP. Da mesma forma não há valores de corte de AMH para caracterizar hiperresposta; há autores que sugerem que AMH superiores a 3,9 ng/mL apresentam sensibilidade e especificidade de 78% e 67%, respectivamente, em identificar pacientes de risco para hiper-resposta ovariana; outros encontraram valores de 3,52 ng/mL de AMH para uma sensibilidade e especificidade de 89,9% e 83,8%, respectivamente, para o mesmo fim. Os valores de corte na literatura são variados sem consenso; na prática clínica valores de AMH acima de 3,5 ng/mL merecem uma atenção especial, cabe ao médico, ao analisar o perfil da paciente e valores de AMH, e usando o bom senso, avaliar o risco de cada paciente ser uma potencial hiper-respondedora.[7]

CONSIDERAÇÕES FINAIS

Em relação à reserva ovariana, o AMH colabora como uma ferramenta importante para auxiliar na elaboração de protocolos individualizados de FIV. Atualmente o AMH tem se mostrado o melhor biomarcador em identificar hiper e pobre respondedoras na estimulação ovariana controlada em pacientes em programação de FIV, porém, é fraco em predizer a capacidade de implantação embrionária e gestação clínica.[10]

Os testes de avaliação da reserva ovariana, em especial o AMH, devido à diversidade na sua aplicação, tornam-se muito úteis não somente para o esterileuta, mas também para o ginecologista geral, cirurgião ginecológico, oncologista e urologista, entre outros especialistas. Aprender a solicitar e interpretar o teste mais adequado ou aquele disponível, ajudará de forma ímpar na tomada de decisão nas condutas médicas que envolvam o ovário, em particular o patrimônio folicular/reserva ovarina.

REFERÊNCIAS BIBLIOGRÁFICAS

1. Steptoe PC, Edwards RG. Birth after the reimplantation of a human embryo. Lancet. 1978; 2:366-70.

2. Steptoe PC, Edwards RG. Reimplantation of human embryo with subsequent tubal pregnancy. Lancet. 1976; 1:880-2.

3. Tiezte C. Reproductive span and rate of reproduction among Hutterite woman. Fertil Steril. 1957; 8:89-97.

4. Scott RT, Toner JF, Muasher SJ, Oehninger SC, Robinson S, Rosenwaks Z. Follicle stimulating hormone levels on cycle day 3 are predictive of in vitro fertilization outcome. Fertil Steril. 1989; 51:651-4.

5. Toner PJ, Phicput CB, Jones GS, Muasher JS. Basal follicle-stimulating hormone level is a better predictor of in vitro fertilization performance than age. Fertil Steril. 1991; 784-91.

6. Smotrich, B, Widra EA, Gindoff PR, Levy MJ, Hall JL, Stillman RJ. Prognostic value of day 3 estradiol on in vitro fertilization outcome. Fertil Steril. 1995; 64:1136-40.

7. Dzik A, Banzato PAC, Miklos TG. Reserva Ovariana, In: Dzik, Pereira DHM, Cavagna M, Amaral WN, editors. Tratado de Reprodução Assistida. São Paulo: Segmento Farma. 2011.

8. Dzik A, Lambert-Messerlian G, Izzo VM, Soares JB, PinottI JA, Seifer DB. Inhibin B response to EFORT is associate with the outcome of oocyte retrieval in subsequent in vitro fertilization cycle. Fertil Steril. 2000; 74:1114-17.

9. Oliveira JBA, Baruffi RLR, Petersen CG, Mauri AL, Nascimento AM, Vagnini LV, Rici J, Cavagna M, Jr Franco JG. A new ovarian response prediction index (ORPI): implications for individualised controlled ovarian stimulation. Reprod Biol Endocrinol. 2012; 10:94.

10. Iliodromiti S, Kelsey T, Wu O, Anderson RA, Nelson SM. The predictive accuracy of anti-Müllerian hormone for live birth after assisted conception: a systematic review and meta-analysis of the literature. Hum Redrod UpDate. 2014; 20(4):560-70.

capítulo 41

Estímulo da Ovulação no Consultório

▶ Emerson Barchi Cordts
▶ Renato de Oliveira
▶ Caio Parente Barbosa

INTRODUÇÃO

Com as mudanças da atuação feminina na sociedade, a idade materna de 30 anos ou mais abrangeu 35,1% das brasileiras no momento do parto em 2017. Como comparativo, passou de 25,7%, em 2007, para 33%, em 2016.[1] Isto confirma a tendência de crescimento tanto da proporção de mães nesta faixa etária, quanto dos problemas reprodutivos em decorrência do adiamento da gestação.

Neste contexto, considera-se a infertilidade na ausência da gravidez dentro de 12 meses de relações sexuais desprotegidas ou após uso de inseminação de doador em mulheres com menos de 35 anos ou, após 6 meses, nas mulheres com mais de 35 anos.[2] Acomete até 15% dos casais[2] e, geralmente, motiva a procura do ginecologista-obstetra o qual já poderia realizar a propedêutica básica desta condição.

Em mulheres com mais de 40 anos, avaliações específicas e tratamentos imediatos são necessários, assim como na identificação de condições conhecidas de infertilidade como oligomenorreia ou amenorreia, doença uterina, tubária ou peritoneal e endometriose estágio III ou estágio IV.[2]

Anamnese dirigida, avaliação ovulatória e tubária são fundamentais. A ultrassonografia transvaginal permite a análise do fator uterino e da contagem dos folículos antrais, um dos marcadores da reserva ovariana. O fator masculino é avaliado pela análise seminal.[3]

É imprescindível uma avaliação básica inicial antes de recomendar qualquer forma de estimulação ovariana. Infelizmente, muitas pacientes ainda recebem prescrições a fim de estimular a ovulação sem a identificação prévia de uma possível obstrução tubária bilateral ou uma azoospermia, causas de inviabilidade de gravidez por técnicas de baixa complexidade como o coito programado (CP) e a inseminação intrauterina (IIU). Isto, além da exposição aos riscos de hiperestimulação ovariana, às gestações múltiplas com todas as complicações potenciáveis e aos desconfortos desnecessários, caracteriza-se como uma iatrogenia. Portanto, estas práticas são desaconselhadas.

Na presença de infertilidade por doença tubária, por endometriose grave e por fator masculino grave, a fertilizarão *in vitro* (FIV) ou injeção intracitoplasmática de espermatozoides (ICSI) parece ser o melhor tratamento. A maioria dos ciclos mundiais, no entanto, envolve o uso de FIV ou ICSI como um tratamento empírico para uma ampla gama de diagnósticos, seja inicialmente ou após a falha de outro tratamento.[4]

Se indicado tratamentos de baixa complexidade, uma sugestão inicial é classificar as pacientes em normovuladoras e anovuladoras.

Nas normovuladoras sem outros fatores identificáveis, aventa-se o diagnóstico de infertilidade sem causa aparente (ISCA) e um procedimento tipicamente usado é a IIU, caracterizada pela colocação de um concentrado de espermatozoides diretamente na cavidade uterina, sincronizada com a ovulação natural ou estimulada.[5]

Apesar da praticidade e do baixo custo, ensaios clínicos randomizados de IIU com e sem estimulação, comparados com nenhum tratamento, não forneceram evidências convincentes sobre a efetividade do procedimento para os casais com relações sexuais regulares diagnosticados com ISCA, endometriose leve ou "infertilidade masculina leve". Assim, excetuando-se situações como a dificuldade de coito programado, além de objeções sociais, culturais, religiosas ou financeiras à FIV, além de uma possível diminuição do tempo de concepção,[6] deve-se considerar tratamentos de alta complexidade se 2 anos de conduta expectante.[5]

Por outro lado, nas pacientes anovuladoras, a estimulação da ovulação apresenta importante papel no manejo clínico. Ressalta-se que a resposta ovariana depende de alguns fatores como a idade feminina, o antecedente reprodutivo, o índice de massa corporal (IMC) e a resposta anterior à estimulação folicular.[7]

Dentre as causas de anovulação, destaca-se a síndrome dos ovários policísticos (SOP) como a endocrinopatia mais comum das mulheres na menacme, com prevalência entre 8% e 13%, dependendo da população estudada e das definições utilizadas.[8] Apesar de sua complexidade e de sua etiologia ainda não totalmente esclarecida, em 2018 publicou-se a primeira diretriz internacional baseada em evidências para avaliação e gerenciamento da SOP.[8] Nela, o conceito de irregularidade menstrual foi definido como:

- Normal, como parte da transição puberal, no primeiro ano após a menarca;
- De 1 até 3 anos após a menarca, se menor que 21 ou maior que 45 dias;
- Após 3 anos da menarca à perimenopausa, se menor que 21 ou maior que 35 dias ou menos que 8 ciclos por ano;
- Após 1 ano da menarca, se maior que 90 dias para qualquer ciclo.

Além disso, considera-se amenorreia primária aos 15 anos ou mais que 3 anos após a telarca.

A ultrassonografia pélvica não deveria ser usada para o diagnóstico de SOP em pessoas com idade ginecológica menor que 8 anos desde a menarca devido à alta incidência de ovários multifoliculares nessa fase da vida.[8]

Para a confirmação de SOP, deve-se excluir distúrbios da tireoide (hormônio estimulante da tireoide), hiperprolactinemia (prolactina) e hiperplasia suprarrenal congênita não clássica (17-hidroxiprogesterona), doença de Cushing e tumores produtores de andrógenos.[9]

Adicionalmente e previamente à estimulação ovariana, torna-se importante avaliar fatores que poderiam afetar a fertilidade, a resposta ao tratamento ou o resultados da gravidez. Assim, recomenda-se dosagem da glicemia de jejum, aferição da pressão arterial, medição da massa corporal, verificação sobre o antecedente de tabagismo e alcoolismo, estimulando a interrupção destes hábitos, orientação sobre dieta inadequada, estimulação da prática de exercícios físicos, questionamento sobre a qualidade do sono e da saúde mental, emocional e sexual com o intuito de otimizar toda a qualidade de vida desta paciente.[8]

Isto deve ser entendido tanto pelos profissionais da saúde quanto pelos pacientes como um conjunto de estratégias que contribuem na estimulação da ovulação no consultório.

PRINCÍPIOS DA ESTIMULAÇÃO DA OVULAÇÃO

O conceito de estimulação ovariana controlada compreende o uso de medicações que atuem no crescimento folicular ovariano, enquanto o conceito de indução da ovulação compreende o uso de medicações visando a ruptura folicular e o processo de maturação oocitária, responsável pela passagem do gameta feminino do estado de prófase I da meiose para metáfase II, momento adequado para o encontro com o espermatozoide.[10] Entretanto, por questões de uniformização de linguagem, usaremos o termo de estimulação da ovulação para todo o processo. Considerando a grande prevalência de SOP dentre as anovuladoras, as recomendações a seguir seguem a última diretriz internacional.[8]

Após a exclusão de gravidez em pacientes anovuladoras, a estimulação ovariana pode ocorrer com letrozol, citrato de clomifeno e metformina, utilizada sozinha ou em combinação. Em mulheres com SOP e infertilidade anovulatória, as gonadotrofinas são consideradas de segunda linha. A FIV, mesmo na ausência de uma indicação absoluta, poderia ser uma terceira linha de tratamento para as mulheres com SOP e infertilidade anovulatória se houver falha de estimulação da ovulação.[8]

Letrozol

O letrozol é um inibidor da aromatase considerado o tratamento farmacológico de primeira linha para o estímulo da ovulação em mulheres com SOP com infertilidade anovulatória e nenhum outro fator de infertilidade para melhorar as taxas de ovulação, gravidez e nascidos-vivos. O risco de gravidez múltipla parece ser menor com letrozol em comparação com o citrato de clomifeno.[8]

Recomenda-se 2 comprimidos de 2,5 mg por dia por cinco dias, inciados do segundo ao quinto dia do ciclo menstrual.

Citrato de clomifeno e metformina

O citrato de clomifeno pode ser usado sozinho em mulheres com SOP anovulatória e sem outros fatores de infertilidade para melhorar as taxas de ovulação e gravidez.[8]

Do mesmo modo, pode-se usar a metformina, embora a informação sobre agentes de estimulação da ovulação mais efetivos seja necessária. Apesar de seu uso ser *off-label*, está indicada para melhorar o quadro metabólico.[8]

Em mulheres inférteis, apenas com SOP anovulatória e obesidade (IMC ≥30 kg/m^2), o citrato de clomifeno é preferível à metformina para estimulação da ovulação. Nestas pacientes, se a metformina for usada, o citrato de clomifeno poderia ser adicionado para melhorar as taxas de ovulação, gravidez e nascimento. Do mesmo modo, se houver resistência ao citrato de clomifeno, há benefício na adição de metformina.[8]

A posologia recomendada do citrato de clomifeno é 2 comprimidos de 50 mg por dia por cinco dias, inciados do segundo ao quinto dia do ciclo menstrual. Já a metfomina sugere-se uma dose incial de 500 mg por dia, com aumento semanal até um máximo de 2000 mg/dia.

Gonadotrofinas

As gonadotrofinas são consideradas agentes farmacológicos de segunda linha em mulheres anovulatórias e inférteis com SOP, sem outros fatores, que falharam na terapia de estimulação de ovulação oral de primeira linha. Porém, deve-se aconselhar sobre o custo e o risco potencial de gravidez múltipla.[8]

Para tanto, necessita-se de especialização necessária e uma intensiva monitorização ultrassonográfica.[8]

A adição de metformina é recomendada em mulheres com SOP, com infertilidade anovulatória, resistência ao citrato de clomifeno e nenhum outro fator de infertilidade, a fim de melhorar as taxas de ovulação, gravidez e nascidos-vivos. Neste mesmo grupo, as gonadotrofinas ou a cirurgia ovariana laparoscópica podem ser usadas após o aconselhamento sobre os benefícios e riscos de cada terapia.[8]

A dose recomendada de gonadotrofinas é 50UI diárias ou 75UI em dias alternados, iniciados nos primeiros 3 dias do ciclo menstrual.

RISCO E IMPLICAÇÕES DA POTENCIAL GRAVIDEZ MÚLTIPLA

Na prática clínica da infertilidade, é frequente o desejo expresso por muitos pacientes em obter gestações gemelares. Entretanto, a atraente ideia de encurtar o tempo para a elaboração de uma família maior, contrapõe-se na real possibilidade de complicações gestacionais com impacto tanto na qualidade de vida dos filhos, quanto nas famílias cuidadoras.

Gravidezes múltiplas estão associadas a um maior risco materno e fetal.[11] A prematuridade ocorre em 50% das gestações gemelares, sendo 10% antes das 32 semanas. A corionicidade é o principal determinante dos riscos fetais, como na síndrome de transfusão feto-fetal em gêmeos monocoriônicos, presente em 20% dos nascimentos múltiplos. Riscos adicionais fetais incluem restrição de crescimento intrauterino.[11]

Com o objetivo de minimizar esta situação, recomenda-se que a ovulação induzida pela gonadotrofina ou citrato de clomifeno seja desencadeada se o número de folículos maiores que 17 mm for menor que três. Caso contrário, cancela-se o ciclo e aconselha-se evitar relações sexuais desprotegidas.[8]

Para tanto, deve-se realizar monitorização ultrassonográfica.[8] Considerando que este risco não é desprezível com o letrozol, sugerimos a mesma conduta.

MONITORIZAÇÃO DA ESTIMULAÇÃO DA OVULAÇÃO

Nos casos de estimulação no consultório, pode não existir a disponibilidade de um aparelho ultrassonográfico com fácil acesso. Assim, sugere-se a solicitação de uma primeira ultrassonografia pélvica entre o segundo e quarto dia do ciclo, momento adequado para avaliar a contagem de folículos antrais, definidos entre 2 a 10 mm de diâmetro.[12] Além disso, possibilitaria a verificação de ausência de imagens suspeitas ovarianas ou espessamentos endometriais que indiquem uma investigação prévia à estimulação da ovulação.[13]

A segunda ultrassonografia de controle poderia ser solicitada entre 7 a 10 dias.

O intuito seria a verificação do crescimento folicular e orientação sobre um possível cancelamento nos casos de resposta de múltiplos folículos.[13]

Uma nova ultrassonografia, em 4 a 7 dias, poderia confirmar a ovulação e, consequentemente, reforçaria a necessidade de coito programado.

Nos casos em que não ocorreu a ovulação espontânea, atentar-se para a sincronização entre folículo e endométrio antes de indicar uma medicação, como o HCG recombinante, para desencadear a ovulação. Pacientes com SOP podem ter resposta tardia.

SUPORTE LÚTEO

Em relação ao suporte lúteo, diferentemente de ciclos de alta complexidade no qual seu uso está bem estabelecido,[14] a suplementação com progestagênio em ciclos de baixa complexidade permanece controversa.[15]

Ciclos de IIU com letrozol possuem resultados limitados[16] e não houve benefício nos ciclos de IIU com citrato de clomifeno.[17]

Como os benefícios e as indicações da suplementação de progesterona na fase lútea em baixa complexidade são incertos, considera-se seu uso atual como empírico.[18]

CONSIDERAÇÕES SOBRE A ESCOLHA DA MEDICAÇÃO

Em relação às medicações de primeira linha de tratamento, destacam-se alguns pontos sobre a escolha entre letrozol e citrato de clomifeno.

Um estudo multicêntrico e randomizado submeteu 900 mulheres normovulatoras entre 18 e 40 anos de idade ao número máximo de quatro estimulações ovarianas com gonadotrofina, citrato de clomifeno ou letrozol. Embora a melhor taxa de gravidez ocorresse com gonadotrofinas, sabe-se que seu custo é superior às medicações via oral. Entre ambas, não houve diferenças significativas.[19] Mesmo resultado obtido, apesar da heterogeneidade e limitação dos dados, por uma revisão sistemática e metanálise que incluiu oito ensaios clínicos randomizados comparando citrato de clomifeno com letrozol em 2.647 pacientes com ISCA.[20]

No ano de 2019, outra revisão sistemática composta de quatro ensaios clínicos randomizados com 621 pacientes comparou a efetividade do letrozol em relação à perfuração ovariana laparoscópica (*drilling*) para a estimulação da ovulação em mulheres com SOP resistente ao citrato de clomifeno. Ambas estratégias foram igualmente eficazes em atingir a taxa de nascidos-vivos.[21]

Em relação à espessura endometrial e à expressão de proteínas da receptividade endometrial, o letrozol apresentou uma proliferação adequada e estatisticamente superior comparado ao citrato de clomifeno.[22]

Uma nova perspectiva de tratamento foi sugerida a partir de um ensaio controlado randomizado que combinou letrozol com citrato de clomifeno. O resultado foi uma maior taxa de ovulação em relação ao letrozol isolado em mulheres inférteis com SOP entre 18 a 40 anos de idade.[23]

Todavia, evidências limitadas a partir da análise de 95 artigos sugeriram que altas doses ou muitos ciclos com citrato de clomifeno poderia aumentar o risco de câncer de endométrio, embora fatores de confusão como doença ovariana policística e excesso de peso não foram adequadamente incluídos.[24]

Assim, considerando o menor risco de gestação múltipla, o fato de ser a primeira escolha para pacientes com SOP, a adequada taxa de gravidez, o melhor preparo endometrial e o menor risco oncológico, recomenda-se o uso de letrozol na estimulação da ovulação no consultório.

CONSIDERAÇÕES FINAIS

A estimulação ovariana no consultório pode ser realizada após avaliação da propedêutica básica do casal que se enquadre nos critérios de infertilidade.

A monitorização ultrassonográfica é fundamental para evitar complicações decorrentes do tratamento como a gestação múltipla.

O suporte lúteo é uma medida empírica nos tratamentos de baixa complexidade que poderia ser indicada.

Recomenda-se o letrozol como primeira escolha para ciclos de baixa complexidade, podendo haver associação com metformina.

REFERÊNCIAS BIBLIOGRÁFICAS

1. IBGE – Instituto Brasileiro de Geografia e Estatística. Cresce proporção de mulheres que tiveram filhos após os 30 anos. Agência de Notícias – IBGE. 2018. Disponível em: https://agenciadenoticias.ibge.gov.br/agencia-noticias/2012-agencia-de-noticias/noticias/22870-cresce-proporcao-de--mulheres-que-tiveram-filhos-apos-os-30--anos. Acesso em 13 de junho de 2019.

2. Oduola OO1, Ryan GA1, Umana E2, Conway U1,3, Purandare N1,3. Ovulation induction: comparing success rates between anovulatory and ovulatory cycles using different treatment protocols. Gynecol Endocrinol. 2019 May 14;1-3. doi: 10.1080/09513590.2019.1613642.

3. ACOG and ASRM. Infertility Workup for the Women's Health Specialist: ACOG Committee Opinion, Number 781. Obstet Gynecol. 2019 Jun; 133(6):e377-e384. doi: 10.1097/AOG.0000000000003271.

4. The Fertility Toolbox (FIGO). How to treat infertility. 2018. Disponível em: http://www.fertilitytool.com/tools/basic--tool-5-treat-infertility/advanced-care--level-services/action-10-art-services. Acesso em 24 de junho de 2019.

5. Kim D, Child T, Farquhar C. Intrauterine insemination: a UK survey on the adherence to NICE clinical guidelines by fertility clinics. BMJ Open. 2015 May 15; 5(5):e007588. doi: 10.1136/bmjopen-2015-007588.

6. Practice Committee of the American Society for Reproductive Medicine. Effectiveness and treatment for unexplained infertility. Fertil Steril. 2006 Nov; 86(5 Suppl 1):S111-4. PMID: 17055802 DOI: 10.1016/j.fertnstert.2006.07.1475

7. Oduola OO, Ryan GA, Umana E, Conway U, Purandare N. Ovulation induction: comparing success rates between anovulatory and ovulatory cycles using different treatment protocols. Gynecol Endocrinol. 2019 May 14:1-3. doi: 10.1080/09513590.2019.1613642.

8. Teede HJ, Misso ML, Costello MF, Dokras A, Laven J, Moran L, Piltonen T, Norman RJ; International PCOS Network. Recommendations from the international evidence-based guideline for the assessment and management of polycystic ovary syndrome. Hum Reprod. 2018 Sep; 33(9):1602-1618. doi: 10.1093/humrep/dey256. Epub 2018 Jul 19. Erratum in: Hum Reprod. 2019 Feb 1;34(2):388. PubMed PMID: 30052961; PubMed Central PMCID: PMC6112576.

9. Rotterdam ESHRE/ASRM-Sponsored PCOS consensus workshop group. Revised 2003 consensus on diagnostic criteria and long-term health risks related to polycystic ovary syndrome (PCOS). Hum Reprod. 2004 Jan; 19(1):41-7.

10. Petr Solc, Richard M. Schultz, Jan Motlik. Prophase I arrest and progression to metaphase I in mouse oocytes: comparison of resumption of meiosis and recovery from G2-arrest in somatic cells. Mol Hum Reprod. 2010 Sep; 16(9):654–664. Published online 2010 May 7. doi: 10.1093/molehr/gaq034

11. Thilaganathan B, Khalil A. Multiple pregnancy: preface. Best Pract Res Clin Obstet Gynaecol. 2014 Feb; 28(2):189-90. doi: 10.1016/j.bpobgyn.2013.12.009. Epub 2013 Dec 19.

12. Broekmans FJ, de Ziegler D, Howles CM, Gougeon A, Trew G, Olivennes F. The antral follicle count: practical recommendations for better standardization. Fertil Steril. 2010 Aug; 94(3):1044-51. doi: 10.1016/j.fertnstert.2009.04.040. Epub 2009 Jul 8.

13. Practice Committee of the American Society for Reproductive Medicine. Diagnostic evaluation of the infertile female: a committee opinion. Fertil Steril. 2015 Jun; 103(6):e44-50. doi: 10.1016/j.fertnstert.2015.03.019. Epub 2015 Apr 30. Review.

14. van der Linden M1, Buckingham K, Farquhar C, Kremer JA, Metwally M. Luteal Phase support for assisted reproduction cycles. Cochrane Database Syst Rev. 2015 Jul 7; (7):CD009154. doi: 10.1002/14651858.CD009154.pub3.

15. Green KA, Zolton JR, Schermerhorn SM, Lewis TD, Healy MW, Terry N, De Cherney AH, Hill MJ. Progesterone luteal support after ovulation induction and intrauterine insemination: an updated systematic review and meta-analysis. Fertil Steril. 2017 Apr; 107(4):924-933.e5. doi: 10.1016/j.fertnstert.2017.01.011. Epub 2017 Feb 24.

16. Montville CP, Khabbaz M, Aubuchon M, Williams DB, Thomas MA. Luteal support with intravaginal progesterone increases clinical pregnancy rates in women with polycystic ovary syndrome using letrozole for ovulation induction. Fertil Steril. 2010 Jul; 94(2):678-83. doi: 10.1016/j.fertnstert.2009.03.088. Epub 2009 Jun 9.

17. Karadag B, Dilbaz B, Karcaaltincaba D, Sahin EG, Ercan F, Karasu Y, Tonyalı NV. The effect of lutealphase support with vaginal progesterone on prenancy rates in gonadotropinand clomiphene citrate/intra-uterine insemination cycles in unexplained infertility: A prospective randomised study. J Obstet Gynaecol. 2016 Aug; 36(6):794-799. Epub 2016 May 5.

18. Weedin E, Kort J, Quaas A, Baker V, Wild R, Hansen K. Luteal-phase progesterone supplementation in non--IVF treatment: a survey of physiciansproviding infertility treatment. Hum Fertil (Camb). 2019 Jan; 10:1-7. doi: 10.1080/14647273.2018.1562240.

19. Diamond MP, Legro RS, Coutifaris C, Alvero R, Robinson RD, Casson P, Christman GM, Ager J, Huang H, Hansen KR, Baker V, Usadi R, Seungdamrong A, Bates GW, Rosen RM, Haisenleder D, Krawetz SA, Barnhart K, Trussell JC, Ohl D, Jin Y, Santoro N, Eisenberg E, Zhang H; NI-CHD Reproductive Medicine Network. Letrozole, Gonadotropin, or Clomiphene for Unexplained Infertility. N Engl J Med. 2015 Sep 24; 373(13):1230-40. doi: 10.1056/NEJMoa1414827.

20. Eskew AM, Bedrick BS, Hardi A, Stoll CRT, Colditz GA, Tuuli MG, Jungheim ES. Letrozole Compared With Clomiphene Citrate for Unexplained Infertility: A Systematic Review and Meta-analysis. Obstet Gynecol. 2019 Mar; 133(3):437-444. doi: 10.1097/AOG.0000000000003105.

21. Yu Q, Hu S, Wang Y, Cheng G, Xia W, Zhu C. Letrozole versus laparoscopic ovarian drilling in clomiphene citrate-resistant women with polycystic ovary syndrome: a systematic review and meta-analysis of randomized controlled trials. Reprod Biol Endocrinol. 2019 Feb 6; 17(1):17. doi: 10.1186/s12958-019-0461-3.

22. Mehdinejadiani S, Amidi F, Mehdizadeh M, Barati M, Pazhohan A, Alyasin A, Mehdinejadiani K, Sobhani A. Effects of letrozole and clomiphene citrate on Wnt signaling pathway in endometrium of polycystic ovarian syndrome and healthy women. Biol Reprod. 2019 Mar 1; 100(3):641-648. doi: 10.1093/biolre/ioy187.

23. Mejia RB, Summers KM, Kresowik JD, Van Voorhis BJ. A randomized controlled trial of combination letrozole and clomiphene citrate or letrozole alone for ovulation induction in women with polycystic ovary syndrome. Fertil Steril. 2019 Mar; 111(3):571-578.e1. doi: 10.1016/j.fertnstert.2018.11.030. Epub 2019 Jan 22.

24. Del Pup L, Peccatori FA, Levi-Setti PE, Codacci-Pisanelli G, Patrizio P. Risk of cancer after assisted reproduction: a review of the available evidences and guidance to fertility counselors. Eur Rev Med Pharmacol Sci. 2018 Nov; 22(22):8042-8059. doi: 10.26355/eurrev_201811_16434.

capítulo 42

Síndrome de Ovários Policísticos:
Novas Abordagens Terapêuticas

▶ Leopoldo de Oliveira Tso
▶ Cristiano Eduardo Busso

INTRODUÇÃO

Este capítulo tem como objetivo apresentar e discutir as novas abordagens terapêuticas para induzir a ovulação e rever, sucintamente, as terapêuticas já consagradas (Quadro 42.1).

A Síndrome de ovários policísticos (SOP) é a endocrinopatia mais comum em mulheres (15% a 20%) e a principal causa de anovulação crônica, acometendo cerca de 5% a 10% das mulheres em idade reprodutiva, e responsável por 80% das causas de infertilidade de origem ovariana.[1] Apesar de ainda ser a sua causa desconhecida, sua etiopatogenia parece ser multifatorial e de caráter hereditário. Porém não há dúvidas de que o hiperandrogenismo e a resistência periférica à ação da insulina desempenham papéis centrais na gênese da síndrome.[2]

Apesar de cada vez mais contestado, ainda os critérios de Rotterdam (2003)[3] são utilizados para o diagnóstico de SOP: alterações menstruais (ciclos espanio ou amenorreicos), alterações clínicas e/ou laboratoriais de hiperandrogenismo e aspecto policístico dos ovários à ultrassonografia transvaginal (descritos por Balen e cols. em 2003).[4] A presença de dois desses três critérios fecha o diagnóstico de SOP, após a exclusão de outras causas de hiperandrogenismo.

Quadro 42.1 Indutores da ovulação.

Tratamento	Mecanismo de ação	Indicação	Vantagem(ns)	Desvantagem (ns)
Citrato de clomifeno	Ação hipotalâmica. Restabelece secreção endógena de gonadotrofinas	Induzir a ovulação nas anovuladoras com SOP	Barato, fácil posologia, bem tolerado	Efeito antiestrogênico endometrial e no muco cervical em algumas mulheres
Letrozol	Impede conversão de androgênios em estrogênios. Restabelece secreção endógena de FSH	Induzir a ovulação nas anovuladoras com ou sem SOP e nas CC-resistentes	Fácil posologia, sem efeito antiestrogênico no endométrio e muco cervical e bem tolerado	Não liberado como indutor da ovulação no Brasil
Metformina	Melhora resistência insulínica, diminuindo a hiperinsulinemia e o hiperandrogenismo	Mulheres com SOP com resistência periférica à insulina. Tratamento adjuvante ao CC e aos outros indutores	Barato, fácil posologia, bem tolerado na maioria das pacientes	Efeitos gastrintestinais indesejados em algumas mulheres. Risco de acidose lática
Gonadotrofinas	Ação ovariana direta	Induzir a ovulação nas anovuladoras com ou sem SOP e nas CC-resistentes	Resultados de ovulação e de gravidez superiores ao CC	Custo elevado, necessidade de monitorização da ovulação mais cuidadoso e maior risco de gestação múltipla
Inositol	Modula a utilização da glicose e, consequentemente, a secreção insulínica	Suplemento vitamínico que auxilia no metabolismo da glicose	Fácil posologia e bem tolerado	Carece de comprovação de seus reais benefícios como indutor da ovulação e de gestação
Drilling ovariano laparoscópico	Melhorar o hiperandrogenismo ovariano	Tratamento alternativo às pacientes refratárias aos indutores farmacológicos	Risco mínimo de gestação múltipla	Falta de padronização da técnica, tratamento cirúrgico, complicações como aderências e insuficiência ovariana prematura

MECANISMOS DE AÇÃO DOS INDUTORES DA OVULAÇÃO

Os fármacos utilizados para induzir a ovulação podem ser didaticamente divididos nos que agem diretamente no eixo hipotálamo-hipófise-ovariano e naqueles que modulam os fatores metabólicos e, portanto, agem indiretamente nesse eixo.

INDUTORES DE OVULAÇÃO COM AÇÃO DIRETA NO EIXO HIPOTÁLAMO-HIPÓFISE-OVARIANO

Moduladores Seletivos do Receptor Estrogênico (*Selective Estrogen Receptor Modulators* – SERM)

O citrato de clomifeno (CC), ainda o indutor da ovulação mais prescrito no mundo, é um derivado não esteroide do trifeniletileno, com ação tanto agonista quanto antagonista do estrogênio nos receptores hipotalâmicos.[5] De maneira geral, manifesta sua ação como agonista dos receptores estrogênicos quando a concentração estrogênica for extremamente baixa. Do contrário, funciona como antagonista, estimulando a secreção de hormônio liberador de gonadotrofina (GnRH) e, consequentemente, induzindo a secreção hipofisária de gonadotrofinas (tanto de FSH quanto de LH). O CC também pode exercer efeito antiestrogênico em outros órgãos e tecidos, como no endométrio, o que pode dificultar seu desenvolvimento e a implantação embrionária. Contudo, de forma geral, esse fármaco tem efeito estrogênico fraco pelo fato de aumentar significativamente a concentração da globulina ligadora de hormônios sexuais (SHBG) mesmo após poucos dias de uso (ao redor de cinco dias).[6]

A apresentação do CC é de comprimidos de 50 mg, administrados por via oral, por cinco dias. A dose varia entre 50 a 250 mg por dia, iniciando no 2º ao 5º dia de menstruação espontânea ou induzida; no entanto, raramente a resposta ocorre com mais de 150 mg ao dia (3 comprimidos).[7] Vale lembrar que as obesas, normalmente, necessitam doses mais elevadas para atingir a ovulação.

A resposta desejada é restabelecer a ovulação (ciclo monofolicular) ou até dois folículos com diâmetro médio de 18 mm. A ovulação ocorre em cerca de 80% dos ciclos induzidos e a taxa de gravidez esperada ao redor de 35%.[8] É imprescindível a monitorização ultrassonográfica nos ciclos induzidos com CC, pois só assim poder-se-á avaliar a resposta folicular, o aspecto e a espessura endometrial a fim de buscar os melhores resultados e, tão importante quanto, diminuir o risco de gestação múltipla. Aproximadamente 75% das gestações após indução ocorrem nos primeiros três ciclos de tratamento.[7] Por esse motivo, espera-se atingir a gestação em três a seis ciclos que a ovulação ocorra e não é recomendado insistir nessa terapia após esse período.

Importante ressaltar que há uma discrepância entre a taxa de ovulação (80%) e a taxa de gravidez (35% a 40%). Isso acontece devido ao efeito antiestrogênico do CC no endométrio e no muco cervical que ocorre em parte das mulheres. Além disso, cerca de 25% das mulheres são clomifeno-resistentes, principalmente as obesas, as que apresentam hiperandrogenismo clínico ou laboratorial e as que são resistentes à insulina.[9]

O CC geralmente é bem tolerado e os efeitos colaterais mais frequentes, como alteração do humor (64% a 78%) e fogachos (10%), são leves durante os cinco dias de tratamento.[10,11]

Outra questão que merece esclarecimento é quanto ao suposto risco aumentado de câncer ovariano que o CC causaria. Isso ocorreu devido aos resultados de dois estudos epidemiológicos (Whittemore et al., 1992[12] e Rossing et al., 1994[13]), os quais não foram confirmados por outros.[14-15]

Inibidor da Aromatase

Os inibidores da aromatase induzem a ovulação, aumentando a secreção endógena de FSH por meio da redução do retrocontrole que os estrogênios circulantes promovem (como a estrona). Os estrogênios "fracos" vêm da conversão periférica de androgênios em estrogênios, sobretudo no tecido adiposo. Apresenta algumas vantagens quando comparado ao CC: meia-vida mais curta (cerca de dois dias) e, por isso, menor efeito cumulativo ao longo do tempo, menor efeito antiestrogênico endometrial e menor taxa de desenvolvimento multifolicular. Os efeitos colaterais mais comuns são cefaleia e cólicas. Quando comparado ao CC, o letrozol causa menos fogachos, no entanto mais fadiga e tontura.[16]

Inicialmente, baseado em estudos epidemiológicos preliminares, houve preocupação com o aumento do risco de malformações congênitas que, supostamente, o letrozol poderia causar. No entanto, estudo observacional posterior não confirmou tal impressão, mostrando taxas de malformação comparadas ao CC (2,4% no grupo que utilizou letrozol e 4,8% no grupo que usou CC).[17] Ensaio clínico prospectivo randomizado,[18] que estudou os efeitos do letrozol em mulheres com SOP e com infertilidade sem causa aparente, reportou taxa de teratogenicidade menor do que 5%.

Com relação aos desfechos de ovulação e de nascidos-vivos, o letrozol apresenta resultados superiores ao CC. Legro et al. (2014),[16] em estudo clínico randomizado, mostraram que o letrozol apresentou maiores taxas cumulativas de ovulação do que o CC quando induziram a ovulação em mulheres com SOP (834 de 1.352 ciclos [61,7%] versus 688 de 1.425 ciclos [48,3%], $P < 0,001$) e de nascido-vivo (103 de 374 [27,5%] versus 72 de 376 [19,1%], $P = 0,007$).

Revisão da Biblioteca Cochrane atualizada em 2018, avaliando 7.935 mulheres incluídas em 42 estudos controlados, mostrou maiores taxas de gravidez e nascidos-vivos, taxas similares de síndrome de hiperestímulo ovariano e aborto ou gestação múltipla.[19]

O letrozol caminha para ser o fármaco de escolha na indução da ovulação em mulheres com SOP. Estudos recentes e robustos dão suporte a esta escolha. Além de melhor tolerado, não apresenta potenciais efeitos deletérios sobre o endométrio, uma vez que não tem efeito sobre os receptores estrogênicos. Apesar disso, a utilização desse fármaco, como indutor da ovulação, ainda é proscrita em muitos países como o Brasil, devido aos estudos acima citados, associando seu uso a malformações congênitas.

Gonadotrofinas

A utilização de gonadotrofina, tanto a recombinante (FSH-rec) quanto a urinária de mulher menopausada (hMG), é alternativa para induzir a ovulação em mulheres com SOP, sobretudo nas que falharam em responder ao CC, apresentaram efeitos antiestrogênicos mais intensos (endométrio ou muco inadequados) ou não engravidaram após 3 a 6 ciclos. Apesar da gonadotrofina ser mais eficaz do que o CC por atingir maiores taxas de ovulação e de gestação, ainda é considerada segunda opção de tratamento, pois apresenta custo mais elevado, maiores riscos de gestação múltipla e de síndrome de hiperestímulo ovariano.[20]

As mulheres com SOP apresentam, frequentemente, resposta folicular exacerbada à estimulação com gonadotrofinas devido à grande quantidade de folículos antrais e por serem mais jovens do que a média das mulheres inférteis. Por isso, o protocolo de estímulo recomendado é o de baixa-dose crescente de gonadotrofinas. Esse protocolo foi desenhado para reduzir a taxa de complicações devido à resposta folicular exacerbada. O princípio do protocolo é iniciar a estimulação com dose baixa de gonadotrofina (37,5 a 75UI) e mantê-la por 14 dias; quando necessário, fazer pequenos incrementos de dose (25 a 37,5UI) em intervalos de, no mínimo, sete dias, até o início do crescimento folicular (folículo com 12 mm de diâmetro médio). A partir de então, manter a dose de estímulo até que a maturidade folicular seja alcançada (18 mm de diâmetro médio).[20]

INDUTORES DE OVULAÇÃO COM AÇÃO METABÓLICA

Metformina

A hiperinsulinemia, presente em parte das mulheres com SOP, sobretudo nas obesas, está fortemente relacionada ao hiperandrogenismo e ao quadro de anovulação. A metformina, um hipoglicemiante oral do grupo das biguanidas, age diminuindo a hiperinsulinemia, porém sem causar hipoglicemia. Ela aumenta a sensibilidade à insulina tanto no fígado, por meio da inibição da gliconeogênese hepática, quanto nos tecidos periféricos (por exemplo: o músculo), por meio do aumento do consumo da glicose.[21-22] Além desse efeito, a metformina também diminui o hiperandrogenismo ovariano, sob ação direta nas células da teca ovariana e, sistemicamente, aumentando a SHBG.

Portanto, fisiologicamente parece racional crer que o combate à hiperinsulinemia e ao hiperandrogenismo, presentes em grande parte das mulheres com SOP, com o uso dos sensibilizadores da insulina, como a metformina, poderia induzir a secreção endógena de FSH e, consequentemente, regularizar os ciclos menstruais e restabelecer a ovulação, bem como levar à gestação espontânea.[23]

Muitos estudos são concordantes em mostrar benefícios da utilização da metformina na dose entre 1.500 e 2.550 mg/dia em mulheres com SOP, tanto em melhorar a hiperinsulinemia, quanto induzir ovulação espontânea. A maioria dos estudos tem demonstrado melhora significativa na concentração e na sensibilidade insulínica, diminuição da concentração de androgênios associada à diminuição do LH (hormônio luteinizante) e aumento da concentração de SHBG.[24-25]

No entanto, quando comparado ao CC, a metformina isoladamente não apresenta a mesma efetividade. Mesmo levando em consideração as diferenças entre as taxas de ovulação entre esses dois fármacos, o uso do CC apresenta maior chance de gestação (2 vezes mais) do que a metformina.[26]

Por outro lado, como tratamento adjuvante ao CC, a metformina apresenta seu real benefício, sobretudo em mulheres com SOP obesas ou resistentes à insulina. Em ensaio clínico multicêntrico, conduzido por Morin-Papunen *et al.* (2012),[27] a taxa de gestação foi superior no grupo de pacientes tratado com a combinação CC + metformina, sobretudo no subgrupo das obesas.

Metanálise realizada por Morley *et al.* (2016),[28] sugere que a metformina isoladamente pode ser benéfica em aumentar a taxa de nascido-vivo quando comparada ao placebo, embora a qualidade da evidência seja baixa. Por outro lado, em comparação ao CC, os dados são inconclusivos no que se refere à taxa de nascido-vivo. Os autores advertem que o IMC influencia de forma importante os resultados e, por isso, é necessário estratificá-los de acordo com esse índice. Também reportaram maiores taxas de ovulação e de gestação no grupo de mulheres tratadas com a associação CC + metformina *versus* CC isoladamente, apesar de incerta, ainda, se essa estratégia aumenta a taxa de nascido-vivo.

Os efeitos colaterais mais comuns são náusea, vômito, flatulência e diarreia. Na maioria dos casos estes são leves e dose-dependentes, podendo ser minimizados com o aumento de dose gradativa e ingestão da metformina às refeições.[28]

A maior preocupação da utilização da metformina é com relação ao risco de acidose lática. Apesar de rara, sobretudo em mulheres hígidas e jovens (como é o caso das inférteis com SOP), é uma complicação metabólica grave. Recomenda-se, portanto, o acompanhamento das funções hepática e renal durante o tratamento.

Inositol

Também conhecido como dambose, é um poliálcool cíclico pertencente ao grupo das hexoses ($C_6H_{12}O_6$), que é a base estrutural para mensageiros celulares. O inositol trifosfato, por exemplo, atua como segundo mensageiro intracelular, envolvido na regulação de alguns hormônios, tais como o hormônio tireoestimulante (TSH), o FSH e a insulina. O mio-inositol (MI), forma mais abundante do inositol, e o d-chiro-inositol (DCI), um isômero do inositol, promovem a síntese de glicogênio, induzindo a conversão de glicose em glicogênio.[29] O MI modula a ativação de carreadores de glicose e sua utilização, bem como a síntese de glicogênio, que ocorre sob influência do DCI. Essa molécula, no ovário, regula a síntese de androgênios induzida pela insulina, enquanto o MI regula o consumo de glicose e a sinalização do FSH.[30]

Pelo fato de atuar como sensibilizador da ação da insulina, o MI tem sido empregado para tratar desordens metabólicas relacionadas à resistência insulínica, como a síndrome metabólica, diabetes melito e a SOP.[31]

Estudos preliminares demonstraram que a suplementação de MI e DCI pode trazer benefícios no perfil metabólico e na função ovariana de mulheres com SOP, apesar de ensaios clínicos randomizados com grande casuística ainda serem necessários para avaliar se realmente há benefícios nas taxas de gestação e de nascidos-vivos.[32-34]

Não há consenso quanto à dose diária de MI a ser suplementada, variando entre 1,1 e 4g, e nem quanto ao tempo de tratamento, variando entre 3 e 6 meses.[32]

Estudos também mostraram efeito sinérgico do MI quando associado ao citrato de clomifeno[35] (Kamenov, 2015) e ao letrozol[36] (Pourghasem, 2019). Em associação à metformina, o MI levou a melhora da função ovariana, ciclicidade menstrual e taxas de gravidez e nascidos-vivos (Agrawal, 2019).[37]

Foi também postulada a possibilidade do inositol melhorar a qualidade dos oócitos obtidos em ciclos de fertilização *in vitro* (FIV) em mulheres com SOP. No entanto, metanálise recente, incluindo 1.019 pacientes em ciclos de FIV, não foi capaz de demonstrar essa hipótese. As taxas de oócitos e embriões de boa qualidade foram similares nos grupos tratados com e sem inositol (Mendoza, 2017).[38] Também recente, revisão da Biblioteca Cochrane avaliou 13 estudos randomizados controlados comparando o uso de MI em ciclos de FIV com outro tipo de terapia e caracterizou as evidências disponíveis como sendo de muita baixa qualidade, não sendo possível esclarecer se seu uso altera taxas de gestação, de gestações múltiplas ou de aborto (Showell, 2018).[39]

Ainda não está claro o papel do inositol no tratamento da infertilidade em mulheres com SOP. Pode haver um efeito sinérgico nos tratamentos de indução da ovulação, ainda que protocolos e dosagens não estejam adequadamente estabelecidos. Parece não haver benefício do uso do inositol em ciclos de FIV em pacientes com SOP.

INDUTOR DE OVULAÇÃO COM AÇÃO DIRETA NO OVÁRIO

Drilling Ovariano Laparoscópico (DOL)

O DOL é um tratamento minimamente invasivo, que visa realizar perfurações no tecido ovariano com cautério ou laser, por via laparoscópica, com a finalidade de induzir a ovulação em pacientes anovuladoras com SOP.

O mecanismo pelo qual o DOL restabelece a função ovariana ainda não está bem claro. No entanto, a teoria mais aceita é de que as perfurações no tecido ovariano poderiam diminuir o hiperandrogenismo ovariano e, dessa forma, restabelecer a secreção endógena de gonadotrofinas.[40]

Um dos problemas do DOL é a falta de padronização da técnica cirúrgica que produziria os melhores resultados e menos complicações (como aderências e insuficiência ovariana iatrogênica). Quanto maior o dano ao tecido ovariano, maior o risco dessas complicações ocorrerem. Uma das técnicas mais aceitas para restabelecer a ovulação com menor risco de complicações é a descrita por Armar *et al.* (1990):[41] minimizar os pontos de cauterização para apenas quatro em cada ovário, por 4 segundos com potência de 40W.

"Update" Infertilidade Conjugal

Apesar desse achado, revisão Cochrane publicada em 2012 por Farquhar et al.[42] não encontrou maiores taxas de gestação e de nascido-vivo em mulheres clomifeno-resistentes submetidas ao DOL quando comparadas àquelas tratadas com outras terapias para induzir a ovulação.

Portanto, o tratamento cirúrgico com intuito de induzir a ovulação deve ser reservado para os casos de difícil tratamento com as opções farmacológicas.

CONSIDERAÇÕES FINAIS

Existem boas alternativas para restabelecer a ovulação em mulheres com SOP com desejo reprodutivo. A escolha da melhor opção terapêutica dependerá de vários fatores como: experiência clínica do médico, das condições socioeconômicas da paciente, da tolerabilidade e dos efeitos adversos. O CC ainda é considerado a primeira escolha de tratamento, ainda que os resultados mais recentes apontam o letrozol como a opção terapêutica via oral com melhores resultados de ovulação e de gestação clínica e menores efeitos adversos. No entanto, no Brasil, o letrozol ainda não está liberado pelos órgãos reguladores como indutor da ovulação pelo seu suposto efeito teratogênico. A indução da ovulação com gonadotrofinas passa a ser opção terapêutica importante, sobretudo nas clomifeno-resistentes ou nas mulheres que não conseguiram engravidar após 3 a 6 meses de tentativas após uso de CC. A suplementação com mio-inositol melhora o perfil metabólico e a função ovariana das pacientes com SOP, porém ainda carece de comprovação quanto aos reais benefícios nos desfechos clínicos reprodutivos. Por fim, o DOL deve ser reservado para os casos refratários ao tratamento farmacológico pelo risco de complicações, como aderências e insuficiência ovariana prematura.

REFERÊNCIAS BIBLIOGRÁFICAS

1. Azziz R, Woods KS, Reyna R, Key TJ, Knochenhauer ES, Yildiz BO. The prevalence and features of the polycystic ovary syndrome in an unselected population. J Clin Endocrinol Metabol. 2004; 89:2745-9.

2. Balen AH, Conway GS, Kaltsas G, Techatrasak K, Manning PJ, West C, Jacobs HS. Polycystic ovary syndrome: the spectrum of the disorder in 1741 patients. Hum Reprod. 1995; 10(8):2107-11.

3. Rotterdam ESHRE ASRM-Sponsored PCOS Consensus Workshop Group. Revised 2003 consensus on diagnostic criteria and long-term health risks related to polycystic ovary syndrome. Fertil Steril. 2004; 81:19-25.

4. Balen AH, Laven JS, Tan SL, Dewailly D. Ultrasound assessment of the polycystic ovary: international consensus definitions. Hum Reprod Update. 2003; 9(6):505-14.

5. Mikkelson TJ, Kroboth PD, Cameron WJ, Dittert LW, Chungi V, Manberg PJ. Single-dose pharmacokinetics of clomiphene citrate in normal volunteers. Fertil Steril. 1986; 46:392–6.

6. Adashi EY. Clomiphene citrate: mechanism(s) and site(s) of action – a hypothesis revisited. Fertil Steril. 1984; 42:331-44.

7. Gysler M, March CM, Mishell DR, Bailey EJ. A decade's experience with an individualized clomifene treatment regimen including its effects on the postcoital test. Fertil Steril. 1982; 37:161-7.

8. Imani B, Eijkemans MJ, te Velde ER, Habbema JD, Fauser BC. A nomogram to predict the probability of live birth after clomiphene citrate induction of ovulation in normogonadotropic oligoamenorrheic infertility. Fertil Steril. 2002; 77(1):91-7.

9. Imani B, Eijkemans MJ, te Velde ER, Habbema JD, Fauser BC. Predictors of patients remaining anovulatory during clomiphene citrate induction of ovulation in normogonadotropic oligoamenorrheic infertility. J Clin Endocrinol Metab. 1998; 83(7):2361-5.

10. Blenner JL. Clomiphene-induced mood swings. J Obstet Gynecol Neonatal Nurs. 1991; 20:321-7.

11. Choi SH, Shapiro H, Robinson GE, Irvine J, Neuman J, Rosen B, Murphy J, Stewart D. Psychological side-effects of clomiphene citrate and human menopausal gonadotrophin. J Psychosom Obstet Gynaecol. 2005; 26(2):93-100.

12. Whittemore AS, Harris R, Itnyre J. Characteristics relating to ovarian câncer risk: collaborative analysis of 12 US case-control studies. II. Invasive epithelial ovarian cancers in white women. Collaborative Ovarian Cancer Group. Am J Epidemiol. 1992; 136:1184-203.

13. Rossing MA, Daling JR, Weiss NS, Moore DE, Self SG. Ovarian tumors in a cohort of infertile women. N Engl J Med. 1994; 331:771-6.

14. Calderon-Margalit R, Friedlander Y, Yanetz R, Kleinhaus K, Perrin MC, Manor O, Harlap S, Paltiel O. Cancer risk after exposure to treatments for ovulation induction. Am J Epidemiol. 2009; 169:365-75.

15. Silva Idos S, Wark PA, McCormack VA, Mayer D, Overton C, Little V, Nieto J, Hardiman P, Davies M, MacLean AB. Ovulation-stimulation drugs and cancer risks: a long-term follow-up of a British cohort. Br J Cancer. 2009; 100:1824-31.

16. Legro RS, Brzyski RG, Diamond MP, Coutifaris C, Schlaff WD, Casson P, Christman GM, Huang H, Yan Q, Alvero R, Haisenleder DJ, Barnhart KT, Bates GW, Usadi R, Lucidi S, Baker V, Trussell JC, Krawetz SA, Snyder P, Ohl D, Santoro N, Eisenberg E, Zhang H; NICHD Reproductive Medicine Network. Letrozole versus clomiphene for infertility in the polycystic ovary syndrome. N Engl J Med. 2014; 10;371(2):119-29.

17. Tulandi T, Martin J, Al-Fadhli R, Kabli N, Forman R, Hitkari J, Librach C, Greenblatt E, Casper RF. Congenital malformations among 911 newborns conceived after infertility treatment with letrozole or clomiphene citrate. Fertil Steril. 2006; 85(6):1761-5.

18. Diamond MP, Legro RS, Coutifaris C, Alvero R, Robinson RD, Casson P, Christman GM, Ager J, Huang H, Hansen KR, Baker V, Usadi R, Seungdamrong A, Bates GW, Rosen RM, Haisenleder D, Krawetz SA, Barnhart K, Trussell JC, Ohl D, Jin Y, Santoro N, Eisenberg E, Zhang H; NICHD Reproductive Medicine Network. Letrozole, Gonadotropin, or Clomiphene for Unexplained Infertility. N Engl J Med. 2015 24; 373(13):1230-40.

19. Franik S, Eltrop SM, Kremer JAM, Kiesel L, Farquhar C. Aromatase inhibitors (letrozole) for subfertile women with polycystic ovary syndrome. Cochrane Database of Systematic Reviews 2018, Issue 5. Art. No.: CD010287.

20. Balen AH, Conway GS, Homburg R, Legro RS. The management of infertility associated with polycystic ovary syndrome.

In: Balen AH, Conway GS, Homburg R, Legro RS, eds. Polycystic ovary syndrome – A Guide to Clinical Management. Oxford: Informa Health Care, 2007.

21. Barbieri RL, Makris A, Randall RW, Daniels G, Kistner RW, Ryan KJ. Insulin stimulates androgen accumulation in incubations of ovarian stroma obtained from women with hyperandrogenism. Journal of Clinical Endocrinology and Metabolism. 1986; 62:904-10.

22. Nardo LG, Rai R. Metformin therapy in the management of polycystic ovary syndrome: endocrine, metabolic and reproductive effects. Gynecology and Endocrinology. 2001; 15:373-80.

23. Ehrmann DA, Cavaghan MK, Imperial J, Sturis J, Rosenfield RL, Polonsky KS. Effects of metformin on insulin secretion, insulin action, and ovarian steroidogenesis in women with polycystic ovary syndrome. J Clin Endocrinol Metab. 1997; 82(2):524-30.

24. Glueck CJ, Wang P, Fontaine R, Tracy T, Sieve-Smith L. Metformin-induced resumption of normal menses in 39 of 43 (91%) previously amenorrheic women with the polycystic ovary syndrome. Metabolism. 1999; 48(4):511-9.

25. Nestler JE, Stovall D, Akhter N, Iuorno MJ, Jakubowicz DJ. Strategies for the use of insulin-sensitizing drugs to treat infertility in women with polycystic ovary syndrome. Fertil Steril. 2002; 77(2):209-15.

26. Legro RS, Barnhart HX, Schlaff WD, Carr BR, Diamond MP, Carson SA, Steinkampf MP, Coutifaris C, McGovern PG, Cataldo NA, Gosman GG, Nestler JE, Giudice LC, Leppert PC, Myers ER; Cooperative Multicenter Reproductive Medicine Network. Clomiphene, metformin, or both for infertility in the polycystic ovary syndrome. N Engl J Med. 2007 Feb 8; 356(6):551-66.

27. Morin-Papunen L, Rantala AS, Unkila-Kallio L, Tiitinen A, Hippeläinen M, Perheentupa A, Tinkanen H, Bloigu R, Puukka K, Ruokonen A, Tapanainen JS. Metformin improves pregnancy and live-birth rates in women with polycystic ovary syndrome (PCOS): a multicenter, double-blind, placebo-controlled randomized trial. J Clin Endocrinol Metab. 2012; 97(5):1492-500.

28. Morley LC, Tang T, Yasmin E, Norman RJ, Balen AH. Insulin-sensitising drugs (metformin, rosiglitazone, pioglitazone, D-chiro-inositol) for women with polycystic ovary syndrome, oligo amenorrhoea and subfertility. Cochrane Database Syst Ver. 2017 Nov 29; 11:CD003053. doi:10.1002/14651858.CD003053.pub6.

29. Nestler JE, Jakubowicz DJ, Reamer P, Gunn RD, Allan G. Ovulatory and metabolic effects of D-chiro-inositol in the polycystic ovary syndrome. N Engl J Med. 1999 Apr 29; 340(17):1314-20.

30. Bizzarri M, Fuso A, Dinicola S, Cucina A & Bevilacqua A. Pharmacodynamics and pharmacokinetics of inositol(s) in health and disease. Expert Opinion on Drug Metabolism and Toxicology. 2016; 12:1181-1196.

31. Paul C, Laganà AS, Maniglio P, Triolo O, Brady DM. Inositol's and other nutraceuticals' synergistic actions counteract insulin resistance in polycystic ovarian syndrome and metabolic syndrome: state-of the-art and future perspectives. Gynecological Endocrinology. 2016; 32:431-438.

32. Unfer V, Nestler JE, Kamenov ZA, Prapas N, Facchinetti F. Effects of inositol(s) in women with PCOS: a systematic review of randomized controlled trials. International Journal of Endocrinology. 2016; 1-12.

33. Facchinetti F, Bizzarri M, Benvenga S, D'Anna R, Lanzone A, Soulage C, Di Renzo GC, Hod M, Cavalli P, Chiu TT et al.

Results from the international consensus conference on myo-inositol and d-chiroinositol in obstetrics and gynecology: the link between metabolic syndrome and PCOS. European Journal of Obstetrics Gynecology and Reproductive Biology. 2015; 195:72-76.

34. Gerli S, Papaleo E, Ferrari A, Di Renzo GC. Randomized, double blind placebo-controlled trial: effects of myo-inositol on ovarian function and metabolic factors in women with PCOS. Eur Rev Med Pharmacol Sci. 2007; 11(5):347-54.

35. Kamenov Z, Kolarov G, Gateva A, Carlomagno G, Genazzani AD. Ovulation induction with myo-inositol alone and in combination with clomiphene citrate in polycystic ovarian syndrome patients with insulin resistance. Gynecol Endocrinol. Gynecol Endocrinol. 2015 Feb; 31(2):131-5.

36. Pourghasem S, Bazarganipour F, Taghavi SA, Kutenaee MA. The effectiveness of inositol and metformin on infertile polycystic ovary syndrome women with resistant to letrozole. Arch Gynecol Obstet. 2019 Apr; 299(4):1193-1199.

37. Agrawal A, Mahey R, Kachhawa G, Khadgawat R, Vanamail P, Kriplani A. Comparison of metformin plus myoinositol vs metformin alone in PCOS women undergoing ovulation induction cycles: randomized controlled trial. Gynecol Endocrinol. 2019 Jun; 35(6):511-514.

38. MMendoza N, Pérez L, Simoncini T, Genazzani A. Inositol supplementation in women with polycystic ovary syndrome undergoing intracytoplasmic sperm injection: a systematic review and meta-analysis of randomized controlled trials. Reprod Biomed Online. 2017;35(5):529-535.

39. Showell MG1, Mackenzie-Proctor R, Jordan V, Hodgson R, Farquhar C. Inositol for subfertile women with polycystic ovary syndrome. Cochrane Database Syst Rev. 2018 Dec 20; 12:CD012378.

40. Mitra S, Nayak PK, Agrawal S. Laparoscopic ovarian drilling: an alternative but not the ultimate in the management of polycystic ovary syndrome. J Nat Sci Biol Med. 2015 ; 6(1):40-8.

41. Armar NA, McGarrigle HH, Honour J, Holownia P, Jacobs HS, Lachelin GC. Laparoscopic ovarian diathermy in the management of anovulatory infertility in women with polycystic ovaries: endocrine changes and clinical outcome. Fertil Steril. 1990; 53(1):45-9.

42. Farquhar C, Brown J, Marjoribanks J. Laparoscopic drilling by diathermy or laser for ovulation induction in anovulatory polycystic ovary syndrome. Cochrane Database Syst Rev. 2012 Jun 13; (6):CD001122.

capítulo 43

Avanços nas Técnicas Laboratoriais em Reprodução Assistida

▶ Nilka Fernandes Donadio
▶ Rafael Portela
▶ Vanessa Rodrigues Alves

INTRODUÇÃO

Após o nascimento de Louise Brown, em 1978, a Fertilização *In Vitro* (FIV) vem se desenvolvendo rapidamente, não só devido à aplicação de novas drogas utilizadas na estimulação ovariana controlada, como as gonadotrofinas recombinantes e os análogos agonistas e antagonistas do GnRH, mas também graças à introdução de novas tecnologias e práticas laboratoriais. O desenvolvimento do ultrassom transvaginal que substituiu as aspirações foliculares laparoscópicas, e o micromanipulador de gametas, que viabilizou a Injeção Intracitoplasmática de Espermatozoides (ICSI), revolucionaram a Reprodução Assistida (RA). A melhor avaliação dos embriões por *time-lapse*, a vitrificação de óvulos e embriões, assim como o estudo genético dos mesmos, são o que há de mais recente em toda essa evolução, sendo a seguir discutidos detalhadamente.

AVALIAÇÃO MORFOLÓGICA DOS EMBRIÕES

A fim de aumentar as taxas de gestação e nascidos-vivos na RA, ainda é protocolo comum a transferência de mais de um embrião ao útero, o que aumenta consideravelmente o risco de gestações gemelares. A qualidade embrionária é considerada o principal preditor de implantação e gravidez. A seleção do embrião com maior valor preditivo de viabilidade ainda é um desafio baseado em parâmetros morfológicos visualizados por microsco-

"Update" Infertilidade Conjugal

pia, antes da transferência embrionária (TE). A TE é um procedimento realizado preferencialmente no terceiro (D3) ou no quinto dia (D5) do desenvolvimento embrionário após a fertilização. No D3, os embriões encontram-se em estágio de clivagem, enquanto em D5, espera-se que estejam no estágio de blastocisto.

Os relatórios de qualidade embrionária dos laboratórios de RA podem ser desafiadores para os profissionais de saúde, que necessitam interpretá-los para explicar ao paciente as perspectivas de resultados nas transferências. No caso de embriões em D3, usualmente utilizam-se 2 números ou 1 número e 1 letra para a classificação. Já para embriões em D5, são avaliados 3 parâmetros, com utilização de 3 números ou 1 número e 2 letras.

Essa classificação numérica ou alfanumérica originou-se da necessidade de padronização da classificação embrionária, a fim de diminuir as variações inter e intra laboratoriais nos parâmetros. No ano de 2011, em Istambul, foi realizado um encontro de membros da associação internacional de embriologistas com objetivo de estabelecer critérios e terminologias para a classificação embrionária. Após esse encontro, foi publicado um Consenso de Classificação Embrionária. Nesse consenso foram definidos os parâmetros de classificação desde o oócito (D0) até os embriões no estágio de blastocisto (D5/D6), além dos momentos em que a observação deve ser realizada, sempre considerando como ponto inicial o horário da fertilização, tanto por FIV quanto pela técnica de ICSI.[1]

O critério mais utilizado na seleção de embriões em estágio de clivagem, ou seja,

em D3, refere-se ao número de células do embrião (chamadas de blastômeros) e o ritmo de clivagem (divisão embrionária). Outros parâmetros avaliados para embriões em D3 incluem a simetria de tamanho dos blastômeros, a presença de fragmentos no citoplasma dos blastômeros e a presença de 2 ou mais núcleos por célula. Segundo o Consenso de Istambul, o número ideal de células para um embrião em D3 é de 8 células. O número de blastômeros é a principal característica de valor preditivo, sendo o parâmetro mais relevante a ser considerado nessa etapa. Embriões de boa qualidade em D3 devem ter uma velocidade de clivagem adequada, com divisão celular sincrônica, a cada 18-20 horas. Embriões com velocidade de clivagem mais lenta ou mais rápida (mais de 9 células em D3) estão positivamente associados a alterações metabólicas e/ou cromossômicas, incluindo aneuploidias, mosaicismo e poliploidias, com potencial de implantação reduzido.[2]

Quanto à simetria em relação ao tamanho dos blastômeros de embriões D3, quando o embrião apresenta número par de células, essas células devem ter tamanho idêntico. Por outro lado, no caso de embriões com número ímpar de blastômeros, espera-se observar diferentes tamanhos celulares como indicativo de clivagem normal. Assim, um embrião de 7 células de clivagem normal deve apresentar 1 célula de maior tamanho e 6 menores. Embriões com significante assimetria de blastômeros parecem ter taxas de implantação diminuídas.

A fragmentação citoplasmática é outro parâmetro avaliado em embriões D3. A causa do surgimento desses fragmentos citoplasmáticos não é bem elucidada, possivelmente associada à apoptose ou a fragmentos anucleados resultantes da clivagem que serão posteriormente reabsorvidos. Os graus de fragmentação são definidos como: leve (<10% do volume do embrião), moderado (10%-25% do volume do embrião) e severo (>25% do volume do embrião). Deve-se atentar para o fato da fragmentação poder ser confundida com pequenos blastômeros, sendo, portanto, um critério com variabilidade entre os observadores. A fragmentação tem sido associada a anormalidades no metabolismo das células ou divisão celular que podem refletir na apoptose ou anormalidades na segregação cromossômica, reduzindo significativamente o potencial de implantação.

A multinucleação é definida como a presença de mais de um núcleo no blastômero, visualizada apenas na fase de interfase, podendo não ser notada no momento da avaliação do embrião. A presença de multinucleação nos blastômeros é associada com potencial de implantação diminuído e com um nível aumentado de anormalidades cromossômicas levando ao risco aumentado de abortos espontâneos.

A Tabela 43.1 mostra o sistema de classificação para embriões em estágio de clivagem, além do número de células.

Assim, no caso de embriões em D3, a classificação embrionária contempla o número de células e o grau de qualidade acima, que engloba a taxa de fragmentação, a simetria celular e a multinucleação. Embriões de boa qualidade em D3 têm idealmente, a classificação 8A (8 células e grau A da Tabela 43.1). Qualquer número de células diferente de 8 células indica uma qualidade inferior do embrião, sendo

Tabela 43.1 Classificação de embriões no terceiro dia do desenvolvimento de acordo com *Alpha Scientists in Reproductive Medicine and ESHRE Special Interest Group of Embryology* (2011), além do número de células.

Grau	Classificação	Descrição
A	Bom	▪ < 10% de fragmentação ▪ Tamanho das células de acordo com o estágio específico ▪ Ausência de multinucleação
B	Médio	▪ 10%-25% de fragmentação ▪ Tamanho de acordo com o estágio específico para a maioria das células ▪ Nenhuma evidência de multinucleação
C	Ruim	▪ > 25% de fragmentação ▪ Tamanho das células não especifico do estágio ▪ Evidência de multinucleação

esse o parâmetro principal a ser considerado na avaliação. Na ausência de embriões em D3 com 8 células, deve-se considerar 7 ou 9 células, e preferencialmente grau A. Embriões com grau C devem ser considerados como últimas opções para a transferência, devido à má qualidade dos blastômeros.

A otimização de novos meios de cultivo, capazes de suportar o desenvolvimento embrionário de uma forma muito mais fisiológica, permitiu que os embriões atingissem o estágio de blastocisto *in vitro*. O cultivo prolongado aumentou o sucesso dos procedimentos de RA, com melhora significativa da seleção dos embriões de melhor qualidade, consequentemente reduzindo o número de embriões a serem transferidos e minimizando os riscos derivados de gestações múltiplas. Nesta etapa, o alto grau de diferenciação celular e a ativação do genoma embrionário podem fornecer informações importantes referentes à viabilidade embrionária. Com a popularização do cultivo até o estágio de blastocisto, em 1999 Gardner e Schoolcraft propuseram o primeiro sistema de classificação morfológica. A classificação proposta pelo Consenso de Istambul é baseada nessa classificação anterior.[1]

Em cultivos prolongados pode ser observada uma ampla variação da morfologia de blastocistos. Como padrão de normalidade do blastocisto, a cavitação (surgimento da blastocele), o rompimento da zona pelúcida e a eclosão do blastocisto (*hatching*) ocorre entre os dias 5 e 7 do desenvolvimento. Neste estágio (114-118 hs pós-inseminação) a seleção de blastocistos de alta qualidade é baseada em três parâmetros morfológicos: quanto ao estágio de expansão da blastocele, quanto à qualidade das células da massa celular interna (MCI) e qualidade das células do trofoectoderma (TrE).

Um blastocisto de boa qualidade em D5 é definido como totalmente expandido em direção a um blastocisto *hatching*, com a blastocele definida ocupando pelo menos metade do volume do embrião (blastocisto grau 3 de acordo com a Tabela 43.3).

As células da MCI são aquelas que irão originar o embrião propriamente dito, devendo ser composta por células em grande quantidade, compactadas e facilmente distinguíveis. Já o TrE irá originar as membranas embrionárias e a placenta, devendo preferencialmente ser composto por muitas células formando um epitélio coesivo. Enquanto a MCI tem um alto valor prognóstico para implantação e desenvolvimento fetal, um TrE funcional também é essencial, sendo visto como critério de desempate na hora da transferência embrionária (Tabela 43.2).

Assim, no caso de blastocistos, a classificação embrionária contempla o grau de expansão da blastocele (de 1 a 6) e a classificação da MCI e do TrE (de A a C). Embriões de boa qualidade em D5 têm, idealmente, a classificação de 3 a 6 para o grau de expansão da blastocele. Embriões em estágio de clivagem, mórula, ou mesmo blastocistos com expansão de blastocele grau 1 ou 2 são embriões com desenvolvimento mais lento do que o esperado para D5. Quanto à classificação da MCI e do TrE, o ideal é que ambos sejam grau A, ou, ao menos, grau B. Se for preciso haver um desempate na seleção de dois blastocistos, a qualidade do TrE deve prevalecer sobre a qualidade da MCI.

Esses parâmetros de classificação morfológica permitem a seleção de embriões com maior viabilidade. Todavia, apesar da aplicação desses parâmetros, as taxas de implantação e gestação ainda são insatisfatórias, evidenciando que a morfologia embrionária, apesar de ser um método simples e de fácil acesso a todos os laboratórios, ainda precisa ser mais estudada e complementada com novas técnicas.

Incubadoras *Time Lapse*

Os embriões são usualmente cultivados em incubadoras que mimetizam as condições de umidade, temperatura e gaseificação do útero. Na análise morfológica dos embriões durante o cultivo, é preciso retirá-los da incubadora, o que os expõe a variações ambientais, podendo impactar negativamente no desenvolvi-

Tabela 43.2 Classificação de embriões em estágio de blastocisto, baseado em Gardner e Schoolcraft (1999) e *Alpha Scientists in Reproductive Medicine and ESHRE Special Interest Group of Embryology* (2011).

Classificação de blastocisto Grau de expansão da blastocele	
Grau 1	Blastocisto jovem, blastocele ocupa menos de 50% do volume do embrião
Grau 2	Blastocisto ocupa metade ou mais do volume do embrião
Grau 3	Blastocisto completo, blastocele ocupa todo o volume do embrião
Grau 4	Blastocisto expandido, zona pelúcida de espessura fina
Grau 5	Blastocisto com parte do trofoectoderma eclodindo da zona pelúcida
Grau 6	Blastocisto com eclosão completa da zona pelúcida
Classificação da massa celular interna (MCI) Para blastocistos de grau de expansão de blastocele 3-6	
A	Muitas células fortemente agrupadas
B	Algumas células dispersas
C	Células escassas
Classificação do trofoectoderma (TrE) Para blastocistos de grau de expansão de blastocele 3-6	
A	Muitas células formando um epitélio coesivo
B	Poucas células formando um frouxo epitélio
C	Células escassas e grandes

mento embrionário. A avaliação morfológica tradicional é, portanto, limitada a pontos específicos predeterminados de avaliação, o que reduz a quantidade de informações disponíveis para a seleção embrionária na transferência.

A fim de minimizar a manipulação e as consequências de mudanças ambientais, e otimizar a avaliação morfológica dos embriões, foram desenvolvidos sistemas de monitoramento contínuo (*time-lapse*) por meio de incubadoras com microcâmeras acopladas. Os sistemas *time-lapse* podem avaliar os embriões e utilizar marcadores dinâmicos da viabilidade embrionária através das imagens em tempo real de seu desenvolvimento, permitindo a avaliação contínua sem a retirada dos embriões da incubadora para avaliação de sua morfologia. Já existem no mercado alguns tipos de sistemas que podem ser adaptados a incubadoras convencionais de cultivo, e incubadoras específicas que são produzidas com microcâmeras já instaladas em seu interior.

Independentemente do sistema utilizado, as imagens digitais são reunidas por programas especializados que fornecem uma sequência de fotos em *time-lapse* de todo o desenvolvimento embrionário. Os programas possuem algoritmos para correlacionar a cinética do desenvolvimento embrionário inicial à formação de blastocistos, potencial de implantação, conteúdo cromossômico e taxa de nascidos-vivos. O sistema de *time-lapse* é capaz de predizer a viabilidade individual de cada embrião, facilitando a seleção dos embriões para a transferência embrionária. No caso de seleção de embrião único para transferência (SET – *single embryo trans-*

fer), a utilização das imagens do sistema de *time-lapse* pode facilitar a escolha de um único embrião, pois há uma ampla gama de imagens disponíveis para serem avaliadas, ao contrário das avaliações estáticas e pontuais.

Uma grande vantagem do sistema *time-lapse* é o acompanhamento e acesso às informações detalhadas da cinética embrionária, o que permite o estudo profundo sobre os eventos de clivagem, sendo uma ferramenta excelente para a pesquisa básica dos eventos pré-implantacionais (Tabela 43.3).[3] Com a quantidade de informações disponibilizadas pelo *time-lapse*, é possível avaliar o padrão de clivagem dos embriões, com possível identificação de embriões aneuploides sem realização de biópsia embrionária. O sistema *time-lapse* permite visualizar o momento exato do início da compactação e da blastulação. Embriões aneuploides mostraram-se mais lentos à compactação e para iniciar a blastulação quando comparados a embriões euploides.

Além disso, outra vantagem do sistema *time-lapse* refere-se à estabilidade ambiental no cultivo devido à ausência de manipulação. Estudos recentes têm demonstrado que cultivo ininterrupto do sistema *time-lapse* aumenta a taxa de desenvolvimento de bons embriões e de blastocistos. Contudo, esses achados devem-se mais à questão do cultivo em si ser mais homogêneo pela não interrupção, do que à seleção dos embriões mais viáveis.

Quanto aos resultados clínicos de implantação, gestação e nascidos-vivos, não há um consenso na literatura sobre os benefícios do sistema *time-lapse*. Apesar da maior disponibilidade de informações bio-

Tabela 43.3 Parâmetros avaliados no sistema de *time-lapse*, sempre referenciando o momento da injeção intracitoplasmática de espermatozoides.

t2	momento da primeira divisão celular, de 1 para 2 células (horas pós-injeção)
t3	momento da segunda divisão celular, de 2 para 3 células (horas pós-injeção)
t4	momento da terceira divisão celular, de 3 para 4 células (horas pós-injeção)
t5	momento da quarta divisão celular, de 4 para 5 células (horas pós-injeção)
cc2	duração do segundo ciclo celular, considerando o período que o embrião permanece no estágio de 2 células, antes da divisão de 2 blastômeros para 3 blastômeros. cc2 = t3-t2
cc3	duração do terceiro ciclo celular, considerando o período que o embrião permanece no estágio de 3 células, antes da divisão de 3 blastômeros para 5 blastômeros. cc3 = t5-t3
s2	duração para a divisão sincrônica, na transição de 2 para 4 blastômeros. s2 = t4- t2
s3	duração para a divisão sincrônica, na transição de 4 para 8 blastômeros. s2 = t8- t5

lógicas e da maior produção de embriões de boa qualidade, a maioria dos estudos não encontrou superioridade de resultados clínicos na seleção embrionária por parâmetros morfológicos pelo sistema de *time-lapse* em relação aos parâmetros morfológicos de classificação embrionária tradicionais. Estudo recente de Kovacs e colaboradores[4] evidenciou uma tendência de maior taxa de gestação para embrião único com o sistema *time-lapse* (46,3% de gestação) em relação à transferência de embrião único selecionado por morfologia estática (34,6% de gestação). Na revisão sistemática da Cochrane de 2018,[5] a taxa de gestação utilizando *time-lapse* foi de 58,47%, e no sistema convencional 54,54%. A taxa de nascidos-vivos foi de 47,70% no grupo de pacientes que foi randomizado para incubação e seleção pelo sistema de *time-lapse* e de 38,13% nas pacientes com incubação tradicional e morfologia estática. Contudo,

os dados não têm diferença estatística e são de baixa qualidade para uma metanálise, pelos vários fatores de confusão nos diferentes artigos.

As desvantagens do uso do *time-lapse* referem-se ao custo elevado desta tecnologia e à dificuldade de interpretação de determinados eventos morfocinéticos, visto que cada fornecedor de sistema *time-lapse* se utiliza de um algoritmo específico para predição de viabilidade embrionária, não existindo ainda um algoritmo universalmente aceito. Assim, o mesmo embrião pode ter classificação de índices de viabilidade diferentes dependendo do equipamento e algoritmo utilizado. O sistema *time-lapse* foi introduzido às clínicas de reprodução assistida sem apresentar evidências concretas de melhoria nos resultados clínicos, na segurança do procedimento e no custo-benefício. Devido à ansiedade dos casais inférteis,

"Update" Infertilidade Conjugal

qualquer ferramenta que possa aumentar as chances de obter uma gestação de um bebê saudável é vista como uma esperança. Pelo mesmo motivo, esses casais são vulneráveis à utilização de novas e custosas tecnologias, mesmo na ausência de evidências clínicas positivas.

Apesar da ausência de resultado clínicos positivos, o uso do *time-lapse* tem sido amplamente divulgado nas clínicas e aceito pelos casais, por permitir o acesso às primeiras imagens do embrião e registrar todo o processo do desenvolvimento embrionário, o que pode gerar um bem-estar psicológico ao casal. Assim, cabe ao profissional de reprodução assistida, na ausência de interesses comerciais, informar aos pacientes sobre as vantagens e desvantagens da utilização desse sistema.

AVALIAÇÃO GENÉTICA DOS EMBRIÕES

A aplicação da genética na avaliação dos gametas e embriões tornou-se uma necessidade na busca de maiores taxas de gravidez, através da escolha dos melhores embriões, selecionando aqueles geneticamente competentes, excluindo-se tanto patologias que os pais sabidamente são portadores, quanto alterações "de novo" causadas pelo envelhecimento dos óvulos. O grande desafio sempre foi o número reduzido de células disponíveis para tais diagnósticos. Inicialmente, ao redor dos anos 1990, aplicávamos a técnica de *Fluorescence in Situ Hybridization* (FISH), em um único blastômero oriundo de biópsias de embriões de terceiro dia de desenvolvimento. Após a exposição dos embriões ao meio de cultivo Ca^+/Mg^+ *free*, a zona pelúcida era na época perfurada mecanicamente após sua fragilização com ácidos,

e um único blastômero era retirado do embrião com auxílio de microagulha específica para biópsia. Só eram selecionados para o procedimento aqueles com no mínimo 6 blastômeros nucleados e com no máximo 25% de fragmentação, sendo os outros descartados. O FISH permitia somente a avaliação de pequeno número de cromossomos, o que reduzia sua capacidade diagnóstica. Além disso, a elevada incidência de mosaicismo entre os embriões neste estágio de clivagem, e por fim, a dificuldade e a ineficiência da própria técnica, acabaram por inibir sua aplicação de rotina nos laboratórios de RA, chegando alguns trabalhos a mostrarem até mesmo uma diminuição nas taxas de nascimento com sua aplicação.[6]

Com o desenvolvimento de meios de cultura mais elaborados e adequados, juntamente com incubadoras mais modernas, como por exemplo as incubadoras tri-gás (5% O_2 e 6% CO_2), com melhor estabilidade e manutenção de pH, o cultivo de embriões até blastocisto se tornou possível, permitindo a retirada nas biópsias de um maior número de células trofoblásticas e, conjuntamente com a aplicação do laser para abertura da zona pelúcida, com menores danos aos embriões.

Por sua vez, na última década, as novas tecnologias baseadas na amplificação de todo o genoma a partir de uma única célula, como o PCR, o aCGH (*array comparative genomic hybridization*) e, mais atualmente, o sequenciamento de nova geração (NGS), que permitem a avaliação de todos os 24 cromossomos (22 autossomos mais 2 sexuais) revigoraram a aplicabilidade dos testes genéticos pré-implantacionais.

Hoje podemos oferecer aos casais: PGT–M (teste genético pré-implantacional para avaliação das doenças monogênicas), que tem aplicação obrigatória para selecionar embriões livres de doenças que sabidamente os progenitores são portadores, e o PGT–A (teste genético pré-implantacional para *screening* das aneuploidias).

Trabalhos com amplos dados estatísticos mostram que mais de 50% dos embriões produzidos por FIV, são aneuploides. O PGT-A é indicado como *screening* para alterações numéricas e estruturais de embriões de casais com cariótipos normais, principalmente entre casais onde a mulher apresenta idade mais avançada, sendo as taxas de abortos, os riscos de defeitos congênitos e fetos com anomalias cromossômicas, como síndrome de Down, maiores.

Apesar de inúmeros trabalhos mostrarem aumento nas taxas de implantação entre embriões submetidos a PGT-A, permanecendo em 50%, independentemente da idade feminina, valor estatisticamente superior às taxas de 36% até 35 anos e de somente 9% entre 41 e 42 anos, existem muitas controvérsias quanto a sua aplicação de forma rotineira.[6]

Não podemos aceitar a divulgação de tal procedimento para os pacientes como sendo capaz de aumentar as taxas de gravidez. Isso é um sofisma que deve ser veementemente desencorajado. O PGT-A não "conserta" os embriões aneuploides. Logo em um ciclo de FIV sem biópsia, o embrião euploide estará presente entre os inúmeros embriões obtidos, mas nem sempre estará entre os primeiros a serem transferidos, pois nem sempre a seleção morfológica condiz com a realidade genética do embrião. Ou seja, podemos dizer,

sim, que a avaliação genética dos blastocistos permite uma **maior taxa de gravidez na primeira transferência embrionária** (TE), pois com certeza o embrião euploide será diagnosticado e imediatamente transferido. No ciclo de FIV sem PTG-A o embrião euploide também será transferido, mas nem sempre na primeira TE. Logo podemos dizer que a taxa cumulativa de gravidez é a mesma entre ciclos com ou sem diagnóstico pré-implantacional, ou melhor, as taxas de gravidez por ciclo iniciado são estatisticamente semelhantes (37% *versus* 33,3% entre mulheres de 38 a 41 anos de idade). Existem controvérsias em relação a esse tópico entre os trabalhos da literatura, pois alguns argumentam que as avaliações genéticas podem apresentar erros diagnósticos com falsos-positivos, promovendo o descarte de embriões saudáveis e reduzindo as chances de gravidez cumulativa por folículo aspiração. Até mesmo a biópsia do trofoectoderma poderia impactar na viabilidade do embrião reduzindo seu potencial de implantação, particularmente se o procedimento não for executado adequadamente, levando conjuntamente com os falsos-positivos à uma redução teórica de até 5% nas taxas de nascimento.

Outro fator que deve ser lembrado é o chamado mosaicismo. Apesar de todas as células de um embrião se originarem de um mesmo zigoto, nem sempre elas compartilham de uma mesma constituição cromossômica. Erros durante as mitoses podem resultar em populações celulares cromossomicamente distintas, até mesmo em embriões de somente duas células. As novas técnicas de avaliação genética permitem um melhor diagnóstico do mosaicismo embrionário, sendo possível atualmente avaliar o impacto do mosaicismo no diagnóstico adequado do embrião e avaliar se embriões mosaicos devem ou não ser transferidos.

Nos blastocistos, existem 4 diferentes tipos de mosaico, dependendo da linhagem celular acometida: **a)** embriões totalmente mosaico, quando células euploides e aneuploides são encontradas indistintamente tanto na massa celular interna (MCI) quanto no trofoectoderma (TrE); **b)** mosaico da massa celular interna, quando o mosaicismo se encontra exclusivamente confinado a MCI; **c)** mosaico do trofoectoderma, quando o mosaicismo se encontra exclusivamente confinado ao TrE; **d)** mosaico MCI/TrE, quando todas as células da MCI são aneuploides e todas as células do TrE são euploides ou vice-versa. O diagnóstico do mosaicismo pode variar muito: por exemplo, um mosaico de massa celular interna jamais será diagnosticado pela biópsia de trofoectoderma. Mesmo os embriões mosaicos de trofoectoderma podem variar seu diagnóstico de acordo com o local onde foi realizada a biópsia e da distribuição das células aneuploides. Assim sendo, o percentual de células mosaico biopsiadas no TrE não podem ser extrapolado para todo o embrião.[7]

Alguns autores pesquisaram, usando aCGH, o quão representativa uma única biópsia do TrE seria do mosaicismo de todas as células não biopsiadas do TrE e da MCI. Duas ou três biópsias de TrE de um mesmo embrião mostraram taxas de 95% de concordância. Esses estudos também analisaram a MCI destes mesmos embriões para avaliar a frequência de discordância encontrada entre as duas linhagens celulares. A discordância de mosaicismo entre TrE e MCI foi de 3% a 4%.

O NGS é o primeiro método que permite a decisão entre transferir ou não embriões mosaicos, embora estudos contemplando os resultados clínicos destas decisões sejam escassos. Um recente trabalho utilizando NGS em três biópsias distintas de TrE de blastocistos, com mosaicismo de aneuploidias, não conseguiram confirmar o mesmo padrão da aneuploidia em 43% dos casos. Em resumo, entre embriões diagnosticados como mosaicos no estágio de blastocisto, 50% a 90% deles são confirmados mosaicos dependendo do tipo da segunda biópsia realizada: MCI, TrE ou avaliação genética de todas as células do blastocisto.[7]

Por sua vez, as taxas de implantação de blastocistos mosaicos são inferiores quando comparados aos euploides, e 25% dos implantados evoluem para gestações bioquímicas e 12% para abortamento.

Justamente, entre os defensores da aplicação de rotina do PGT-A, a justificativa é a obtenção mais rápida da gravidez, pela redução do número de transferências com embriões inadequados e as menores taxas de abortamento, assim poupando-se emocionalmente os casais. A taxa de aborto em ciclos de FIV em mulheres abaixo de 35 anos é de 11% aproximadamente, e entre 41 e 42 anos, essas taxas sobem para mais de 35%. Já em ciclos com seleção genética, as taxas de aborto caem para 7%, independente da faixa etária. Entretanto, nestes estudos nada foi citado quanto à transferência de embriões mosaico.

Em contrapartida, devemos lembrar que em mulheres de idade avançada, com baixa reserva ovariana, o número de óvulos, e consequentemente de embriões, é significativamente menor, levando de qualquer forma a poucas transferências embrionárias. A obrigatoriedade de levar os poucos embriões a blastocisto, onde os resultados das avaliações genéticas são tecnicamente superiores, com risco dos mesmos não chegarem a tal estágio *in vitro* (o que não significa que nas condições mais fisiológicas da cavidade uterina os mesmos não conseguiriam evoluir normalmente), fazem muitos profissionais pensarem duas vezes antes de indicarem tal procedimento. Muitos ciclos onde se propõe realizar avaliação genética, nem mesmo chegam a ter transferência embrionária, o que também é extremamente frustrante para o casal.

Outro questionamento plausível é quanto à relação custo-benefício. Trabalho europeu recentemente publicado, discute a questão dos custos do procedimento levando em conta todos os prós e contras relacionados ao PGT-A, inclusive comparando com sucessivas transferências dos ciclos onde não foi realizada avaliação genética. O estudo mostra que em ciclos onde cada transferência de embriões tem valor aproximado de US$ 1.248,00, o custo benefício a favor de realizar PTG-A é positivo para todas as pacientes com idade superior a 42 anos independentemente do número de blastocistos; já entre pacientes, por exemplo, com 39 anos, o benefício só aparece se as mesmas tiverem 4 ou mais blastocistos.[8] Já os custos das avaliações genéticas no Brasil, comparativamente à Europa e aos Estados Unidos, são muito elevados. Mesmo comparando-se um ciclo com PGT-A ao ciclo sem PTG-A mas com sucessivas transferências (até que em uma delas o embrião euploide estará presente), a primeira opção ainda é mais cara. Mas isso é a realidade atual no nosso país, não podendo ser extrapolado para outros países, como dito anteriormente. Aí está mais um fator preocupante, pois em um país que, segundo dados do SISEMBRIO, realizou no ano de 2017, somente 36.000 ciclos de FIV, número muito aquém do que seria esperado para o número de habitantes, justamente pelo difícil acesso da população dado o alto custo de todo o processo, tornar o PGT-A rotina encarece ainda mais o tratamento, afastando indubitavelmente um significativo número de pacientes da tão almejada gestação. No Brasil, devemos simplificar os procedimentos e ampliar o acesso, e não querer aplicar técnicas complexas e caras que, apesar de serem inquestionavelmente úteis, não são absolutamente necessárias. E isso deve ficar muito claro para os casais.

CRIOPRESERVAÇÃO

A técnica de criopreservação na Reprodução Humana Assistida tem como objetivo congelar e armazenar gametas, embriões e tecido gonadal, a fim de inativar o metabolismo celular e preservar, por tempo indeterminado, a viabilidade celular.

Esta tecnologia é fundamental para os tratamentos nos dias de hoje, pois permite o congelamento de embriões extranumerários, promovendo o aumento das taxas de gestação cumulativas por ciclo iniciado de FIV, além de viabilizar a espera dos resultados dos estudos genéticos dos embriões e por fim, a preservação de óvulos visando a criação de bancos de doação e preservação da fertilidade social e oncológica.

A vitrificação é sem dúvida a técnica mais utilizada atualmente nos laboratórios de RA. Ela consiste em um congelamento ultrarrápido e implica na solidificação, em estado vítreo, de uma solução líquida, por meio de elevação extrema da viscosidade, quando resfriada em baixas temperaturas.

Preservação Social

A preservação da fertilidade social está cada dia mais difundida e sua procura vem crescendo devido às mudanças no planejamento de vida das mulheres. Porém, é absolutamente necessária a informação prévia sobre as reais chances de gravidez com o congelamento de óvulos.

Atualmente, é bem estabelecido que a técnica de vitrificação induz menores danos à estrutura interna do oócito quando comparado com o congelamento lento, obtendo resultados superiores pós-descongelamento. Além disso, a aplicação da técnica de ICSI subsequente, transpõe o problema de fertilização relacionado ao enrijecimento da zona pelúcida ocasionado pelo congelamento.

Os resultados de criopreservação de óvulos para doação são extensos na literatura, porém, para a preservação social as informações são limitadas, devido aos dados existentes serem de grandes centros com alto volume de pacientes e os mesmos dados se sobrepõem a outras publicações. Existe, também, o baixo retorno das pacientes nas clínicas para utilização desses óvulos, dificultando a real estimativa de sucesso do tratamento.

As taxas de fertilização de oócitos descongelados após ICSI, em diferentes populações que realizaram Tratamento de Reprodução Assistida (TRA), variaram de 71% a 76% com óvulos de doadoras, de 79% a 85% em mulheres inférteis, e 70% em estudos envolvendo população mista de mulheres que foram submetidas ao congelamento de óvulos por várias indicações. Em comparação, as taxas de fertilização de oócitos frescos variaram de 71% a 82% em ciclos com oócitos de doadoras e de 75% a 88% para pacientes inférteis.

As evidências literárias são de que não há diferença na qualidade embrionária quando comparado sua origem (óvulos a fresco *versus* óvulos congelados). No entanto, existe uma heterogeneidade na literatura porque alguns centros preferem transferir em estágio de clivagem e outros em estágio de blastocisto.

Um fator com significante impacto na maioria dos estudos é a formação de blastocisto. Cobo, A. *et al.* mostraram em um estudo comparando oócitos a fresco com oócitos vitrificados de doadoras, quase o dobro do número de blastocistos obtidos para oócitos a fresco.[9] O mesmo grupo de pesquisadores mostrou também em outro estudo, significante diferença estatística para a formação de blastocistos obtidos de oócitos a fresco *versus* oócitos vitrificados. Diferentemente destes resultados, em outros dois estudos não foram observadas diferenças na qualidade embrionária em estágio de clivagem e formação de blastocistos em pacientes com infertilidade. Em uma coorte de preservação com indicação clínica e social, Doyle *et al.* reportaram a diferença estatística significante para o número de blastocistos (a fresco 66% e 51% para vitrificados).[10]

As taxas gravidez clínica e gravidez em curso sugerem uma pequena diferença, como demonstrado no estudo de Rienzi *et al.*, onde eles obtiveram 38,5% de gravidez clínica e 30,8% de gravidez em cursos para oócitos descongelados comparado com 42,3% e 38,8%, respectivamente, com oócitos a fresco.[11]

A idade ideal para congelamento de óvulos é até os 30 anos, mostrando taxas altíssimas de nascidos-vivos; porém, pacientes entre 35-37 anos têm um custo benefício considerável. Apesar desta ser a indicação recomendada, o maior estudo de preservação social publicado até o momento mostra que mais de 50% dos casos são congelados entre 36-39 anos. Isso sugere que talvez a informação desta possibilidade de preservação da fertilidade precisa ser melhor difundida na população, pois muitas mulheres obtêm esse conhecimento tardiamente.

Estudos recentes mostram a quantidade de oócitos necessários para se obter razoável chance de gravidez futura. Goldman *et al.*, sugerem que para mulheres até 34 anos, pelo menos 10 oócitos devem ser vitrificados para atingir 75% de probabilidade de ter pelo menos um nascido-vivo, mas mulheres com 37 anos precisam de pelo menos 20 oócitos vitrificados e mulheres com 42 anos precisariam congelar 61 oócitos para chegar à mesma probabilidade.

REFERÊNCIAS BIBLIOGRÁFICAS

1. Alpha Scientists in Reproductive Medicine and ESHRE Special Interest Group of Embryology. The Istanbul consensus workshop on embryo assessment: proceedings of an expert meeting. Hum Reprod. 2011; 26(6):1270-83.

2. Kroener LL, Ambartsumyan G, Pisarska MD, Briton-Jones C, Surrey M, Hill D. Increased blastomere number in cleavage-stage embryos is associated with higher aneuploidy. Fertil Steril. 2015; 103(3): 694-8.

3. Basile N, Vime P, Florensa M, Aparicio Ruiz B, García Velasco JA, Remohí J, Meseguer M. The use of morphokinetics as a predictor of implantation: a multicentric study to define and validate an algorithm for embryo selection. Hum Reprod. 2015; 30(2):276-83.

4. Kovacs P, Matyas S, Forgacs V, Sajgo A, Molnar L, Pribenszky C. Non- invasive embryo evaluation and selection using timelapse monitoring: Results of a randomized controlled study. Eur J Obstet Gynecol Reprod Biol. 2019; 233:58-63.

5. Armstrong S, Bhide P, Jordan V, Pacey A, Farquhar C. Time-lapse systems for embryo incubation and assessment in assisted reproduction. Cochrane Database Syst Ver. 2018.

6. Rubio C, Bellver J, Rodrigo L, Castillon G, Guillén A et al. In vitro fertilization with preimplantation genetic diagnosis for aneuploidies in advanced maternal age: a randomized, controlled study. Fertil Steril. 2017; 107(5):1122-1129.

7. Vera-Rodriguez M, Rubio C. Assessing the true incidence of mosaicism in preimplantation embryos. Fertil Steril. 2017; 107(5):1107-1112.

8. Somigliana E, Busnelli A, Paffoni A, Vigano P, Riccaboni A et al. Cost-effectiveness preimplantation genetic testing for aneuploidies.Fertil Steril. 2019; 111(6):1169-1176.

9. Cobo A, Garrido N, Pellicer A et al. Six years' experience in ovum donation using vitrified oocytes: report of cumulative out-

comes, impact of storage time, and development of a predictive model for oocyte survival rate. Fertil Steril. 2015; 104:1426-34.

10. Doyle JO, Richter KS, Lim J et al. Successful elective and medically indicated oocyte vitrification and warming for autologous in vitro fertilization, with predicted birth probabilities for fertility preservation according to number of cryopreserved oocytes and age at retrieval. Fertil Steril. 2016; 105:459-66.

11. Rienzi L, Romano S, Albricci L et al. Embryo development of fresh "versus" vitrified metaphase II oocytes after ICSI: a prospective ran- domized sibling-oocyte study. Hum Reprod. 2010; 25:66-73.

capítulo **44**

Reativação do Tecido Ovariano na Falência Ovariana Precoce

▶ Maurício Barbour Chehin
▶ Lívia Oliveira Munhoz Soares

INTRODUÇÃO

Falência ovariana precoce (FOP), também conhecida como menopausa precoce, é diagnosticada quando há cessação da menstruação em mulheres abaixo de 40 anos. O diagnóstico correto ainda é controverso, no entanto, FOP clínica é definida por oligomenorreia ou amenorreia por pelo menos 4 meses, associada à elevação persistente de FSH acima de 25-40 IU/L em duas ocasiões separadas por mais de 4 meses.[1] A FOP ocorre em 1% das mulheres abaixo dos 40 anos e em 0,1% das mulheres abaixo de 30, sendo na maioria das vezes idiopática, mas também pode ter origem autoimune, genética como a síndrome do X-frágil, deleções no cromossomo X e mutações gênicas específicas; ou iatrogênica, como cirurgia ovariana, radiação e quimioterapia.[2-4]

Na FOP, ocorre uma rápida diminuição dos folículos ovarianos, restando nenhum ou poucos folículos residuais.[5] Quando o número de folículos diminui abaixo de certo limite, há perda do potencial de recrutamento folicular e ovulação, levando à amenorreia. Devido à parada de ovulação espontânea, e a não resposta aos tratamentos tradicionais de fertilidade, se torna improvável engravidar com óvulos próprios.[4] Assim, a medida mais eficaz atualmente disponível é a fertilização *in vitro* com uso de óvulos doados.[6] No entanto, devido à idade jovem dessas mulheres, em geral ainda há esperança em ter sua descendência genética, havendo grande resistência delas em recorrer ao tratamento de ovodoação.

Três em cada quatro mulheres com FOP têm folículos ovarianos remanescentes no ovário, no entanto, eles permanecem dormentes. Por este motivo estudos pioneiros têm sido desenvolvidos com intuito de reativar folículos ovarianos pri-

439

"Update" Infertilidade Conjugal

mordiais e permitir às pacientes com FOP realizarem o sonho de gestar. A reativação do tecido ovariano após menopausa precoce é o mais recente avanço no campo das técnicas de reprodução assistida. Entre as técnicas desenvolvidas estão: a ativação de folículos dormentes usando ativação *in vitro* (*in vitro activation* – IVA), transplante de células-tronco e biopsia/injúria ovariana. Dentre esses métodos, a IVA se destaca por ter sido a primeira a ser descrita e já ter sido replicada com sucesso por diferentes centros no mundo.[7]

TÉCNICAS DE REATIVAÇÃO DO TECIDO OVARIANO

O primeiro nascimento descrito após tratamento de IVA em paciente com FOP foi publicado em 2013 por um grupo japonês liderado por Kawamura *et al.*[8] em conjunto com o grupo de pesquisa básica do Dr. Aaron J. Hsueh da Universidade de Stanford (Figura 44.1). Após confirmação da segurança do procedimento em modelos animais e do consentimento livre e esclarecido, um grupo de 27 pacientes com FOP (média de 37,7 anos de idade e 6,8 anos de amenorreia) foi submetido à ooforectomia unilateral por videolaparoscopia seguida por corte do ovário em tiras de 1-2 mm de espessura e 1×1 cm de tamanho, que foram criopreservadas. Os ovários de 13 das 27 pacientes ainda possuíam folículos residuais pela análise histológica. Antes do reimplante do tecido, as tiras ovarianas foram descongeladas e fragmentadas em aproximadamente 100 cubos de 1 mm^3, seguido de tratamento com estimuladores da *protein kinase B* (Akt) por 2 dias. De 40 a 80 cubos foram então reimplantados sob a serosa da tuba uterina. As pacientes foram seguidas com ultrassonografia seriada e dosagem hormonal, sendo observado crescimento foli-cular em 8 pacientes, todas com folículos residuais prévios. Após os folículos atingirem estágio antral, as pacientes foram estimuladas com FSH diário até os folículos chegarem a mais de 16 mm, quando receberam uma dose de hCG para coleta dos óvulos. Oócitos maduros foram obtidos de 5 pacientes para injeção intracitoplasmática de espematozoide (ICSI). Duas pacientes fizeram transferência embrionária, mas apenas uma resultou em gravidez com nascimento de um bebê saudável após 37 semanas e 2 dias de gestação. A mãe do bebê apresentava amenorreia desde os 25 anos com FSH > 40 IU/L, sem causa definida apesar de extensa investigação, inclusive com análise cromossômica. O mesmo grupo ampliou o número de pacientes tratadas com mesmo protocolo de IVA para 37, obtendo sucesso com uma segunda gestação em 2015.[9]

Dois outros grupos na China e na Espanha conseguiram replicar os resultados com sucesso agregando alterações na técnica inicialmente descrita. O grupo da Universidade de Zhengzhou realizou IVA em 14 pacientes, sendo que 4 delas conseguiram embriões (mesmo com duas sem folículos residuais detectados pré-tratamento) e uma delas teve gestação saudável.[10] Esse grupo aplicou a técnica no te-

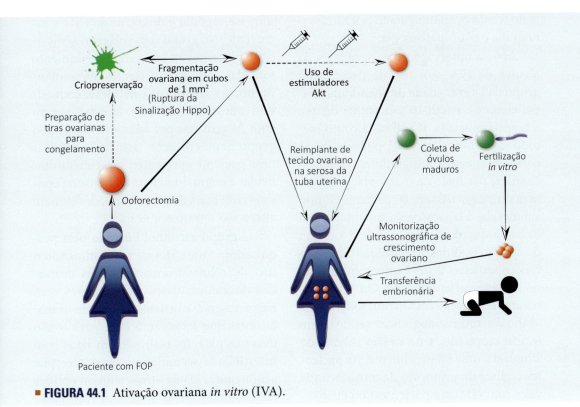

FIGURA 44.1 Ativação ovariana *in vitro* (IVA).

cido ovariano fresco e só após congelou tecido de reserva, além disso acrescentou o uso de um dispositivo próprio para aplicação dos cubos de tecido ovariano em múltiplos pontos da serosa tubária.

Em 2018, o grupo de Barcelona realizou mudanças mais drásticas na técnica, publicando o caso de uma paciente com FOP em que foram retirados apenas 2/3 do córtex de um dos ovários. Cortes em cubos de 5-10 × 5-10 × 1-2 mm foram reimplantados no mesmo ato cirúrgico em *pocket* peritoneal próximo ao ovário manipulado e no ovário contralateral, ou seja, não houve uso de medicação para estímulo Akt. A estimulação ovariana foi iniciada no dia seguinte do procedimento com HMG purificado e bloqueio com agonista de GnRH. Após 20 dias de estímulo, 2 oócitos maduros foram obtidos, seguido por transferência de 2 embriões, o que resultou em gravidez única com feto saudável até 25 semanas de gestação até a época desta publicação.[11]

Apesar de não obter sucesso gestacional, um grupo sérvio publicou em 2017 o relato de um embrião obtido após IVA de uma mulher de 42 anos com FOP desde os 39 anos. Esse grupo usou a fragmentação ovariana associada ao plasma rico em plaquetas e leucócitos (PRP) como ativador ovariano, além de ter feito o reimplante do tecido ovariano guiado por ultrasso-nografia e não laparoscopia.[12]

Após a observação dos resultados da técnica de IVA sem uso de drogas, um grupo da Universidade de Shandong, China, elaborou em 2019 a hipótese de que a biópsia ovariana, já utilizada como método diagnóstico na FOP, poderia servir como terapêutica atingindo a reativação ovariana por meio da manipulação mecânica do ovário. Assim, 80 pacientes foram submetidas à laparoscopia com biópsia do ovário esquerdo de porções de 5 × 5 mm do córtex, seguido da realização de 3 injúrias superficiais de 2-4 mm com tesoura no córtex ovariano direito. Onze pacientes apresentaram crescimento folicular na avaliação ultrassonográfica, sendo 5 no ovário biopsiado, 4 no ovário submetido à injúria e uma bilateralmente. As pacientes realizaram protocolo de fertilização *in vitro* com HMG (8 pacientes) ou ciclo espontâneo (3 pacientes), com obtenção de 3 oócitos maduros e 2 embriões formados. Uma das pacientes não engravidou após a transferência, mas a outra engravidou e deu à luz a um bebê saudável.[13]

A outra abordagem de reativação do tecido ovariano é baseada no uso de células-tronco. Os únicos casos de gestação em paciente com FOP publicados até o momento foram resultado do uso de células-tronco mesenquimais de cordão umbilical por Ding L *et al.*, da Universidade de Nanjing, China, em 2018.[14] Um total de 14 pacientes foram randomizadas para receber até 4 injeções de células-tronco mesenquimais, associadas ou não a uma matriz de colágeno em um dos ovários, guiadas por ultrassom. As pacientes eram seguidas semanalmente por 3 meses com ultrassonografia e dosagens de FSH e estrogênio. No grupo com colágeno associado, 5 pacientes apresentaram crescimento folicular com duas pacientes apresentando oócitos maduros. Uma delas engravidou naturalmente, mas induziu aborto com 24 semanas por trissomia do 21. No grupo sem colágeno associado, apenas uma paciente apresentou crescimento folicular e engravidou naturalmente na época já com mais de 20 semanas, de feto sem alterações cromossômicas.

O grupo espanhol liderado pela pesquisadora Sonia Heraz, vem estudando o uso de células-tronco autólogas derivadas de medula óssea em pacientes com baixa reserva ovariana. O estudo translacional que forneceu a base para o uso dessa técnica, foi realizado em ratas com infertilidade secundária à quimioterapia, sendo que as células-tronco foram obtidas da circulação de 10 mulheres com baixa reserva ovariana, após injeção de fator estimulador de colônias de granulócitos (G-CSF) durante 5 dias. Setenta e cinco por cento das ratas pós-quimioterapia que receberam células-tronco apresentaram restauração do ciclo menstrual. Houve aumento do número de oócitos maduros e embriões formados, permitindo o nascimento de prole saudável quando comparadas com controles. Um terceiro grupo de ratas recebeu enxerto de córtex ovariano das mulheres com baixa reserva e após infusão de células-tronco observou-se melhora da vascularização, promoção do crescimento folicular, secreção de estradiol e proliferação estromal no enxerto.[16] Em estudo subsequente do mesmo grupo, 17 mulheres com baixa resposta receberam em uma das artérias ovarianas injeção de células-tronco autólogas provenientes da medula, deixando o ovário contralateral como controle. Apesar de não ter encontrado diferenças consistentes entre os ovários, 81,3% das mulheres apresentaram melhora da reserva ovariana em 4 semanas, sugerindo que provavelmente os folículos secundários foram os mais beneficiados. Quanto aos resultados reprodutivos, o estudo não possuía poder estatístico suficiente para comparação pré e pós-infusão, mas no *follow-up* de 5 meses ocorreram 5 gestações, atingindo uma taxa de gravidez de 33,3%, sendo 3 espontâneas e que resultaram em bebês saudáveis e duas após FIV, na mesma paciente, que acabou por abortar precocemente nas duas ocasiões.[15]

MECANISMOS DE ATIVAÇÃO FOLICULAR

Estudos animais mostraram que diversos fatores intraovarianos estão envolvidos na ativação de folículos primordiais, provavelmente convergindo em um único caminho intracelular de sinalização. Recentemente, o foco tem sido direcionado para 2 principais vias: a *phosphatase and tensin homolog* (PTEN)/*phosphatidylinositol-3-kinase* (PI3K)/Akt/*forkhead box O3* (FOXO3) e a sinalização Hippo.[4,7]

Em estudos básicos e translacionais, duas drogas (um ativador da PI3K e um inibidor da PTEN) foram capazes de promover a ativação de folículos primordiais dormentes em camundongos e humanos. A via final de ação das duas drogas é a ativação da enzima AKT, que inibe o fator transcricional FOXO3, o qual possui efeito supressor de crescimento folicular.[17]

Por outro lado, foi demonstrado que a manipulação mecânica do tecido ovariano é capaz de induzir mudança da tensão intracelular, facilitando o processo de polimerização da actina. Por esse mecanismo ocorre a indução da ruptura da sinalização Hippo, promovendo crescimento folicular secundário em ratos e humanos.[8]

Ambos os achados fornecem a base para o desenvolvimento da abordagem IVA. Enquanto os estimuladores AKT são capazes de ativar os folículos primordiais presentes no tecido ovariano, a fragmentação do ovário promove a retomada do crescimento dos folículos secundários/pré-antrais.[8] A biópsia ovariana/injúria age apenas no desenvolvimento dos folículos secundários remanescentes, por meio da ruptura da sinalização Hippo.[13] Já as células-tronco mesenquimais atuam por mecanismos ainda não completamente elucidados, mas que possivelmente envolvem a secreção de uma série de citocinas e fatores de crescimento capazes de ativar via PI3K-Akt,[14] inativando a FOXO3 nos folículos primordiais.

PERSPECTIVAS

A reativação ovariana é uma nova estratégia de tratamento para pacientes com FOP conceberem crianças com sua própria genética. Suas técnicas também podem ser eficazes para tratar infertilidade em pacientes com reserva ovariana diminuída, incluindo mulheres sobreviventes de câncer. No entanto, é importante notar que apesar do potencial de aumentar a quantidade de oócitos maduros para tratamento de infertilidade, não há influência na qualidade oocitária, sem efeito, portanto, no seu declínio associado ao envelhecimento.

O uso de IVA como tratamento de FOP ainda é experimental com resultados promissores, mas limitados, baseados em procedimentos invasivos com baixa taxa de gravidez (< 10%). Para melhorar a eficiência de IVA, é importante desenvolver um método não invasivo confiável para predizer a presença de folículos ovarianos residuais antes da primeira cirurgia de ooforectomia,[7] além de novas estratégias para minimizar a perda folicular que ocorre no processo de transplante de tecido ovariano por meio da melhora do método de criopreservação e criação de métodos para promover a neovascularização do tecido ovariano transplantado. Além disso, a possibilidade de efeitos carcinogênicos, associados aos estimuladores Akt que agem no ciclo celular, requer cuidado especial. A investigação em longo prazo da segurança dessas drogas se torna essencial.

As outras técnicas de reativação ovariana são ainda mais incipientes e necessitam primeiramente de replicação de seus resultados por outros centros. A técnica de biópsia/injúria ovariana parece mais simples e segura, mas a população que pode se beneficiar pode ser mais limitada na medida em que é necessário haver folículos secundários residuais. O uso de células-tronco também gera preocupação quanto ao seu potencial carcinogênico, além de ter dificuldades inerentes à manipulação e estimulação adequadas dessas células antes da injeção ovariana.

A menopausa precoce é uma condição que gera enorme frustração nas mulheres atingidas, trazendo efeitos devastadores à qualidade de vida de mulheres ainda jovens. Até recentemente, a medicina reprodutiva não trazia grandes esperanças a essas pacientes. No entanto, o sonho em constituir descendentes geneticamente relacionados está mais próximo das mulheres com FOP. Mas, ainda há muito trabalho a ser realizado no campo da Medicina Reprodutiva, para que os tratamentos oferecidos estejam à altura das aspirações dessas mulheres.

PONTOS-CHAVE

- A FOP ocorre em 1% das mulheres abaixo dos 40 anos e em 0,1% das mulheres abaixo de 30.
- A ativação de folículos dormentes usando ativação *in vitro* (*in vitro activation* - IVA) tem sido proposta para oferecer alguma chance de gestação com óvulos próprios a esta mulheres.
- Mecanismo de ativação folicular pelas vias *phosphatase and tensin homolog* (PTEN)/ *phosphatidylinositol-3-kinase* (PI3K)/ Akt/ *forkhead box O3* (FOXO3) e a sinalização Hippo já foram testados e resultaram em nascimento em alguns estudos.
- Técnica ainda experimental que apresenta novas perspectivas para o futuro reprodutivo de mulheres jovens com menopausa precoce.

REFERÊNCIAS BIBLIOGRÁFICAS

1. Webber L, Davies M, Anderson R et al. ESHRE Guideline: management of women with premature ovarian insufficiency. Hum Reprod. 2016; 31(5):926-937.
2. Cordts EB, Christofolini DM, dos Santos AA, Bianco B, Barbosa CP. Genetic aspects of premature ovarian failure: a literature review. Arch Gynecol Obstet. 2011; 283(3):635-643.
3. De Vos M, Devroey P, Fauser BCJM. Primary ovarian insufficiency. Lancet (London, England). 2010; 376(9744):911-921.
4. Kazuhiro Kawamura, Nanami Kawamura, AJWH. Activation of dormant follicles: a new treatment for premature ovarian failure? Curr Opin Obs Gynecol. 2016; 28(3):217-222.
5. Kovanci E, Schutt AK. Premature ovarian failure: Clinical presentation and treatment. Obstet Gynecol Clin North Am. 2015; 42(1):153-161.
6. Sauer M V., Paulson RJ, Lobo RA. A Preliminary Report on Oocyte Donation Extending Reproductive Potential to Women over 40. N Engl J Med. 1990; 323(17):1157-1160.
7. Lee HN, Chang EM. Primordial follicle activation as new treatment for primary ovarian insufficiency. 2019; 46(2):43-49.
8. Kawamura K, Cheng Y, Suzuki N et al. Hippo signaling disruption and Akt stimulation of ovarian follicles for infertility treatment. Proc Natl Acad Sci. 2013; 110(43):17474-17479.
9. Suzuki N, Yoshioka N, Takae S et al. Successful fertility preservation following ovarian tissue vitrification in patients with primary ovarian insufficiency. Hum Reprod. 2015; 30(3):608-615.
10. Zhai J, Yao G, Dong F et al. In vitro activation of follicles and fresh tissue autotransplantation in primary ovarian insufficiency patients. J Clin Endocrinol Metab. 2016; 101(11):4405-4412.
11. Fabregues F, Ferreri J, Calafell JM et al. Pregnancy after drug-free in vitro activation of follicles and fresh tissue autotransplantation in primary ovarian insufficiency patient: A case report and literature review. J Ovarian Res. 2018; 11(1):1-5.
12. Ljubić A, Abazović D, Vučetić D, Ljubić D, Pejović T, Božanović T. Autologous ovarian in vitro activation with ultrasound-guided orthotopic re-transplantation. 2017; 4(5):51-57.
13. Zhang X, Han T, Yan L, Jiao X, Qin Y, Chen ZJ. Resumption of Ovarian Function After Ovarian Biopsy/Scratch in Patients With Premature Ovarian Insufficiency. Reprod Sci. 2019; 26(2):207-213.
14. Ding L, Yan G, Wang B et al. Transplantation of UC-MSCs on collagen scaffold activates follicles in dormant ovaries of POF patients with long history of infertility. Sci China Life Sci. 2018; 61(12):1554-1565.
15. Herraiz S, Romeu M, Buigues A et al. Autologous stem cell ovarian transplantation to increase reproductive potential in patients who are poor responders. Fertil Steril. 2018; 110(3):496-505.e1.
16. Herraiz S, Buigues A, Díaz-García C et al. Fertility rescue and ovarian follicle growth promotion by bone marrow stem cell infusion. Fertil Steril. 2018; 109(5):908-918.e2.
17. Li J, Kawamura K, Cheng Y et al. Activation of dormant ovarian follicles to generate mature eggs. Proc Natl Acad Sci U S A. 2010; 107(22):10280-10284.

Seção 10

ESTADO DA ARTE NA ORIENTAÇÃO DAS DOENÇAS BENIGNAS DAS MAMAS

45 Minha Mastalgia Não Melhora.
O quê Devo Fazer 449

46 Quando Valorizar e Como Conduzir
o Fluxo Papilar? 461

47 Tumores Fibroepiteliais e Cistos:
Cirurgia ou Seguimento? 469

48 Os Diferentes Tipos de Mastite e Seu
Tratameto 483

49 Lesões Precursoras do Câncer de Mama:
Como Conduzir? 493

ESTADO DA ARTE NA ORIENTAÇÃO DAS DOENÇAS BENIGNAS DAS MAMAS

▶ João Bosco Ramos Borges

Veremos nestes capítulos do **Estado da arte na orientação das doenças benignas das mamas**, quais as mais comuns queixas e achados mamários das pacientes em ginecologia e como conduzir.

No capítulo de **Mastalgias persistentes** veremos que o diagnóstico é clínico e a condução, na grande maioria das vezes, será com medidas de educação em saúde e apoio psicológico. E no grande temor das pacientes **Minha dor mamária é câncer, doutor?** observamos que classicamente a associação mastalgia/câncer é baixíssima, só aumentando após os 40 anos e com nódulo mamário, havendo até estudos em que há mais casos de câncer no grupo sem mastalgia quando comparamos com grupo com dor mamária.

No capítulo de **Mastites** veremos que é fundamental afastar o câncer de mama como diagnóstico diferencial. O diagnóstico é clínico/epidemiológico e a imaginologia não ajuda muito para diferenciar etiologia, sendo no entanto fundamental a ultrassonografia para afastar abscessos.

No capítulo **Tumores fibroepiteliais e cistos** vemos que a condução clínica e não cirúrgica predomina como a correta, além de excelente revisão sobre o assunto ao seu alcance.

Outro capítulo é sobre **Como conduzir e quando valorizar o fluxo papilar**, e perceberemos que a conduta conservadora predomina, a imaginologia pouco ajuda, a citologia é de baixa acurácia e raramente haverá indicação de tratamento cirúrgico.

Finalmente no capítulo de **Lesões precursoras, como conduzir** uma atualização excelente está aqui colocada.

O ginecologista que atende as várias queixas de mama tem aqui, no **Manual de Ginecologia da SOGESP,** a condução atual e simples para uso no seu dia-a-dia de atendimento.

Boa leitura!!!

João Bosco Ramos Borges

capítulo 45

Minha Mastalgia Não Melhora.
O Que Devo Fazer?

▶ Heloisa Maria De Luca Vespoli
▶ Benedito de Sousa Almeida Filho

INTRODUÇÃO

Mastalgia, também denominada dor mamária ou síndrome dolorosa mamária, é uma queixa extremamente comum entre as mulheres, representando mais da metade das causas de consulta com o mastologista. Estudos populacionais sugerem que aproximadamente 45% a 70% das mulheres irão se queixar de dor mamária em algum momento de suas vidas, principalmente abaixo dos 55 anos, sendo que sua prevalência por faixa etária aumenta de 40% antes dos 20 anos para 65% entre 40 e 50 anos, e tende a retornar posteriormente para 40% após os 60 anos.[1]

Além disso, a mastalgia é condição que pode ter importante impacto na vida das pacientes. Estudos prospectivos recentes relatam que a dor mamária pode afetar o sono em até 35% a 43% dos casos, interferir na vida sexual em 30% a 41% e na vida profissional em até 28% das pacientes, daí a importância da sua avaliação e abordagem adequadas.[2]

CLASSIFICAÇÃO

A mastalgia é classificada quanto à origem em verdadeira (proveniente do tecido mamário) ou referida (extramamária, geralmente proveniente da parede torácica). A mastalgia verdadeira ainda pode ser subdividida em cíclica e acíclica.

A mastalgia cíclica, também conhecida como mastodínea, é a causa mais comum de dor mamária (66% a 90% dos casos) e é caracterizada por dor bilateral,

449

difusa ou em peso, relacionada a processo fisiológico. É referida predominantemente no quadrante superolateral durante o período pré-menstrual, com duração média de quatro dias e que melhora gradativamente após a menstruação, estando frequentemente associada a sintomas de inchaço, adensamento e modularidade da mama. No entanto, poderá haver predominância da dor em uma mama em relação à outra e normalmente há resolução após a menopausa. Segundo o Consenso do Colégio Francês de Ginecologia e Obstetrícia de 2016 sobre doenças benignas da mama, a maioria das pacientes com mastalgia classifica a intensidade da dor como maior do que 3,5 na escala analógica visual (EVA), em que a intensidade dolorosa é graduada de 0 a 10.[3]

A dor acíclica é geralmente unilateral, tende a ser localizada, aguda ("em fisgada") ou em queimação e não tem relação com o ciclo menstrual. Pode ser constante ou irregular com períodos de exacerbação. É menos comum e tem como principais causas: cirurgias prévias, trauma local, mastite infecciosa ou abscesso mamário, cisto inflamado, carcinoma inflamatório e doenças inflamatórias crônicas, como a mastite granulomatosa idiopática.[4]

Em relação à dor extramamária, inúmeras doenças torácicas podem ser causa de dor referida na topografia mamária, sendo mais comuns as alterações que acometem a parede torácica (Tabela 45.1). É causa frequente de dor mamária principalmente em mulheres na pós-menopausa. Características que sugerem que a dor tem origem na parede torácica são: dor unilateral e relacionada a esforço, dor além dos limites da mama e que pode ser reproduzida por palpação profunda em alguma área específica da parede torácica. A costocondrite (síndrome de Tietze) é particularmente importante por ser dolorosa e referida sobre a junção entre a costela e a cartilagem.[5]

A seguir, iremos abordar especificamente a dor de origem mamária, dando ênfase à mastalgia cíclica.

ETIOLOGIA E FATORES DE RISCO PARA MASTALGIA CÍCLICA

Até o momento, estudos não acharam nenhum processo hormonal claro ou condição patológica específica para explicar a dor mamária cíclica. Além disso, não se sabe o porquê do amplo espectro da prevalência e da intensidade de dor cíclica entre as mulheres, o que depende não somente de características individuais, como também socioculturais.[6] Algumas associações e fatores de risco para mastalgia mais comumente avaliados são:

- **Idade.** A mastalgia cíclica tem maior prevalência em mulheres entre 30 e 50 anos de idade.[3]
- **Níveis hormonais.** Algumas teorias indicam que a dor mamária esteja associada a altos níveis de estradiol, insuficiência lútea na síntese de progesterona ou aumento da sensibilidade dos receptores hormonais. Há possível relação entre mastalgia e altos níveis de prolactina, o que explicaria a melhora importante desta queixa em mulheres com hiperprolactinemia tratadas com agonistas dopaminérgicos, drogas que diminuem a síntese de prolactina.[1,3]

Tabela 45.1 Dor mamária: principais causas e características.

Origem	Classificação	Características
Dor mamária	Cíclica	■ Bilateral ■ Difusa ou em peso ■ Referida mais no quadrante superolateral ■ Durante o período pré-menstrual ■ Duração média de quatro dias ■ Melhora após a menstruação ■ Associada a sintomas de inchaço, adensamento e nodularidade ■ Resolução após a menopausa.
	Acíclica	■ Geralmente unilateral ■ Localizada, aguda ("em fisgada") ou em queimação ■ Sem relação com o ciclo menstrual ■ Constante ou irregular
Dor extramamária (referida)	Musculoesquelética de origem torácica (síndrome de Tietze, fasciíte, tendinite, radiculopatia cervical e/ou torácica)	■ Unilateral ■ Piora com mobilização e/ou respiração ■ Além dos limites da mama ■ Reproduzida com compressão da parede torácica ■ Dores osteomusculares em outras áreas (artropatias e/ou osteopatias)
		Outras causas menos frequentes (isquemia do miocárdio, cardiomiopatia hipertrófica, miocardite, pericardite, dispepsia, esofagite, colecistite, gastrite, pancreatite, pleurite, pneumotórax, embolia pulmonar, dissecção de aorta, abscesso subfrênico, linfoma, herpes zoster, neuralgia pós-herpética, radiculopatia diabética, neurite intercostal, distúrbio de somatização, ataque de pânico, hipocondríase, fibromialgia)

■ **Síndrome pré-menstrual.** Apesar de controversos, alguns estudos mostram que pacientes que sofrem mais com sintomas como retenção hídrica, ansiedade, déficit de concentração e alterações de humor na fase lútea tardia apresentam queixa mais frequente de mastalgia cíclica. Kyranou *et al.* (2013) compararam vários grupos de mulheres e demonstraram a maior prevalencia de alteração dc humor em mulheres com mastalgia intensa. Contudo, no estudo de Tsai *et al.* (2010), 77,5% de mulheres com mastalgia cíclica não preenchiam os critérios para síndrome pré-menstrual, indicando que apesar de algumas pacientes com mastalgia apresentarem características psicológicas específicas, a relação entre mastalgia e esta síndrome pré-menstrual não é tão clara e merece investigação adicional.[7]

- **Condição fibrocística.** Alguns estudos relatam a associação da mastalgia cíclica com condição fibrocística da mama.[4,6]

- **Anticoncepção hormonal.** Apesar dos anticoncepcionais hormonais estarem mais comumente associados a taxas menores de mastalgia e síndrome pré-menstrual em longo prazo, algumas pacientes podem se queixar de dor e inchaço mamário nos primeiros meses de uso do método, condição esta que tende a ter resolução espontânea. Outra questão importante seria a diferença no efeito sobre a mastalgia das inúmeras formulações e doses presentes nos anticoncepcionais hormonais atuais e as vias de administração. Audet *et al.* (2001), em um ensaio clínico randomizado envolvendo 1.417 mulheres com diferentes métodos contraceptivos, evidenciaram que a dor mamária foi citada por 18% daquelas que faziam uso da anticoncepção transdérmica, enquanto apenas 5,8% daquelas usuárias de terapia oral tiveram essa queixa, sendo que em 85% dos casos a dor era classificada como leve a moderada. Outros estudos mostram que mulheres

fazendo uso de progestágenos parenterais de longa duração apresentam taxas significativamente menores de dor mamária do que o grupo controle.[8]

- **Terapia hormonal.** A mastalgia, também relacionada ao aumento da densidade mamária, tem maior relação com o uso de terapia hormonal com estrogênios e progestágenos combinados em comparação à terapia estrogênica isolada, e depende especialmente do progestágeno e da dose de estrogênio utilizada. Já a tibolona, um hormônio esteroide sintético que atua em receptores estrogênicos, progestagênicos e androgênicos, comumente prescrito como terapia hormonal, foi associada a menores taxas de mastalgia e de aumento da densidade mamária na maioria dos estudos.[1,2]

- **Estresse e distúrbios psiquiátricos.** Muitos estudos mostram que mulheres com mastalgia apresentam alta probabilidade de distúrbios psicológicos e/ou psiquiátricos. Um estudo realizado por Shrestha e Sen (2004) mostrou que mulheres com mastalgia recorrente eram mais propensas a serem diagnosticadas com depressão maior, síndrome do pânico, transtorno alimentar, abuso de álcool ou história de violência sexual/doméstica. Outros estudos têm mostrado importantes conexões entre transtornos de ansiedade, humor e dor mamária.[6]

- **Estilo de vida.** Tabagismo e ingestão de cafeína também têm se mostrado como fatores risco para mastalgia, principalmente de intensidade moderada a grave.[3]

MASTALGIA E A RELAÇÃO COM O CÂNCER DE MAMA

Apesar do medo do câncer ser a principal razão da consulta das pacientes com mastalgia, trata-se de um sintoma raro de câncer de mama. É de grande importância que o mastologista enfatize a precária relação entre dor mamária e câncer de mama, uma vez que a maioria dos estudos mostra que a mastalgia não apresenta qualquer valor preditivo positivo ou negativo para o câncer de mama.[9]

Em um estudo de Sen *et al.* (2004), o risco relativo de desenvolver câncer de mama variou entre 0,3 e 0,7 em pacientes com dor mamária e foi significativamente maior (1,9 a 3,0) apenas em pacientes com idade > 40 anos e com nódulo mamário associado. Eles concluíram que, em pacientes sintomáticos, o risco de câncer da mama está estritamente relacionado com a idade e independe do sintoma de dor mamária.[10]

Em uma revisão recente com 1.532 mulheres, o risco de câncer de mama foi na verdade mais baixo em mulheres que apresentavam outras queixas quando associadas à dor mamária em comparação a mulheres sem dor mamária. Estes resultados foram de acordo com os achados de Khan *et al.* em um estudo conduzido em um centro especializado de Nova Iorque com 5.463 pacientes, que concluiram que a dor mamária de fato diminuiu o risco de câncer de mama, independente da idade (OR = O,6, 95 % CI 0,50 a 0,74).[11]

DIAGNÓSTICO

O diagnóstico de mastalgia é estritamente realizado pela anamnese e exame físico detalhados, sendo que o primeiro passo na investigação é a diferenciação entre a dor originada da parede torácica e dor mamária. Exames de imagem serão realizados em casos específicos para se confirmar outras doenças da mama. Na anamnese, deve-se avaliar o estilo de vida, uso de medicação hormonal e não hormonal, atividades laborais e esportivas, história de trauma, presença de doenças musculoesqueléticas e problemas psicossociais, bem como antecedente familiar para câncer de mama.[12]

- **Exame físico.** O exame físico cuidadoso das mamas, linfonodos regionais, parede torácica, coluna cervical e torácica, e membros superiores é essencial. Pode-se examinar a paciente sentada ou em decúbito lateral para permitir que a mama fique mais distante da parede torácica e que se possa palpar as costelas, articulações costocondrais e músculos subjacentes. Como os músculos peitorais localizam-se profundamente à mama, pacientes com tendinites ou fasciítes podem apresentar dor na parede torácica geralmente nas bordas laterais ou atrás da papila mamária.

- **Exames de imagem**. Em casos de exame físico normal, exames de imagem como mamografia e ultrassonografia podem ser solicitados, especialmente em pacientes com mais de 35 a 40 anos, história familiar para câncer de mama ou se houver dúvida no exame físico. Para dor mamária isolada, sem anormalidades no exame físico, a avaliação por exames de imagem é normal em 95% dos casos, sem se observar aumento no risco de câncer quando comparado a mulheres assintomáticas.[10] Em estudo caso-controle de Walker *et al.* (2014), com mulheres encaminhadas para exames de imagem para avaliação de mastalgia, não houve diferenças entre os achados mamográficos e a frequência de malignidade em mulheres com dor, em comparação com um grupo-controle assintomático submetido a rastreamento de rotina. Após realização de exames de imagem sem achados anormais, deve-se deixar claro para a paciente a garantia de seguraça e benignidade do quadro, conduta esta que é suficiente para tranquilizar a grande maioria dos casos.[13]

- **Exames laboratoriais.** Geralmente exames laboratoriais não têm valor clínico. O possível exame que pode ser solicitado é a dosagem de prolactina, que deve ser solicitado na suspeita de hiperprolactinemia, como nos quadros de galactorreia ou alterações menstruais caracterizadas por oligomenorreia.

TRATAMENTO DA MASTALGIA CÍCLICA

O tratamento da mastalgia cíclica inclui medidas não farmacológicas (educação e orientação, alteração do estilo de vida, suporte psicológico, recomendações nutricionais), bem como intervenções farmacológicas (hormonais ou não hormonais). A taxa de recorrência de mastalgia cíclica tende a ser de 60%.[3,4]

- **Educação e orientação verbal.** O principal ponto no tratamento da dor mamária é assegurar à paciente que provavelmente não se trata de câncer ou doença grave, devendo ser o tratamento de primeira linha. O exame clínico negativo, associado ou não a exames de imagem, comprovando a ausência de lesões suspeitas, pode melhorar os sintomas em aproximadamente 22% dos casos.[14] Hafiz *et al.*, em uma revisão sistemática de 2015, mostrou que 70% a 85% dos casos podem ser solucionados com a associação da garantia do quadro benigno com a orientação do uso de sutiãs de suporte. A orientação do uso de sutiã provém de estudos de Mason *et al.* e Rosolowich *et al.*, que levantaram a hipótese de que a dor mamária estaria associada principalmente ao movimento do tecido mamário, e mostraram que o uso de suporte mamário externo reduziu o movimento vertical absoluto e a força máxima de desaceleração da mama, com diminuição da percepção de dor. Das três peças examinadas neste estudo, o sutiã esportivo adaptável forneceu melhor suporte e maior redução álgica, devendo ser orientado seu uso inclusive à noite, principalmente em mulheres com mamas ptóticas.[15]

- **Suporte psicilógico e técnicas de relaxamento.** Considerando a potencial origem psicológica em alguns casos de dor mamária, estudos têm mostrado melhora signficativa em até 61% das mulheres com mastalgia com acompanhamento psicológico e técnicas de relaxamento.[6]

- **Orientações nutricionais.** Há um crescente interesse no uso de ervas, suplementos nutricionais e estratégias alternativas para o tratamento de dor mamária. Pacientes frequentemente usam ervas e suplementos para tratar doenças crônicas que são pouco responsivas aos medicamentos prescritos, ou quando medicamentos apresentam efeitos adversos. Dentre este grupo, os mais comumente avaliados em estudos para alívio da mastalgia são: óleo de prímula, vitamina E (alfa-tocoferol), fitoestrogênios (soja e linhaça), óleo de peixe e *Vitex agnus-castus*. Em relação ao óleo de prímula, apesar de ser amplamente prosposto para tratamento da mastalgia, dados atualmente disponíveis de estudos randomizados não demonstram eficácia significativa em relação ao placebo. Similarmente, nenhum estudo comprovou a eficácia da vitamina E para dor mamária. Em relação aos fitoestrogênios, como linhaça e soja, apesar de serem poucos estudos controlados que avaliam sua eficácia na mastalgia, a maioria mostra efeitos positivos e promissores na diminuição da dor mamária cíclica. Fleming *et al.* (2003) demonstraram que o consumo de soja no período pré-menopausa tem importante efeito na redução objetiva e subjetiva da dor mamária e da condição fibrocística. Mirghafourvand *et al.* (2015), em recente estudo randomizado controlado, mostrou que a linhaça 25 g/dia foi eficaz na redução em curto prazo da dor mamária cíclica.[15]

- **Anti-inflamatórios.** Em dois importantes estudos controlados randomizados, o uso de anti-inflamatórios não esteroidais (AINEs) em gel (diclofenaco e piroxicam) se mostrou significativamente eficaz no tratamento da mastalgia com melhora da dor em até 92% e sem evidência de efeitos adversos, tornando-os uma importante opção de tratamento da mastalgia cíclica. Apesar do uso de AINE via oral ser comum na prática clínica, não há estudos randomizados avaliando sua eficácia nos casos de mastalgia cíclica.[2,16]

- **Agentes dopaminérgicos.** Inúmeros estudos randomizados controlados mostram que agentes dopaminérgicos como bromocriptina, cabergolina e lisurida, drogas utilizadas para tratamento da hiperprolactinemia, parecem ter um efeito benéfico no tratamento da mastalgia cíclica, com taxas de melhora entre 70% e 80%. Este efeito se deve provavelmente pela própria redução da ação da prolactina no parênquima mamário, resultando em alterações da permeabilidade vascular e redução do edema do estroma mamário e, consequentemente, da dor. Contudo, estas drogas devem ficar restritas às pacientes com mastalgia com hiperprolactinemia, principalmente pelos efeitos adversos frequentes e desconfortáveis como náuseas, vómitos e dor abdominal, tontura, cefaleia, fadiga e hipotensão.[17]

O tratamento hormonal com uso de drogas que provocam amenorreia poderia ser utilizado na mastalgia cíclica. No entanto, essas drogas além de serem caras, produzem efeitos colaterais indesejáveis, e só devem ser prescritas em casos extremos.

- **Danazol.** É um derivado da etisterona, um esteroide sintético, aprovado pelo *Food and Drug Administration* (FDA) como primeira escolha para tratamento de endometriose no início dos anos de 1970 por agir suprimindo a secreção de gonadotrofinas, prevenindo o pico de LH e inibindo a esteroidogênese ovariana. Posteriormente foi aprovado para tratamento da mastalgia em 2002. Contudo, tanto nos casos de endometriose quanto nos casos de mastalgia, o uso dessa medicação passou a ser limitado pelos seus efeitos adversos frequentes e indesejáveis. São efeitos primariamente androgênicos e dose-dependentes que incluem irregularidade menstrual, acne, oleosidade cutânea, alopecia androgênica, hirsutismo, engrossamento da voz, ganho de peso, cefaleia, náuseas, lesões cutâneas, ansiedade e depressão. Além disso, é contraindicado em mulheres com história ou risco de tromboembolismo, tem efeito teratogênico e pode interferir na contracepção oral. Por conta disso, estudos passaram a avaliar a redução da dose e/ou utilização apenas na fase lútea sobre a mastalgia, sendo observada melhora significativa da dor mamária com redução dos efeitos adversos. Dessa forma, apesar de ser uma opção no tratamento da mastalgia, é uma droga de custo elevado, com efeitos colaterais indesejáveis, devendo ser prescrita somente em casos extremos.[18]
- **Moduladores Seletivos dos Receptores de Estrogênio (SERMs).** O tamoxifeno é o SERM mais comumente avaliado para tratamento da mastalgia, com taxas de melhora de até 85%. Ele atua como antagonista do receptor de estrogênio no tecido mamário através do seu metabólico ativo, o hidroxitamoxifeno. Estudos randomizados mostram que, comparado com outros tratamentos como o danazol, o tamoxifeno tem maior eficácia no alívio da dor e menores taxas de efeitos colaterais. Como efeitos colaterais mais comuns podemos citar fogachos, náusea, irregularidade menstrual, ressecamento ou corrimento

vaginal, ganho de peso, bem como aumento do risco de tromboembolismo venoso e câncer de endométrio. Devemos lembrar que, assim como outros tratamentos hormonais, o tamoxifeno deve ser reservado para dor mamária grave refratária a outras medidas. É melhor tolerado com dose de 10 mg via oral 1x/dia, podendo também ser restrito à fase lútea do ciclo menstrual. Deve ser administrado sob supervisão e acompanhamento e por um período limitado, geralmente três meses. Outro SERM recentemente avaliado para tratamento da dor mamária é o citrato de toremifeno administrado na dose de 30 mg/dia. Assim como o tamoxifeno, tem mostrado bons resultados principalmente nos casos de dor cíclica sem evidência de efeitos colaterais significantes em comparação ao placebo.[19,20] Entretanto, esta droga ainda não está disponível no Brasil.

- **Agonistas do hormônio liberador de gonadotrofina (GnRH).** Agonistas do GnRH são peptídeos sintéticos que ocupam os receptores de GnRH na hipófise, bloqueando o estímulo para síntese e liberação de FSH e LH, consequentemente reduzindo de forma significativa os níveis de estrogênios, progesterona e androgênios ovarianos. Há apenas alguns estudos que avaliaram seu papel na mastalgia e, apesar de mostrarem taxas de melhora de até 81%, seu uso é limitado principalmente pelos efeitos colaterais relacionados ao estado de hipoestrogenismo (fogachos, atrofia genital e perda da densidade óssea).[21]

- **Mastectomia.** Há apenas poucos relatos de casos de adenomastectomia com reconstrução mamária para tratamento de mastalgia resistente às opções terapêuticas após minuciosa investigação e avaliação psicológica. É certamente uma medida radical, com risco de complicações em curto e longo prazos e baixas taxas de melhora, não havendo dados suficientes para sua recomendação.[22]

TRATAMENTO DA MASTALGIA ACÍCLICA E DOR ESTRAMAMÁRIA

Dores de origem musculoesqueléticas são geralmente autolimitadas assim que a causa é identificada e evitada, podendo ser solucionadas com curtos períodos de anti-inflamatórios e/ou fisioterapia. Em casos de dores muito localizadas na parede torácica, pode-se ainda realizar infiltração da área dolorosa com uma combinação de corticoide e anestésico local de longa duração para alívio prolongado da dor.[3,4]

CONSIDERAÇÕES FINAIS

A primeira linha de tratamento para a mastalgia cíclica é a orientação verbal. Sobretudo, enfatizar o caráter fisiológico desta situação, onde há alterações moleculares, celulares e bioquímicas durante a fase lútea do ciclo menstrual.[23] Esta orientação deve ser bastante pormenorizada, principalmente nas mulheres com perfil bastante ansioso e/ou depressivo. Para isso, a boa relação médico paciente é fundamental. Com uma orientação eficaz, a maioria das mulheres (mesmo que ainda sentindo um certo grau de desconforto), passa a tolerar bem esta fase, sem necessidade de nenhum tratamento medicamentoso. Se ainda assim, a mulher continuar insatisfeita, pode-se prescrever anti-inflamatório não esteroidal, de preferência em gel. Nos casos onde não houver melhora significativa ("refratários") com as orientações acima descritas, prescrever, então, tamoxifeno 10 mg/dia por um período inicial de três meses.

REFERÊNCIAS BIBLIOGRÁFICAS

1. Rosolowich V, Saettler E, Szuck B et al. Mastalgia. J Obstet Gynaecol Can. 2006; 28(1):49-71.9.

2. Kataria K, Dhar A, Srivastava A, Kumar S, Goyal A. A systematic review of current understanding and management of mastalgia. Indian J Surg. 2013:1-6.

3. Lavoue V et al. Clinical practice guidelines from the French College of Gynecologists and Obstetricians (CNGOF): benign breast tumors – short text. European Journal of Obstetrics & Gynecology and Reproductive Biology. 200 (2016); 16-23.

4. Doberi A, Tobiassen T, Rasmussen T. Treatment of recurrent cyclical mastodynia in patients with fibrocystic breast disease. A double blind placebo controlled study. The Hiorring project. Acta Obstet Gynecol Scand Suppl. 1984; 123:177-84.

5. Ader D, South-Paul J, Adera T, Deuster P. Cyclical mastalgia: prevalence and associated health and behavioral factors. J Psychosom Obstet Gynaecol. 2001; 22(2):71-76.

6. Kyranou M, Paul SM, Dunn LB, Puntillo K, Aouizerat BE, Abrams G et al. Diffe-rences in depression, anxiety, and quality of life between women with and without breast pain prior to breast cancer surgery. Eur J Oncol Nurs. 2013; 17(2):190-5.

7. Tsai, Shang-Ta et al. Psychological Factors and Medical Compliance Among Patients With Breast Pain. J Exp Clin Med. 2010; 2(3):136-141.

8. Audet MC, Moreau M, Koltun WD, Waldbaum AS, Shangold G, Fisher AC et al. Evaluation of contraceptive efficacy and cycle control of a transdermal contraceptive patch vs an oral contraceptive: a randomized controlled trial. JAMA. 2001; 285(18):2347-54.

9. Tehranian N, Shobeiri F, Pour FH, Hagizadeh E. Risk factors for breast cancer in Iranian women aged less than 40 years. Asian Pac J Cancer Prev. 2010; 11(6):1723-5.

10. Dumitrescu RG, Cotarla I. Understanding breast cancer risk – where do we stand in 2005. J Cell Mol Med. 2005; 9:208-221.

11. Anothaisintawee T et al. Risk Factors of Breast Cancer: A Systematic Review and Meta-Analysis. Asia-Pacific Journal of Public Health/Asia-Pacific Academic Consortium for Public Health. 2013.

12. Euhus DM. Understanding mathematical models for breast cancer risk assessment and counseling. Breast J. 2001; 7:224-232.

13. Walker S et al. Risk of breast cancer in symptomatic women in primary care: a case-control study using electronic records. Br J Gen Pract. 2014 Dec; 64(629).

14. Blommers J, de Lange-de Klerk ESM, Kuik DJ, Bezemer PD, Meijer S. Evening primrose oil and fish oil for severe chronic mastalgia: a randomised double-blind, controlled trial. Am J Obstet Gynecol. 2002; 187(5):1389-94.

15. Fleming RM. What effect, if any, does soy protein have on breast tissue? Integr Cancer Ther. 2003 Sep; 2(3):225-8.

16. Goyal A, Mansel RE. A randomized multicentre study of gamolenic acid (Efamast) with and without antioxidant vitamins and minerals in the management of mastalgia. Breast J. 2005; 11:41-7.

17. Mansel RE, Dogliotti L. European multicentre trial of bromocriptine in cyclical mastalgia. Lancet. 1990; 335(8683):190-193.

18. Kontostolis E, Stefanidis K, Navrozoglou I, Lolis D. Comparison of tamoxifen with danazol for treatment of cyclical mastalgia. Gynecol Endocrinol. 1997; 11:393-7.

19. Fentiman IS, Caleffi M, Hamed H, Chaudary MA. Dosage and duration of tamoxifen treatment for mastalgia: a controlled trial. Br J Surg. 1988; 75(9):845.

20. O'Brien PM, Abukhalil IE. Randomized controlled trial of the management of premenstrual syndrome and premenstrual mastalgia using luteal phase-only danazol. Am J Obstet Gynecol. 1999; 180:18-23.

21. Mansel RE, Goyal A, Preece P, Leinster S, Maddox PR, Gateley C, et al. European randomised, multicentre study of goserelin (Zoladex) in the management of mastalgia. Am J Obstet Gynecol. 2004; 191(6):1942-9.

22. Shrestha S, Sen T. Analysis of mastalgia cases presented at Manipal Teaching Hospital, Pokhara, Nepal. Nepal Med Coll J. 2004; 6(2):129-32.

23. De Luca LA, Gonçalves MFVS, Carvalho LR. Mastalgia cíclica pré-menstrual: placebo versus outras drogas. Rev Assoc Med Bras. 2006; 52(4):265-952.

capítulo 46

Quando Valorizar e Como Conduzir o Fluxo Papilar?

▶ Daniel Guimarães Tiezzi
▶ Hélio Humberto Angotti Carrara

INTRODUÇÃO

Denomina-se fluxo papilar a saída de secreção proveniente de ducto ou ductos da papila fora do ciclo grávido-puerperal. Ele representa a terceira queixa mais comum em Mastologia, sendo menos frequente que a mastalgia e alterações palpáveis da mama.[1] É um sinal que pode estar presente em diferentes alterações mamárias, de natureza benigna ou maligna ou, ainda, ter origem extramamária. Desta forma, deve-se questionar sobre a saúde geral da mulher e uso de medicação, condições que podem levar ao fluxo papilar.[2]

Quando a secreção é láctea, é chamada de galactorreia, e a secreção não láctea é chamada de telorreia, derrame papilar, descarga papilar ou fluxo papilar, este o termo mais comumente utilizado. É importante o diagnóstico das diferentes situações clínicas e das características do fluxo papilar, pois a conduta a ser tomada depende da etiologia da secreção. É mais prevalente durante o menacme, porém, pode afetar meninas na infância e adolescência.[3] É responsável por até 7% das queixas em clínicas de Mastologia,[2] e pode ser um sintoma que comete homens também.[4] Geralmente é causa de ansiedade nas pacientes pelo temor de neoplasia maligna mamária, porém, em até 95% das vezes, tem etiologia benigna. Porém, em situações específicas, pode representar sinal fortemente associado à doença maligna.[5] Nesta revisão pretendemos esclarecer as situações de alerta onde o fluxo papilar deve ser valorizado pelo risco de enfermidade maligna associada.

CARACTERIZAÇÃO CLÍNICA DO FLUXO PAPILAR

A classificação do fluxo papilar pode ser feita segundo vários parâmetros clínicos. Baseado nas informações clínicas, ele pode ser definido como fisiológico, patológico (neoplásicos ou não neoplásicos), e ter causa mamária ou extramamária, conforme previamente mencionado. Há que se caracterizar se é espontâneo ou induzido, uniductal ou multiductal, unilateral ou bilateral, hialino ou colorido e, ainda, se é espesso ou aquoso.

A coloração do fluxo tem importância na formulação da hipótese diagnóstica. Dessa forma, a secreção com coloração variada, sem sinais de sangue, em geral é frequentemente desencadeada por alteração funcional benigna da mama (AFBM). Nestes casos, na maioria das vezes, a secreção é bilateral e pode ser obtida de vários ductos. As secreções purulentas, quase sempre unilaterais, estão relacionadas aos processos infecciosos/inflamatórios, enquanto as secreções brancacentas, leitosas e fluidas são causadas por galactorreia e podem ter causa extramamária. Por outro lado, o derrame hialino, tipo água de rocha, ou sanguinolento, espontâneo, uniductal e, geralmente unilateral, tem valor preditivo mais elevado para a doença maligna da mama, e este sinal é compreendido como suspeito para malignidade pelas mulheres.[6-7] Em considerável proporção de casos, o fluxo papilar está associado a nódulo subjacente[8] que, em até 19% das vezes, é maligno.[5,9] A bilateralidade do fluxo geralmente representa sinal de alteração benigna, principalmente quando obtida por vários ductos. O papiloma intraductal, seguido da ectasia ductal, são as duas principais causas de fluxo papilar.[3,8]

A galactorreia, caracterizada por secreção láctea espontânea após um ano ou mais da lactação normal,[10] bilateral e por múltiplos ductos, pode ter diferentes etiologias. Pode resultar de uso de medicamentos hormonais, anti-hipertensivos (metildopa e betabloqueadores), medicamentos com ação no sistema nervoso central (tricíclicos, fenotiazidas, benzodiazepínicos, sulpirida, veraliprida e fluoxetina) e outros fármacos, como metoclopramida, cimetidina e anfetaminas. A galactorreia pode, ainda, resultar do aumento da prolactina determinada por tumores da hipófise (prolactinomas), lesão torácica, herpes zóster ou, ainda, ser decorrente de hipotireoidismo.[11] Pacientes com fluxo papilar bilateral por vários ductos devem sempre ter avaliação endócrina em sua propedêutica.

DIAGNÓSTICO

O diagnóstico do fluxo papilar deve abranger a anamnese criteriosa, interrogando sobre início e duração dos sintomas, o exame clínico e exames complementares. A idade da paciente é bem relevante. Fluxo papilar com características de benignidade é mais frequente em mulheres mais jovens, enquanto fluxo com características malignas são mais frequentes em mulheres mais idosas.[12] Os antecedentes mamários pessoais e familiares, uso de medicações, traumas e manipulação excessiva do complexo areolopapilar devem ser cuidadosamente interrogados.

Na sequência, o exame físico deve confirmar o fluxo, observando-se as características deste quanto ao lado, à coloração, à fluidez, ao número de ductos excretores, à presença de ponto de gatilho e de nódulo associado. É importante a visualização do fluxo contra uma gaze branca, para melhor identificação. A obtenção do fluxo pode demandar a pressão firme, porém delicada, do complexo areolopapilar, com o intuito de reproduzir o fluxo relatado. Na presença de ponto gatilho, identificá-lo com precisão, tomando-se como base o mostrador de relógio e posicionando-o de acordo com os eixos das horas e a distância da papila. Isto auxiliará o eventual planejamento cirúrgico, caso este seja necessário. Lembrar que o fluxo papilar pode ocorrer em homens e, quando presente, pode estar mais frequentemente associado ao câncer.

Diferentes exames laboratoriais são utilizados no sentido de auxiliar e confirmar a etiologia do fluxo papilar. A coleta da citologia da secreção papilar para coloração por Papanicolau ou Giemsa foi bastante utilizada, mas, atualmente acredita-se que seu valor preditivo seja baixo.[12-15] A citologia obtida por lavagem e aspiração ductal também são métodos usados como diagnóstico e até tratamento de eventuais alterações encontradas.[16,17] Entre os exames de imagem, a ultrassonografia, a mamografia e a ressonância magnética podem auxiliar na confirmação da hipótese diagnóstica.[18]

A ultrassonografia pode mostrar dilatações dos ductos terminais com eventual projeção interna na luz dos ductos. A mamografia é importante em mulheres mais idosas e, quando o fluxo é associado a nódulo, o exame pode definir a etiologia. A ressonância magnética tem sido utilizada quando a mamografia e a ultrassonografia deixam dúvidas, porém com resultados ainda controversos.[19,20]

A ductografia contrastada, embora ainda controversa, ressurge como exame importante).[21] Principalmente quando associada a outras modalidades diagnósticas, pode facilitar a definição da área, ou áreas, que deve(m) ser o(s) local(is) da(s) biópsia(s).[22] Porém, ainda tem baixo valor preditivo positivo na definição de lesões benignas ou malignas.[12,14,22]

A ductoscopia tem sido relatada na literatura como método que apresenta boa especificidade e sensibilidade.[24-25] É bastante utilizada no Japão, onde foi criado um sistema de classificação para as lesões.[26] Consiste em um microendoscópio de fibra óptica que é inserido no interior do ducto excretor e permite visualizar e biopsiar as lesões presentes.[14]

Nos casos onde o exame de imagem identifica uma alteração relevante que pode explicar o fluxo papilar, uma amostra de tecido pode ser obtida com o uso de biópsias percutâneas (aspiração com agulha fina [AAF], biópsia percutânea com agulha grossa [BAG ou *core biopsy*] ou mamotomia) ou, ainda, por meio da biópsia cirúrgica.

FATORES ETIOLÓGICOS

As principais causas do fluxo papilar patológico são os papilomas intraductais, que causam descarga serossanguinolenta ou sanguinolenta; acometem os ductos principais na região subareolar, apresentam diâmetro variável, desde milímetros até 3 cm. São encontrados em cerca de 50% dos casos com esse sinal. O papiloma intraductal isolado não é considerado lesão pré-maligna, devendo ser diferenciado do papiloma múltiplo.

A ectasia ductal e a mastite periductal também podem ser causa frequente de fluxo papilar. A ectasia ductal acomete mulheres entre a quinta e sétima década de vida e consiste na dilatação dos ductos com acúmulo de secreção em seu interior, e esta, por sua vez, pode se exteriorizar pela papila. A ectasia ductal é uma alteração funcional benigna da mama (AFBM) e a dilatação dos ductos parece resultar da perda da elastina da parede dos ductos terminais. Ramaligman e colaboradores mostraram importantes achados à respeito das alterações moleculares associadas a esta alteração.[27] A mastite periductal consiste em inflamação justa ductal subareolar e pode ter como causa o extravasamento da secreção acumulada nos ductos dilatados. Tem maior prevalência e tende a ser recorrente, principalmente nas mulheres tabagistas.[28]

O carcinoma ductal, *in situ* ou invasor, é responsável por até 10% dos casos por fluxo papilar em "água de rocha", enquanto o carcinoma ductal invasor promove fluxo serossanguinolento ou sanguinolento, principalmente quando está associado a nódulo. Outras possíveis causas são: descarga papilar sanguinolenta da gestação, decorrente da hipervascularização do sistema ductal normal da gestação; fluxo fisiológico, geralmente multiductal, que representa a secreção apócrina da glândula mamária; adenoma do mamilo, bastante raro e que causa nódulo palpável nas camadas superficiais do mamilo, provocando descarga sanguinolenta; e a galactorreia, decorrente de estímulos endócrinos, com saída de secreção láctea, bilateralmente por múltiplos ductos.

TRATAMENTO

O tratamento é variável e depende da etiologia do fluxo papilar. Quando bem caracterizados, os derrames fisiológicos não demandam tratamento na maioria das vezes, exceto a tranquilização da paciente).[10] As galactorreias demandam tratamento acurado de acordo com a etiologia desta. Se causada por fármacos, procurar trocar ou suspender os agentes causadores do sinal. Caso haja tumor hipofisário, o tamanho e a intensidade da produção da prolactina determinarão se o tratamento deve ser medicamentoso ou cirúrgico. O tratamento medicamentoso é feito com agonistas dopaminérgicos (bromocriptina ou cabergolina).

O fluxo purulento é tratado com antibióticos e, eventualmente, drenagens de abscessos. Nos casos secundários à mastite periductal em tabagistas, a orientação em abandonar o vício e o encaminhamento para suporte são recomendáveis. O abandono do vício está associado com uma redução significante na recorrência de abscessos subareolares.

O manejo diagnóstico e terapêutico da descarga papilar tem por objetivo identificar e tratar eventual carcinoma quando este é a causa do derrame e, quando a causa for outra que não o carcinoma, interromper o desconforto causado pelo fluxo e tratar sua causa. Dessa forma, em pacientes jovens, que ainda desejam lactar, e frente ao fluxo por ducto único, com ponto de gatilho e sem suspeita de malignidade em exames de imagem, deve ser oferecida a dissecção seletiva do ducto comprometido. O procedimento é realizado com incisão periareolar, após identificação, cateterização e injeção de contraste colorido no ducto acometido. Nos casos de fluxo papilar multiductal decorrente de AFBM, a ressecção do sistema ductal retroareolar em cunha invertida pode ser realizada. Esta conduta limita-se a mulheres com prole completa ou na pós--menopausa com fluxo persistente que vem causando desconforto significativo.

PONTOS-CHAVE

- Avaliação clínica do fluxo papilar;
- Classificação clínica do fluxo papilar;
- Exames complementares;
- Conduta.

REFERÊNCIAS BIBLIOGRÁFICAS

1. Hussain AN, Policarpio C, Vincent MT. Evaluating nipple discharge. Obstet Gynecol Surv. Apr 2006; 61(4):278-83. ISSN 0029-7828 (Print) 0029-7828 (Linking).

Disponível em: <https://www.ncbi.nlm.nih.gov/pubmed/16551379>

2. Klassen C L, Hines SL, Ghosh K. Common benign breast concerns for the primary care physician. Cleve Clin J Med. Jan 2019; 86(1):57-65. ISSN 1939-2869

(Electronic) 0891-1150 (Linking). Disponível em: <https://www.ncbi.nlm.nih.gov/pubmed/30624185>

3. Moon S, Lim HS, Ki SY. Ultrasound Findings of Mammary Duct Ectasia Causing Bloody Nipple Discharge in Infancy and Childhood. J Ultrasound Med. Feb 15 2019. ISSN 1550-9613 (Electronic) 0278-4297 (Linking). Disponível em: <https://www.ncbi.nlm.nih.gov/pubmed/30768798>

4. Agbroko SO et al. Male DCIS diagnosed after use of over-the-counter hormonal supplement. Int J Surg Case Rep. 2019; (57):60-62. ISSN 2210-2612 (Print) 2210-2612 (Linking). Disponível em: <https://www.ncbi.nlm.nih.gov/pubmed/30903856>

5. Foulkes RE et al. Duct Excision is Still Necessary to Rule out Breast Cancer in Patients Presenting with Spontaneous Bloodstained Nipple Discharge. Int J Breast Cancer. 2011; 495315. ISSN 2090-3189 (Electronic) 2090-3189 (Linking). Disponível em: <https://www.ncbi.nlm.nih.gov/pubmed/22295227>

6. Wong Chung JE et al. Does Nipple Discharge Color Predict (pre-) Malignant Breast Pathology? Breast J. Mar-Apr 2016; 22(2):202-8. ISSN 1524-4741 (Electronic) 1075-122X (Linking). Disponível em: <https://www.ncbi.nlm.nih.gov/pubmed/26799061 https://onlinelibrary.wiley.com/doi/pdf/10.1111/tbj.12544>.

7. Binhussien BF, Ghoraba M. Awareness of breast cancer screening and risk factors among Saudi females at family medicine department in security forces hospital, Riyadh. J Family Med Prim Care. Nov-Dec 2018; 7(6):1283-1287. ISSN 2249-4863 (Print) 2249-4863 (Linking). Disponível em: <https://www.ncbi.nlm.nih.gov/pubmed/30613512>

8. Li A, Kirk L. Intraductal Papilloma. In: (Ed.). StatPearls. Treasure Island (FL), 2019.

9. Jing P, Wei B, Yang X. Phyllodes tumor of the breast with nipple discharge: A case report. Medicine (Baltimore). Dec 2018; 97(52):e13767. ISSN 1536-5964 (Electronic) 0025-7974 (Linking). Disponível em: <https://www.ncbi.nlm.nih.gov/pubmed/30593154 https://www.ncbi.nlm.nih.gov/pmc/articles/PMC6314703/pdf/medi-97-e13767.pdf>

10. Santen RJ, Mansel R. Benign breast disorders. N Engl J Med. Jul 21 2005; 353(3):275-85. ISSN 1533-4406 (Electronic) 0028-4793 (Linking). Disponível em: <https://www.ncbi.nlm.nih.gov/pubmed/16034013 https://www.nejm.org/doi/full/10.1056/NEJMra035692?url_ver=Z39.88-2003&rfr_id=ori%3Arid%3Acrossref.org&rfr_dat=cr_pub%3Dpubmed>

11. Sakorafas GH. Nipple discharge: current diagnostic and therapeutic approaches. Cancer Treat Rev. Oct 2001; 27(5):275-82. ISSN 0305-7372 (Print) 0305-7372 (Linking). Disponível em: <https://www.ncbi.nlm.nih.gov/pubmed/11871863>

12. King TA et al. A simple approach to nipple discharge. Am Surg. Oct 2000; 66(10):960-5. Discussion 965-6,. ISSN 0003-1348 (Print) 0003-1348 (Linking). Disponível em: <https://www.ncbi.nlm.nih.gov/pubmed/11261625>

13. Cabioglu N et al. Surgical decision making and factors determining a diagnosis of breast carcinoma in women presenting with nipple discharge. J Am Coll Surg. Mar 2003; 196(3):354-64. ISSN 1072-7515 (Print) 1072-7515 (Linking). Disponível em: <https://www.ncbi.nlm.nih.gov/pubmed/12648684 https://www.sciencedirect.com/science/article/pii/S107275150201606X?via%3Dihub>

14. Wahner-Roedler DL, Reynolds C, Morton MJ. Spontaneous unilateral nipple discharge: when screening tests are negative-

-a case report and review of current diagnostic management of a pathologic nipple discharge. Breast J. Jan-Feb 2003; 9(1):49-52. ISSN 1075-122X (Print) 1075-122X (Linking). Disponível em: <https://www.ncbi.nlm.nih.gov/pubmed/12558673>

15. Dolan RT et al. Nipple discharge and the efficacy of duct cytology in evaluating breast cancer risk. Surgeon. Oct 2010; 8(5):252-8. ISSN 1479-666X (Print) 1479-666X (Linking) Disponível em: <https://www.ncbi.nlm.nih.gov/pubmed/20709281>

16. Masood S. Development of a novel approach for breast cancer prediction and early detection using minimally invasive procedures and molecular analysis: how cytomorphology became a breast cancer risk predictor. Breast J. Jan-Feb 2015; 21(1):82-96. ISSN 1524-4741 (Electronic) 1075-122X (Linking). Disponível em: <https://www.ncbi.nlm.nih.gov/pubmed/25556774 https://onlinelibrary.wiley.com/doi/pdf/10.1111/tbj.12362>.

17. Chen K et al. Ductal Lavage for Patients With Nonlactational Mastitis: A Single-Arm, Proof-of-Concept Trial. J Surg Res. Mar 2019; 235:440-446. ISSN 1095-8673 (Electronic) 0022-4804 (Linking). Disponível em: <https://www.ncbi.nlm.nih.gov/pubmed/30691827>

18. Evans A et al. Breast ultrasound: recommendations for information to women and referring physicians by the European Society of Breast Imaging. Insights Imaging. Aug 2018; 9(4):449-461. ISSN 1869-4101 (Print) 1869-4101 (Linking). Disponível em: <https://www.ncbi.nlm.nih.gov/pubmed/30094592 https://air.unimi.it/retrieve/handle/2434/642066/1232124/13244_2018_Article_636.pdf>

19. Van Gelder L et al. Magnetic resonance imaging in patients with unilateral bloody nipple discharge; useful when conventional diagnostics are negative? World J Surg. Jan 2015; 39(1):184-6. ISSN 1432-2323 (Electronic) 0364-2313 (Linking). Disponível em: <https://www.ncbi.nlm.nih.gov/pubmed/25123174>

20. Patel BK et al. Nipple Discharge: Imaging Variability Among U.S. Radiologists. AJR Am J Roentgenol. Oct 2018; 211(4):920-925. ISSN 1546-3141 (Electronic) 0361-803X (Linking). Disponível em: <https://www.ncbi.nlm.nih.gov/pubmed/30106616>

21. Istomin A et al. Galactography is not an obsolete investigation in the evaluation of pathological nipple discharge. PLoS One. 2018; 13(10):e0204326. ISSN 1932-6203 (Electronic) 1932-6203 (Linking). Disponível em: <https://www.ncbi.nlm.nih.gov/pubmed/30296280>

22. Lustig DB et al. Is microductectomy still necessary to diagnose breast cancer: a 10-year study on the effectiveness of duct excision and galactography. Breast Cancer Res Treat. Apr 2019; 174(3):703-709. ISSN 1573-7217 (Electronic) 0167-6806 (Linking). Disponível em: <https://www.ncbi.nlm.nih.gov/pubmed/30607630>

23. Baydoun S et al. Is Ductography Still Warranted in the 21st century? Breast J. May 13 2019. ISSN 1524-4741 (Electronic) 1075-122X (Linking). Disponível em: <https://www.ncbi.nlm.nih.gov/pubmed/31087408 https://onlinelibrary.wiley.com/doi/pdf/10.1111/tbj.13302>

24. Gui G et al. INTEND II randomized clinical trial of intraoperative duct endoscopy in pathological nipple discharge. Br J Surg. Nov 2018; 105(12):1583-1590. ISSN 1365-2168 (Electronic) 0007-1323 (Linking). Disponível em: <https://www.ncbi.nlm.nih.gov/pubmed/30238438>

25. Zielinski J et al. Use of fiberoductoscopy for the management of patients with pathological nipple discharge: experience of a single center in Poland. Breast Cancer.

Nov 2018; 25(6):753-758. ISSN 1880-4233 (Electronic) 1340-6868 (Linking). Disponível em: <https://www.ncbi.nlm.nih.gov/pubmed/29938367>

26. Makita M et al. Endoscopic classification of intraductal lesions and histological diagnosis. Breast Cancer. 2002; 9(3):220-5. ISSN 1340-6868 (Print) 1340-6868 (Linking). Disponível em: <https://www.ncbi.nlm.nih.gov/pubmed/12185333>

27. Ramalingam K et al. Ultra structural changes occurring in duct ectasia and periductal mastitis and their significance in etiopathogenesis. PLoS One. 2017; 12(3):e0173216. ISSN 1932-6203 (Electronic) 1932-6203 (Linking). Disponível em: <https://www.ncbi.nlm.nih.gov/pubmed/28273122>

28. Dixon, JM. Mammary duct ectasia-periductal mastitis complex. Br J Surg. Jul 1996; 83(7):1017-9. ISSN 0007-1323 (Print) 0007-1323 (Linking). Disponível em: <https://www.ncbi.nlm.nih.gov/pubmed/8813814>

capítulo 47

Tumores Fibroepiteliais e Cistos:
Cirurgia ou Seguimento?

▶ Fabrício Palermo Brenelli
▶ Natalie Rios Almeida
▶ Nicoli Serquiz de Azevedo

INTRODUÇÃO

Face o diagnóstico crescente de câncer de mama, o achado de nódulo mamário é motivo de ansiedade e preocupação das mulheres na atualidade. Grande parte das pacientes apresentam doenças benignas, uma das queixas mais comuns no consultório. Sua identificação e correto manejo são essenciais para a prática clínica.

CISTOS

Os cistos são afecções extremamente comuns, com prevalência de 50% a 90%.[1] Geralmente assintomáticos, apresentam-se como achados incidentais, subsequentes à queixa de dor ou a partir de massas palpáveis em até 7% dos casos.[2] São frequentes em mulheres entre 35 e 50 anos, tanto como nódulos únicos quanto como múltiplos.[3]

Os cistos mamários são nódulos redondos ou ovalados, amolecidos e flui-dos, derivados do acúmulo de líquido na unidade terminal ducto lobular (UTDL).[4] Sua causa é pouco conhecida, mas acredita-se que é influenciada pelo estímulo hormonal e suas flutuações. Portanto, sua formação ocorre durante o desenvolvimento do tecido mamário, a partir das mudanças constantes em sua arquitetura, durante todo processo de envelhecimento da mulher.[5] São mais evidentes durante a terceira e quarta décadas, quando a função hormonal está em seu pico, podendo flutuar com o ciclo menstrual. No estudo prospectivo ACRIN 6666 com 2.809 mulheres rastreadas, fora identificados cistos predominando em mulheres na pré--menopausa em relação à pós-menopausa (65,1% *vs* 39,4%).[3]

A ultrassonografia é o método mais sensível para seu diagnóstico. Os cistos são classificados em 3 principais categorias, com base nas características identificadas pela ultrassonografia: cistos simples, complicados e complexo[6] (Tabela 47.1).

A caracterização ultrassonográfica é essencial para o diagnóstico e tratamento. Os nódulos são categorizadas pelo *Breast Imaging Reporting and Data System* (BI--RADS®) (Tabela 47.2). Os cistos simples não apresentam aumento de risco para malignidade, são categorizados como BI--RADS®, categoria 2. Contudo, os cistos podem ter conteúdo espesso, podendo ser confundidos com nódulos, e em <1% associarem-se à doença maligna, classificados como BI-RADS®, categoria 3,[7] diferente do cisto complexo que apresenta risco de malignidade entre 1% e 23%[6,8] (Figura 47.1).

Tratamento

O manejo dos cistos dependem dos achados clínicos e radiológicos. Observamos que o tratamento de doenças benignas geralmente é baseado em séries de casos, revisões retrospectivas ou experiência médica. Neste contexto, a Sociedade Americana de Cirurgiões da Mama participa da campanha "*Choosing Wisely*", com o objetivo de discutir com os pacientes e médicos, e desafiar o uso de testes ou procedimentos desnecessários na prática clínica. Uma das cinco recomendações foi evitar a drenagem rotineira de cistos simples quando assintomáticos.[9]

Portanto, para mulheres com cistos simples e sem sintomas, nenhuma intervenção adicional é necessária. A história natural dos cistos simples consiste no desenvolvimento cíclico e regressão em até 69% em 5 anos.[1]

A punção aspirativa por agulha fina (PAAF) pode ser considerada nos casos de cistos volumosos, com dor associada, ou nas lesões que podem obscurecer outros achados na mamografia ou no exame

---

Tabela 47.1 Características ultrassonográficas dos cistos.

Cisto	Características
Simples	Circunscrito, anecoico, reforço acústico posterior
Microcistos agrupados	Cistos simples agrupados
	< 2-3 mm, sem componente sólido
Complicado	Circunscrito com conteúdo interno espesso, debris ou parede espessada
Complexo	Componente cístico e sólido

Fonte: adaptada de Wendle *et al.*, 2003.

clínico. Após a aspiração, o manejo deve ser concordante com os achados clínicos, seguindo a rotina do rastreamento.[9,10]

A ressecção cirúrgica deve ser reservada em casos suspeitos ou nas recidivas após múltiplas punções para alívio dos sintomas.

A recomendação para o cisto complicado é o seguimento clínico e radiológico em curto intervalo, a cada 6 meses, por 2 anos, para documentar sua estabilidade. Em caso de crescimento, alto risco, modificação de sua morfologia, ansiedade da paciente, falta de acesso para

Tabela 47.2 Categorias de avaliação e recomendações de conduta segundo o BI-RADS®.

Avaliação	Recomendação	Risco de câncer
Categoria 0 **Incompleta**	Convocação para exames complementares e/ou comparação de exames anteriores	_____
Categoria 1 **Negativo**	Rastreamento de rotina	Nenhum risco de malignidade
Categoria 2 **Benigno**	Rastreamento de rotina	Nenhum risco de malignidade
Categoria 3 **Achado provavelmente benigno**	Seguimento em curto intervalo (6 meses) ou investigação individualizada	> 0 e ≤ 2 % de risco de malignidade
Categoria 4 **Suspeito** **4a. Baixa** **4b. Moderada** **4c. Alta**	Avaliação histológica	$> 2\%$ e $< 95\%$ de risco de malignidade $> 2\%$ e $\leq 10\%$ $> 10\%$ e $\leq 50\%$ $> 50\%$ e $< 95\%$
Categoria 5 **Altamente sugestivo de malignidade**	Avaliação histológica	$\geq 95\%$ de risco de malignidade
Categoria 6 **Malignidade comprovada por biópsia**	Excisão cirúrgica quando clinicamente apropriado	_____

Fonte: adaptada do Atlas BI-RADS®, 5ª edição, 2013.

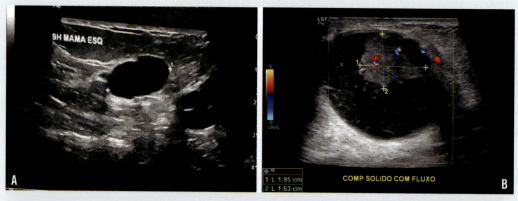

■ **FIGURA 47.1** Aspecto dos cistos ao exame ultrassonográfico: **(A)** cisto simples: imagem circunscrita, anecoica, com reforço acústico posterior (BI-RADS® 2). **(B)** cisto complexo: imagem ovalar, circunscrita, componente sólido no interior com fluxo ao doppler (BI-RADS® 4). Biópsia excisional – carcinoma papilífero.
Fonte: arquivo pessoal.

seguimento, deve-se realizar a investigação com PAAF ou biópsia percutânea de fragmento por agulha grossa (BPF), ou biópsia excisional.[6]

Já no cisto complexo, por se tratar de lesão suspeita, se faz necessário a investigação histológica. A indicação do método diagnóstico depende dos achados morfológicos da lesão, como o tamanho e relação do seu componente sólido-cístico. Na grande maioria das vezes, os cistos correspondem a lesões papilíferas e para o seu diagnóstico definitivo o mais recomendado é a exérese completa da lesão; entretanto, estudos já demonstram correlação patológica com *core-biopsy* e biópsia a vácuo-assistida.[11]

TUMORES FIBROEPITELIAIS

As lesões mamárias fibroepiteliais constituem um grupo heterogêneo de tumores bifásicos da mama, diferenciados pelos seus componentes estromal e epitelial. Caracterizam-se pelo seu amplo comportamento biológico e apresentação clínica, podendo variar entre neoplasias benignas ou malignas. É representado principalmente pelos fibroadenomas benignos e suas variantes, assim como os tumores filoides.[12]

Fibroadenoma

Os fibroadenomas são os tumores fibroepiteliais benignos mais comuns da mama, representam 50% de todas as biópsias mamárias.[12] Em 20% apresentam-se como lesões múltiplas ou bilaterais. Sua etiologia não é conhecida, mas sugere a influência hormonal provável, uma vez que eles persistem durante os anos reprodutivos, podem aumentar em tamanho durante a gravidez e geralmente regridem após a menopausa.[12,13]

Sua incidência é maior em mulheres entre 15 e 35 anos e sua apresentação clínica é de nódulo móvel, firme e elástico, geralmente de pequeno tamanho (< 3 cm), mas podem crescer rapidamente, especialmente os fibroadenomas juvenis, que têm diagnóstico diferencial com o tumor filoide.[12-14]

DIAGNÓSTICO

Atualmente com a utilização e maior acesso aos exames de imagem da mama (ultrassonografia e mamografia), muitos nódulos são diagnosticados sem expressão clínica.

O achado ultrassonográfico clássico do fibroadenoma é de um nódulo circunscrito, ovalado, paralelo à pele, hipoecoico em relação ao parênquima mamário, com padrão interno homogêneo.[6,15] De acordo com o sistema BI-RADS® é classificado como categoria 3 (achados provavelmente benignos), com risco de malignidade < 2%.[6] À mamografia são lesões circunscritas e bem definidas, muitas vezes não apresentam seus contornos bem definidos por ter densidade semelhante ao parênquima mamário adjacente, porém, como não infiltra o parênquima, o fibroadenoma apenas distorce o tecido circunvizinho, e frequentemente é necessária a complementação ultrassonográfica. Durante seu processo de involução podem ocorrer calcificações grosseiras radiopacas típicas "em pipoca", que são patognomônicas do fibroadenoma e classificadas como BI-RADS® categoria 2.[6] (Tabela 47.2).

O diagnóstico pode ser confirmado a partir da BPF ou biópsia vácuo-assistida (BVA) ou PAAF, em centros com experiência em citopatologia.[12,16]

O seu padrão histológico é composto por tecido fibroso e glandular, derivado da proliferação estromal e epitelial na UDLT. Seu tipo usual tem celularidade estromal similar ao estroma perilobular normal do tecido mamário, ausência de atipias celulares e rara atividade mitótica (exceto em mulheres jovens ou grávidas).[10,12,17]

Um espectro de variantes histológicas pode ser visto no fibroadenoma, e a maioria apresenta um desafio diagnóstico. Processos benignos incluem mudanças na lactação, formação de cistos, hiperplasia ductal usual, adenose esclerosante e metaplasia apócrina. Outros achados, como o envolvimento dos fibroadenomas por hiperplasia atípica, em 0,81% dos casos, não apresentam aumento significativo no risco para malignidade subsequente.[18] Além disso, em raros casos podem ter envolvimento com carcinomas, mais frequentemente o carcinoma lobular *in situ* (CLIS), seguido do carcinoma ductal *in situ* (CDIS) e carcinoma invasor, que podem surgir ou envolver o tecido mamário adjacente. O prognóstico de carcinoma limitado a um fibroadenoma é excelente.[17]

Classificação

- **Fibroadenoma hipercelular:** tem aumento da celularidade, que pode ser facilmente confundido com tumor filoide.[12,17,19]

- **Fibroadenoma complexo:** corresponde a cerca de 25% dos fibroadenomas. São considerados complexos quando contêm pelo menos um dos achados: adenose esclerosante, cistos com diâmetro acima de 3 mm, calcificações epiteliais ou alterações apócrinas papilares.[19,20]

- **Fibroadenoma juvenil:** responde por 0,5% a 2% dos fibroadenomas e acomete mulheres mais jovens, geralmente com menos de 20 anos. Pode apresentar comportamento de crescimento rápido (compêndio de mama). Exibe aumento da celularidade estromal e hiperplasia epitelial. O estroma apresenta crescimento pericanalicular, assumindo arranjos fasciculares.[14,17,20]

Características Moleculares e Genéticos

A patogênese dos tumores fibroepiteliais ainda é incerta. Noguchi *et al.* demostraram a origem clonal em que os fibroadenomas são compostos por componentes celulares no epitélio e estroma policlonais, enquanto que nos tumores filoides são formados por células epiteliais policlonais e células estromais monoclonais. Estes resultados demonstram que o fibroadenoma não é uma neoplasia, mas considerado uma hiperplasia lobular; já o tumor filoide é uma neoplasia das células estromais.[21]

Recentemente estudos genéticos suportam a interferência da mutação MED12 na patogênese e diferenciação do fibroadenoma e do tumor filoide. A presença da mutação em alta frequência está mais relacionada com o tumor filoide. Este achado é de grande importância para distinguir os diferentes tipos de tumores e definir, consequentemente, a escolha do tratamento individualizado.[12,22]

Diagnósticos Diferenciais

O principal diagnóstico diferencial é o tumor filoide (mais detalhado na sequência).

- **Adenoma tubular:** tumor benigno e circunscrito, que assemelha-se clinicamente aos fibroadenomas. Ao exame microscópico é separado do tecido mamário por uma pseudocápsula. É constituído por pequenas proliferações de estruturas tubulares, com elementos epiteliais benignos e estroma escasso.[12,17,19]

- **PASH – Hiperplasia pseudoangiomatosa do estroma:** é uma proliferação miofibroblástica benigna do estroma, que simula uma lesão vascular. Frequentemente identificada como achado microscópico incidental, é caracterizada pela presença de espaços pseudovasculares anastomosantes, com distorção de elementos epiteliais e células fusiformes do estroma simulando células endoteliais. Deve ser distinguida de uma lesão vascular efetiva ou angiossarcoma.[17,23]

- **Hamartoma (fibroadenolipoma, adenolipofibroma, condrolipoma):** normalmente assintomático, detectado pela mamografia como lesões circunscritas. Microscopicamente assemelha-se ao tecido mamário composto pela presença de ductos, lóbulos, estroma fibroso e tecido adiposo. É também conhecido como *"breast in a breast"*, área de tecido mamário normal encapsulado.[17,19]

Tratamento

Para a maioria da mulheres com fibroadenoma não há aumento de risco para malignidade. Usualmente para nódulos regulares, em que apresentam os preditores radiológicos de características provavelmente benignas (BI-RADS® categoria 3) a recomendação clínica é o seguimento clínico e radiológico da paciente em curto intervalo de tempo a cada 6 meses, por 2 anos. Em casos individualizados é indicado realizar a confirmação diagnóstica a partir da BPF, PAAF ou BVA.[6,9,15,16,24]

Não é necessária a realização da ressecção cirúrgica de rotina para todos os fibroadenomas confirmados ou não por biópsia.[9] É importante avaliar as desvantagens de um procedimento cirúrgico desnecessário, que inclua desde a presença de cicatriz, complicações cirúrgicas agudas e crônicas, como infecção, hematoma, até mesmo deformidade mamária.

A recomendação para excisão cirúrgica está associada ao potencial de subestimação ou subamostragem na biópsia, dificultando a diferenciação entre o fibroadenoma, tumor filoide ou achados patológicos subestimáveis. Além disso, algumas características clinicopatológicas podem ajudar os cirurgiões a determinar a necessidade de excisão, incluindo idade avançada e maior tamanho do nódulo (> 2 cm).[24,25]

Algumas alternativas atuais mais conservadoras à ressecção cirúrgica são a crioablação, após o diagnóstico confirmado de fibroadenoma[26] e BVA.[27] Entretanto, estes procedimentos não estão isentos de efeitos adversos, que incluem equimose, dor local e desconforto e que tendem à resolução espontânea após semanas. Além de serem menos efetivas para nódulos maiores que 2 cm.[26,27]

A Sociedade Americana dos Cirurgiões da Mama, em conjunto com o Conselho Americano de Medicina Interna, recomenda a não realização de excisão cirúrgica de rotina para fibroadenomas confirmados menores que 2 cm.[9]

A ressecção cirúrgica, portanto, é reservada para casos em que a biópsia não é suficiente para distinguir fibroadenoma do tumor filoide ou outro achado patológico de subestimação para doença maligna, nódulos de grande tamanho (> 2 cm) e/ou crescimento da lesão. (Figura 47.2) Além disso, a preferência e sintomas do paciente vão poder orientar e individualizar as decisões em relação à excisão cirúrgica.[12,24,25]

TUMOR FILOIDE

Os tumores filoides representam menos de 1% dos tumores mamários e cerca de 2% a 3% dos tumores fibroepiteliais da mama.[17] A primeira nomenclatura utilizada para este tipo de tumor foi *cys-*

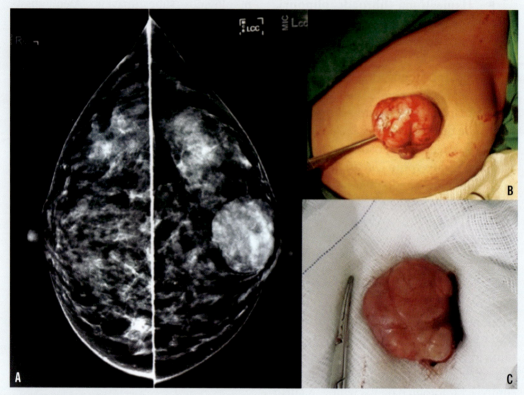

■ **FIGURA 47.2** Aspecto clínico-radiológico do fibroadenoma. Paciente 40 anos apresentando nódulo circunscrito de 4,5 cm em mama esquerda, com crescimento progressivo. *Core-biopsy* fibroadenoma não podendo excluir tumor filoide. **(A)** Mamografia mostrando nódulo circunscrito, hiperdenso, retroareolar. **(B)** Ressecção cirúrgica. **(C)** Macroscopia do fibroadenoma.
Fonte: arquivo pessoal.

tosarcoma phyllodes, em 1838, derivado das palavras gregas *sarcoma* que significa "carne" e *phyllon* que significa "folha". Entretanto, este termo caiu em desuso já que a maioria dos filoides são benignos.[28] Histologicamente, são tumores bifásicos, por apresentarem componente epitelial e estromal, caracterizados por arquitetura semelhante a folhas, resultante do padrão de crescimento intracanalicular do estroma e de sua hipercelularidade.[29]

São mais comuns em pacientes em torno de 42 a 45 anos, idade entre o período de maior incidência de fibroadenoma e de câncer de mama.[30,31] Tumores de maior grau são mais comuns em pacientes mais idosas e tumores filoides podem ocorrer em homens, geralmente com quadro de ginecomastia. O quadro clínico apresenta-se como massa palpável de rápido crescimento, móvel, de limites bem definidos, indolor, geralmente com tamanho maior do que 3 cm, que rechaça a pele.[17,30] Usualmente apresenta-se como lesão unifocal e unilateral. Pode estar relacionado à Síndrome de Li-Fraumeni, uma síndrome autossômica rara associada ao surgimento de vários tipos de tumores.[30,32] Quadros de tumores filoides com retração mamilar, ulcerações e invasão de pele ou bilaterais são raros. Os dados epidemiológicos são escassos e a maioria dos estudos são baseados em dados retrospectivos, principalmente a respeito dos tipos *borderline* e malignos, pela baixa incidência da doença.[33]

A identificação do tumor é clínica em 80% dos casos e em 20% o diagnóstico é realizado a partir de exames de imagem, como ultrassonografia e mamografia.[34] O NCCN 2019.2 indica como categoria 2A a realização da seguinte propedêutica na suspeita de tumor filoide: anamnese, exame físico, ultrassonografia e mamografia para paciente acima de 30 anos. A imagem à ultrassonografia assemelha-se à de um fibroadenoma: nódulo sólido, hipoecoico, heterogêneo, circunscrito, podendo apresentar áreas císticas de permeio e áreas sólidas com fluxo ao Doppler. Na mamografia, apresenta-se como uma lesão redonda, oval ou lobulada, de contornos bem definidos, raramente com calcificações. Na ressonância magnética aparece como nódulo com características semelhantes às descritas, com baixo sinal em T1, variável em T2 e realce heterogêneo ao contraste, mas não é recomendada de rotina.[6]

DIAGNÓSTICO

Apesar dos tumores filoides terem padrão histológico bem definido, a amostragem do tumor deve ser suficiente para diferenciá-los de fibroadenomas e classificá-los entre benigno, *borderline* ou maligno e, ainda, para diferenciá-los dos sarcomas. Por isso, as biópsias de agulha grossa ou excisional são as mais indicadas nos casos com suspeita de filoides. A PAAF tem baixa acurácia, sendo insuficiente para diagnóstico em mais de 75% dos casos. A biopsia por agulha grossa oferece maior amostra tecidual, mas ainda assim oferecer dificuldades para o diagnóstico preciso.[24]

A classificação dos tumores filoides é baseada em características histológicas, podendo ser benignos, *borderlines* e malignos. As características estromais como celularidade, bordas, atipia nuclear, mitoses por campo, supercrescimento (presença de estroma sem correspondente componente epitelial) e a identificação de elementos malignos heterólogos formam um conjunto de achados utilizados para diferencia-los. Na realidade, esta classificação é um tanto subjetiva e mesmo patologistas muito experientes podem ter dificuldades, principalmente nos diagnósticos sem amostra completa do tumor.[17] Estima-se que a concordância interobservador em relação ao tipo de filoides é de 40% a 60%, considerada baixa. Portanto, o tumor deve ser extensamente avaliado, já que pode haver características que correspondem às três possíveis variantes de filoides, inclusive com áreas fibroadenoma-*like* em uma só lesão.[29]

Classificação

- **Filoides Benignos** – correspondem a 60% a 70% dos casos. Suas características histopatológicas são mais semelhantes aos dos fibroadenomas, entretanto, apresentam estroma mais celular, núcleos monomórficos, com poucas mitoses (< 5 a 10/campo), com pouca ou nenhuma atipia celular.

- **Filoides *borderlines*** – respondem por 10% a 20% dos casos. Suas características são insuficientes para ser considerado maligno. Podem ter margens focalmente infiltrativas, moderada celularidade estromal (entre 5 a 9 mitoses/campo), hiperplasia estromal focal e atipia nuclear leve/moderada.

- **Filoides malignos** – correspondem de 10% a 20% dos casos. Diagnosticados quando há celularidade estromal pronunciada, marcada atipia nuclear, alta atividade mitótica (≥ 10/campo) e supercrescimento estromal. Na presença de qualquer elemento heterólogo maligno como condrossarcoma, osteossarcoma, lipossarcoma ou rabdomiossarcoma, o diagnóstico de filoide maligno independe dos demais fatores.

Características Moleculares e Genéticas

Alguns estudos identificaram associações entre marcadores imuno-histoquímicos e classificação dos tipos de filoides, mas a relevância clínica desta associação ainda é incerta. A presença do p53, ki67, PAX3 e SIX1 tem sido apontada como fator significativamente associado à Sobrevida Livre de Doença e à Sobrevida Global, mas outros não identificaram esta relação. Limitação importante é que a maioria dos estudos têm poucas pacientes com tumores *borderline* e malignos.[29]

Diagnóstico Diferencial

A diferenciação precisa entre fibroadenoma e filoide benigno não tem grande impacto já que a conduta terapêutica, discutida mais adiante, é semelhante (FILOIDES 1).[29] Entretanto, em cerca de 26% (13% a 38%) dos filoides benignos existe modificação de classificação para *borderline* e em 21% (8% a 33%) para maligno, o que representa uma mudança de conduta e prognóstico da doença. Esta modificação mostra que a possibilidade de malignização diferencia o fibroadenoma do filoides e pode ser atribuída à heterogeneidade intratumoral destes, permitindo que aberrações genéticas levem à malignização do tumor.[17]

Também podem ser apontados como diagnósticos diferenciais os fibroadenomas hipercelulares, fibromatose mamária, carcinoma metaplásico, melanoma e sarcoma.[17] O principal diagnóstico diferencial do filoide maligno é o sarcoma, uma lesão rara, principalmente o sarcoma primário de mama. A avaliação do tumor deve ser minuciosa, já que o sarcoma pode estar presente em apenas uma porção do tumor e demanda tratamento locorregional e sistêmico específicos. A diferenciação entre eles é feita pela morfologia da lesão, com presença de mais componentes epiteliais malignos nos sarcomas. Quando não estão presentes, a identificação de citoqueratinas e marcadores mioepiteliais podem auxiliar no diagnóstico diferencial.

Tratamento

De acordo com o NCCN 2019.2, os tumores filoides devem ser tratados cirurgicamente com excisão local com margem de pelo menos 1 cm, sem estadiamento axilar. Entretanto, muito se questiona sobre a extensão necessária da cirurgia para tratamento de filoides benignos, considerando a excisão com margem de 1 cm *overtreatment*, por tratar-se de tumores com recidiva local baixa, semelhante à de fibroadenomas (11%).[35] Em revisão sistemática sobre o tema publicada em 2017, os autores encontraram taxas de recidiva local semelhantes nos filoides benignos tratados com BVA por ultrassonografia, sem margens livres, quando comparada aos tratados com excisão completa com margens livres. Mas, por tratar-se de estudos ainda limitados, a biópsia a vácuo com excisão do tumor atualmente não é recomendada como tratamento efetivo.[33]

Para os casos de tumor benigno que foi excisado com margens comprometidas, a ampliação de margem não é obrigatória. A paciente pode ser seguida de maneira expectante, com exame físico e exames de imagem que identifiquem um novo achado, que deve ser tratado com re--excisão com margem livre.[35]

Para os tumores *borderline* e malignos, o NCCN 2019.2 recomenda cirurgia para excisão completa com margem > 1 cm. Apesar de o componente epitelial dos tumores filoides apresentarem receptor de estrógeno positivo em 58% dos casos e de progesterona em 75%, não existe benefício comprovado no uso de endocrinoterapia.[30]

A radioterapia é tema controverso. Segundo o NCCN 2019.2, nenhum estudo prospectivo randomizado comprovou benefício em redução de recidiva, devendo ser considerada nos casos em que nova recidiva levaria à deformidade torácica importante, seguindo os princípios empregados para sarcomas (categoria 2B). Em uma metanálise que revisou 54 estudos, publicada em 2017, observa-se redução de recorrência local com radioterapia, porém apresenta limitações metodológicas importantes, não podendo ser utilizada como definidor de conduta. Em recente estudo publicado, os autores revisaram os dados do SEER de 1983 a 2003 e avaliaram um grupo de 1.974 pacientes submetidas à radioterapia adjuvante para tratamento de filoides malignos, da quais 825 (42%) tinham realizado mastectomia e 1.149 (58%) cirurgia conservadora. As pacientes submetidas à radioterapia apresentavam piores fatores prognósticos, mas a radioterapia não modificou a sobrevida câncer específica, independente do tipo de cirurgia.[36]

Quimioterapia também não é recomendada nos casos de tumores filoides malignos porque não há resposta tumoral ao tratamento sistêmico.

Prognóstico

- **Metástase** – 0% a 0,32% para benigno, 0% a 11,1% para *borderline* e 9,7% a 35,3% para maligno. O principal sítio de metástase é o pulmão. Nestes casos, deve-se seguir tratamento como o feito para os sarcomas.

- **Recorrência local** – para todos os tipos de filoides, a RL é de 12%. Quando divididos entre os tipos, encontramos nos tumores benignos RL cumulativa em 5 anos de 3% a 23%, nos *borderlines* de 9% a 55% e nos malignos de 15% a 55%.[37]

Alguns estudos afirmam que, do ponto de vista cromossômico, só é possível distinguir os tumores filoides benignos dos malignos e, por isso, justificam índices de recidiva local tão semelhantes entre os *borderlines* e os malignos. Em uma análise de sequenciamento do exoma por grupo de Cingapura, alterações nos genes NF1, RB1, TP53, PIK3CA, ERB B4 e EGFR, que são conhecidos *drivers* genéticos de carcinomas foram identificadas nos tipos *borderline* e maligno, justificando atenção semelhante no tratamento cirúrgico que deve ser dado aos dois tipos.[37]

Alguns estudos buscaram identificar os fatores de risco associados à RL. Na revisão sistemática de 2017, os autores identificaram que não houve diferença em relação à idade (maior ou menor que 40 anos), assim como o tamanho do tumor não foi significativo. Margens positivas mostraram apenas tendência para risco nos casos de filoides benignos ou *borderline* e representaram risco para filoides malignos (OR 3.32; IC 2,18-5,06). O tratamento com cirurgia conservadora para o maligno também foi fator de risco para RL quando comparado à mastectomia (OR 2.32; IC 1,01-5,30). Em relação aos parâmetros histopatológicos foi identificado maior risco de RL para tumores com maior número de mitoses por campo, maior celularidade, atipias estromais, presença de necrose tumoral e de super crescimento do estroma.

REFERÊNCIAS BIBLIOGRÁFICAS

1. Rinaldi P, Ierardi C, Costantini M, Magno S, Giuliani M, Belli P, et al. Cystic breast lesions: sonographic findings and clinical management. J Ultrasound Med. 2010 Nov; 29(11):1617-26.

2. Haagensen DE. Is cystic disease related to breast cancer? Am J Surg Pathol. 1991; 15(7):687-94.

3. Berg WA, Sechtin AG, Marques H, Zhang Z. Cystic breast masses and the ACRIN 6666 experience. Radiol Clin North Am. 2010; 48(5):931-87.

4. Courtillot C, Plu-Bureau G, Binart N, Balleyguier C, Sigal-Zafrani B, Goffin V, et al. Benign breast diseases. J Mammary Gland Biol Neoplasia. 2005; 10(4):325-35.

5. Macias H, Hinck L. Mammary gland development. Wiley Interdiscip Rev Dev Biol. 2012; 1(4):533-57.

6. American College of Radiology (ACR) Breast Imaging Reporting and Data System (BI-RADS) Atlas, 5ª ed, American College of Radiology, Reston 2013.

7. Daly CP, Bailey JE, Klein KA, Helvie MA. Complicated breast cysts on sonography: is aspiration necessary to exclude malignancy? Acad Radiol. 2008;15(5):610-7.

8. Tea MK, Grimm C, Fink-Retter A, Bikas D, Kroiss R, Kubista E, et al. The validity of complex breast cysts after surgery. Am J Surg. 2009; 197(2):199-202.

9. Rao R, Ludwig K, Bailey L, Berry TS, Buras R, Degnim A, et al. Select Choices in Benign Breast Disease: An Initiative of the American Society of Breast Surgeons for the American Board of Internal Medicine Choosing Wisely. Ann Surg Oncol. 2018; 25(10):2795-800.

10. Guray M, Sahin AA. Benign breast diseases: classification, diagnosis, and management. Oncologist. 2006; 11(5):435-49.

11. Quinn-Laurin V, Hogue JC, Pinault S, Duchesne N. Vacuum-assisted complete excision of solid intraductal/intracystic masses and complex cysts: Is follow-up necessary? Breast. 2017; 35:42-7.

12. Krings G, Bean GR, Chen YY. Fibroepithelial lesions; The WHO spectrum. Semin Diagn Pathol. 2017; 34(5):438-52.

13. Hughes LE, Mansel RE, Webster DJ. Aberrations of normal development and involution (ANDI): a new perspective on pathogenesis and nomenclature of benign breast disorders. Lancet. 1987; 2(8571):1316-9.

14. Song BS, Kim EK, Seol H, Seo JH, Lee JA, Kim DH, et al. Giant juvenile fibroadenoma of the breast: a case report and brief literature review. Ann Pediatr Endocrinol Metab. 2014; 19(1):45-8.

15. Marcon M, Frauenfelder T, Becker AS, Dedes KJ, Boss A. First ultrasound diagnosis of BI-RADS 3 lesions in young patients: Can 6-months follow-up be sufficient to assess stability? Eur J Radiol. 2017; 89:226-33.

16. Yasir S, Gamez R, Jenkins S, Visscher DW, Nassar A. Significant histologic features differentiating cellular fibroadenoma from phyllodes tumor on core needle biopsy specimens. Am J Clin Pathol. 2014; 142(3):362-9.

17. Tan BY, Tan PH. A Diagnostic Approach to Fibroepithelial Breast Lesions. Surg Pathol Clin. 2018; 11(1):17-42.

18. Carter BA, Page DL, Schuyler P, Parl FF, Simpson JF, Jensen RA, et al. No elevation in long-term breast carcinoma risk for women with fibroadenomas that contain atypical hyperplasia. Cancer. 2001; 92(1):30-6.

19. Kuijper A, Mommers EC, van der Wall E, van Diest PJ. Histopathology of fibroadenoma of the breast. Am J Clin Pathol. 2001; 115(5):736-42.

20. Dupont WD, Page DL, Parl FF, Vnencak-Jones CL, Plummer WD, Rados MS, et al. Long-term risk of breast cancer in women with fibroadenoma. N Engl J Med. 1994;331(1):10-5.

21. Noguchi S, Motomura K, Inaji H, Imaoka S, Koyama H. Clonal analysis of fibroadenoma and phyllodes tumor of the breast. Cancer Res. 1993;53(17):4071-4.

22. Loke BN, Md Nasir ND, Thike AA, Lee JYH, Lee CS, Teh BT, et al. Genetics and genomics of breast fibroadenomas. J Clin Pathol. 2018; 71(5):381-7.

23. Raj SD, Sahani VG, Adrada BE, Scoggins ME, Albarracin CT, Woodtichartpreecha P, et al. Pseudoangiomatous Stromal Hyperplasia of the Breast: Multimodality Review With Pathologic Correlation. Curr Probl Diagn Radiol. 2017;46(2):130-5.

24. Paepke S, Metz S, Brea Salvago A, Ohlinger R. Benign Breast Tumours - Diagnosis and Management. Breast Care (Basel). 2018; 13(6):403-12.

25. Lee S, Mercado CL, Cangiarella JF, Chhor CM. Frequency and outcomes of biopsy-proven fibroadenomas recommended for surgical excision. Clin Imaging. 2018;50:31-6.

26. Littrup PJ, Freeman-Gibb L, Andea A, White M, Amerikia KC, Bouwman D, et al. Cryotherapy for breast fibroadenomas. Radiology. 2005; 234(1):63-72.

27. Grady I, Gorsuch H, Wilburn-Bailey S. Long-term outcome of benign fibroadenomas treated by ultrasound-guided percutaneous excision. Breast J. 2008; 14(3):275-8.

28. Tavassoli FA, Devilee P. and genetics of tumours of the breast and female genital organs. In: World Health Organization Classification of Tumours, IARC Press, Lyons 2003. p.99.

29. Zhang Y, Kleer CG. Phyllodes Tumor of the Breast: Histopathologic Features, Differential Diagnosis, and Molecular/

Genetic Updates. Arch Pathol Lab Med. 2016; 140(7):665-71.

30. NCCN. National Comprehensive Cancer Network Breast Cancer2019; 1:[https://www.nccn.org/professionals/physician_gls/pdf/breast.pdf p.]

31. Barrio AV, Clark BD, Goldberg JI, Hoque LW, Bernik SF, Flynn LW, et al. Clinicopathologic features and long-term outcomes of 293 phyllodes tumors of the breast. Ann Surg Oncol. 2007; 14(10):2961-70.

32. Birch JM, Alston RD, McNally RJ, Evans DG, Kelsey AM, Harris M, et al. Relative frequency and morphology of cancers in carriers of germline TP53 mutations. Oncogene. 2001; 20(34):4621-8.

33. Calhoun K, Allison KH, Kim JN, et al.. Tumores filoides. In: Doenças da Mama, Harris J, Lippman ME, Morrow M, Osborne KC (Eds), Lippincott Williams and Wilkins, 2016.

34. Macdonald OK, Lee CM, Tward JD, Chappel CD, Gaffney DK. Malignant phyllodes tumor of the female breast: association of primary therapy with cause-specific survival from the Surveillance, Epidemiology, and End Results (SEER) program. Cancer. 2006; 107(9):2127-33.

35. Shaaban M, Barthelmes L. Benign phyllodes tumours of the breast: (Over) treatment of margins - A literature review. Eur J Surg Oncol. 2017; 43(7):1186-90.

36. Kim YJ, Kim K. Radiation therapy for malignant phyllodes tumor of the breast: An analysis of SEER data. Breast. 2017; 32:26-32.

37. Lu Y, Chen Y, Zhu L, Cartwright P, Song E, Jacobs L, et al. Local Recurrence of Benign, Borderline, and Malignant Phyllodes Tumors of the Breast: A Systematic Review and Meta-analysis. Ann Surg Oncol. 2019; 26(5):1263-75.

capítulo 48

Os Diferentes Tipos de Mastite e Seu Tratamento

▶ Guilherme Novita Garcia

INTRODUÇÃO

MASTITES

Mastites são infecções que se instalam no tecido mamário. Realizar o diagnóstico diferencial entre as diversas mastites pode ser complicado, especialmente com os tipos de baixa incidência. Além disso, pode ocorrer confusão de diagnóstico entre processos infecciosos e carcinoma da mama (especialmente com o carcinoma inflamatório de mama), levando ao atraso no tratamento da neoplasia mamária. Reconhecer os quadros clínicos e realizar o diagnóstico diferencial entre mastite aguda e carcinoma inflamatório são condutas fundamentais no manejo dos pacientes.[1]

A incidência de mastites é inversamente proporcional à qualidade do atendimento básico de saúde, uma vez que são dependentes de fatores higiênicos, de saneamento e dietéticos da população. Apesar de poder ser encontradas em qualquer faixa etária e em todas as fases da vida da mulher, são mais comuns na faixa etária entre 18 e 50 anos.[2]

As mastites são classificadas em: agudas e crônicas, infecciosas e não infecciosas (Figura 48.1).

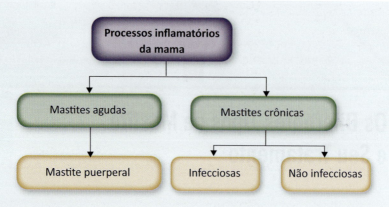

- **FIGURA 48.1** Classificação dos processos inflamatórios da mama.

MASTITES AGUDAS

Apresentam evolução clínica com duração inferior a 30 dias e a infecção do parênquima mamário no puerpério é a mastite aguda mais comum.

- **Mastite Puerperal (ou lactacional):** Ocorre no período de amamentação, sendo mais comum da segunda à quinta semana do puerpério. A incidência é maior em primigestas e após cesarianas eletivas. A principal porta de entrada são fissuras nas papilas decorrentes da amamentação. A estase láctea e a prática de má higiene com o complexo areolomamilar são fatores predisponentes. Geralmente são mamilos planos ou umbilicados, de pele fina e pouca elasticidade. Os germes mais relacionados à infecção são os *Staphylococcus aureus* e *epidermidis,* e espécies de *Streptococcus*. Bactérias como a *Escherichia coli*, a *Pseudomonas aeruginosa*, e o *Proteus Mirabillis* também podem ser responsáveis pelo quadro infeccioso.[2,4]

Clinicamente se apresenta como edema, eritema e aumento da temperatura da mama. O quadrante superior externo da mama (local com maior produção de leite) é o mais acometido pelo quadro infeccioso. Quando houver área de flutuação, suspeitar sempre de abscesso associado com a mastite. Podem ocorrer, ainda, sintomas sistêmicos como febre alta, anorexia, náuseas e vômitos. As formas mais comuns de apresentação, ocasionadas pelo estafilococos, geralmente culminam com a formação de abscessos multiloculados e com grande quantidade de pus. As mastites estreptocócicas evoluem como celulites, enquanto que os anaeróbios podem produzir grandes áreas de necrose tecidual, principalmente em pacientes com imunodepressão ou diabetes.[5]

O tratamento consiste em manter a amamentação, ordenha manual delicada das mamas (evitar ingurgitamento mamário), uso de sutiã ou faixas para sustentar adequadamente as mamas, uso de analgésicos, antitérmicos e antibióticos. Os analgésicos e antitérmicos mais indicados para uso seguro durante a amamentação são o paracetamol e a dipirona. Os antibióticos utilizados podem ser inicialmente administrados por via oral (Quadro 48.1). Se houver piora clínica (maior área mamária acometida pelos sintomas infecciosos, febre ou áreas de flutuação), iniciar o uso de antibiótico por via endovenosa. Na presença de abscesso mamário, a drenagem cirúrgica é obrigatória (Figura 48.2). A realiza-

ção de ultrassonografia mamária pode ser útil na avaliação de abscessos mamários, quantificando a extensão da coleção purulenta, especialmente em casos de abscessos localizados profundamente. O Doppler é um parâmetro interessante de resposta terapêutica. Em abscessos volumosos o cirurgião deve considerar a colocação de dreno de Penrose por 48/72 horas. A secreção purulenta drenada do abscesso deve ser encaminhada para cultura e antibiograma. Com o resultado do antibiograma, pode-se adequar o antibiótico.[2,5]

Quadro 48.1 Antibióticos utilizados no tratamento dos processos infecciosos mamários: drogas e posologias.[3]

Droga	Posologia	Observações
Cefalexina	500 mg 6/6h via oral 7 – 14 dias	Primeira escolha para processos infecciosos não complicados
Cefadroxila	500 mg 12/12h via oral – 14-21 dias	Posologia mais cômoda
Amoxicilina/clavulonato	875 mg 12/12h via oral – 14 dias	
Ciprofloxacina	500 mg 12/12h via oral 14 dias	Droga de primeira linha para mastite gonocócica
Trimetoprim/sulfametoxazol	160 mg/800 mg 12/12h via oral 7-14 dias	
Metronidazol e cefalexina	500 mg 8/8h via oral 7-14 dias 500 mg 6/6h via oral 7-14 dias	Abscesso subareolar crônico recidivante
Oxacilina	2 g endovenoso 4/4h	Opção quando não responder ao tratamento via oral. Passar para via oral após 48h afebril
Cefoxitina e clindamicina	1 g endovenoso 6/6h e 600 mg endovenoso 8/8h	Mastites por anaeróbios sem resposta ao tratamento via oral. Passar para via oral após 48h afebril

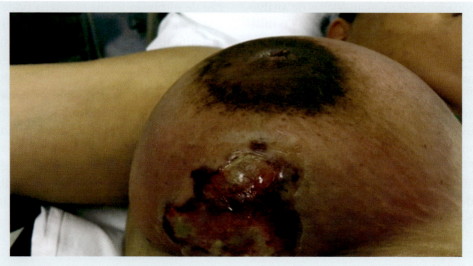

FIGURA 48.2 Mastite puerperal com abscesso e necrose de pele.

Para realizar a profilaxia da mastite puerperal, na fase pré-natal devem ser ensinadas medidas de higiene e exercícios com os mamilos para aumentar a elasticidade e assim diminuir o aparecimento de fissuras. Durante a amamentação, deve-se evitar a estase láctea (ingurgitamento mamário), considerado caldo de cultura para o crescimento bacteriano.

MASTITES CRÔNICAS

Se caracterizam por tempo de evolução maior que 30 dias ou pela recorrência após o tratamento. Costumam ser de evolução lenta e podem ou não ser precedidas por uma infecção aguda. Mais comum em mulheres jovens (30 a 40 anos), dificilmente ocorrem em mulheres na pós-menopausa. Podem ser classificadas em infecciosas (quando existe um agente infeccioso identificado) e não infecciosas.[6]

Mastites Crônicas Infecciosas

- **Abscesso subareolar crônico recidivante (ASCR):** infecção recorrente e crônica da região subareolar (Figura 48.3). Associado fortemente com tabagismo, diabete e obesidade. Doença comum em mulheres jovens, de patogênese não bem estabelecida e que se desenvolve fora do ciclo grávido-puerperal. Habitualmente são unilaterais, mas podem ser bilaterais. Inicia-se como inflamação de uma área subareolar bem localizada, que evolui para a formação de um pequeno abscesso, que tende a drenar espontaneamente com a formação de uma fístula que cicatriza posteriormente. Repete-se clinicamente várias vezes, com intervalos de meses a anos, de onde deriva a denominação de crônico e recidivante.

No local do abscesso forma-se uma cavidade que se reabre a cada ativação do processo infeccioso.[5,6]

Nos casos iniciais, o tratamento com antibióticos (com cobertura para aeróbicos e anaeróbicos) via oral apresenta boa resposta. Quando ocorre formação de fístula, o tratamento cirúrgico com ressecção do sistema ductal envolvido pode ser realizado. O tecido ressecado deve ser enviado para estudo histológico a fim de afastar neoplasia mamária e outros tipos infecciosos. É recomendado abandonar o tabagismo para o sucesso do tratamento. Se a paciente já apresenta prole constituída, recomenda-se, além da retirada do sistema ductal envolvido, a exérese dos outros ductos principais para diminuir o risco de recidiva.[3]

- **Mastite tuberculosa:** clinicamente manifesta-se por vários abscessos de evolução lenta ou múltiplas fístulas periféricas, com histórico pessoal ou familiar de tratamento para tuberculose. Linfonodos axilares palpáveis podem ser encontrados. No diagnóstico deve-se realizar prova tuberculínica e radiografia de tórax com o objetivo de avaliar foco primário pulmonar. O diagnóstico definitivo de tuberculose é obtido pela biópsia da lesão identificando granulomas caseosos. A cultura pode identificar o bacilo álcool- ácido resistente (BAAR). O tratamento é com tuberculostáticos e acompanhamento do infectologista.[6]

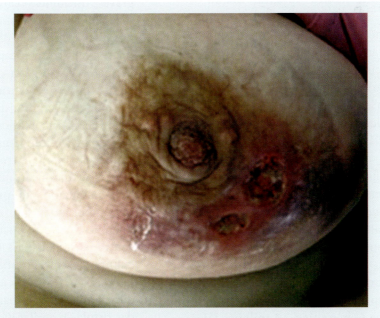

FIGURA 48.3 Abcesso Subareolar Crônico Recidivante (ASCR).

- **Mastite por micobactérias:** processos infecciosos nas mamas de evolução extremamente lenta. Ocorrem com maior frequência em pacientes HIV-positivos, com CD4 menor que 50/mm^3. O diagnóstico pode ser feito por hemocultura e/ou cultura de material retirado da mama (tecido ou secreções), que identifica micobactérias atípicas. O tratamento geralmente é com associação de claritromicina, etambutol e rifabutina por 6 meses. Há descrição de identificação da *Mycobacterium avium-intracellulare* (MAC) na cultura de usuárias de implante de silicone em mulheres imunocompetentes. O tratamento realizado inclui a retirada do implante de silicone e o uso de claritromicina por 6 meses.[3]

- **Mastite luética ou sífilis mamária:** apresenta-se primeiramente como lesões cutâneas no complexo areolomamilar, causadas pela inoculação do treponema (cancro duro). Na forma secundária ocorrem lesões cutâneas maculosas que evoluem para pápulas, e na forma terciária há nódulo endurecido que amolece sofrendo ulceração ou fistulização. O diagnóstico diferencial mais importante é com doença de Paget. O diagnóstico laboratorial é baseado em antígenos treponêmicos (VDRL e FTA-ABS) e/ou presença do treponema em microscopia de campo escuro. O tratamento é realizado com penicilina G benzatina 2,4 milhões UI intramuscular (1,2 milhões UI em cada nádega), repetido em 7 dias (total de 4,8 milhões UI).[10]

Mastites Crônicas Não Infecciosas

- **Mastite periductal:** a mastite periductal afeta mulheres não lactantes durante sua vida reprodutiva. Pode também ser denominada de mastite plasmocitária. Etiologicamente está relacionada à infecção bacteriana e tabagismo. Ocorre com maior frequência em mulheres multíparas que amamentaram. Clinicamente, apresenta-se com mastalgia acíclica unilateral, secreção mamilar (coloração verde escuro ou seroso), retração do mamilo, massa subareolar com ou sem inflamação da mama sobrejacente, e até fístula mamilar. Pode mimetizar outras doenças graves, incluindo carcinoma de mama. Para diagnóstico diferencial é fundamental a realização de mamografia e da ultrassonografia mamária. A citologia do derrame papilar pode ser realizada, porém, é importante lembrar que a ausência de células neoplásicas malignas não exclui definitivamente o carcinoma mamário. A realização de biópsia e cultura do material retirado da mama são procedimentos importantes no diagnóstico diferencial. Antibióticos eficazes contra os organismos isolados na cultura devem ser utilizados durante o quadro infeccioso. Há indicação de cirurgia para correção das fístulas mamilares[7] ou nos casos de derrame papilar espontâneo que clinicamente incomodam a paciente. Importante lembrar as mulheres no menacme, com desejo de ter filhos, que a exérese dos ductos pode dificultar uma futura amamentação.[1,3,10]

- **Mastite granulomatosa idiopática:** doença crônica rara na qual observa-se um processo inflamatório com alterações granulomatosas que ocorrem em torno dos lóbulos e ductos mamários, na ausência de infecção específica, trauma, corpo estranho, ou evidência de sarcoidose. Pode simular carcinoma (Figura 48.4). A taxa de recorrência varia de 16% a 50%, usualmente mantendo a paciente sob cuidados médicos por longos períodos. Ocorre em mulheres entre 20 e 50 anos, com média de 30 anos. A variabilidade na apresentação clínica e a duração dos sintomas refletem a heterogeneidade desta entidade. Uma característica marcante dessa doença inflamatória é o acometimento lobular, permitindo diferenciá-la da sarcoidose. Um fenômeno autoimune tem sido sugerido, mas não foi provado. Não há relação consistente com a amamentação, paridade e contraceptivo oral ou uso de hormônios. As manifestações

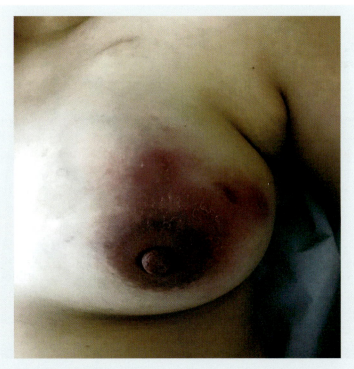

FIGURA 48.4 Mastite granulomatosa.

locais podem mimetizar lesões malignas, especialmente quando associado a uma massa firme irregular ou quando apresenta retração do mamilo (Figura 48.5). Os achados em exames de imagem da mama geralmente são inespecíficos. O processo é mais difuso, a quantidade de pus é mínima e sempre presente em múltiplos pequenos lóculos que se comunicam através de pequenos canais.[9]

Na literatura não existe um consenso sobre o melhor tratamento. A excisão ampla de toda a massa inflamatória não é indicada e pode ser impossibilitada pelo pobre resultado estético, especialmente quando a doença envolve mais do que um quadrante. O tratamento deve ser adaptado para cada caso de acordo com a apresentação clínica. Pode-se usar corticoterapia em altas doses, como 60 mg/dia (0,8 mg/Kg/dia na primeira semana, com redução gradual até completar 8 semanas) ou metotrexato. Embora apresentem altas taxas de recidiva registradas na literatura (até 50%), ainda não está estabelecido por quanto tempo estas pacientes necessitam ser acompanhadas, já que o tempo de recorrência é desconhecido.[9,10]

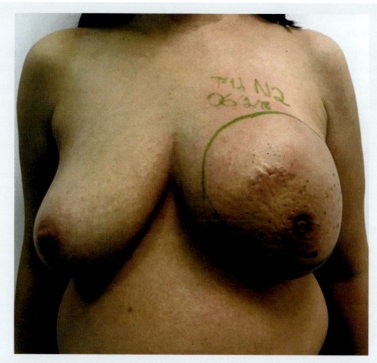

■ **FIGURA 48.5** Carcinoma inflamatório.

- **Sarcoidose mamária:** caracteriza-se por granulomas epitelioides não caseosos, sendo a sua etiologia desconhecida. A mama é envolvida em menos de 1% dos casos. Na maioria deles, outros órgãos já estão envolvidos, embora o envolvimento da mama possa ser o local inicial da doença. Clinicamente pode apresentar-se como massa não dolorosa e móvel, bordas lisas ou irregulares. Na mamografia, a lesão pode aparecer bem definida ou espiculada. Pode existir como uma massa única ou como lesões múltiplas. Na ultrassonografia, uma massa hipoecoica pode mostrar margens indistintas que não podem ser diferenciadas de lesões malignas. Por outro lado, pode apresentar-se como um linfonodo intramamário ou um granuloma. O diagnóstico histológico confirma granuloma não caseoso; com PPD negativo e teste de Kveim positivo. O tratamento é clínico e dirigido aos sintomas sistêmicos da doença. A ressecção total da lesão mamária não é necessária.[8,9]

CONSIDERAÇÕES FINAIS

As mastites apresentam diversos agentes causadores. Realizar o diagnóstico diferencial entre as diversas mastites pode ser difícil, especialmente nos casos de baixa incidência. A utilização de métodos de imagem e de biópsia do tecido mamário comprometido é fundamental para os casos com diagnóstico diferencial complicado, especialmente para excluir carcinoma mamário. Na maioria das vezes, o manejo clínico adequado é suficiente para o tratamento das mastites. A cirurgia está indicada nos casos de abscessos, e/ou falha do tratamento clínico.

REFERÊNCIAS BIBLIOGRÁFICAS

1. Kamal RM, Hamed ST, Salem DS. Classification of inflammatory breast disorders and step by step diagnosis. Breast J. 2009 Jul-Aug; 15(4):367-80.
2. Rungruang B, Kelley JL 3rd. Benign Breast Diseases: Epidemiology, Evaluation, and Management. Clin Obstet Gynecol. 2011 Mar; 54(1):110-24.
3. Dixon JM, Khan LR. Treatment of breast infection. BMJ. 2011 Feb11; 342:d396.
4. Crepinsek MA, Crowe L, Michener K, Smart NA. Interventions for preventing mastitis after childbirth. Cochrane Database Syst Rev. 2010.
5. Zerwes F, Vollbrecht B, Viegas JF, Frasson AL. Processos inflamatórios da mama. In: Urbanetz AA, Luz SH, organizadores. PROAGO Ciclo 9 – Vol. 3. Artmed/Panamericana Porto Alegre, 2012. p.9-34.
6. Viegas JF, Zerwes F, Vollbrecht B, Santos MM, Souza ABA, Frasson AL. Mastites. In: Boff RA. Et al Compêndio de Masto-

logia: Abordagem Multidisciplinar. 2015; I:359-366. Caxias do Sul. Lorigraf.

7. Taffurelli M, Pellegrini A, Santini D, Zanotti S, Di Simone D, Serra M. Recurrent periductal mastitis: Surgical treatment. Surgery. 2016; 160(6):1689-92.

8. Cullinane M, Amir LH, Donath SM, Garland SM, Tabrizi SN, Payne MS, et al. Determinants of mastitis in women in the CASTLE study: a cohort study. BMC Fam Pract. 2015; 16:181.

9. Cetun K, Sikar HE, Goret NE. Comparison of Topical, Systemic, and Combined Therapy with Steroids on Idiopathic Granulomatous Mastitis: A Prospective Randomized Study. World J Surg. 2019 Jul 11.

10. Docio BE, Romero MC, Gomez MD. Mastitis. Arch Argent Pediatr. 2016; 114(6):576-584.

capítulo **49**

Lesões Precursoras do Câncer de Mama:
Como Conduzir?

▶ Alfredo Carlos S. D. Barros

INTRODUÇÃO

Existem lesões proliferativas mamárias associadas com a transformação local para carcinoma, ou probabilidade significativa de surgimento de câncer em outra porção do mesmo órgão, ou do contralateral. Estas lesões são denominadas de precursoras de câncer de mama (CM) ou marcadoras de alto risco. As principais são hiperplasia ductal atípica (HDA) e neoplasia lobular (NL), terminologia que engloba a hiperplasia lobular atípica (HLA) e carcinoma lobular *in situ* (CLIS), associadas à chance de evolução para CM em pelo menos 20%. Pode-se incluir também a atipia epitelial plana, com potencial evolutivo inferior, mas significativo.

Existem duas formas de se estimar o risco de uma mulher desenvolver CM: risco relativo (RR) e risco cumulativo (RC). O RR é avaliado pela razão entre a incidência da doença (número de novos casos para certa quantidade de indivíduos, geralmente 100.000, em determinado período, geralmente um ano), em uma população com um fator de risco e a incidência em outra população sem o fator de risco. Por convenção, classifica-se de alto risco, quando este for superior a 4 vezes o risco da população geral. O RC, também chamado de risco absoluto, é a chance estimada de aparecimento do CM durante a vida; algumas vezes, pode ser expresso para um número de anos estabelecido.

A Tabela 49.1 ilustra o RR de CM das principais lesões precursoras, conforme dados compilados, referentes a algumas séries de pacientes acompanhadas por pelo menos 15 anos. Em termos de RC, depois de 20 anos, estima-se de 15% a 20% para HDA e HLA, e de 20% a 25% para CLIS.[1]

Acredita-se que quanto maior o número de focos de proliferação atípica, maior o risco de CM. Além disso, as chances são maiores quando for identificado um parente de I grau com história de CM, ou quando a paciente tiver idade < 40 a 45 anos por ocasião do diagnóstico da lesão de risco.

Depois de *follow-up* mediano de 81 meses (6 a 368), de 1.004 pacientes com CLIS seguidas no Memorial Sloan-Kettering Cancer Center, 150 (14,9%) desenvolveram CM (63% ipsilateral, 25% contralateral e 12% bilateral), com taxa de incidência anual de 2%.[2] Os tumores descobertos foram: carcinoma ductal *in situ* (CDIS) – 35%, carcinoma ductal infiltrativo – 29%, carcinoma lobular infiltrativo – 27% e outros – 9%).

Alguns outros achados microscópicos associam-se à elevação do risco, porém com impacto menor (RR: 1,5 a 2,0 X). São as lesões proliferativas sem atipias, como, por exemplo, hiperplasia ductal usual, papiloma, adenose esclerosante, cicatriz radiada e fibroadenoma complexo.

Tabela 49.1 Risco relativo (RR) durante a vida para câncer de mama (dados compilados da literatura).

	RR
Hiperplasia ductal atípica	4 – 5 x
Hiperplasia lobular atípica	4 – 5 x
Carcinoma lobular *in situ*	8 – 10 x

DIAGNÓSTICO

Aspectos Imaginológicos

A suspeita da presença das lesões precursoras geralmente é levantada pelo rastreamento mamográfico. A verificação mais comum (60% a 90% dos casos) é de um agrupamento de calcificações amorfas. O CLIS às vezes pode aparecer como massa, assimetria ou distorção arquitetural.[3] Não é comum existir tradução ultrassonográfica, mas podem ocorrer massas irregulares lobuladas, hipoecoicas, sem achados na superfície posterior. Pela ressonância magnética (RM), realces sem nodulações são as observações mais comuns; quando achados anormais são exclusivamente vistos por RM, merecem também biópsia.

Para a confirmação diagnóstica impõe-se uma biópsia, que quase sempre é feita através de punção percutânea por agulha grossa (*core-biopsy* ou mamotomia).[4] Às vezes, as lesões de risco podem também ser reconhecidas microscopicamente como achados incidentais amiúde em análise de parênquima retirado em cirurgias plásticas mamárias.

Como não existe maneira de se excluir no pré-operatório a possibilidade de câncer, recomenda-se, como regra geral, a ampliação cirúrgica após biópsia percutânea mostrando lesão de maior risco: HDA, NL e AEP. A conduta padrão após diagnóstico por punção é a biópsia cirúrgica. Normalmente fica remanescente parte da imagem suspeita ou, então, deixa-se posicionado na punção um marcador metálico, para eventual ampliação cirúrgica posterior, guiada por fio metálico ou por radioisótopo. Recomenda-se a remoção de uma porção esférica de parênquima mamário, de 4 a 6 cm de diâmetro, tendo o clip no epicentro do tecido removido. É importante a radiografia da peça operatória. A resseção deve ser ampla, com o objetivo cirúrgico-macroscópico de se obter uma distância entre a orla da lesão e a margem cirúrgica de pelo menos 1,0 cm.

Diante da biópsia cirúrgica, pode ser detectado CDIS ou carcinoma invasor. Esta possibilidade é muito variável na literatura até porque a técnica de biópsia percutânea não é uniforme, assim como o método para análise no laboratório. A Tabela 49.2 exibe cifras de subestimação considerando-se uma média dos resultados publicados.

Visando minimizar biópsias cirúrgicas (setorectomias) que na maioria das vezes são *overtreatment,* podem ser selecionados casos para a omissão da ressecção cirúrgica. O Quadro 49.1 apresenta, em nossa opinião, os pré-requisitos para a opção personalizada de conduta observadora após diagnóstico de lesão precursora por punção percutânea.

A biópsia cirúrgica está sempre indicada após diagnóstico de fibroadenoma complexo por punção, tem indicação individualizada frente ao papiloma e à cicatriz radiada, na dependência de suas dimensões e de eventuais fatores clínicos associados, mas não é necessária na adenose esclerosante e na hiperplasia usual.

Tabela 49.2 Subestimação de carcinoma do diagnóstico por biópsia percutânea, após comparação com excisão cirúrgica complementar.	
	%
Hiperplasia ductal atípica	15 – 30
Neoplasia lobular	5 – 30
Atipia epitelial plana	0 – 20
Papiloma	0 – 10
Cicatriz radiada	0 – 10

> **Quadro 49.1** Seleção de casos para evitar biópsia cirúrgica após diagnóstico de lesão de alto risco por biópsia percutânea.
>
> - Inexistência de nódulo reconhecido por palpação ou por método de imagem;
> - Concordância entre microscopia e imaginologia;
> - Remoção de pelo menos 90% das calcificações;
> - Envolvimento microscópico máximo de duas unidades ducto-lobulares e sem necrose celular;
> - Ausência de histórico familiar de câncer de mama;
> - Aderência à vigilância imaginológica rigorosa, incluindo ressonância magnética;
> - Aceitação de quimioprevenção.

Aspectos Microscópicos

As HDA correspondem a lesões proliferativas epiteliais intraductais com ampla gama de apresentação morfológica, desde casos de AEP junto a áreas de maior complexidade arquitetural (Figura 49.1), até lesões similares aos CDIS de baixo grau, diferindo destes somente pelo envolvimento parcial dos espaços ducto-lobulares.

As NL, ou neoplasias intraepiteliais lobulares, podem se apresentar com variável padrão histológico, desde focos microscópicos envolvendo parcialmente poucas unidades lobulares, até envolvimento intracanalicular difuso, com distensão dos espaços ducto-lobulares e disseminação intraepitelial inclusive para ductos maiores da papila mamária. Foi reconhecida também como lesão precursora recentemente, já que antes era interpretada como somente lesão indicativa de risco.

Na sua forma clássica de apresentação, as NL são caracterizadas por células pequenas, monótonas e pouco coesas, que preenchem as unidades lobulares, distendendo os espaços envolvidos e com tendência à disseminação pagetoide para ductos terminais (Figura 49.2). Classificações nas formas de HLA e CLIS refletem unicamente o grau de envolvimento, mas não definem entidades diferentes. Na HLA menos de 50% dos dúctulos da unidade ducto terminal-lobular estão distendidos, enquanto que no CLIS, mais da metade mostra distensão às custas da proliferação epitelial (Figura 49.3).

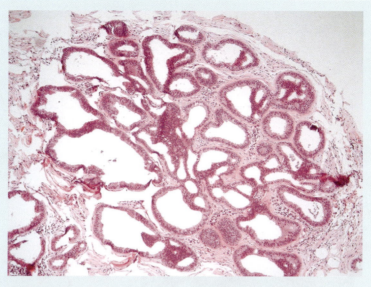

■ **FIGURA 49.1** Hiperplasia ductal atípica. Proliferação ductular microcística, com espaços revestidos em sua maioria por células colunares em poucas camadas, mas com áreas de maior proliferação celular e arranjos mais complexos, arciformes e fenestrados.

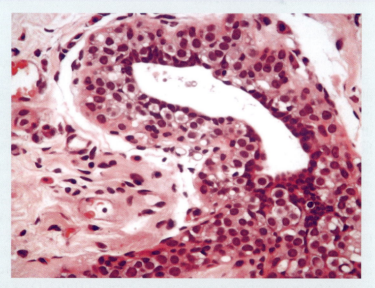

■ **FIGURA 49.2** Extensão pagetoide de neoplasia lobular clássica. Células epiteliais vacuoladas se distribuem ao longo da parede do ducto terminal abaixo das células epiteliais normais, que se apresentam achatadas.Ivit intem andam tem in sent aricies acipte

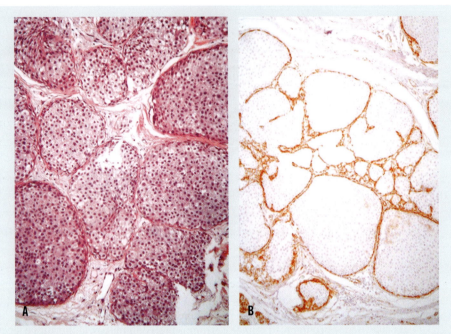

■ **FIGURA 49.3** Neoplasia intraepitelial lobular (carcinoma lobular *in situ*). Proliferação sólida de células epiteliais monótonas que distendem os espaços ductulares (**A**), sem expressão de e-caderina (**B**).

O CLIS pode se apresentar nas formas clássica, florida e pleomórfica. A forma clássica pode revelar células de baixo grau ou de grau intermediário. Esta diferença na população celular não tem impacto na biologia da lesão, mas a presença de células de grau intermediário pode ser um fator de confusão para o diagnóstico diferencial com carcinoma ductal *in situ*, de baixo grau, padrão sólido; nesta situação, a perda da expressão de E-caderina nos CLIS através de reação imuno-histoquímica define o diagnóstico.[4] O CLIS, forma florida, apresenta maior grau de proliferação celular em dúctulos, com distensão e confluência de estruturas, e pode apresentar comedonecrose. O CLIS pleomórfico distingue-se morfologicamente das formas clássicas pelo alto grau de atipia nuclear e pode estar associado a comedonecrose e microcalcificações. O imunofenótipo geralmente é igual ao da forma clássica, com perda da expressão de E-caderina, contudo mostra menor frequência de positividade para receptores hormonais e costuma apresentar superexpressão de c-myc e HER2. O CLIS pleomórfico é mais significativo clinicamente e é considerado como uma lesão maligna não infiltrativa, e deve ser tratado como se fosse um CDIS.

A AEP é caracterizada por agregados de dúctulos microcísticos revestidos por uma ou poucas camadas de células colunares atípicas, sem arranjos arquiteturais complexos, geralmente associadas a microcalcificações (Figura 49.4). Frente a graus acentuados de atipia arquitetural, a lesão deve ser classificada como hiperplasia ductal atípica.

Aparece combinada frequentemente com outras lesões precursoras, NL e HDA. As taxas de subestimação de HDA e NLs em biópsias percutâneas por *core-biopsy* chegam a 30%, enquanto que de carcinoma são baixas – 2%.[5] A nosso ver, como rotina, o achado de AEP por punção justifica biópsia cirúrgica.

A adenose esclerosante apresenta significante distorção associada à esclerose do estroma, gerando lesões complexas, por vezes espiculadas, simulando carcinomas, seja pelos métodos de imagem, seja pelo aspecto macroscópico. Os dúctulos apresentam-se distorcidos e exibem proliferação mioepitelial variável, geralmente superior à das células epiteliais. A lesão pode ser única, multifocal ou confluente, e raramente se apresentar como massa palpável. Aumenta em duas vezes o risco em longo prazo de CM.

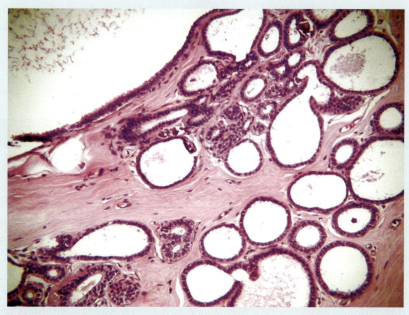

■ **FIGURA 49.4** Atipia epitelial plana. Proliferação ductular microcística com espaços revestidos por camada única de células colunares com alta relação núcleo-citoplasmática, hipercromasia e microcalcificações.

Papilomas correspondem a projeções digitiformes do estroma fibrovascular da parede dos ductos, revestidos por epitélio e mioepitélio. Evoluem como formações intraductais com variáveis graus de complexidade, com dimensões desde milimétricas até lesões com mais de 10,0 cm que dilatam os ductos envolvidos. Os ductos podem apresentar projeções da parede em direção oposta à luz.

Em certas pacientes o achado é de um ou mais focos de fibroelastose estromal com inclusões de ductos distorcidos. Esta alteração, quando isolada e em dimensão inferior a 1,0 cm, é conhecida como cicatriz radiada e quando maior, como lesão esclerosante complexa. Estas lesões esclerosantes devem ser manuseadas individualmente, procurando-se evitar a biópsia cirúrgica, reservada para os casos de associação com hiperplasias atípicas e/ou com discordância histo-radiológica.

O fibroadenoma complexo tem, além das características dos fibroadenomas usuais, cistos, metaplasia apócrina, adenose esclerosante, calcificações e outras lesões proliferativas. O risco relativo para carcinoma é maior do que nos fibroadenomas usuais (2,27; IC 95% 1,63 a 3,10), e tal aumento é atribuído às lesões proliferativas que podem estar presentes na lesão.[6]

A hiperplasia epitelial, padrão ductal usual, corresponde ao quadro de proliferação epitelial polimorfa, com sobreposição celular e limites intercelulares indistintos, envolvendo dúctulos e ductos terminais. O polimorfismo celular contrasta com a monotonia vista nas HDA e CDIS de baixo grau, cuja população celular é mais homogênea.

TRATAMENTO

Uma vez excluída a malignidade, fazendo-se a biópsia cirúrgica quando indicado, o tratamento visa basicamente a redução do risco de formação do CM.

Mesmo depois da biópsia cirúrgica, o risco elevado para lesões precursoras ou marcadoras de risco persiste, mormente após HDA ou NL, quando a incidência anual prevista de CM oscila entre 1,0% e 2,0%. Isto posto, vale a pena recomendar que todas as pacientes adotem hábitos e estilo de vida saudáveis e considerar a prescrição de quimioprevenção de forma particularizada.

A retirada bilateral do corpo glandular de mama, preservando-se a pele, aréola e papila, denominada adenectomia mamária (ou mastectomia subcutânea), seguida da inclusão de próteses de silicone, não deve ser recomendada, como regra geral. Trata-se de procedimento complexo, que tem morbidade relevante principalmente em função de complicações com as próteses, (contratura, infecção e rejeição). São comuns no pós-operatório assimetrias de contorno, retração de pele, endurecimento e áreas de isquemia e até necrose. Além disso, existe perda da sensação erógena nos mamilos. A taxa de insatisfação estética beira 30%.

A adenectomia mamária é justificada quando existe concomitância com alto risco genético-hereditário, e pode ser considerada nas raras situações de repetição de diagnóstico de lesões precursoras, a despeito do uso de farmacoprevenção.

Ao contrário, hábitos e estilo de vida saudáveis precisam ser estimulados para todas as mulheres de alto risco; chegam a reduzir em 40% o risco de CM durante a vida.

Em primeiro lugar, é importante adequar o índice de massa corpórea. A obesidade está relacionada com agentes inflamatórios, citoquinas, ativação de insulina e IGF-1, aumento da atividade de aromatases e de síntese de estrogênios: todos estimulantes de proliferação celular. Acredita-se que uma redução de 5% de peso signifique de 25% a 40% de diminuição de risco e no Nurse's Health Study, a mulher após a menopausa, que não faz uso de TRH e diminui seu peso em pelo menos 10kg, tem cerca de 50% de redução de risco.[7]

É conhecimento antigo que a dieta mediterrânea, composta de vegetais, frutas, peixe, soja, azeite de oliva e castanhas, protege contra o CM. A adoção de dieta farta em vegetais e frutas, pobre em carne vermelha, com controle de peso corpóreo, atividade física regular e moderação de ingestão alcoólica precisam ser estimulados.

O estudo do impacto da nutrição na genômica, interagindo sobretudo por mecanismos epigenéticos, é novo e promissor. Produtos naturais como ácido ômega 3, curcumina, licopenos, capsaicina (pimenta-vermelha), resveratrol, entre outros, apresentam fortes evidências experimentais de sua utilidade. O resveratrol presente no vinho, suco de uva e soja, modifica a condensação da cromatina, inibe o DNA metiltransferases e evita o silenciamento epigenético de proteínas oncossupressoras. O ácido graxo poliinsaturado omega-3 inibe estados pró-inflamatórios, a produção de citoquinas e cicloxigenases, e altera a membrana celular, tornando-a menos receptiva à sinalização dos fatores de crescimento. Uma metanálise de 21 pesquisas estimou que a elevada ingestão deste ácido graxo reduz a incidência de CM em 14%.[8] Fontes naturais ricas em ômega-3 são vegetais (linhaça, brócolis, espinafre) e peixes oleosos (salmão e arenque).

Revisão de 73 trabalhos observacionais, feita por Lynch e col., constatou queda de risco de 25% naquelas com atividade física regular moderada ou vigorosa, para CM tanto na pré como na pós-menopausa.[9] Não se sabe ao certo qual deve ser o tipo e a duração da atividade física para proteção mamária. Parece que quanto mais, melhor, entretanto, o básico é estimular atividade física por pelo menos 3 horas por semana. Os mecanismos protetores dos exercícios estão relacionados à diminuição de estradiol, aumento de SHBg, fatores insulinoides e inflamatórios.

A abstenção completa de álcool não é fácil, em função de ambiente social, lazer e redução de estresse. O mais importante é não exagerar; o National Cancer Comprehensive Network americano divulgou dados de ingestão alcoólica máxima

(Tabela 49.3), conforme os tipos de bebida. É difícil entender os mecanismos da relação álcool-neoplasia de mama, até porque as pesquisas não analisam a interferência de sobrepeso e de sedentarismo nas usuárias de álcool. Alcoolismo intenso e prolongado promove disfunção hepática e hiperestrogenismo por deficiente metabolização e prejuízo na produção de SHBG. Além disso, são lembradas as seguintes teorias: aumento de sulfato de dehidroepiandrosterona (precursor para aromatização), efeito genotóxico, estímulo de transição epitélio-mesênquima e ação epigenética (provável hipermetilação global levando à instabilidade cromossômica).

O fumo é deletério para a carcinogênese mamária, sendo o hábito de fumar mais prejudicial quando ocorrer antes da primeira gestação de termo.

Não se restringe a possibilidade de concepção nas mulheres com HDA ou NL. É possível que sobrevenha até efeito benéfico. O incentivo à amamentação é aconselhado. Quanto mais tempo e mais vezes a mulher amamentar, melhor, devido ao bloqueio de crescimento dos folículos ovarianos que causa, com consequente estado de hipoestrogenismo.

Especificamente para mulheres de alto risco, a literatura sobre a segurança da terapia de reposição hormonal (TRH) é pobre, fundamentada só em algumas observações retrospectivas; no entanto, parece haver acréscimo de risco. É prudente evitar, se possível, a TRH para mulheres com HDA ou NL.

Farmacoprevenção

Os medicamentos validados para a terapia redutora de risco são os SERMs (tamoxifeno e raloxifeno) e os inibidores de aromatase (anastrazol, exemestane). A duração de uso preconizada é de 5 anos, sabendo-se que existe efeito protetor (*carry-over*) nos 10 anos seguintes à interrupção; entretanto, a duração ideal de uso e eventuais repetições posteriores são pontos ainda a serem definidos.

Tabela 49.3 Ingestão alcoólica máxima para não elevar o risco de câncer de mama (baseado em NCCN-2015).[13]

	dia (mL)	semana (mL)
Cerveja	230	1600
Vinho	170	1200
Uísque	30	210

O estradiol, fração mais potente dos estrogênios, não é reconhecido como fator genotóxico iniciador significante, porém, é agente estimulador de crescimento do CM. Seu principal mecanismo de ação é a ligação com as proteínas receptoras de estrogênio. Induz por atividade genômica a transcrição e síntese de fatores de crescimento, como TGFα, IGF1, VEGF, PDGF e IRS2.

Os SERMs não interferem com a produção esteroídica, ao invés, competem com o estradiol pela ligação com os receptores de estrogênio e, assim, exercem sua ação anti-hormonal. Os mais conhecidos são compostos trifeniletilenos, o tamoxifeno e o raloxifeno, que funcionam como estrogênio-agonista ou antagonista nos vários tecidos orgânicos.

O tamoxifeno exerce função antiproliferativa nos tecidos mamários. Alguns *clinical trials* pesquisaram a ação da droga em mulheres de risco elevado, incluindo as lesões precursoras. Em média conseguiu-se verificar uma diminuição de risco em torno de 60%, especificamente com NL ou HDA, sendo a proteção maior para CM com receptores estrogênicos positivos. A dose padrão empregada é de 20 mg/dia, via oral.

Uma interessante pesquisa colaborativa foi realizada em Boston com pacientes com proliferação epitelial atípica. Após 10 anos de seguimento naquelas usuárias de quimioprevenção CM ocorreu em 7,5%, ao passo que no grupo controle a frequência foi de 21,3%.[10]

Entre os paraefeitos encontrados com tamoxifeno apenas um é vantajoso: redução de fraturas osteoporóticas; em contrapartida, a droga tem inúmeros efeitos colaterais indesejáveis. Aumenta a frequência de carcinoma de endométrio, trombose venosa, acidentes vasculares cerebrais, cataratas oculares e, principalmente, causa sintomas vasomotores (ondas de calor), diminuição de libido, secura vaginal. Apenas aproximadamente 50% das mulheres que iniciam tamoxifeno na dose padrão completam os 5 anos preconizados.

Recentemente autores italianos divulgaram excelente resultado com o tamoxifeno na dose reduzida de 10 mg, via oral, em dias alternados, com proteção semelhante à obtida com a dose usual, porém, sem seus efeitos colaterais.[11] Embora seja uma experiência isolada, suas conclusões têm modificado a prescrição no dia-a-dia, especialmente para quem não tolerar a dose de 20 mg por dia.

O raloxifeno, SERM comumente empregado para prevenção e tratamento de osteopenia/osteoporose, exerce também ação protetora mamária, embora com eficácia 20% a 30% menor do que o tamoxifeno para prevenção de CM em mulheres de alto risco.[12] Esta droga produz menos efeitos colaterais, porém foi testada apenas em mulheres após a menopausa.

Os inibidores de aromatase, por sua vez, diminuem a produção de estrogênios, agindo em fontes não gonadais; por isso funcionam apenas após a menopausa, com os ovários silentes. Atuam bloqueando a enzima aromatase, que converte androstenediona em estrona, a qual se interconverte em estradiol, principalmente no tecido celular subcutâneo.

Experiências publicadas com exemestane ou anastrozol para prevenção primária em mulheres de alto risco mostraram redução de risco de 50% a 65%.[12-14] Porém, a despeito da suplementação de cálcio e vitamina D, existe o efeito colateral de redução de mama óssea. Na prática, a reação indesejada mais frequente são dores musculares e osteoarticulares. Não é um medicamento fácil de ser ingerido por 5 anos.

PONTOS-CHAVE

- As lesões precursoras ou marcadoras de risco e câncer de mama, apresentam alta chance de desenvolvimento de neoplasia no futuro (pelo menos 20%), na mama acometida ou na contralateral.
- As principais são hiperplasia ductal atípica, hiperplasia lobular atípica, carcinoma lobular *in situ* e atipia epitelial plana.
- Seu diagnóstico é quase sempre feito por mamografia de rastreamento, seguida de punções percutâneas com agulha grossa e biópsia cirúrgica.
- O tratamento visa a redução do risco de câncer de mama, e é baseado na correção de hábitos e estilo de vida, e de farmacoprevenção (tamoxifeno, raloxifeno ou inibidores de aromatase).
- A adenectomia mamária profilática não está indicada.

AGRADECIMENTO

À Prof.ª Filomena M. Carvalho pelas descrições microscópicas e ilustrações.

REFERÊNCIAS BIBLIOGRÁFICAS

1. Degnim AC, King TA. Surgical management of high-risk breast lesions. Surg Clin N Am. 2013; 93:329-40.
2. King TA, Pilewskie M, Muhsen S et al. Lobular carcinoma in situ: A 29-year longitudinal experience evaluating clinicopathologic features and breast cancer risk. J Clin Oncol. 2015; 33:3945-52.
3. Ferreira VCCS, Etchebehere ECSC, Bevilacqua JLB, de Barros N. Suspicious amorphous microcalcifications detected on full-field digital mammography: correlation with histopathology. Radiol Bras. 2018; 51:87-94.
4. Kader T, Hill P, Rakha EA, Campbell IG, Gorringe KL. Atypical ductal hyperplasia: update on diagnosis, management and molecular landscape. Breast Cancer Res. 2018; 20:39.
5. Lamb LR, Bahl M, Gadd MA, Lehman CD. Flat Epithelial Atypia: Upgrade Rates and Risk-Stratification Approach to Support Informed Decision Making. J Am Coll Surg. 2017; 225:696-701.
6. Nassar A, Visscher DW, Degnim AC et al. Complex fibroadenoma and breast cancer risk: a Mayo Clinic Benign Breast Disease Cohort Study. Breast Cancer Res Treat. 2015; 153:397-405.

7. Harvie M, Howell A, Vierkant RA et al. Association of gain and loss of weight before and after menopause with risk of post-menopausal breast cancer in the Iowa women's health study. Cancer Epidemiol Biomarkers Prev. 2005; 14:656-61.

8. Zheng JS, Hu XJ, Zhao YM, Yang J, Li D. Intake of fish and marina n-3 polyunsaturated fatty acids and risk of breast cancer: meta-analysis of 21 independent prospective cohort studies. Brit Med J. 2013; 346:f3706.

9. Lynch BM, Neilson HK, Friedenreich CM. Physical activity and breast cancer prevention. Recent Results Cancer Res. 2011; 186:13-42.

10. Coopey SB, Mazzola E, Buckley JM et al. The role of chemoprevention in modifying the risk of breast cancer in women with atypical breast lesions. Breast Cancer Res Treat. 2012; 136:627-33.

11. DeCensi A, Puntoni M, Gonzaga AG et al. Randomized trial of low dose tamoxifen to prevent recurrence of breast intraepithelial neoplasia. Study TAMO1. San Antonio Breast Cancer Symposium, 2018.

12. Vogel VG, Constantino JP, Winckerman DL et al. VP data of the National Surgical Adjuvant Breast and Bowel Project Study of tamoxifen and raloxifene (STAR) P-2 trial: preventing breast cancer. Cancer Prev Res. 2010; 3:696-706.

13. Cuzick J, Sestak I, Forbes JF et al. Anastrozole for prevention of breast cancer in high-risk postmenopausal women (IBIS-II): an international, double-blind, randomised placebo-controlled trial. Lancet. 2014; 383:1041-8.

14. Goss PE, Ingle JN, Alés-Martiñez JE et al. Exemestane for breast cancer prevention in postmenopausal women. N Engl J Med. 2011; 364:2381-91.

Índice Remissivo

Obs.: números em *itálico* indicam figuras; números em negrito indicam tabelas e quadros.

A

Abcesso subareolar crônico recidivante, *487*

Aborto, **225**

Abuso sexual, **225**

Acantose negricante, 143

Acetato
de leuprolide, 158
de ulipristal, 17, 37

Adenectomia mamária, 501

Adenocarcinoma, 301
endocervical *in situ,* 301
in situ, 303

Adenoma tubular, 474

Adipocitocinas, 54

Adolescência, 196
distúrbios na, 196

Adolescente
desvios estéticos na, 217-220
endometriose, 105

AGC-H, 301

AGC-US, 301

Agonista de GnRH no mioma submucoso, 8

Álcool, ingestão máxima para não elevar o risco de câncer de mama, **502**

Alopecia, 218

Alprazolam, 270

Alteração (ões)
citopatológicas, recomendações nacionais

e americanas para a conduta inicial com base nas, **298**
do ciclo menstrual, nomenclatura das, **224**
menstruais, causas orgânicas das, **225**

Amenorreia
classificação das, **209**
diagnóstico das, fluxograma, *213, 214*
primária, causas e frequência de, **210**

AMH(hormômio antimülleriano), 397

Analagesia multimodal, 124

Análogo(s)
agonistas do GnRH, 35
antagonistas do GnRH, 36
de GnRH, 23
no preparo pré-operatório de pacientes candidatas à miomectomia, 17
uso de, 155

Androgênios, 35

Anfepramona, 188

Anorexia nervosa, diminuição dos níveis de testosterona e, *74*

Anovulação crônica, 139
avaliação meabólica, 143
critérios diagnósticos, 140
hiperandrogênica, 139
hipogonadotrófica, 143
idiopática, 144

Antibióticos utilizados no tratamento dos processos infecciosos mamários, **485**

Anticoceptivo hormonal, quando devo
suspender?, 239
Anticoncepção hormonal, 452
Anticoncepcionais combinados orais, 34
Anticonceptivo hormonal
diagnóstico da menopausa em usuárias
de, 241
interpretação de exames em usuarias de, 242
Antiespasmódicos, 233, **234**
Apoio psicológico no tratamento do
sobrepeso e obesidade, 181
Aromatase, inibidor da, 416
Artéria uterina, ligadura de, *27*
ASC H (atipia celular escamosa não
podendo excluir lesão de alto grau), 297
ASC-US (células escamoias atípicas de
significado indeterminado), 293
avaliação conforme guideline americano,
295
HPV-negativo persistente e, 295
HPV-positivo persistente e, 295
recomendações conforme protocolo
INCA, 295
risco de malignidade com duas
estratégias, **294**
Atipia(s)
de células glandulares favorecendo
neoplasia, 301
grandulares, classificação, 301
Ativação
folicular, mecanismos de, 443
ovariana, *441*
in vitro, 441
Atividade(s)
aeróbicas, 184
física, tratamento do sobrepeso e
obesidade por meio da, 184

B

Balanço hídrico, 11

Blastocele, 428
Bloqueadores de canal de cálcio, 233
Buserelina, **202**
Butilbrometo de escopolamina, 233

C

Cafeína, 189, 453
Calor local, 234
Câncer
avançado, diminuição dos níveis de
testosterona e, *74*
cervical invasivo, risco de, 293
de colo uterino no Brasil, estratégias do
rastreamento, *291*
de mama
lesões precursoras do, 493
risco, 61
efeitos da terapêutica hormonal da
menopausa no, 61
relativo durante a vida, **494**
relativo em relação à não usuária de
TRH, *62*
taxas anualizadas de acordo com o
estudo WHI, *63*
Capacidade cistométrica fisiológica, 355
Carcinoma
ductal, 464
escamoso, 300
inflamatório, *490*
Cauterização por meio de esferas, 330
Cefaleia, 253, 254
anticoncepção hormonal e, 257
classificação, 254
critérios de elegibilidade OMS, **258**
diagnóstico, 256
hormônios e, 257
interações medicamentosas, 260
primária, 254
secundárias, 256
sinais de alerta para, 256

tensional, 253, 255

tratamento da, 253, 259

trigeminal autonômica, 256

Células glandulares atípicas, 300, 301

Cetoprofeno, **234**

CFA(contagem de folículos antrais), 401

Ciclo

menstrual

nomenclatura das alterações do, **224**

normal, 245

monofolicular, 415

Cirurgia

de Burch, 373

feminilizante, 173

Cisto(s), 469

ao exame ultrassonográfico, aspecto dos, *472*

características ultrassonográficas dos, 470

complexo, *472*

simples, *472*

tratamento, 470

Cistometria, 354

Cistoscopia intraoperatória de perfuração vesical, *381*

Citologia oncótica × teste de DNA-HPV, 285

Citrato de clomifeno, 408, **414,** 415

Clomipramina, 270

Colo uterino no Brasil

dossiê de estratégias do rastreamento do, *291*

estratégias do rasrtreamento do, *291*

Colpectomia, 334

Colpocitologia oncológica

atipias citológicas escamosas na, 293

atipias citológicas grandulares na, 300

diagnóstico , 301

terminologia, 301

tratamento, 301

Complacência vesical, 355

Condição fibrocística, 452

Contracepção

hormonal

cefaleia e enxaqueca na, 253

pode se estender como terapêutica hormonal?, 79

oral combinada, 232

Contraceptivo(s)

combinado

padrão de sangrmaento esperado com, 246

sangramento desfavorável com, 245

sintomas TPM-*like* na pausa dos, 263

contendo estrogênios, 79

hormonais modernos, 79

hormonal, 270

uso por mulheres na perimenopausa, **240**

Corpo estranho, **225**

Criopreservação, 435

Curva

de fluxo, padrão da, 353

em formato de sino, *353*

D

Defeitos enzimáticos da esteroidogênese suprarrenal associadas à hiperplasia congênita, características clínicas, **166**

Deficiência

combinada de 21-hidroxilase e 17α-hidroxilase, 164

da 21-hidroxilase, comparação entre as formas clássica e não clássica, **167**

da produção do cortisol, 167

enzimática

das suprarrenais, 163

diagnóstico, 168

propedêutica, **168**

de 11β-hidroxilase, 164

de 21-hidroxilase, 163

de 3β-HSD2, 164

gonadal, 164

Deiscência de anastomose, 131

Depressão clínica, diminuição dos níveis de
testosterona e, *74*

Desafio

da terapêutica hormonal da menopausa
na prática clínica, 50

contracepção hormonal pode se estender
como terapia hormonal?, 79

entendendo a terapêutica hormonal
acima dos 60 anos, 85

risco de câncer de mama, 61

risco cardiovascular e síndrome
metabólica, 51

terapêtuica anadrogênica, quanado e
como?, 73,

Dexametasona, tratamento pré-natal
com, 173

DHEA, terapêutica com, 76

Diabetes, 51

Dieta(s)

balanceada, 183

com gorduras modificadas do tipo do
Mediterrâneo, 183

da moda, 182

de muito baixa caloria, 183

pobres em gordura, 183

ricas em gordura e pobres em
carboidrato, 182

tratamento do sobrepeso e obesidade por
meio de, 182

Dietilpropiona, 188

Dilatação uretral, 388

Disfunção (ões)

da tireoide, 143

miccional, 382

sexual feminina, testosterona para
tratamento da, 75

Dislipidemia, 51

Dismenorreia, 94, **234**

como tratar?, 231

fisiopatologia, 232

primária, 231

tratamento

bloqueadores de canal de cálcio, 233

farmacológico, grau de recomendação
e nível de evidência no, **234**

herbais, 233

hormonal, 232

não hormonal, 232

suplementos dietéticos, 233

Dispareunia de profundidade, 94

Dispositivo intrauterino liberador de
Levonorgestrel, 35

Disquezia, 94

Disfunção miccional

algoritmo de manejo da, *389*

tratamento, 388

Distúrbio (s)

capilares, 218

de desenvolvimento sexual, 164

na adolescência, 196

como abordar a irregularidade
menstrual?, 223

desvios estéticos na adolescente, 217

puberdade atrasada, 207

puberdade precoce, 197

psiquiátricos, 452

Disúria, 94

Doença(s)

arterial coronariana, risco da, 51

benignas das mamas

estado da arte na orientação das

como valorizar e como conduzir o
fluxo papilar?, 461

diferentes tipos de mastites seu
tratamento, 483

lesões precursoras do cânacer de
mama, 493

minha mastalgia não melhora, 449

tumores fibroepiteliais e cistos, 469

crônica não comunicável, 177

de Von Willebrand, **225**

Índice Remissivo

Dor
  acíclica, 450
  algoritmo de manejo da, *390*
  em fisgada, 450
  extramamária, **451**
    tratamento, 457
  mamária
    características, **451**
    causas, **451**
  muscular, 122
  no pós-operatório, controle da, 47
  pélvica, 33
    acíclica, 94
    crônica, 119
    na paciente com endometriose, fluxograma de tratametno da, *128*
  provocada pela colocação de telas vaginais, 383
  torácica, 104
  tratamento farmacológico da, 124
Drilling ovariano laparoscópico, **414**, 419
Ductografia contrastada, 463
Ductoscopia, 463

E

Ectasia ductal, 464
Elagolix, 158
Eletrodo bipolar 5F-Fr, 10
Eletroestimulação transcutânea de nervos, **234**
Eletromiografia, 360
Embolia gasosa, 3
Embolização
  do mioma uterino
    contraindicações, 41
    gravidez após, 46
    ressonância magnética antes e após, *44*
    seguimento de pacientes submetidas à, 41
    seleção de pacientes para, 40

exame especular de paciente submetida à, *45*
Embrião (ões)
  avaliação
    genética dos, 432
    morfológica dos, 425
    por *time-lapse*, 425
  classificação
    em estágio de blastocisto, **429**
    no terceiro dia do desenvolvimento, **427**
Endometrioma
  com sinal de *Kissing ovaries*, *112*
  ovariano, 132
Endometrioma, 112
Endometriose, 97
  acometimento diafragmático pela, 103
  atualização no diagnóstico e tratamento da, 93, 94
    quando indicar tratamento farmacológico na mulher com dor pélvica, 119
    quando solicitar exame de imagem especializado, 109
    resultdos na cirurgia para endometriose, 127
    utilização da propedêutica clínica no diagnóstico dos diferentes tipos de endometriose, 97
  classificação, 99
  distribuição dos sintomas referidos pelas pacientes, **101**
  em adolescentes, 105
  exame fisico, 104
  fatores de risco, 99
  infiltrativa profunda, 110
  intestinal, 103
  ovariana, 99
  peritoneal, 99, 131
  profunda, 99

cirurgia para, 132

com bloqueio no saco posterior, *98*

em ligamentos uterossacros, *129*

propedêutica clínica no diagnóstico dos diferentes tipos de, 97

que acomete o compartimento posterior da pelve, 101

resultados da cirurgia para, 127

sintomatologia, 100

suspeita de, exames de imagem utilizados para confirmação diaganóstica, 110

superficial, *98*

tratamento, 128

uso de GnRH na, 158

vesical, 102

Energia

aplicação da, dicas práticas, 369

diferenças entre os diferentes tipos de, **366**

no tecido vaginal, efeitos

laser francionado, 365

radiofrequência microablativa, 365

Envelhecimento, 51

fator de risco cardiovascular, 51

reprodutivo, estágios do, 243

Enxaqueca

com aura, 253, 255

crises de, 255

Escada analgésica da Organização Mundial da Saúde, **124**, *125*

Escala

de Prader de I a V com diferentes graus de virilização da genitália externa feminina, **169**

visual analógica, *101*

Espasmo, 122

Estadiamento de Marshal e Tanner, *212*

Estádio puberal segundo a Classificação de Marshal e Tanner, **212**

Estado da arte na orientação das doenças

benignas das mamas, 448

Esterilização, 80

Esteroides sexuais exógenos, 245

Esteroidogênese da suprarrenal, *165*

características clínicas dos diferentes defeitos enzimáticos da, 164

Estirão de crescimento, 211

Estradiol, 151

Estratégias comportamentais adjuvantes no tratamento da obesidade 181

Estresse, 452

Estrogênio

baixas doses de, 88

efeitos sobre o aparelho cardiovascular, 86

em baixas doses, 85

Estudo

fluxo-pressão, 357

miccional, 357, *358*

urodinâmico, 351

fases, 352

recomendações necessárias para se realizar o, 352

sem mistério, 351

Exame(s)

citológico como método de rastreio, 286

de citologia cervical, 293

de imagem

especializado, quando solicitar, 109

programação cirúrgica baseada em, 115

ultrassonográfico, quatro etapas

avaliação de *soft-markers*, 111

avaliação de compartimentos anterior e posterior, 111

avaliação de útero e anexos, 111

avaliação do comprometimento do fundo de saco de Douglas, 111

Exercícios, **234**

Exposição da tela, 384

algoritmo de manejo da, *391*
do SUM no epitélio vaginal, *385*

F

Faixa(s)
retropúbica, posicionamento das, *375*
transobturatórias, posicionamento das, *375*
Falência ovariana precoce, 439
Falso trajeto
"Falta de ar", 104
Fármaco(s)
catecolaminérgicos, 188
que podem ser utilizados no tratamento da obesidade, 188
serotoninérgicos, 188
Farmacoprevenção, 502
Fenilpropanolamina, 188
Fenproporex, 188
Fertilidade
associação entre endometriose e, 131
preservação na jovem com câncer
uso de GnRH, 161
Fertilização *in vitro,* fatores prognósticos do sucesso na, 396
Fetermina, 188
Fibroadenoma, 472
aspecto clínico-radiológico do, *476*
complexo, 474
hipercelular, 474
juvenil, 474
Fibrose periureteral, 102
Filoides
benignos, 478
borderlines, 478
malignos, 478
Fístula, 131
Fita
transobturatória, 373
vaginal sem tensão, 373

Flare-up, 156
Fluoxetina, 188
Fluxo
miccional normal, nomograma de Blaivas-Groutz de paciente com, *359*
papilar, 461
caracterização clínica do, 462
causas, 464
diagnóstico, 462
purulento, 465
Fluxometria
aspecto da curva em formato de sino, *353*
valores obtidos na, 353
Fluxometria, 352
Folículo(s)
antrais, contatem de, 152
primordiais, 148
Frouxidão vaginal, 344
Fundo de saco de Douglas, avaliação do comprometimento do, 111

G

Galactorreia, 462
Gasping, 9
Gengibre, 235
Gestação ectópica, **225**
Ginecologia
endócrina de consultório
análogo de GnRH, uso de, 155
anovulação crôncia, 139
deficiência enzimática das suprarrenais, 163
reserva ovariana, 147
sobrepeso e obesidade, 137
indicações do laaser e da radiofrequência em, 366
Glândula suprarrenal, 163
Glicocorticoide sistêmico, 74
Glicorticoides, reposição hormonal com, 172
GnRH

513

agonistas, 155

análogos de, uso de, 155
  endometriose, 158
  leiomiomas uterinos, 159
  preservação da fertilidade na jovem com câncer, 161
  protocolos de reprodução assistida, 160
  puberdade precoce, 156
  transtornos disfórico pré-menstrual, 159

GnRHa de depósito, formulações de, **202**

Gonadotrofinas, **414**, 417
  da aromatase, 416

Goserelina, 158

Gravidez
  após embolização do mioma uterino, 46
  múltipla, risco e implicações da potencial, 408

H

Hamartoma, 475

Hatching, 428

Hematúria, 102

Hemoptise cíclica, 104

Hemotórax, 104

Hiperatividade detrusora, *355*

Hiperestrogenismo, 15

Hiperplasia congênita das suprarrenais, 163

Hipertensão, 51

Hipertireoidismo, **74**

Hipotireoidismo, 198

Hirsutismo, 141, 218

Histeroscopia diagnóstica para avaliação de miomas submucosos, 5

Hormônio
  adrenocorticotrófico, estímulo do, 163
  antimülleriano, 152
  folículo-estimulante, 150

HSIL (*High-grade Squamous Intraepithelial Lesion*), 319

I

Ibuprofeno, **234**

IDEA (*International Deep Endometriosis Analysis*), 111

Incisão
  abdominal, planejamento de, *25*
  miometrial expondo miomas, *27*

Incontinência urinária
  anamnese, 343
  casos, *340*
  como difernciar baseado na anamnese e exame físico, 339
  complicações dos *slings*, 379
  de esforço, 337, *341*, 351
  de esforço complicada, 352
  de urgência, 343, *341*, 351
  epidemiologia, 340
  estudo urodinâmico sem mistério, 351
  exame físico, 346
  fatores de risco, 342
  fita transobturatória, 373
  fita vaginal sem tensão, 373
  investigação pela história clínica, esquema, *347*
  laser e radiofrequência para, 363
  laser para, 363
  mista, 341, *351*
  prevalência, 340
  radiogfrequência para, 363
  screening, 342

Incubadora time lapse, 429

Índice de massa corporal, 179

Indutor (es)
  com ação direta no eixo hipotálomo-hipófise-ovariano
    gonadotrofinas, 417
    inibidor da aromatase, 416
    moduladores seletivos do receptor estrogênico, 415
  da ovulação, **414**
    mecanismos de ação dos, 415

Infecção(ões)
após embolização do mioma uterino, 43
com pelviperitonite, 131
Infertilidade
conjugal
idade, 398
testes da reserva ovariana, 399
na paciente com endometriose,
fluxograma de tratamento, *133*
Inibidor(es)
da aromatase, 416
seletivo de recaptação da serotonina, 269
Injeção intracitoplasmática de
espermatozoides, 425
Inositol, *414*, 418
Insuficiência
adrenal, **74**
hipofisária, **74**
hipotalâmica, **74**
Inventário cirúrgico, *26*
Isquemia do mioma uterino, 43

J

Janela de oportunidade, 54

K

Kissing-ovaries, 111

L

Laceração
cervical, 12
uterina, 3
Laser (*light amplification by stimulated emission of radiation*), 364
fracionado
efeitos no tecido vaginal, 365
de CO_2, 364, **366**
Ebrium, **366**
indicações em ginecologia, 366
indicações em uroginecologia, 367
nível de evidência e grau de

recomendação no uso do, **368**
Leiomioma, 15, 21
uterino
com extensa área de necrose, *45*
uso de GnRH na, 159
Lesão (ões)
brancas, 99
de baixo grau em parede lateral
direita, *326*
de endometriose que afeta o ureter, 102
em parede vaginal
com formação de cistos em seu
interior, *113*
lateral D, *331, 332*
intestinal, 382
tratamento, 387
intraepitelial de baixo grau, 307
diagnósticos, 310
intraepitelial escamosa de alto grau
mulheres até 24 anos com diagnóstico
citopatológico de, recomendações de
conduta para, *317*
negra, 99
de endometriose em mucosa vaginal
vista ao exame especular, *104*
precursoras do câncer de mama, 493
diagnóstico, 494, 500
aspectos imaginológicos, 494
aspectos microscópicos, 496
proliferativas mamárias, 493
retrocervicais, 112
tipo pontilhado em fórnice vaginal
anterior, *328*
uretral, tratametno, 387
vaginal persistente, paciente de 24 anos
com, *333*
vascular, 382
tratamento, 387
vermelhas, 99
Letrozol, 407, **414**

515

Leuprolida, **202**
Ligadura de artérias uterinas, *27*
Linha de pressão do detrusor, 354
Liraglutida, 187
LSIL (*Low-grade SquamousIntraepithelial Lesion*), 3199

M

Mama, processos inflamatórios da, classificação, *484*
Massagem, **234**
Mastalgia, 449
  cíclica
    etiologia e fatores de riscos para, 450
    tratamento da
      agentes dopaminérgicos, 455
      agonistas do hormônio liberador de gonadotrofina, 457
      anti-inflamatórios, 455
      danazol, 456
      educação e orientação verbal, 454
      mastectomia, 457
      moduladores seletivos dos receptores de estrogênio, 456
      orientações nutricionais, 455
      suporte psicológico, 455
      técnicas de relaxamento, 455
  classificação, 449
  diagnóstico, 453
Mastite, 484
  aguda, 484
  crônica, 486
    não infecciosas, 488
  granulomatosa, *489*
    idiopática, 489
  periductal, 464, 488
  por micobactérias, 488
  puerperal, 484
    com abscesso e necrose de pele, *486*
Maternidade, postergação da, 147

Mazindol, 188
Medicação de uso *off-label* para tratamento da besidade e sobrepeso, 189
Medicamentos aprovados e recomendados para o tratamento da obesidade no Brasil, 187
Menopausa
  em mulheres com amenorreia $\geq$ 1 ano ou em uso de contraceptivos hormonais, resultados clínico-laboratoriais sugesstivos de, **242**
  fator de risco cardiovascular, 51
Metformina, 408, **414**
Método(s)
  contraceptivo(s)
    em mulheres, recomendações para suspensão do, *82, 83*
    hormonais, uso de, dúvidas comuns em consultiório, 237-280
  de Greulich-Pyle, 200.
  de rastreio
    exame citológico no, 286
    teste de DNA-HPV como, 288
Migrânea, 255
Minha mastalgia não melhora, 449
Mioma (s)
  apresentação ao ultrassom, 16
  classificação
    critérios empregados para cada, **6**
    proposta pela Federação Internacional de Ginecologia e Obstetrícia (FIGO), imagem esquemática, **7**
  extensão da base do nódulo em relação à parede do útero, **7**
  grau de penetração dos, **7**
  incisão miometrial expondo, *27*
  submucoso(s)
    classificação, 5
    definição, 4
    diagnósticos, 4

Índice Remissivo

em contato com a cavidade
endometrial, *28*
incidência, 4
tratamento, 8
miomas G1-G2, 10
miomas GO, 8
topografia, **7**
uterino
abordagem do, 2
embolização, 39
miomectomia histeroscópcia, 3
miomectomia laparoscópica, 15, 21
tratamento clínico do, 33
sintomatologia do, 2
tratamento clínico do, 33
análogos agonistas do GnRH, 35
análogos antagonistas do GnRH, 36
conduta expectante, 33
dispositivo intrauterino liberador de
levonorgestrel, 35
moduladores seletivos dos
recepotores de progesterona, 36
terapêutica não hormonal, 34
tratamento hormonal, 34
Miomectomia
histeroscópica
complicações, 3
indicação, 3
indicações em mulheres sintomáticas
com miomoas submucosos, 8
técnicas, 8
laparoscópica, 15, 21
prognóstico reprodutivo, 19
seguimento, 19
técnica operatória, 17
uso de medicações anates da
cirurgia, 17
por morcelamento, 9
por via laparotomia
colocação de polímero hemostático e

antiaderente, *29*
fechamento anataômico do útero, *28*
fundamentos ao indicar, 24
incisão miometrial, expondo
miomas, 27
inventário e planejamento cirúrgico, *26*
ligadura de artérias uterinas, 27
mioma submucoso em contato com a
cavidade endometrial, *28*
planejamento de incisão abdominal, *25*
pós-operatório, 29
roteiro intraoperatório, 25
ressectoscópica, 9
Miométrio adjacente sem sinais de
isquemia, *46*
Moduladores seletivos do receptor
estrogênico, 415
Mola, **225**
Morcelaador 5 m, 10
Mulher com dor pélvica, quando indicar o
tratamento, 119
Multinucleação, 427
Musculatura pélvica, exame da, 121
Músculo reto abdominal, *43*
Mutação *BRCA-1*, 68

N

Naproxeno, **234**
Neoplasia
intraepitelial cervical grau 1, 307
diagnóstico, 308
histológico, manejo em mulheres com
25 anos ou mais, *311*
indicações de colposcopia conforme
diretrizes brasileiras, **308**
tratamento, 309
intraepitelial cervical tipo 2
intraepitelial vaginal, 323
de baixo grau em parede lateral direita,
após ácido acético, *327*
de baixo grau em parede lateral direita,

após ácido acético e teste de Schiller, *328*

de baixo grau em parede lateral esquerda, *326, 327*

quadro clínico, 324

seguimento, 324

tratamento, 329

NIC, ver Neoplasia intraepitelial cervical

Noctúria, 341

Nódulo
adenomiótico do septo retovaginal, 99

leiomatoso, 21

no fundo de saco de Douglas, 104

Nomenclatura das alterações do ciclo menstrual, **224**

Nomograma
de Blaivas-Groutz de paciente

com fluxo miccional normal, *359*

com obstrução infravesical, *359*

0

Obesidade, 51, 177
abdominal, 52

avaliação, 179

comorbidades, 179

intervenções não convencionais na, 190

tratamento, 180
baseado no índice de massa corporal, fluxograma com orientações clínicas para, *192*

cirúrgico, 189

estratégias comportamentais adjuvantes no, 181

farmacológico, 186

fármacos que podem ser utilizados no, 188

por meio de atividade física, 184

por meio de dietas, 182

Obstrução infravesical, nomograma de Blaivas-Groutz de paciente com, *359*

Omalgia, 104,

Ooforectomia bilateral, **74**

"Orelhas de cachorro", 325

Orlistat, 187

Ovulação
estimulação da
considerações sobre a escolha da medicação, 409

monitorização da, 409

suporte lúteo, 409

indutor com ação direta no ovário

drilling ovariano laparoscópico, 419

indutores da, **414**

princípios da estimulação da, 407
citrato de clomifeno, 408

gonadotrofinas, 408

letrozol, 407

metformina, 408

P

Padrão
de sangramento esperado com contraceptivos combinados, 246

em "vidro fosco", 112

Papilomavírus humano, 282

Paracetamol, **234**

Participação do leiomioma uterino após embolização do mioma uterino, 43

PASH (hiperplasia pseudoangiomatosado estroma), 474

Patologia do trato genital inferior, prevenção secundária
atipias citológicas escamosas na colpocitologia oncológica, 293

atipias citológicas glandulares na colpocitologia oncológica, 300

citologia oncótica x teste de DNA HPV, 285

neoplasia intraepitelial cervical, 315

neoplasia intraepitelial vaginal, 323

Pele, 217

Perfuração(ões)

acidentais intestinais, 131

uterina, 3, 12

vesical, tratamento, 387

Perimenopausa, 79

anticoncepção na, aspectos práticos da, 80

uso de contraceptivos por mulheres na, **240**

Planejamento cirúrgico, *26*

Pneumotórax, 104

Polaciúria, 341

Polímero hemostático e antiaderente

colocação de, *29*

Polimorfismo da COX-1, 232

Pontos-gatilho, 120

miofasciais, 121

Preservação social, 436

Pressão

abdominal provocada pelas manobras de esforço e perda urinária concomitante, *356*

detrusora, 354

vesical provocada pelas manobras de esforço e perda urinária concomitante, *356*

Processo(s)

infecciosos mamários, antibióticos utilizados no tratamento dos, **485**

inflamatórios brancos, 99

Progestagênios em regimes de terapia hormonal, efeitos sobre o risco de cânacer de mama, *65*

Progestogênios solados, 34

Proteína G, defeito na síntese de, 198

Protocolo

de reprodução assistida, uso de GnRH, 160

IDEA, 110

Pseudopuberdade

independente de GnRH, 198

precoce, 198

Puberdade

atrasada, 207, 208

anamnese, 210

amenorreia e, diferenciação entre, 208

causas, 208

diagnóstico, 210

exame físico, 211

exames complementares, 213

tratamento, 214

desenvolvimento normal, 207

precoce, 156

central, 198

causas genéticas específicas, 198

tratamento com análogo agnosta do GnRH, *157*

tratamento, 201

dependente de GnRH, 198

tratamento, 201

diagnóstico, 199

independente de GnRH

tratamento, 203

parâmetros de avaliação no diagnóstico da, **201**

uso de GnRH, 156

sequência de eventos na, 207

Púrpura trombocitopênica idiopática, **225**

Q

Qualidade de vida, gráfico de barras demostrando melhora da, *42*

Queimadura extensa, diminuição dos níveis de testosterona e, *74*

Questionário SF-36, 130

R

Radiofrequência

fracionada microablativa, 365

indicações em ginecologia, 366

indicações em uroginecologia, 367

microablativa, **366**

efeitos no tecido vaginal, 365

não ablativa, 364

Raloxifeno, 503
Rastreio, o mundo no, 289
Reativação ovariana, 443
Regime
  contínuo, quando pode fazer a difernça?, 275
  de uso dos anticoncepcionais hormonais combinados, porque mudar?, 277
  estendido/contínuo
    é eficaz?, 278
    é seguro?, 278
Reprodução assistida avanços nas técnicas laboratoriais em, 425
  avaliação genética dos, 432
  avaliação morfológica dos embrioes, 425
  criopreservação, 435
Reserva ovariana, 147
  conduta após a avaliação da, 153
  fatores preditores de, 151
  fisiologia, 148
  indicações de avaliação da, **150**
  marcadores de, 149
  terminologia, 148
Resistência à insulina, 52
Ressonância magnética
  da pelve em paciente com diagnóstico clínico de piometra, *46*
  na endometriose, 114

S

Sangramento
  desfavorável
    com uso de contraceptivo combinado, 245
      avaliação do endométrio, quando se recomenda?, 248
    diagnóstico, 247
    opções frente ao, *249*
  durante a pausa contraceptiva, 265
  irregular ou desfavorável em uso de

contraceptivo hormonal combinado, história clínica da mulher que apresenta, *248*
uterino
  anormal, 33, 237
    diagnósticos diferenciais, 247
  disfuncional
    agudo, fluxograma de tratamento, *227*
crônico, fluxograma de tratamento, *227*
Sarcoidose mamária, 491
Sarcoma botrioide, **225**
Saúde para todos os tamanhos", 190
Sertralina, 189
Sibutramina, 187
Sinal de *Kissing ovaries, 112*
Síndrome
  da anovulação crônica, 139
  da endometriose torácica, 103
  de "*overload*", 3
  de ovários policísticos, 413
  de tensão pré-menstrual, 159
  de Tietze, 450
  do diafragma poroso, 104
  dolorosa miofascial, 120
  dos ovários policísticos, 139
primeiro criterios diagnóstico para, 140
  metabólica, 52
    critérios diagnósticos da, 53
  pré-menstrual, 263, 451
    tratamento, 269
  X, 52
Sistema *time lapse*, 430
  parâmetros avaliados no, **431**
Sling(s), 373
  complicações dos, 379
  de uretra média, 379
    complicações relacionadas aos, 380
      métodos diagnósticos e fatores de risco associados a, **386**
    exposição da tela no epitélio vaginal, *385*

transoburatórios e retropúbicos, comparação de complicações entre, **385**

sintético
  retropúbico, 374
  retropúbico x transobturador, 376, *377*
  transobturador, 375

Sobrepeso, 177
  avaliação, 179
  comorbidades, 179
  tratamento, 180
    por meio de atividade física, 184
    por meio de dietas, 182

Soft-markers, avaliação de, 111

Suplementos dietéticos, 233

Suporte lúteo, 409

Suprarrenal, deficiência enzimática das, 163

T

Tabagismo, 51, 453

Tamoxifeno, 503

Tecido
  ovariano, técnicas de reativação do, 440
  subcutâneo, 43

Técnica(s)
  "*see and treat*", 5
  de fatiamento, 9
  de *Fluorescence in Situ Hybridization* (FISH), 432
  de Litta, 11
  de miomectomia histeroscópica, 8
  de reativação do tecido ovariano, 440
  de *Slicing*, 9

Teoria da metaplasia celômica, 99

Terapêutica
  androgênica, quando e como?, 73
  estrogênica oral, 74
  hormonal
    da menopausa na prática clínica, desafios, 49

indicação com base no tempo de pós-menopausa e no risco cardiovascular, *87*

não hormonal, 34

Terapia hormonal, 452
  à base de estrogênios, prescrição, 85
  acima de 60 anos, 85
  complementar, 130
  da menopausa, 50
  para mulheres com maior risco de câncer de mama, 68

Terminologia LAST, 320, 325

Tesoura, 9

Teste (s)
  basais, 397
  da reserva ovariana
    AMH, 400
    CFA, 400
    estradiol basal, 399
    FSH basal, 399
    inibina B basal, 399
  de DNA-HPV
    citologia *versus*, 289
    como método de rastreio, 288
  de HPV, 302
  de Schiller, *331, 332*
  dinâmicos, 397
  do GnRH, 144, 200
  do GnRHa, 200
  estáticos, 397

Testosterona
  nas mulhres, situações que reduzem os níveis de nas, **74**
  para o tratamento da disfunção sexual feminina, 75
  terapêutica para a saúde óssea, 76

Tibolona, 64
  risco de câncer de mama com uso de, *66*

Time lapse, 396

TPM-*Like* na pausa dos contraceptivos

combinados, 363

Transferência de embriões, 397

Transição menopáusica, 79

Transtorno disfórico pré-menstrual, 264
uso de GnRH na, 159

Tratamento
do sobrepeso e obesidade
abordagem multidisciplinar, 180
apoio psicológico, 181
hormonal, 34
análogos agonistas do GnRH, 35
análogos antagonistas do GnRH, 36
anticoncepcionais combinados orais, 34
dispositivo intrauterino liberador de
Levonorgestrel, 35
moduladores seletivos dos receptores
de progesterona, 36
progestogênios isolados, 34

Trauma acidental, **225**

Triagem com teste HPV, comparação com
repeteição da citologia, 298

Triptanos, 259
trigeminal autonômica, 8

Triptorrelina, 202

Tromboembolismo venoso, profilazia de, 24

Tumor(es
extração por via vaginal, 45
fibroepiteliais, 469, 472
filoide, 475
germinativo do ovário, **225**
produtores de androgênios, 142
produtores de gonadotrofina coriônica
humana, 198

U

UBESS (*Ultrasound-Based*), 115
classificação de, 116

Ultrassonografia transvaginal, 110

"*Update*" infertilidade congugal
análise crítica de reserva ovariana, 397
estímulo da ovulação no consultório, 405
reativação do tecido ovariano na
menopausa precoce, 439
reprodução assistida, avanços nas
técnicas laboratoriais, 425
síndrome de ovários policísticos, 413

Ureter, lesão de endometriose que afeta,
102

Uroginecologia, indicações do *laser* e da
radiofrequência em, 367

Útero
com leiomioma, *43*
e anexos, avaliação de, 111

V

Vaginoscopia, 324

Vaporização a *laser* de CO_2, 330

Vasopressina no mioma submucoso, 8

Velocidade do fluxo, 353

Vitamina B1, 235

Volume
percentual urinado, 353
urinado, 353

Z

Zingibe officinale, 235